药物原理概论

INTRODUCTION TO DRUG PRINCIPLE

尹述凡／编著

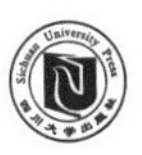
四川大学出版社

责任编辑:唐　飞
责任校对:龚娇梅
封面设计:墨创文化
责任印制:王　炜

图书在版编目(CIP)数据

药物原理概论 / 尹述凡编著. —成都：四川大学出版社，2018.4
ISBN 978－7－5690－1753－3

Ⅰ.①药…　Ⅱ.①尹…　Ⅲ.①药物学－概论
Ⅳ.①R9

中国版本图书馆 CIP 数据核字（2018）第 081116 号

书名　**药物原理概论**
YAOWU YUANLI GAILUN

编　　著　尹述凡
出　　版　四川大学出版社
地　　址　成都市一环路南一段 24 号 (610065)
发　　行　四川大学出版社
书　　号　ISBN 978－7－5690－1753－3
印　　刷　成都金龙印务有限责任公司
成品尺寸　185 mm×260 mm
印　　张　22.25
字　　数　551 千字
版　　次　2018 年 8 月第 1 版
印　　次　2018 年 8 月第 1 次印刷
定　　价　92.00 元

◆读者邮购本书，请与本社发行科联系。
电话：(028)85408408/(028)85401670/
(028)85408023　邮政编码：610065
◆本社图书如有印装质量问题，请
寄回出版社调换。
◆网址：http://www.scupress.net

内容提要

本书从药物的研究、发现、生产、临床应用与分类管理等角度出发，特别结合了中药、中成药的应用，比较系统地阐述了药物发展与研究的现状、基本规律和原理。全书分上篇药物学基础知识、下篇药物学应用与实践，共15章，主要内容包括药物定义和起源、作用机制、影响药物发挥药效的因素、药物效应动力学、药物代谢动力学、药物制备工艺、质量控制、药物手性、新药设计与发现等药物学基础知识和实践，同时涉及有关化学药、中药、OTC药物、保健品、绿色医药等重要概念，对药源性疾病、药物经济学等热点和焦点问题进行讨论，力求内容科学实际、深入浅出和通俗易懂。

本书可供从事药物研究、开发、生产、销售、应用以及教学等其他相关专业的人员阅读参考，也可作为非专业的普通读者作为了解药物概况的入门浏览用书。

Abstract

The book gives a systematic overview of the current status, basic rules and principles of drugs, with a starting point of its different aspects of research, discovery, production, clinical application and classification management, especially the application of traditional Chinese medicine. It consists of 15 chapters and is divided in two parts. The first part is the basic knowledge of pharmacology, and the second part, the application and practice of pharmacology. The main contents include the definition and origin of drugs, the mechanism of action, the factors affecting the drug efficacy, the pharmacokinetics, the preparation process, the quality control, the drug chirality, the design and discovery of new drugs. At the same time, it involves the discussion of the important concepts of western medicine, traditional Chinese medicine, OTC drugs, nutritional supplements, green medicine, drugs and addiction, as well as some hotly discussed issues and focus topics regarding of drug-induced diseases, medicine economics and so on.

The book can be used as a reference for those who are engaged in drug research, development, production, marketing, application, teaching, or other related professionals. It can also be used as an introductory book for non professional readers to learn and understand the general information of drugs.

序

药学和医学一样，既是一门比较特殊的专业学科，更是一项与亿万民众生命健康密切相关的事业。所以，能够运用比较通俗和浅显易懂的描述，通过易于接受或者主动参与的方式，来向非医药学专业的学生，甚至普通民众介绍药学科学的历史和基础知识，宣传与推广其前沿成果及其应用，是一种非常有益的尝试，同时也能达到传播科学思想，普及科学方法，弘扬科学精神，以及普及社会教育的目的。

尹述凡教授在其大学公选课教案的基础上，结合自己多年来在药物学领域科研、教学和医药生产经营管理中的实践经验，以及指导研究生团队科研工作时，快速使非医药学背景的研究生了解和熟悉药物研究特点的教学体会，悉心编著了本书。通过对本书的阅读与学习，一方面可以速览药物学的概貌，了解其发展历程、研究方式、成果与前景，另一方面也可以启迪心智，拓宽视野。特别对于青年学生，可以开阔眼界，促进潜在能力和个性特长的挖掘与发展。当然，对于那些有志于了解或者研究药物及其课题的人员，这也是一本值得推荐的参考书籍。

窦后松

2018年5月

于四川大学华西校区

前　言

在物换星移的历史长河中，药物伴随着人类进步的征程，已经成为人类生存、繁衍、战胜疾病和保障生命健康的重要手段，并且发挥着无可替代的作用，包括不断探索生命的质量与意识的极限。当然，药物也不是万能的，不能包治百病，甚至在很多情形下，我们还无法用清晰和透彻的科学原理来解释它们的作用机理。因此，我们需要理性地、客观地看待药物，科学地对待它、研究它。药物就是一类特殊的商品，药物的世界也是一个特殊的世界，同时这个世界也在不断地变化着、发展着，因此，人类对药物的认知是一个渐进的过程，而且这个过程或许永远不会停歇。在这个过程中，闪耀着无数科学思想的火花，折射了历史变迁、人文精神及社会万象，它们都可以带给我们一些有益的启迪。

本书是在为大学本科生公选课教学备案的基础上整理集成的，其目的是让读者，特别是非医药专业学生，能在较短的时间里，通过对本课程的学习，对药物以及药物学科所涉及的各个方面，诸如研究、开发、生产和临床应用等，有一个简明而较为全面的了解。同时，由于社会进步和经济增长以及随即带来的环保、资源、人口总量、老龄化程度加快以及可持续发展等问题，人们对健康、医疗和药物的关注也会越来越密切。因此，作者在写作中尽可能地采用通俗易懂的语言描述，尽量避开过于专业化的术语，删繁就简，希望可以达到既能深入阐述药物研究的发展，又能以科普的方式对药物原理进行诠释的目的。

编　者

2018 年 3 月

目录

第一章　药物的定义和起源

第一节　什么是药物

什么是药物？你熟悉药物吗？

其实，不管你是否知道或者熟悉药物，药物这个特殊的产物，都构成了一个特殊的世界，不管是过去、现在还是将来，一直都在影响着我们的生活。什么是药物，什么可以用作药物呢？通俗地理解，药物就是能治疗疾病的物质。显然，这还不够准确，如果追溯历史，那答案就更是五花八门，莫衷一是，当然就更不怎么靠谱。

先来看几个例子，或许会颠覆你对药物的惯常概念。

临床上有一种病原体引起的感染叫作艰难梭菌感染（CDI），是一种世界性疾病，临床表现为腹泻、肠梗阻及中毒性巨结肠症状等，属于复发率较高的一种难治性疾病。艰难梭菌（*Clostridium difficile*），也称难辨梭菌或者难辨梭状芽胞杆菌（*C. Diff*），是一种革兰阳性菌，也是一种厌氧性细菌，一般寄生在人的肠道内。据称，该菌最早发现于1935年，1977年发现其与在临床长期过度使用某些抗生素（如氨苄青霉素、头孢霉素和氯林可霉素）等有关；也有报道认为，质子泵抑制剂（PPI）可能是引起艰难梭菌致病的一种独立危险因素[1]，从而引发伪膜性肠炎（PMC）、抗生素性腹泻（ADD）与肾盂肾炎、脑膜炎、腹腔和阴道感染、菌血症与气性坏疽等多种疾病。艰难梭菌是一种顽固的难以控制的“超级病菌”，其相关性腹泻（CDAD）传播途径主要为接触性传播，一般经过数日或数周的潜伏期后暴发，住院患者尤其容易感染。曾有研究结果发现，未带菌入院患者在住院期间感染艰难梭菌的概率竟达到21%以上。国外疾控中心认为，虽然感染可以得到控制甚至治愈，但细菌留下的毒素仍可能严重破坏肠道，临床一般只能用手术切除坏死部分。而且这类感染性疾病的发病率在2000年到2010年已经翻倍。如果没有有效的治疗，大量患者通常会在感染后一个月内丧命。最新报道显示，全美每年有45万人被感染，其中至少有2.9万人死亡，每年为此耗费的治疗费用达到32亿美元[2]。艰难梭菌的产毒株有两种，即A（Tcd A）和B（Tcd B），共同的致病机制主要是通过单葡萄糖基化反应，与苏氨酸残基作用，灭活鸟苷三磷酸酶等作用，在肠道引起细胞坏死、组织损伤，从而导致腹泻及结肠炎等发生[3]。

虽然临床上采用了甲硝唑（metronidazole）、万古霉素（vancomycin）等其他非β-内酰胺类抗生素进行治疗，不过效果并不理想。特别是随着疗程变长，效果明显减退。而且一旦出现耐药性（drug resistance），即便增大用药剂量，效果也不明显。不过有一种你可能想象不到的方法正在临床上使用，即所谓的“粪便移植”（fecal microbiota transplantation，FMT），那是使用人的粪便重建肠道菌群来治疗疾病的方法。国外对粪便移植最早的研究论文发表在1958年，将健康人的粪便通过灌肠、结肠镜等途径给患者使用[4]。临床上可将冰冻大便做成1.6克左右的胶囊制剂供患者口服，囊壳采用肠溶材料，因此内容物不会在胃内崩解溶出。已经证实，服用这种大便胶囊能够达到灌肠治疗艰难梭菌感染的等同效果。8周内，20名患者中有18名服用30或60粒大便胶囊后腹泻完全缓解，取得了显著的疗效。美国食品药品监督管理局（Food and Drug Administration，FDA）也发布了一项公示[5]，认为人类粪便可以作为一种药物使用。不过要求临床在采用这个方法前，必须提出新药研究使用申请，要按照药物研究的规定程序进行使用，以确保用药的安全性。对此，FDA解释说，监管、标准化和商业化的鼓励政策都是为了让粪便移植更加安全。据悉，2012年首项多中心研究表明FMT对复发性难辨梭菌感染（RCDI）患者的治愈率高达98%；2013年的一项随机对照临床试验表明FMT治疗RCDI的疗效明显优于抗生素组；对重型CDI，84%的患者在首次接受FMT后症状能获得缓解，且90天内无复发。即便复发，92%的患者再次接受FMT治疗后仍可获得治愈[6]。临床上认为人类肠菌群是一种虚拟器官（virtual organ），细菌代谢所产生的生物活性物质和免疫系统存在密切的联系。粪便移植方法的临床和基础研究的有效性，已经说明了粪便（所含的肠菌群）这类药物对宿主生理功能会产生重要的有益影响。

话说回来，这种人的粪便胶囊，已经颠覆了既往的哪怕是FDA对药物描述的精准概念。根据FDA的定义，药物应该是指临床上用于疾病诊断、治愈、缓解、治疗和预防的物质（articles intended for use in the diagnosis, cure, mitigation, treatment, or prevention of disease），这个定义的背后应该包括制备稳定、质量可控且成分明确等一系列严格的规范和项下要求。而大便胶囊则不太可能有可控、稳定的制备条件，还是没有明确成分的混合型物质，但其在临床上的有效使用，充分体现了一种以医学应用与实践为准绳的务实精神。由于粪便具有多样性，不同的人肠道中有不同类型、不同比例的细菌种群和代谢物质等，所以，也不可能采用规范药物那样严格的标准对待大便胶囊。为了防止个性化处理粪便带来的不可控风险，临床上也探索了粪便的质量监控方法。例如，通过十多项血液和大便指标来检测粪便提供者是否携带传染性疾病，同时还要排除其他慢性疾病（如代谢综合征、自身免疫性疾病和消化道疾病等）。采集的样品要经过离心、过滤等一系列除杂过程，并需要符合长期冷冻保存的条件，这样才能尽可能保证给临床提供一种准标准化的治疗药物。

从上述例子来看，药物这个概念也是在发展和变化中的一个动态的概念。

当然，回溯祖国医学的发展历史，时至今日，粪便作为药物已不新鲜，也确实有不少动物的粪便早已成为治病的药物。由于这些粪便具有一定的医疗价值，考虑到人文因素，其在作为药物时还有一些别称。比如把蝙蝠的粪便叫“夜明砂”，鸽子的粪便叫“左盘龙”，人尿垢叫“白秋霜”。有种鼯鼠（寒号虫）的干燥粪便被称为“五灵脂”，中医认为其味甘、性温，入肝经，有通利血脉、活血散瘀、消肿止痛的功效，主治血滞、经闭、腹痛，至今仍是临床一线的镇痛中成药五灵止痛胶囊中的主要有效组分。家蚕的干燥粪便名

"蚕砂"，中医认为其味甘、辛，性温，入肝、脾、胃经，有燥湿、祛风、和胃化浊和活血止痛的功效，常用于风湿痹痛、头风、头痛、皮肤瘙痒、风疹、烂弦风眼。国内一些地方山区出产的传统"虫茶"，其实是一种叫作化香夜蛾幼虫排出的粪便，内含有单宁及多种维生素和微量元素，能助消化、止腹泻，对于牙龈出血、痔出血也有一定疗效。此外，野兔的干燥粪便称为"望月砂"，野猪粪便经密闭煅烧炭化后，称为"黑冰片"，干牛粪还有"百草灵"的称号。有没有使用人的粪便呢？《本草纲目》（公元 1518—1593 年，李时珍著）中的"人部"也写尽了人体可入药的组织器官及分泌物，如头发、头垢、耳屎、膝头垢、爪甲、牙齿、人尿、乳汁、经水、人血、精液、脐带和人胆等，就还真有粪便。如"人中黄"及其制备工艺，就是使用人的粪便，具有清热凉血、泻火解毒的功效。有没有疗效，暂不在此讨论，限于时代，当时没有理化科技手段与技术的支撑，可能难度会更大。

另外一个例子，可能也是一个突破传统药物概念与范畴的发现。据称，这种药物服用后，可以提升人的公义之心，增强其道德感，让人更富有"同情心"，这种药物就是托卡朋（Tolcapone，图 1－1）。其分子结构相当简单，分子量也小，其作用机制主要是通过延迟神经递质多巴胺在脑前额叶皮层里的生物转化（即延迟代谢时间），从而维持或者持续延长多巴胺在这个部位的生物效应，而这个重要的部位或区域已经被证实与人脑调节复杂的思想和控制或克制情绪的功能密切相关。实验结果显示，通过调整或改变这一区域神经递质的化学平衡，该药物可以促使人们更加公平正义地分配包括金钱财物在内的社会资源。

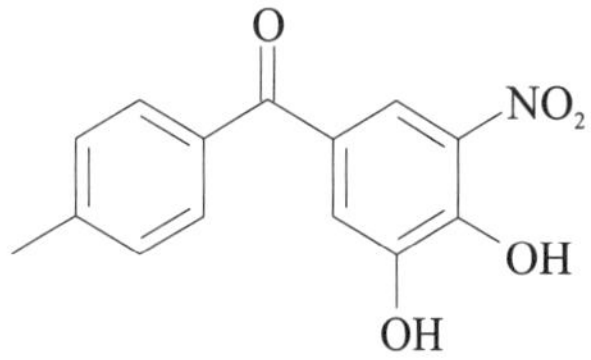

图 1－1 托卡朋

由 35 名志愿者参与了一个双盲对照试验[7]（以后章节会讨论），证实了通过改变人脑中特定的神经化学递质与传播途径，将影响受试者（可能也存在某种固定的个性因素）的公平意识，也进一步解释了人脑中社会道德观念与药物分子或递质在生物学上的联系。当然，从药物的传统定义或概念来看，这已经远远超出或者"跨界"了。不过，托卡朋在临床上通常还是以口服制剂 100mg/s 的规格，作为一种治疗原发性帕金森病的辅助用药。

再看一个安慰剂（placebo）的例子。安慰剂通常被认为是一种"模拟药物"。虽然在临床上争议很大，特别是近现代医学出于伦理道德的角度以及尽早治疗等临床观念，认为使用安慰剂是不太妥当的做法，但在临床也确实使用过，现在也仍在部分药物的临床试验中作为对照药物使用。相关研究的结果表明，安慰剂效应并非纯粹出于心理作用，尽管患者期待或者暗示药物起作用的心理也会相应引发生理上的部分条件反射，在某些镇痛的实验中，安慰剂也的确能促使大脑分泌缓解疼痛的化学递质[8]。

安慰剂在外观形态上相同于试验药物或者对照药物，其物理特性如形状、大小、颜色、剂型、重量、味道和气味都要尽可能相同，甚至连外盒包装、内装规格以及大小尺寸都一样，但不含有任何有效成分。一般是由无活性成分的糖类、糊精或淀粉组成的与试验药物形态一致的固体制剂，也包括空白溶媒或生理盐水（0.9％氯化钠溶液）组成的口服液、注射剂或其他剂型。安慰剂也曾单独使用于某些特殊情况，如没有必要进行药物治疗又需要缓解患者的不稳定情绪时。那么，是不是可以说，安慰剂就是一种"假药"，或者说就是一种无药理活性的伪药剂。

安慰剂效应（placebo effect）除了指使用安慰剂后的有效性之外，也泛指在接受未被证明有效的治疗方法后出现的部分症状改善。可以脱离药物单独使用，也可以在任何治疗过程中配合使用，包括在药物治疗、手术和心理治疗等多种过程中。Placebo 源于拉丁文，原意是 I shall please，可理解为“我会愉快”。据说最早将安慰剂引入医学实践的是英国人卡伦（Cullen），其将 Placebo 定义为无特定疗效的方法或药物。但安慰剂进入现代医学临床，通常认为获益于美国人比奇（H. K. Beecher），第二次世界大战时期，比奇是一名麻醉师。据说在一次战斗中，由于镇痛剂已经用完，当伤员忍不住伤痛时，护士只能使用普通的等渗盐水，并告诉伤员现在给他注射的正是一种强效镇痛剂。不过注射后，部分伤员居然真的感觉疼痛止住了。这给现场的比奇留下了很深的印象。此后，比奇开展了一系列新的测试实验，用以检验安慰剂的疗效。1955 年，他发表了《强大的安慰剂》[9]一文，文中总结了数十个常规药物与安慰剂的临床实验结果。后来，安慰剂逐渐为临床所接受。不过，由于争议很大，作为治疗方式，临床上已经基本上不再使用了。但在进行新药临床试验时，特别是双盲、多中心试验中所使用的所谓的空白对照（制剂），本身也算是一种安慰剂。

此外，我们还要介绍另一种药物，这就是灸法（moxibustion）所用的药物，目前在国内这种疗法应用得是很普遍的。中医认为，人体大概有 361 个穴位（acupuncture point），灸法治疗就是采用预制好的灸柱或艾草在人体体表的特定部位（即穴位）上进行烧灼、熏熨，利用这种燃烧产生的热对穴位的刺激，来达到预防或治疗疾病的目的。灸法所用中药材以艾草较多，故又称艾灸。最新中国药典收藏的这种药物，也按国药准字号管理，是标准的药物范畴，还是很有意思的。

实际上，艾灸采用特殊的给药方式，主要通过对穴位进行温热刺激发挥治疗效果，选择艾叶可能是由于艾叶容易燃烧又持续不熄，气味芬芳，以及易于加工储存等特点。给药方式为“直射灸法”，以局部皮肤“红晕”为度，这或者也是现代西方医学不太能够理解的地方。如此分析，可能所有复方里面数十味药材的意义就似乎不那么重要了。因为按理化原理，燃烧过程中应有数百度的高温，几乎有效活性成分都可能会被破坏、被碳化，少量芳香油或其他挥发性成分或多或少会经此途径在机体表面发生渗透，这或许仍需要实验验证，但这也是药物。

讨论到这里，谈及什么是药物，从不同角度来理解，或许结论截然不同。比如患者、患者亲属、医生等，可能都会有不一样的看法。更不用说在历史漫长的演变过程中，从不同的社会及其经济形态，不同的种族，不同的信仰，甚至不同的目的等出发进行探讨，林林总总，无法统一标准答案。这倒也不奇怪，因为药物及其应用，本身就是一种实践或者实用的概念。药物只是手段，能治病才是目的。尤其对于民众而言，大可不必拘泥于严谨的定义。当然，对于药物行业及其管理部门来说，就不一样了，毕竟关乎生命健康。最新版《中国药典》(2015 版）对药物下的定义：“药物指能影响机体生理、生化和病理过程，用以预防、诊断、治疗疾病和计划生育的化学物质。”而《中华人民共和国药品管理法》又是这样表述的：“药品是指用于预防、治疗、诊断人的疾病，有目的地调节人的生理机能并规定有适应证或者功能主治、用法和用量的物质，包括中药材、中药饮片、中成药、化学原料药及其制剂、抗生素、生化药品、放射性药品、血清、疫苗、血液制品和诊断药品等。”

事实上，药物对于我们每一个人而言，都是再熟悉不过的了，药物早已深深地渗透到我们的生活中。随便举几个药物的名字，都可谓是妇孺皆知，如阿司匹林（aspirin）片、阿莫西林（amoxicillin）胶囊、止咳糖浆和板蓝根颗粒等。因此，我们会在第三章专门以阿司匹林的经典故事来以管窥豹，看看一个药物自身应该具备什么样的特质，如何对社会生活方方面面产生影响。

第二节　药物的起源与发展

说到药物的起源或发端，实际上就是去追溯药物发展的历史，这一过程会带给我们很多的启示，以及很多值得总结的经验与教训。几乎对所有学科而言，这都是有益的，药物学也不例外。人类最初是怎么知道使用药物的？药物这个概念又是如何形成的？或许已经说不清楚了。对药物发展史这一课题，长期以来，虽然大的阶段划分或者里程碑式的时期，中外的观点尚未达成统一。但还是可以大致划分成三个时期，即草药、神和巫术比较盛行的蒙昧时期或称草本时期；经验缺乏但发展迅猛的近代时期；发现、设计与开发药物途径多样化的现代时期。特别是现代，由于植物药、化学药、生物药、疫苗药物以及基因工程药物等多样化多组分共存的特点，而且大多数小分子合成药物至今仍然在临床上广泛使用，所以，还是将其包容在现代时期里。我们试着综合一下，结合一般的共识，力求简明扼要对药物的起源与发展做一番回顾。

一、蒙昧时期（草本时期）

蒙昧时期草药、神和巫术等比较盛行。

中外对于药物发端与起源等问题，认识比较相似，即认为药物的发明和使用，基本上都起源于神或者巫术。中国自古以来就有“神农尝百草”，传说这位有名的神农氏，就是中华民族的祖先炎帝。古籍《淮南子·修务训》记载，其“尝百草之滋味”，并教导民众尝药材识药性，被尊为药祖；《史记·补三皇本纪》也说“神农氏……始尝百草，始有医药”。也有说药物起源与巫术相关，主要根据众多古史名籍中的记录，如《说文解字》《山海经》等，都记载了诸如巫彭、巫始等巫医的事迹。时间上，就算药物使用始于中国原始社会末期的神农氏时代，距今至少也有六七千年了，也有说在公元前 27 世纪左右，原始人类就开始使用药物了。西方有关药物使用的记载也大都与宗教和古代神话相关，其推崇上帝不仅创造了人，也教会了人类使用药物，传说中古希腊的太阳神阿波罗（Apollon），也是一位法力无边的医药之神。显然，这类神话传说或许是原始人类在这个时期，把所有的不可知、不可解释的现象，归结于那些超自然的神力的结果。其实这些神力或许很多都来源于原始人类丰富的想象力。

如同一部人类发展史，谈到药物的历史，也可以从古中国、古埃及、古希腊、古罗马、古印度等国家的药物文献进行研究。其中国外比较著名的有《汉穆拉比法典》（The

Code of Hammurabi)、《埃伯斯纸草书》(Le papyrus Ebers) 和《阿育吠陀》(Ayurveda) 等；中国的文献则包括《黄帝内经》《神农本草经》《伤寒杂病论》《金匮要略》《雷公炮炙论》《本草经集注》《千金要方》和《本草纲目》等，这些文献既有历史研究价值，也有医学参考价值。从人物进行研究则有希波克拉底（Hippocrates）、底奥斯考里德(Dioscoriaes)、张仲景、华佗、孙思邈和李时珍等在医药方面做出卓越贡献的人物。

实际上，药物的起源、应用和发展，包括“药物”本身的概念也都是动态的，是随着人类社会的发展而发展的，是在人类了解、适应和征服自然的漫长过程中逐步形成的，是在人类的无数次生产实践活动中积累起来的。一般认为，推动整个世界文明发展的主题之一是如何扩大食物来源及如何能更健康长寿，这可以贴切地诠释这个时期社会进步的本质。具有上述功效的植物药物的发现与应用，主要依赖于当时人类在生存活动中的偶然发现和长期观察，即便在今天的药物化学研究活动中，二者仍然是被普遍应用的。所以，最初药物使用是和大自然中的草木相关的，古代欧洲称药物为“Drug”，就是指“干燥草木”；中国的“藥”字，从“艸”从“乐”，意为解除疾病，恢复快乐。那时候，大都是将植物提取物作为药用，虽然其中的许多种类在今天看来可能仅仅是安慰剂而已，但是，其中的部分产品还是确有一定疗效的。在各地文化中，药物的使用几乎都伴随一些宗教色彩和巫术的成分，并借此来强调这种药物的神奇疗效和施用者的神力。

不可否认，草药处方很多都是由一些民间医生甚至所谓巫师发现或者发明的，他们对不同的植物以及同种植物的不同部位进行鉴别和分离，从而找到其中具有药用价值的部分。比如说，枸杞具有滋肾、润肺、补肝、明目等作用，是一味临床应用广泛的补药，而枸杞的地下根皮则有凉血除蒸、清肺降火等疗效，主要用于虚劳潮热盗汗、肺热喘咳以及高血压、糖尿病等。通常，在炮制过程中，天然植物的加工大多通过切断、碾碎、浸泡和蒸煮等手段，这种粗糙的提取过程得到的基本上是很多结构和性质都截然不同的化学成分的混合物，而真正有疗效的，可能只是其中的一种或者若干种。事实上，有些古代的药方不过是普通的汤剂，或许并没有什么实际疗效，不过，当中还是有许多今天临床上发挥重要作用的药物，虽然这些汤药的药理作用至今也未能得到确证，但是并不影响它们的应用与推广。例如，来源于植物罂粟中的鸦片，文献记载，公元前1500年古埃及便开始使用了，可以说是世界上最古老的药物之一，过去在欧洲和亚洲，往往被用于镇痛和作为麻醉剂使用。据悉在南美，当地人在身体感到疲惫时，常咀嚼灌木古柯的叶子，因为这种叶子可以增加人的耐力和抵御饥饿。现在从古柯叶中分离出来的可卡因被用作中枢神经兴奋剂。金鸡纳树树皮的故事，几乎也是行业中流传最广的植物药应用的经典实例之一，多年来其中提取的金鸡纳碱（奎宁）一直被用来治疗高烧和疟疾等疾病。吐根的根茎被用作催吐药，后来也证实，其催吐成分是一种生物碱，即吐根碱，可以用来治疗痢疾和高热。在古代，药剂的配制和服用方法往往都是由一些巫医、采药人或巫师等谨慎地保护起来的，只有在他们认为合适的时候，才会传给他们的继承人。据说这些“医生”们为了凸显他们的神威，经常在给患者服用药物时，刻意增加一些带有神秘色彩的宗教仪式等，甚至同时燃烧一些有致幻作用的植物，使其在常人看来更加神秘。也正是这一原因，使得这些人成了普通人眼中威力无穷、无所不能的“神人”，这些宗教活动在当时也是被公认的不容忽视的一部分。

二、近代时期

公元1600—1935年，时光之轮转入了经验虽然缺乏但发展较迅猛的近代时期。有关近代、现代的历史分期，似乎并没有严格意义年代上的界定。各种分期的观点与主张，从不同的研究角度出发，各有其道理。我们则趋向于把这段时期作为药物史的一个特殊阶段，因为这段时期，也算得上整个人类发展中最有成就的时期之一。在这个时期里，近代化学、物理、生物和医学等学科迅猛发展，极大地推动了药物学的快速发展，一直影响今天的医学和药学，为现代医药学的成长和建设奠定了坚实的基础。

这段时期，兴起于意大利的文艺复兴运动（14世纪至16世纪），开启了人类历史崭新的一幕，为人类带来了一场前所未有的文化革命与科技革命，而且成就斐然。例如，波义耳（Boyle）的元素学、华伦海特（Fahrenheit）的实用温度计、琴那（Jenner）的牛痘预防天花、科赫（Koch）等的病原细菌学、巴斯德（Pasteur）的免疫学以及著名的巴氏灭菌法等。普利斯特里（Priestley）、李比希（Liebig）和席勒（Schiele）等大量科学家投身医学和药物学的研究中，都取得了极其丰富的实践经验和成果。这些革命性的科技成果对推动药物学进步的作用是巨大的，也可以说其构建了近现代药物发展的基石。此外，我们还要特别地提到化学合成或有机合成这项里程碑式的革命性技术，以及其对药物发展的特殊贡献。

什么是有机合成或者药物合成？通俗地讲，就是利用某种化合物（原料）分子所具备的化学性质，与另一种或几种化合物或者自身分子，经过一步或者多步化学反应，去制备我们预期的产物或者药物的技术过程。

一般认为，有机合成的历史始于1828年，德国人乌勒（Wohle）在其实验室用无机化合物氰酸铵（ammonium azanide）成功制备有机化合物尿素（carbamide）的实验。这个实验的结果直接推翻了所谓“自生力”或“生命力”理论，打破了无机物与有机物的界限，并且揭示出“理论上在实验室里可以合成出所有的有机物”这样的真理。1856年，英国人帕金（Perkin）合成了第一种人工合成染料木槿紫（mauvein，又叫苯胺紫，图1-2），普遍认为，这是工业有机合成产业的开端，也是又一个具有里程碑意义的事件。

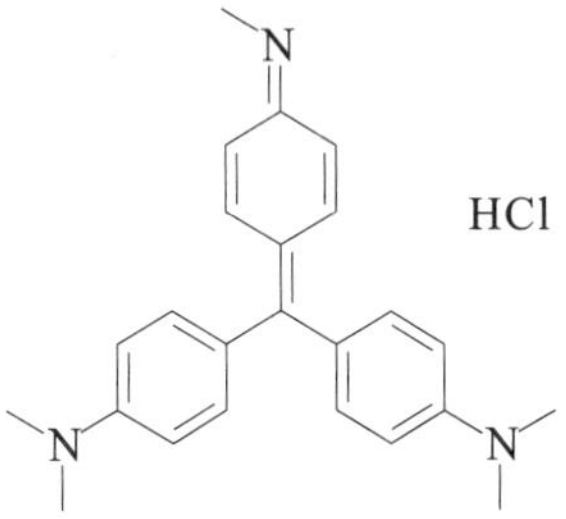

图1-2　木槿紫

随着煤焦油产业的快速发展，大量的有效药物相继问世，如乙醚、氯仿和苯酚等，还有硝酸甘油、乙酰氨基酚、非拉西丁和阿司匹林等药物。在这个时期里，还有一位具有突出影响力的科学人物，那就是保罗·埃利希（Paul Ehrlich）。他首先发明了化学疗法，即化学治疗。他认为可以使一个有毒物质的毒性具有选择性，使之只作用于病原微生物而不作用于正常人体，最终将其用于治疗疾病。1907年，保罗通过对含砷杀虫剂的结构研究，发现了毒性更低，可用于治疗梅毒等感染的药物胂凡钠明（neoarsphenamine，图1-3），并因此获得了1908年的诺贝尔医学或生理学奖。自此，人们意识到，药物的作用目标应该是某些特定的细胞，化学治疗的原则应该具有选择性，即一些药物通过化学设计，选择性地只与某些病原微生物作用。从此，药物的选择性毒性或选择性活性原理被作为药物设计的基本原则之一，也一直是药物化学研究的主流课题。但在当时，药物选择性研究还达不到今天的高水平，毒物与药物之间的区别通常很小。药物发挥毒副作用还是治疗作用通常取决于它的使用剂量。当然，这种通过控制剂量来达到治疗疾病的方式，即便是在今天，也是被普遍认同的。

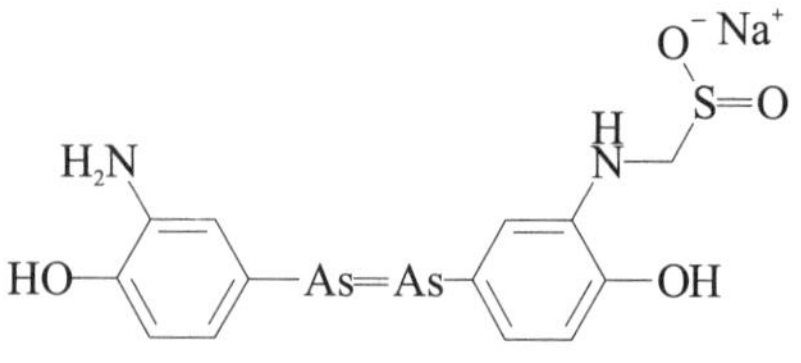

图 1－3　胂凡钠明

巴比妥类这种以丙二酰脲经典环状结构为特征的药物和局部麻醉药物也是在 20 世纪初研制出来的。如图 1－4 所示，苯巴比妥（phenobarbital）、异戊巴比妥（amobarbital）等作为催眠或镇静药，在临床上一直使用到 20 世纪 50 年代。局部麻醉药是在发现了可卡因（cocaine）的局部麻醉作用后，在对其结构简化的类似物研究过程中发展起来的，其中普鲁卡因（procaine）是这类局麻药中最重要的一个药物，它作为牙科手术的局麻药应用了近 60 年。这类药物的成功研制，也逐渐确立了药物化学研究中的一个重要的研究方法，即复杂的天然产物的结构简化法。

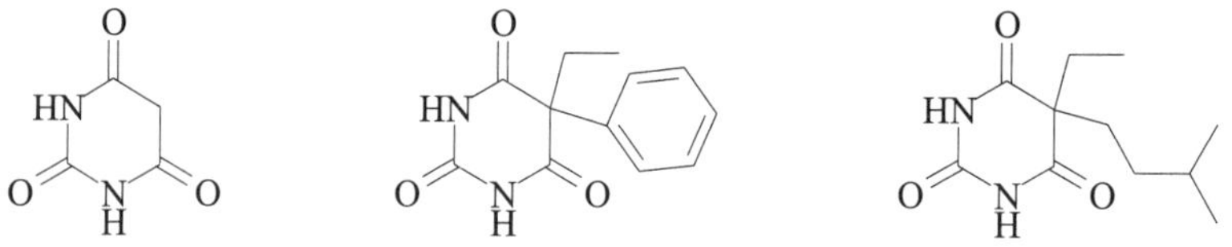

丙二酰脲　　苯巴比妥　　异戊巴比妥

图 1－4　丙二酰脲、苯巴比妥和异戊巴比妥

其实早在 19 世纪，随着化学这门自然科学的诞生，化学家们就已经发明了很多的实用方法，用以从复杂的混合物中分离和纯化出具有显著生物活性的单一成分或者化合物。随着实验室分析方法与合成工艺的日渐成熟与发展，对一些简单的化合物，人们已经逐渐能够确定其分子式和结构，还能以其作为参照物对其类似物进行合成。同时，随着药物分子结构、官能团和相关有机合成方法的逐步确定，人们已经能够根据预想的方式来合成所需化合物或改变化合物的分子结构。借此，能够以更加科学的方式，对传统的草药和汤药进行更广泛、更深入的研究。从此，古老的药物逐渐不再仅仅以混合物的方式用于疾病的治疗，活性成分（active ingredients ）的概念逐步确定下来。

在当时，活性成分主要指那些存在于植物或草药或其混合的提取物中具有某种特定生物活性的化合物。在 19 世纪，被分离出来的活性成分有烟碱（nicotine）、番木鳖碱（strychnine）、咖啡因（caffeine）、吐根碱（ipecac alkali）、秋水仙碱（colchicine）、可待因（codeine）、阿托品（atropine）和毒扁豆碱（poisonlentils）等。其中咖啡因是一种典型的大脑皮层兴奋药物，具备（单）酰脲结构，安全范围比较窄，量效关系明显。上述活性成分大部分是有机胺类化合物，它们都具备普通有机碱的特性，因此习惯上也把它们称为生物碱（alkaloid）。虽然当时化学结构的确证方法还处于初始阶段，大部分化合物的分子结构在当时还未可知，但这并不影响人们对它们开展相关的药理活性研究。据此，人们发现这些活性成分的药理活性远高于其所在的汤药。当然，这一结果并不令人意外，因为这些活性成分在天然提取物或者汤药中已经被稀释了。（图 1－5）

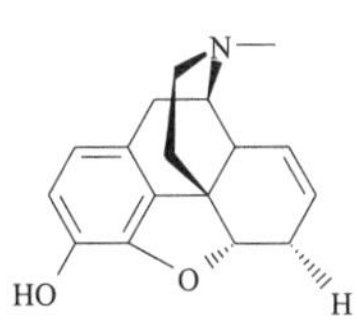

吗啡 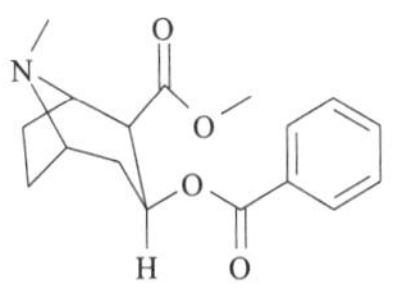　可卡因 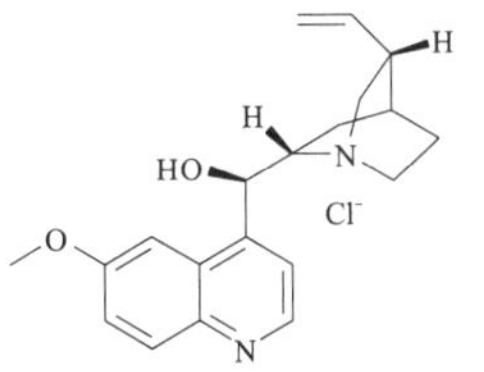　奎宁盐酸盐 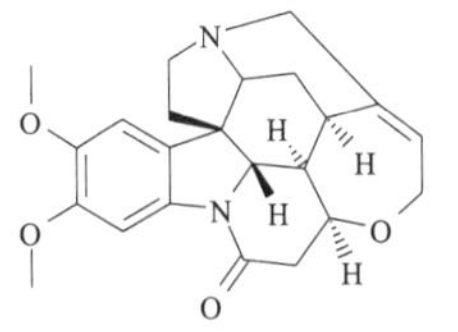　番木鳖碱

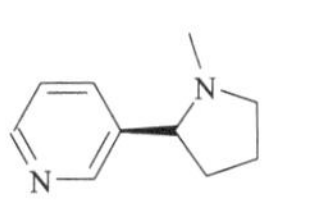

烟碱 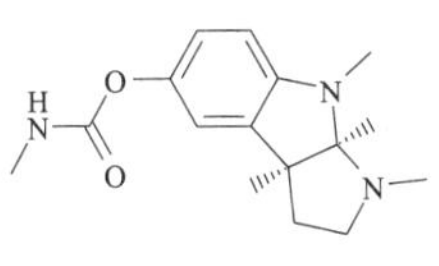　毒扁豆碱 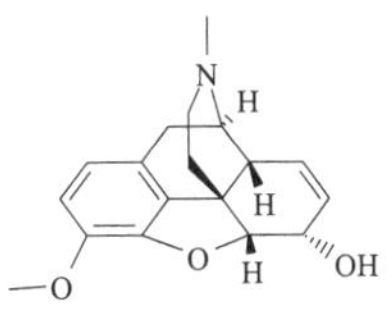　可待因 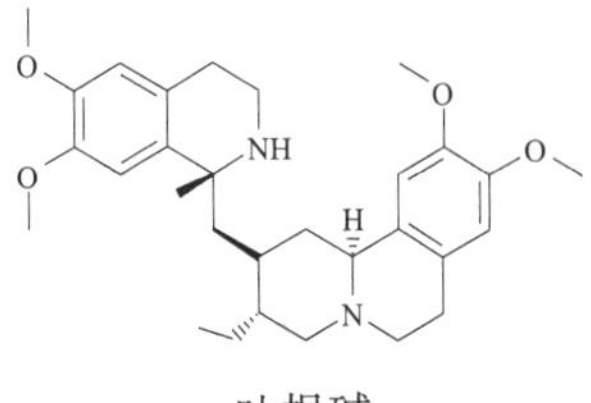　吐根碱

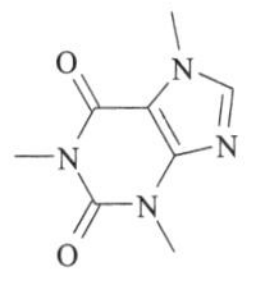

咖啡因 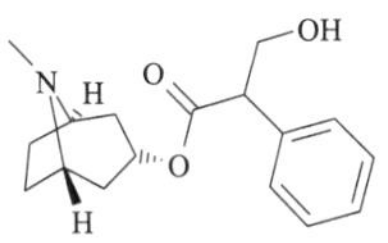　阿托品 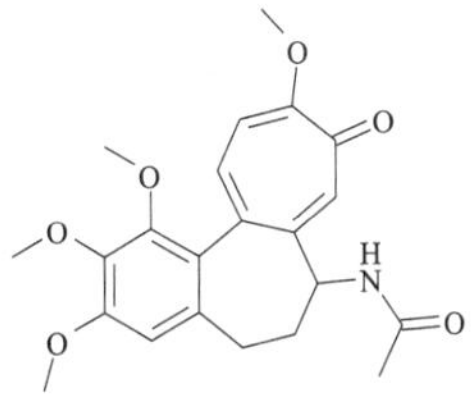　秋水仙碱

图 1－5　天然产物中分离出来的部分药物活性成分

人类和哺乳动物体内，天然存在的某些具有重要生理功能与生物学活性的一类物质叫内源性化合物（endogenous compounds）。20 世纪初期，科学家分离、鉴别了大量的这类化合物，并且通过很多生物学试验，验证了它们的药理活性。这为对人体内部生物化学方面的深入研究提供了大量的信息，同时也揭示了神经递质（如多巴胺和乙酰胆碱等）、激素（如肾上腺素、去甲肾上腺素、组胺、白三烯、甲状腺素和胰岛素等）、维生素（如维生素 B_1 和维生素 C 等）的生理作用，尽管它们在人体内是极其微量的。（图 1－6）

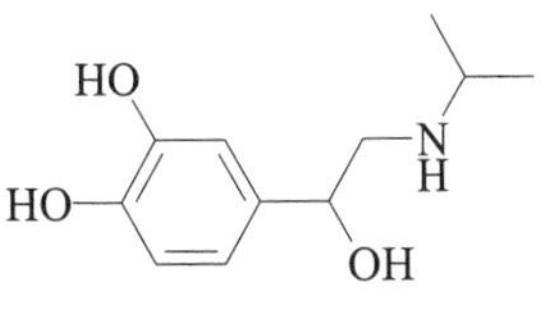

肾上腺素 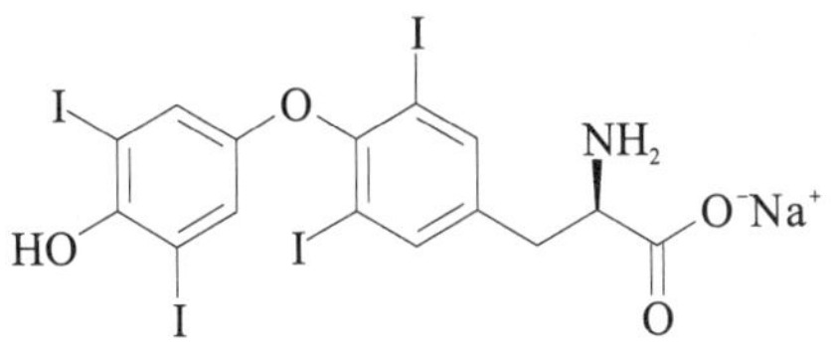　*D*－甲状腺素 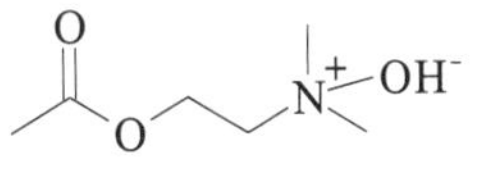　乙酰胆碱

图 1－6　部分内源性化合物

三、现代时期

1935 年至今，可以视为药物发现、设计与开发多样化的现代时期。

为什么要把 1935 年划段成现代时期呢？这是因为在那一年，德国人梅西（Mietzsch）与克拉拉（Klarar）等发明了人类史上第一个磺胺类药物——百浪多息（prontosil hydrochloride）。1940 年前后，弗莱明（Fleming）发现了青霉素（penlicilin，盘尼西林），并实现其工业化生产。随后各种抗生素的相继问世，使药物发展迎来了“抗生素时代”，这是药物发展的又一个里程碑。第二次世界大战后的 30 多年间，新药的发现迎来了浪潮。制药公司为了发现新药，设计并合成了以成千上万计的化合物；大量有效药物陆续被发现。据统计，19 世纪 60 年代之后临床应用的药物中，大约有 90%都是在 1935 年之后才上市的。

然而，为了最终有一个药物能成功地上市，那时不得不合成大量的化合物。而当时，药物设计（drug design）仍处于它的初始阶段。学界对人体自身分子的生理功能的知识相当缺乏，对药物在分子水平上的作用机制也知之甚少。药物化学（medicinal chemistry）的研究更多依赖于先导化合物（lead compound）的偶然发现和随机寻找。而先导化合物往往同时具有多方面的生物活性，为了获得一个比原化合物在某种药理活性上更具优势的衍生物，不得不合成大量的、不同类型的化合物。在这一过程中，发现先导化合物中的某些特定基团或者结构片段对展现出的特殊的药理活性的作用是至关重要的，而其他部分结构则不具备这种活性作用。由此产生了药效官能团（pharmacophore，药效团）的概念。药效团是指药物发挥某种药理活性所必需的特殊原子或基团。反过来，这也给了人们一些关于靶蛋白及其键合部位结构的启发，尽管这个靶分子的结构总被人们以“黑箱”来对待。在药物设计过程中，人们总结经验，发现了很多有效的策略和规律。比如一方面针对由天然产物得来的复杂分子，在保持它的生物活性的同时，对其结构进行简化；另一方面，简单分子的活性和选择性也可以通过增加化合物刚性或者改变其电子效应等途径来提高。总之，这一时期，药物设计的重点之一，在于对先导化合物结构的研究和探索，这种方法因此也被称为“从先导化合物结构出发的药物设计”。

磺胺类药物（sulfonamides，SAs）的发展过程如图 1−7 所示，如上所述，磺胺药物是一类化学合成的化合物，是从 20 世纪 30 年代偶然发现的具有抗菌活性的合成染料百浪多息后开始发展起来的。实际上，百浪多息在体外并没有任何药理活性，只有在体内，其偶氮结构中的 N=N 双键断裂转化为磺胺时才有活性。

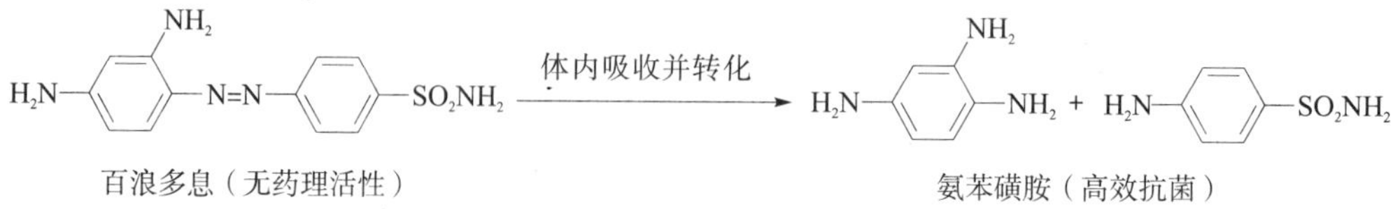

图 1−7　百浪多息体内的转化反应

在所合成的大量磺胺衍生物中，磺胺吡啶（sulfapyridine）是其中活性最好的药物之一，也曾是临床上第一个用于治疗肺炎的有效药物。据称，第二次世界大战中温斯顿·丘吉尔（Wenston churchill）在北非患病，也曾使用这个药并得到及时救治。磺胺类药物的作用机制在于阻断细菌细胞内的一个重要维生素叶酸（folic acid）的合成，其阻断了细菌细胞内所有叶酸或需要叶酸参与的生物合成途径，使细菌细胞的增殖和分裂遭到阻断，从而发挥药效。不过由于磺胺只能抑制细菌细胞的增殖，并不能彻底杀灭它们，所以，磺胺类药物也被称为抑菌剂（fungicide）。同时，因为人体细胞自身并不合成叶酸，而是通过食物来摄取，所以磺胺类药物对人体细胞并没有更多的毒性，故能充分显示出其巨大的选择性优势（见第四章，图 4－5）。

虽然磺胺类药物的研究取得了巨大成功，但在抗菌治疗中真正的药物革命始于 20 世纪 40 年代青霉素的发现。之后，人类才有真正充足的、用于解除患者遭受病菌感染痛苦的抗生素。青霉素类药物是通过阻止细菌细胞壁的合成而发挥作用的，细菌没有了细胞壁，菌体内的高渗透压促使水分子渗透进细胞内部，使菌体不断膨胀直至彻底破裂。由于青霉素类抗生素可以有效地杀死细菌，所以也被称为杀菌剂（bactericide）。由于人体细胞没有细胞壁，因此，青霉素对人体也就没有明显的毒性。随后，半合成青霉素类、四环素类、氨基糖苷类、头孢菌素类和大环内酯类等抗生素也被陆续开发出来，其中半合成青霉素类所取得的成就尤为令人瞩目。最初的青霉素类如青霉素 G 等药物存在一些缺陷，不能口服，必须注射给药，且抗菌谱较窄，后来经过设计与合成，发现了一些更具优势的衍生物。1959 年，英国人巴切勒（Batchelor）分离得到了一个叫 6－氨基青霉烷酸（6－APA）的生物合成中间体，将这一领域提高到了一个崭新的层面。因为通过 6－APA 的氨基可以与各种羧酸或相应酰氯进行酰化反应，用以制备出多种半合成青霉素类药物。此后，不仅发现了像氨苄西林（ampicillin）、阿莫西林（amoxicillin）这样重要的半合成青霉素类药物，还发现了能够抵御青霉素酶破坏的新型抗生素棒酸（potassium clavulanate）等。抗感染的喹诺酮类、氟代喹诺酮类抗生素，也在 20 世纪 60 年代后（1962 年发现萘啶酸）被陆续发掘出来。6－APA 及其部分衍生物见图 1－8。

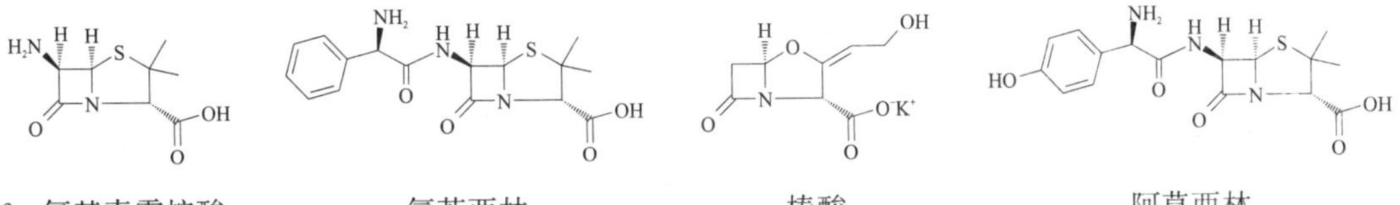

6－氨基青霉烷酸　　氨苄西林　　棒酸　　阿莫西林

图 1－8　6－APA 及其部分衍生物

这个时期，科学家们还成功分离、提纯和合成了很多非常重要的激素甾体类和维生素类化合物，如雌二醇、雌三醇、黄体酮、皮质酮、维生素 B_2、维生素 B_3、维生素 B_6、维生素 D、叶酸和视黄醇（维生素 A）等。（图 1－9）

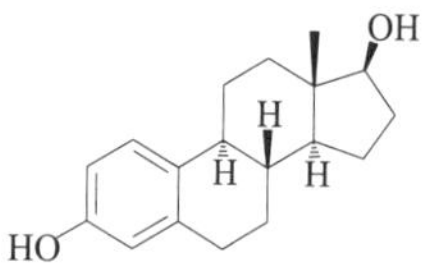

雌二醇 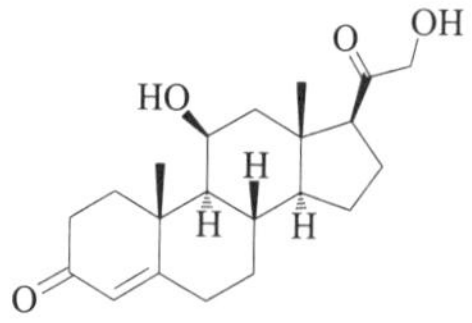　　皮质酮 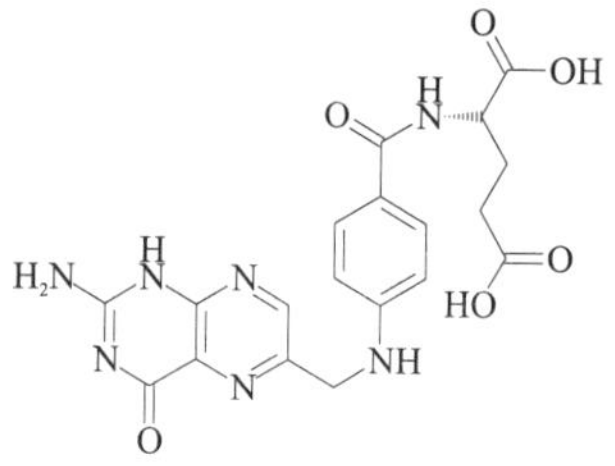　　叶酸

图 1—9　雌二醇、皮质酮和叶酸

20 世纪五六十年代，中枢神经系统药物（包括抗精神病药物）的研究取得了很大成就，使人们可以用药物治疗精神分裂、焦虑和抑郁等中枢神经系统疾病。当吩叶类和丁酰苯类药物开始被临床用于治疗精神病的时候，就已经证实，除了苯二氮䓬类可以有效治疗焦虑症外，单胺氧化酶抑制剂类和三环类药物也都可用于抗抑郁。其中，第一个被发现的抗精神病药物是氯丙嗪（chlorpromazine，冬眠灵），可以说它引发了一场精神病学的革命，使精神病的治疗发生很大的改善，并由此产生了一系列重要的新药物。1958 年，一个活性更强、不良反应更小的抗精神病药物氟哌啶醇（haloperidol）被发现，其属于含有 4—取代哌嗪环丁酰苯类化合物。（图 1—10）

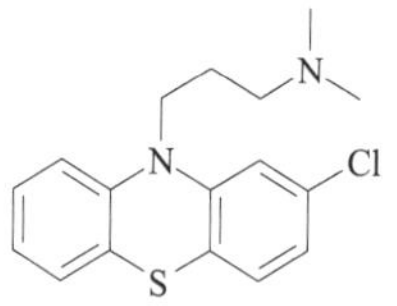

氯丙嗪 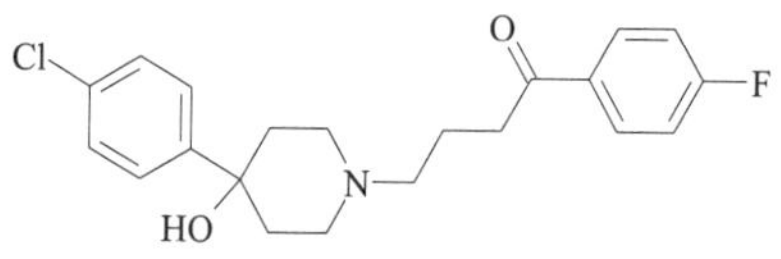　　氟哌啶醇

图 1—10　氯丙嗪和氟哌啶醇

此外，20 世纪六七十年代还上市了几类重要的心血管药物，如硝苯地平（nifedipine）等。二氢吡啶类化合物大多可用于治疗高血压与心绞痛。这类药物的作用机制是通过阻断钙离子通道而发挥药效，钙离子能维持细胞膜两侧的生物电位、维持正常的神经传导功能，是肾上腺素等神经递质的释放所必需的物质，所以抑制钙离子内流就可以降低心脏中肾上腺素的水平，从而使心肌松弛。第一个 β—受体阻滞剂（β—receptor blocker）普萘洛尔（propranolol）也是在 20 世纪 60 年代被开发出来的，这类化合物有选择性地与 β—肾上腺素受体结合，阻止其被激活，从而使心肌松弛。之后发现的阿替洛尔（atenolol）等仍在临床上使用。β—受体阻滞剂原本用于治疗心绞痛，后来发现它们的后继作用可以降低血压，所以如今也作为有效的抗高血压药物在临床使用。（图 1—11）

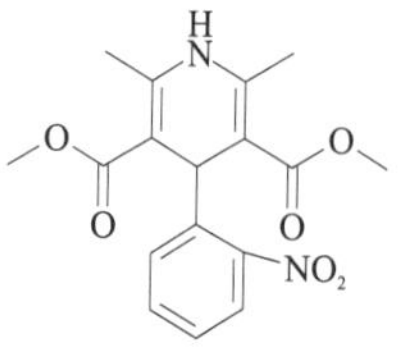

硝苯地平 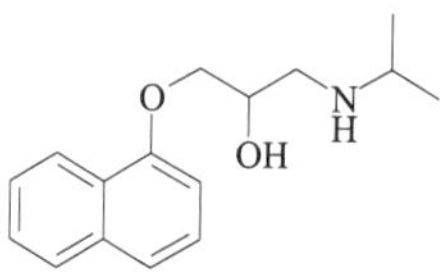　　普萘洛尔 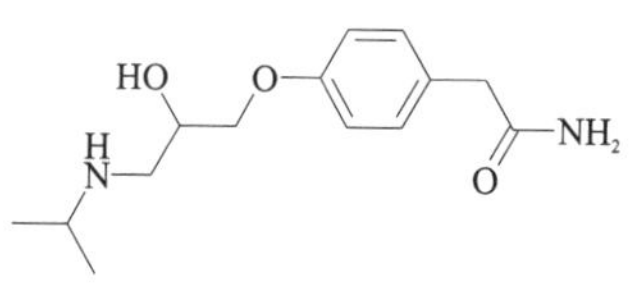　　阿替洛尔

图 1—11　硝苯地平、普萘洛尔和阿替洛尔

消化道溃疡通常发生在胃幽门和十二指肠处，基本发病机制大多是胃酸分泌过多，或胃黏膜抵抗力减弱，或两者兼有。直到20世纪70年代，临床上都没有找到特别有效的治疗胃溃疡的药物，一般都是通过使用大剂量的碳酸氢钠来中和过量胃酸。当病症特别严重时，最好的治疗方法是通过外科手术进行部分切除，有些重症溃疡甚至可能会危及生命。历史上第一个能真正有效治疗溃疡的上市药物是西咪替丁（cimetidine），这是一个含有氰基胍结构的硫醚分子，其作用机制在于阻止组胺与存在于胃肠壁上的组胺受体相互作用，即发挥 H_2 受体拮抗剂作用，这也就阻止了胃酸过多地释放，浓度被稀释了的胃酸将减轻对胃肠壁的刺激，从而有利于溃疡面的愈合。由于西咪替丁的作用，临床上许多重症溃疡患者可以选择非手术的药物治疗，使其成为当时销售量最大的处方药。后来在其基础上相继发现了效果更好、不良反应更小的雷尼替丁（ranitidine hydrochloride），以及第三代新型 H_2 受体拮抗剂尼扎替丁（Nizatidine）等替丁类药物。（图1—12）

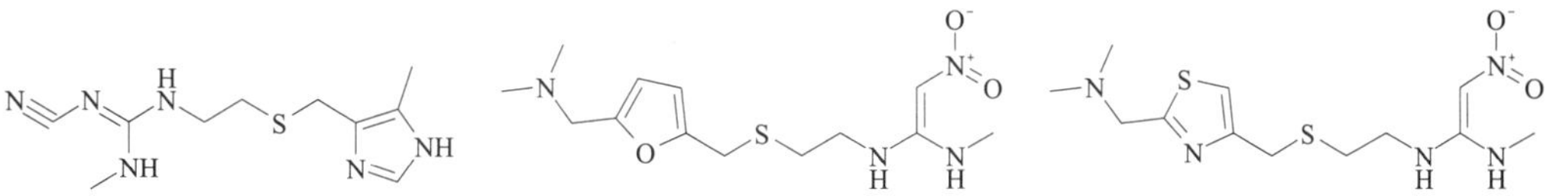

西咪替丁　　雷尼替丁　　尼扎替丁

图1—12　西咪替丁、雷尼替丁和尼扎替丁

平喘类药物最初的研究，主要集中在肾上腺素类似物或称拟肾上腺素（adrenergic drugs）的设计与筛选上。这类药物能被消化液分解，通常经气雾剂给药，能使冠脉、骨骼肌血管扩张，对支气管平滑肌有较强的舒张作用，因此，可以有效缓解由哮喘引起的气管痉挛。虽然肾上腺素自身可用于治疗重症气喘，但它能使心肌收缩力增强、心率加快，对心脏也有相应的副作用。当时发现的第一个有效药物是异丙肾上腺素（isoproterenol），它对心脏也存在较大的副作用，直到发现了沙丁胺醇（salbutamol）。它能选择性作用于肺部同时又不影响心脏功能，即 β_2 受体激动剂。到后来又有了特布他林（terbutaline），以及M胆碱受体阻断剂异丙托溴铵（ipratropium bromide）和氧托溴铵（oxitropium bromide）等药物（图1—13），适用于用β—受体激动剂引发的肌肉震颤，心动过速而不能耐受β—受体激动剂的患者。

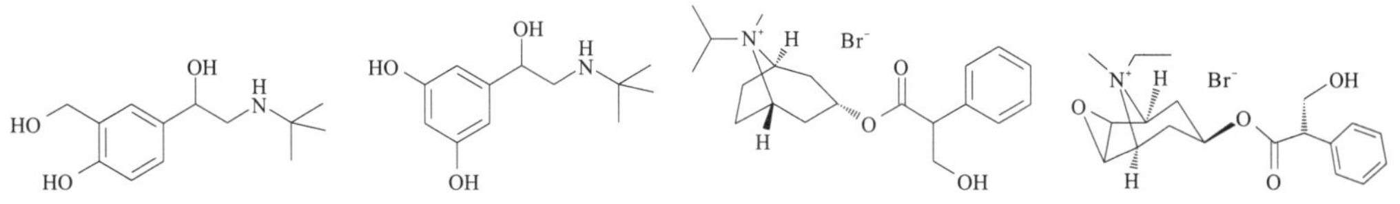

沙丁胺醇　　特布他林　　异丙托溴铵　　氧托溴铵

图1—13　沙丁胺醇、特布他林、异丙托溴铵和氧托溴铵

虽然孕酮（Progesterone，黄体酮）早在1934年就从孕妇尿液中被分离出来了，但类固醇类激素孕甾酮等特殊结构的口服避孕药是在20世纪60年代后发展起来的。这类化合物具有甾体结构，是天然孕激素的类似物，可以阻止育龄女性的孕期排卵。由于这类物质可以在肝脏被迅速代谢，所以一般口服无效，无法用作口服避孕药。然而，在其分子结构中进行结构修饰，如在D环17位上引入一个炔基，就成就了一系列代谢平稳且能有效

阻止育龄女性的孕期排卵的口服避孕药，如异炔诺酮（norethynodrel）和双醋炔诺醇（ethynodiol diacetate）等。部分口服避孕药的化学结构见图 1－14。

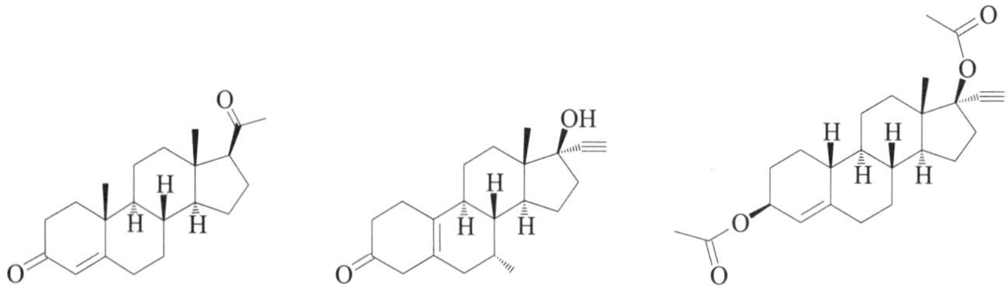

孕酮　　异炔诺酮　　双醋炔诺醇

图 1－14　孕酮与部分口服避孕药

当然，如上所述的这些药物成果，基本上是在 20 世纪 70 年代前后取得的。在这个时期，还有一大类重要的药物，那就是应该被提起的疫苗类药物。尽管疫苗药物最早可能是 1896 年德国人科纳（Kolle）等研制出的伤寒疫苗（typhia vaccine），但是在 20 世纪初才开始应用于临床，属于预防性药物。法国人卡尔密脱（Kalmette）和介林（Guerin）发现了卡介苗（Bacillus Calmette－Guérin，BCG）。这类药物能预防传染性疾病，特别是在病毒感染的预防中起到了前所未有的作用，其中包括美国人索克（Solk）等研发出来的脊髓灰质炎疫苗（poliomyelitis vaccine），以及 1965 年我国就开始使用的麻疹疫苗（measles vaccine）等，成功地使鼠疫、伤寒、脑膜炎、炭疽、白喉、麻风、梅毒、黑热病、狂犬病和登革热等致命性传染病得到了有效控制，提高了人群的特异性免疫，为人类抗击多种致命性疾病做出了贡献。当然，疫苗除了用作预防，也已经开始向治疗疾病发展，例如 DNA 疫苗，治疗前列腺肿瘤的疫苗等，在防病治病方面发挥着越来越重要的作用。

1921 年，弗雷德里克·班丁（Frederick Banting）与约翰·麦克劳德（John Macleod）成功提取到了胰岛素（Insulin），这对于糖尿病这类慢性代谢疾病的治疗，特别是 1 型糖尿病，做出了了不起的贡献。尤其是后期通过基因工程（重组 DNA）合成的人工胰岛素，纯度高，过敏少，使其工业化、商品化变得切实可行。20 世纪 90 年代末研制出的胰岛素类似物（insulin similitude），更适合人体生理需要，方便了患者使用。

即使 20 世纪药物研究已有了重大进展，直到今天，人类仍然面临着恶性肿瘤、艾滋病、心脏病、高血压、糖尿病、肾功能衰竭、神经疾病和胃肠疾病等的严重威胁。除了传统的老药仍然在发挥着作用之外，一大类应对疾病的新药也应运而生，并取得了显著的成效。例如，抗癌药物有烷化剂氮芥（chlormethine），抗代谢药 5－氟尿嘧啶（5－fluorouracil）、长春新碱（vincristine）、喜树碱（camptothecin），抗生素阿霉素（adriamycin）、博来霉素（bleomycin sulfate），以及一大批免疫和生物反应调节剂，单克隆抗体、干扰素、白细胞介素和肿瘤细胞坏死因子等。治疗高血压病等的心脑血管药物有钙离子拮抗剂尼莫地平（nimodipine）、氨氯地平（amlodipine）等；血管紧张素转化酶抑制剂卡托普利（captopril）、依那普利（enalapril）等和血管紧张素Ⅱ受体拮抗剂缬沙坦（valsartan）、氯沙坦（losartan）等。治疗糖尿病的有口服降血糖类格列苯脲（glimepiride），DPP－4 抑制剂西格列汀（sitagliptin）、维格列汀（vildagliptin）等。抗消化道溃疡类药物，如米索前列醇（misoprostol），质子泵抑制剂奥美拉唑（omeprazole）、兰索拉唑（lansoprazole）等。抗精神病药物，如氯氮平（clozapine）、奥氮平（olanzapine）和利培酮（risperidone）等。这些药物直到今天，大多仍是临床上主要的一线药物，在各类疾病的防治中发挥着不可替代的积极作用。（图 1—15）

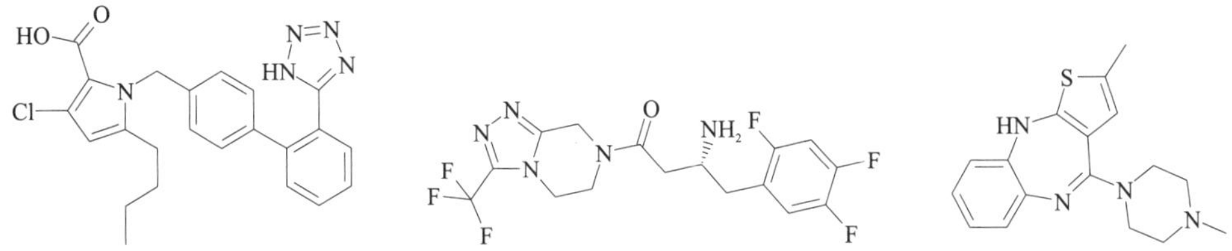

氯沙坦　　西格列汀　　奥氮平

图 1—15　氯沙坦、西格列汀与奥氮平

然后，再看看生物技术药物的特点与发展，生物技术药物是现代最有前景的新药类别之一。它不同于过去传统的生化制药，主要指诸如从动物内脏中提取的一类具有一定生化效应的粗酶或短肽，如弹性酶（elastase）、降钙素（calcitonin）等。不过降钙素已能人工合成，例如常用的由 30 多个氨基酸组成的鲑鱼降钙素（salcatonin for injection）。广义的生物技术药物除包含上述的单抗、干扰素、疫苗等外，还包括蛋白质药物和基因药物等前沿药物。这些药物基本上参考了体内很多内源性活性物质的作用原理，例如各种细胞因子、酶、短肽、受体、激素、氨基酸、核苷酸、基因短链等，以及它们所产生的相关生物效应的生理生化机制。常用的这类药物有生长激素释放抑制素（somatostatin）、人生长激素（hGH）、促红细胞生成素（EPO）、白细胞介素（interleukin）、成纤维细胞生长因子（FGF）、凝血因子（blood coagulation factor）、集落刺激因子（CSF）、反义寡核苷酸（antisense oligonucleotide）和当前比较热门的阿瓦斯汀（avastin）和美罗华（rituxan）等。2016 年以来，这些药物一直在临床应用和销量中名列前茅。

应该说，自第二次世界大战以来，世界进入了相对和平与稳定的状态，经济格局也呈多极化，各国经济都得到了复苏与发展的机会。以科技为先导、经济为中心的综合竞争，使得各个方面的科技研究都得到了快速突破的契机，也取得了很多前所未有的成果。生物学与基础医学有了巨大进步，大大小小的分子药物作用靶点的结构研究与药物设计方法学，也取得了显著的进步。很多作为潜在药物新靶点的蛋白质、受体和酶逐渐被发现并挖掘出来。之后的工作包括确定这些新蛋白质、新靶点的功能与效应，然后就可以试着设计能够与它们“契合”，产生相互作用的靶点药物。尽管这类药物在机体内分子水平上的实际情形可能与设想的有差距，但毕竟为药物设计提供了一种指向性的参考，能直接提高新药的生物选择性，显著减少不良反应。

化学领域方向的研究也取得了巨大进步，用于不对称合成（如手性试剂）的技术和手段等方面的研究已得到很大发展，尽管有时候还达不到工业与临床上要求的量产规模与商业价值。人体内的很多生物靶点具有手性，所以它们自然也能够区分手性药物中的对映异构体。从这个意义上讲，“使用外消旋药物也是基于成本上的考虑”这个观点并没有揭示出问题的实质。一般而言，消旋体药物除了其中一个对映异构体能够比较准确地与药物靶点相互作用外，另一个对映体对机体还可能产生不同的甚至是毒副作用，往往可能引发一些意想不到的严重后果。此外，由于X射线单晶衍射法和二维核磁共振光谱等技术得到了很好的发展，能更方便地对非常复杂的药物分子或其靶标分子结构进行鉴定。加上色谱以及其他纯化技术方面的进步，使得对复杂混合物的分离也变得更加容易、更加精准，从复杂的中药、植物浸膏或提取液中分离出活性单体成分或者活性组分，逐渐变成了一个可操作的且十分高效的常规工艺过程。

另外，能够自动进行固相合成的仪器设备的研发也取得了进步，这样的新技术几乎创造了一个全新的化学领域。比如组合化学（combinatorial chemistry），它给药物研究和制药产业带来了一场技术革命。因为它可以在短时间内合成大量新的化合物，其合成的种类与效率是以往任何传统方法无法望其项背的，相信在人工智能快速发展的今天或未来，类似于组合性固相合成类技术会更有前景。同时，计算机技术也日渐融入药物研发领域，计算机辅助药物设计（Computer-Aided Drug Design，CADD）目前已经成为药物设计工作中必不可少的组成部分，虽然目前尚未取得更多更显赫的成果，但随着层出不穷的软件，特别是数据挖掘方面的软件的开发，以及大量数据库的建立，药物化学研究已经能够非常方便地在普通的实验室计算机上进行。因此，目前也能够在计算机上，利用三维或多维技术来模拟药物和靶点之间的相互作用，包括分子对接（docking）技术等，并能对新药设计提供非常重要的参考信息。

在这个新时期里，传统药物和技术仍然没有被放弃，第十二届全国人民代表大会通过并在2017年7月1日开始实施的《中华人民共和国中医药法》，显示了当前中医药在国内的地位。这与欧洲如德国、法国等采用天然植物药制剂，以及日本坚持使用汉方药物的初衷，或许是有所不同的。国内这类中药或其复方显然具备一些显见的优势，因为将可能具有不同药理活性的化合物组合在一起使用，产生的协同作用，其疗效会强于各个成分单独使用的疗效之和。只不过让各国医药专家们放心不下的，应该是这些药物组合的合理性与安全性。那种“由于中草药是天然的，因此中草药治疗也是安全的”看法显然也是比较片面的。中草药中当然包含具有药理活性的化合物，不过这些化合物或隐匿其中的某些成分仍可能有毒副作用，也可能与其他物质相互作用从而产生其他药理作用，能与之作用的物质既可能存在于食物中，也可能存在于药物中，所以必须在临床实践中加以科学地认识和防范。至于中药配方颗粒、中药极细微粉制剂，以及中药注射剂等品种的应用，是否开展了科学的分析，是否进行了客观的评价，一直有所争议，值得业界深思。应用中药或草药的治疗，目前正引起人们越来越多的关注和重视，这与最初的蒙昧时期是不同的，其成分、作用机制的研究逐渐科学化，药效更是利用了大数据研究，得到了一定程度的确认，这对患者、中医药行业与企业而言，都是一次机遇。

综上所述，历史行进到今天，大量药物的发现和应用，已经给人类社会带来了巨大的影响，而且正面作用远远大于负面作用，这种影响的意义已经远远超出了个体生命追求生理健康的本能。有预计在未来的100年里，人类的预期寿命会随之增加，尽管这也会导致世界范围的人口增长，以及由人口增长带来的食物、就业和环境等多种问题。不过，人类目前仍然迫切需要那些能够战胜肿瘤、艾滋病、病毒感染、自身免疫性疾病和由人口老龄化带来的疾病的药物。我们曾战胜过的疾病也不能被忽略，不少致病性细菌、病毒的生存能力极强，而且还能随着所处环境的变化而不断蜕变进化，很多细菌病毒都产生了对抗生素与抗病毒药物的耐药性。虽然“限抗”（指限制抗生素的临床使用）直到今天才逐渐在国内引起重视，总还不算太迟。所以，人类在与各种临床疾病做顽强斗争的同时，还要继续寻找有效的新药物，这是一个永远的命题。

尽管药物的发展与应用的巨大成功，已经给它带来了极高的声望，但是在今天和未来，它仍然面临着无数严峻的挑战。但换一个角度讲，随着现代科技（特别是分子生物学、人工智能等）的迅猛发展，药物发展的未来一定会越来越精彩。这种精彩也吸引了大量的企业和科学家，不管是业内还是跨界的团队和公司，都纷纷涌入生物医药的研究阵营。同时，各种新兴科技的相互渗透，也将促进生物医药日新月异的发展。例如美国FDA批准的全球首例3D抗癫痫药物斯普瑞坦（spritam）速溶片，该药2016年已正式上市，有500mg/s、750mg/s和1000mg/s三种规格，有效成分是左乙拉西坦（levetiracetam）。其通过3D打印制备该药片内部呈孔状的结构，使表面积更大，可溶于水，渗透性强，克服了患者吞咽困难等不便，更保证了实施治疗与疗效。目前，更为复杂的有机药物合成的自动化，也可以通过3D数码技术来实现，如中枢神经抑制剂（±）-巴氯芬（baclofen）等三种药物的自动化合成[10]。数码药片（digital pills）也是一种应用可食用材料新技术，将传感器与药物结合而形成的数字化医药解决方案[11]。典型例子是阿必利弗（abilify，安律凡），即连接有传感器的阿立哌唑（aripiprazole）片，用于精神分裂症和抑郁症等患者的治疗。这种数码药片搭载了可安全食用的微型电子传感器，进入体内后可传送药物运转代谢等情况的信号，经患者可穿戴贴片将信息发送到患者、医生的手机等接收器上，可实时监控药物在体内的情况，包括其在体内的崩解、转运、吸收或药量摄取等状态。此外，一类具有优良生物相容性与降解性的磷酸钙纳米制剂，可以携带一种多肽药物，成为专门用于治疗心力衰竭的吸入式纳米的微粒，成功恢复患体的心脏功能[12]。

人工智能（artificial intelligence，AI）的快速发展也推动了研究与开发创新药物的愿景，医药科技界已投入了大量的精力与财力，并取得了一些阶段性的成果。例如应用循环或再生神经网络（recurrent neural networks，RNN）来设计与生成新的药物分子等。再如，延长人的寿命，一直是人类孜孜追求的终极目标之一。据报道，正在测试部分新药。如果成功，或许能让人的预期寿命延长至150岁。而这些药物，据称有望在5～10年内上市。而非行业内的很多机构也雄心勃勃地跨界走进生物医药领域，某些科学家曾预言，未来的15～20年，人类将实现“永生”。这个预言认为，那时候医学科技会让我们余下的预期寿命每年增加一年。人们正在对“生命软件”进行重新编码，这些“软件”正是机体内的数万个称为基因的小程序。通过对基因的重新调校，会让人类远离疾病，远离衰老。同时，纳米机器人可以住进人类的大脑，与新皮质连接起来，可向云端上传数据并储存。尽管这并不是传统意义上的物质生命及其意识的永生，尽管世界各国多有质疑，但值得我们期待。这个“永生”的难点在于复制或备份意识，意识是只属于个体生命独有的感知、情感与领悟能力，即便是克隆复制另一个自我，也不能携带原来的自我“意识”。而数据化、云端平台及其超强储存功能等，或许能通过“全基因复制数据化”方式，做到一种完整的“高保真”，或“SQ无损品质”式的拷贝并储存，再加上人工智能在生物载体如机器人、仿真人上所取得的成就，“拷贝”这种意识，是否会让原有的意识能再次全方位感知世界，也未可知。当然，这种“永生”或许就是一种设想而已。但至少，这说明了生命科技及生物医药领域有着无可比拟的巨大魅力。

总之，医药产业之所以被誉为“朝阳产业”，就在于人类内心萌发涌动着的一种对生命、对健康永不停息的自发追求，以及人类生存和繁衍的需要，与外部环境共存、相融合的生物本能。有人说，人类历史也是一部医学史，而后者大体就是一部医药及其应用的发展史，还是很有道理的。

第三节　药物的起名

药物通常有哪些名称?

作为非专业的民众，平常是很容易把药物名称搞混淆的。其原因主要有二：一是因为有关药物的知识科普得不够，二是相关的法规不够健全。例如无处不在的药品广告、各种药品直销，还有药品与保健品、功能食品等概念及其商业行为的边界含糊不清，都使得一般民众对药物的名称不时感到困惑。

一般而言，药物只有三种名称，即化学名（chemical name）、通用名（generic name 或 common name）和商品名（trade name）。当然，这主要是对化学药、生物技术药等类别的西药而言。对于中药或者中成药就相对简单多了，通常只有一种名称，常常是药材或处方加上剂型就可以构成药名，如八珍颗粒、黄芪片、芫蒿护肝胶囊、川芎茶调散、十滴水和参麦注射剂等，都是常见的中成药。中药材也基本如此，不过由于要分种属分产地，故中文名称之后常常带有拉丁语用以区别。有时候还要标明所用药材的具体部位，有些名称会有点差异，但并不太复杂。中药材的拉丁名一般采用植物属名或属种名加药用部位的形式。除少数中药材可不标明药用部位外，需要标明药用部位的，其拉丁名先写药名，用第一格，后写药用部位，用第二格，如有形容词，则可列于最后。例如常用药材远志（*Polygalae Radix*）、苦杏仁（*Armeniacae Semen Amarum*）、淡豆豉（*Sojae Semen Praeparatum*）、洋金花（*Datura Flos*）等。以洋金花为例，*Flos* 表示药用部位是花，*Datura* 是指曼陀罗属；再如中药厚朴（*Magnoliae Officinails Cortex*），就是采用植物属名加上用药部位再加上种名三部分构成。当一种中药材包括两个不同药用部位时，把主要的或多数地区习惯使用的药用部位列在前面，用“et”相连接，如常见大黄（*Rhei Radix* et *Rhizoma*）。

中药饮片、中药或者植物提取物等药物的命名，也都是比较简单的。至于什么是中药饮片，什么是中药提取物，将在后面的章节中讨论。而它们的命名方法的主要参考或者指南性的文件，就是《中国药品通用名称命名原则》（China Approved Drug Names, CADN），该规则于 2006 年 9 月由国家药典委员会发布。在该命名原则中所指的“药品”一词，包含了中药、化学药品、生物药品、放射性药品以及诊断药品等类别。

化学药物、生物药品等药物的名称要相对复杂一些。这些药物的命名主要是遵循三个命名办法来进行的。除了上面介绍的 CADN 命名法外，另外的两个命名办法分别是世界卫生组织（World Health Organization，WHO）编订的国际非专利药名（International Nonproprietary Names for Pharmaceutical Substances，INN）和国际纯粹与应用化学联合会（International Union of Pure and Applied Chemistry，IUPAC）命名法。CADN 命名法是中国化学会结合 IUPAC 的命名原则和中国文字特点制订的，曾于 1960 年修订了《有机化学物质的系统命名原则》，1980 年又加以补充并出版了增订本，同期的《无机化学命名原则》也是重要的参考依据，只是药物中无机化合物占比很少。当前在国内，绝大多数的化学药物或生物药物的化学名称，都是以此为主要依据进行命名的，这也是现在大学化学、药物化学等主干课程重点讲解并使用的命名法。

化学名是对药物分子结构与组成进行描述的一种化学专业术语，具有很强的规则性和国际通用性。它描述出了化合物的确切化学结构，科学性很强。例如上述的《有机化学物质的系统命名原则》，其主要用于化学原料药的命名。《中国药典（2000 版）》规定，对原料药的化学名称主要参照美国通用名称（United State Adopted Name，USAN）和默克索引（Merck index），按照化学文摘（Chemical astracts，CA）系统规则进行命名。命名时母体的选择应与 CA 系统一致，取代基的排列顺序，顺、反异构体和手性中心构型等的表示均参照《有机化学物质的系统命名原则》。在原料药命名时，母体结构前的取代基团的排列次序，中文是按照"优先次序"原则或比较最长链碳原子上所连各支链、取代基的原子序数的大小（同位素按相对原子质量的大小），以次序最高的官能团作为主要官能团，命名时放在最后，靠近主要官能团的一端应标为 1 号碳，其他官能团，命名时顺序越低名称越靠前。而英文则是根据取代基单词首个字母，按照 24 个字母先后次序进行排序（不含前缀）。由于文字表达的习惯，各国使用的化学名还是略有差异。命名实例见图 1－16。

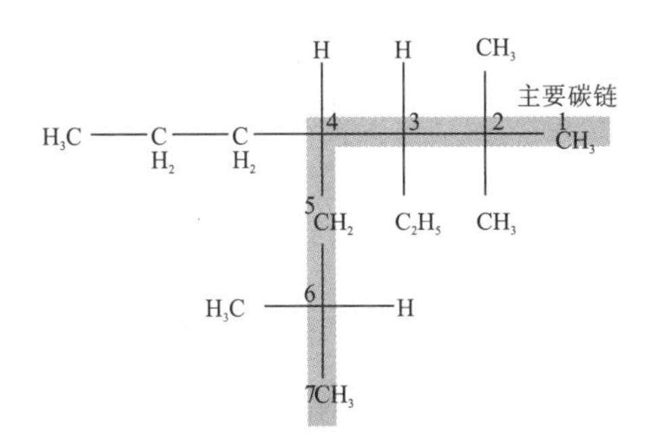

2,2,6－三甲基－3－乙基－4－丙基庚烷
3－ethyl－2,2,6－trimethyl－4－propyl－heptane

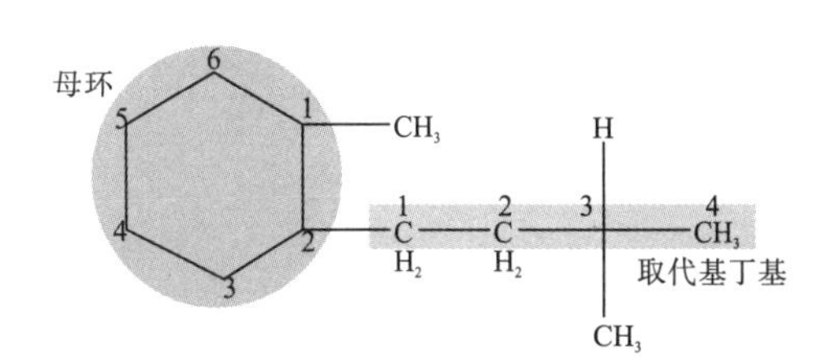

1－甲基－2－（3－甲基丁基）环己烷
1－methyl－2－（3－mehtylbutyl）cyclohexane

图 1－16 命名实例

药品通用名是指遵循一定规则（如 CADN 命名原则、英文名后缀规律等）进行命名的药品名称，也是国家药典或药品标准采用的法定名称。其特点是通用性强，是不论何处生产的同一种药品都可以或者应该使用的名称，同时也是国家药品法规定的药品的标签、说明书或包装上必须标注出的名称。药品的通用名是药品结构特征或复方成分的表述，一般药物的通用名在某种程度上可以反映出药物的主要化学有效成分，如格列吡嗪（glipizide）、乙酰氨基酚（acetaminophenol）、氨氯地平（amlodipine）、单硝酸异山梨酯（isosorbide－5－mononitrate）等。通用名要求科学、明确、简短，同一种成分或相同配

方组成的药品通用名具有一定的强制性和约束性，因此，所有上市流通的药品必须标注药品通用名，不管其商标或商品名是什么。

正因如此，WHO为了统一国际药品名称，成立专家委员会，专门从事药品通用名的审定工作，规定了国际非专利药名（international non－proprietary names for pharmaceutical substance，INN）。早在1953年，WHO就公布了第一批国际通用药名，此后又陆续公布了下一批，一段时间后再进行一次汇编。国际通用药名一般以拉丁语、英语、法语、俄语、西班牙语五种文字形式发表，现在INN已为许多国家（包括中国）普遍承认和采纳。按此规定，一种新药在申请上市前，应先由申请人根据INN的命名原则拟定一个名称，报请专家委员会审核，审定合格后，可由WHO以建议的INN（Proposal INN）公开发表，征求各方意见。再以推荐的INN（recommended INN）名称正式公布，即成为该药物的国际通用药名。如此可有效避免一药多名和异药同名的现象。

其中，INN命名有以下两条指导性原则：

（1）药品名称的拼写和发音应清晰明了，用词不宜过长，而且不能与已经上市的药名产生混淆。

（2）药理作用相似的药物在命名时应尽量表明这种关系，但也不能采用能使患者从解剖、生理、病理或者药物适应证中推测到药物的名称。为此，有一批建议词干，用连接符号表示相关的词头或词尾。例如，Sulfa－为磺胺类药物的词干，中文译作磺胺；Cef－为头孢菌素类抗生素的词干，中文译作头孢；－tidine为H_2受体阻滞剂的词干，译作替丁；－methasone为糖皮质激素类药物的词干，译作米松；没有连接符号的词干可用于药名的任何部位，如gest为甾体激素类的词干，可译作孕；prost为前列腺素类的词干，译作前列。目前，WHO公布的常用词干已有一百多种。其实，药物的名称也有比较有规律的前缀与后缀，如apo－，表示阿朴或者去水等，只是前、后缀更多使用在化学术语中。部分药物前缀和后缀通用译名见表1－1。

表1－1 部分药物前缀和后缀通用译名简表

英文名	中文名	药物分类	药物结构/机理类别	药品举例
－bufen	－布芬	消炎镇痛药	丁酸衍生物	布替布芬（butibufen）、酮洛芬（ketoprofen）
－caine	－卡因	局部麻醉药	非特异性	普鲁卡因（procaine）
Cef－	头孢－	抗生素	头孢菌素类	头孢氨苄（cefalexin）、头孢拉啶（cefradine）
－cillin	－西林	抗生素	青霉素类	阿莫西林（amoxicillin）、美洛西林（mezlocillin）
－conazole	－康唑	抗真菌药	唑类	咪康唑（miconazole）、酮康唑（ketoconazole）
－dipine	－地平	钙离子拮抗药	二氢吡啶类	硝苯地平（nifedipine）、氨氯地平（amlodipine）
－flurane	－氟烷	麻醉药	含氟吸入类	恩氟烷（enflurane）、七氟烷（sevoflurane）
Gli－	格列－	降糖药	磺酰脲类	格列苯脲（glibenclamide）、格列吡嗪（glipizide）
－liptin	－列汀	降糖药	DPP－4抑制	维格列汀（vildagliptin）、沙格列汀（saxagliptin）
－oxacin	－沙星	抗菌药	喹诺酮类	氧氟沙星（ofloxacin）、依诺沙星（enoxacin）

续表

英文名	中文名	药物分类	药物结构/机理类别	药品举例
－oxetine	－西汀	抗抑郁药	5－HT 再摄取抑制	氟西汀（fluoxetine）、帕罗西汀（paroxetine）
－olol	－洛尔	循环系统药	β－受体阻滞剂	普萘洛尔（propranolol）、美托洛尔（metoprolol）
－pril	－普利	循环系统药	ACEI	卡托普利（captopril）、咪达普利（imidapril）
－profen	－洛芬	非甾体抗炎药	芳基丙酸类	布洛芬（ibuprofen）、酮洛芬（ketoprofen）
－relix	－瑞林	激素	多肽类	戈那瑞林（gonadorelin）
－nidazole	－硝唑	抗菌药	硝唑类	甲硝唑（metronidazole）、替硝唑（tinidazole）
－vastatin	－伐他汀	调血脂药	HMG－CoARI	洛伐他汀（lovastatin）、美伐他汀（mevastatin）
－vir	－韦	抗病毒药	核苷酸类	阿昔洛韦（acyclovir）、沙奎那韦（saquinavir）
－tinib	－替尼	抗肿瘤药	酪氨酸激酶抑制剂	伊马替尼（imatinib）、吉非替尼（gefitinib）
－thiazide	－噻嗪	循环系统药	苯并噻嗪类	氢氯噻嗪（hydrochlorothiazide）
－sartan	－沙坦	循环系统药	ARB类	氯沙坦（losartan）、缬沙坦（valsartan）

当然，有时候通用名也会有所变动，这主要是由于某些药物曾在一段时间使用过一个类似通用名的名称，或者曾有过习惯用名，但后来因故又基本上不再用了，这种情形将其称为别名或曾用名，属于一类不太规范的药品名称。例如，常用的解热镇痛药对乙酰氨基酚（acetaminophen）曾经被称为扑热息痛（paracetamol），而对乙酰氨基酚则是现在使用的通用名，它的变更基本上衍自其化学名称 4－乙酰氨基苯酚或者 N－(4－羟苯基)－乙酰胺。故对乙酰氨基酚为通用名，扑热息痛则为曾用名或者别名。对乙酰氨基酚的化学结构见图 1－17。

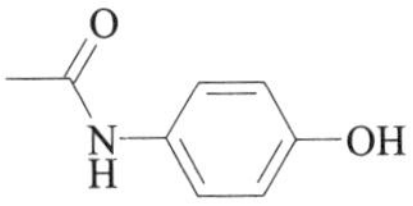

图 1－17　对乙酰氨基酚

药品的商品名在很多情况下又称为商标名，在国外原研药企业很常见。现在很多的药物商品名都是注册了的，企业拥有专用权，这是市场经济下一种常见的商业行为。药物生产厂家或商业企业为了树立自己的形象和品牌，需要给自己的产品注册商品名，以区别于其他企业的同类产品，创造或获取更大的市场效益。商品名的起名，往往是药品制造商根据自己的经营理念，结合产品的某些特性，为创造企业的品牌和效益而设计的。药物商品名也是企业对产品赋予市场价值的一种自我营销和自我包装的形式。商品名应该说具有巨大的市场活力，企业为此往往也会投入巨大的精力与财力。

举一个心内科常用药物的实例。络活喜（中文注册商标，英文商品名为 Norvasc），通用名为苯磺酸氨氯地平片（Amlodipine Besylate），中文化学名（原料药）：3－乙基－5－甲基－2－(2－氨基乙氧甲基)－4－(2－氯苯基)－1,4－二氢－6－甲基－3,5－吡啶二羧酸酯苯磺酸盐，英文化学名：3－ethyl－5－methyl －2－[(2－aminoethoxy)methyl]－4－(2－

chlorophenyl)－6－methyl－1,4－dihydropyridine－3,5－dicarboxylate benzenesulfonate，CAS No. 111470－99－6。这是地平类经典降压药之一。

应注意，在上述化学名（英文）之后的“CAS No.”，称为化学物质登录号，这是原料药或化合物一种识别码性质的编号，由美国化学会的下设机构化学文摘社（Chemical Abstracts Service，CAS）所设定。CAS 会为每一种第一次出现在公开文献中的化合物或物质分配一个 CAS 编号，这是为了在大数据时代方便对化学物质进行查找与检索，也可以避免因为各国命名方式的不同造成的差错。如今很多化学数据库普遍都可以用 CAS 编号进行检索，简单、快速且比较准确。CAS 编号作为某种独立物质（含化合物、复合物、高分子材料、生物组织序列，甚至混合物或合金等）唯一的数字识别编码，相当于一种化学物质自己的“身份证号码”或者“指纹谱”。

如果药物名称使用不当，很有可能引起患者的混淆，特别是在目前国内市场与临床工作中，属于国内自主知识产权的创新药物很少的情况下。国内相关法规规定：从 2006 年 6 月 1 日起，仿制药将不再获批商品名，只能使用通用名；同一企业生产的同一药品，成分相同但剂型或规格不同的也必须使用同一通用名。而且，还要求药品包装盒上必须显著标示药品的通用名，其注册商标的单字面积不得大于通用名的二分之一。药品标签使用注册商标的，也应当标注在标签的边角；文字字体大小（以单字面积计）不得大于通用名的四分之一。此外还特别规定，未经注册的商标以及未经国家食品药品监督管理总局批准的药品名称，不得在药品说明书和标签中使用。理论上讲，对于新注册的药品，除了采用新化学结构、新活性成分以及持有化合物专利的，其他药品一律不得使用商品名。药品广告宣传中也不得单独使用商品名，也不得使用未经批准作为商品名使用的文字型商标，表 1－2 列举了几种常用药品的商品名、通用名和化学名。

表 1－2　几种常用药品的商品名、通用名和化学名

商品名	药品通用名	化学名	CAS 登录号
诺衡	吉非贝齐	2,2－二甲基－5－（2,5－二甲苯基氧基）－戊酸	25812－30－0
特立康	替米沙坦	4－｛［2－正丙基－4－甲基－6－（1－甲基苯并咪唑－2－基）苯并咪唑－1－基］甲基｝联苯基－2－羧酸	144701－48－4
赛乐特	盐酸帕罗西汀	（－）－反式－4－（4－氟苯基）－3－｛［3,4（甲二氧基）苯氧基］甲基｝哌啶盐酸盐	78246－49－8
他巴唑	甲巯咪唑	2－巯基－1－甲基咪唑	60－56－0
糖适平	格列喹酮	3－环己基－1－［4－［2－（3,4－二氢－7－甲氧基－4,4－二甲基－1,3－双氧基－2－（1H）－异喹啉基）－乙基］苯基］磺酰基－脲	33342－05－1
络活喜	苯磺酸氨氯地平	3－乙基－5－甲基－2－（2－氨基乙氧甲基）－4－（2－氯苯基）－1,4－二氢－6－甲基－3,5－吡啶二羧酸酯苯磺酸盐	111470－99－6
拜阿司匹灵	乙酰水杨酸	2－（乙酰氧基）苯甲酸	50－78－2
思密达	蒙脱石	复合硅铝酸盐水合物	1318－93－0

对普通民众而言，首先，应该知道并记住医生处方中使用药物的通用名，因为这是按照通用原则命名的标准名称，不管是哪家企业生产，国产还是进口，其名称都不会改变。其次，也可以记住商品名或者注册商标，因为不同的企业生产的药品质量及其药效还是有一定差异的，特别是心血管药物、激素类药物等，其调节作用敏感而快速，对机体影响也比较大，其中原因在后面的章节还会讨论。至于化学名，因其比较专业、烦琐，若非专业人员，也不需要去背去记。

第四节 药物是如何分类的

说起药物的分类，一般人都不会很陌生，总能根据日常生活经验说出个一二三来。比如，按照用途分类，有感冒药、退烧药、胃药、泻药和催眠药等；按照一般商品属性分类，有中药材、中药饮片、中成药、西（化）药、化学原料药及其制剂、抗生素、生化药品、放射性药品、血清、疫苗、血液制品和诊断药品等。即便从专业角度来看，也少有人能将目前大部分药物分类归纳得清清楚楚。即使引用药品分类标准手册之类的书籍作为参考，分类标准一致性仍不够。例如，某些手册通常将药物分成若干部分，其中中药按科别分，化药则按适应证分，而单独列出的生物制品，又按照大类用途分成预防类、治疗类、诊断类和细胞因子类等，这也是因为药物种类太复杂或者迁就临床与市场用药习惯。比如尽管中药与化药的分类方式、习惯不同，常常也能看到“清热解毒药”和“受体激动/阻断药和抗过敏药”并列分类在一起的情形。

事实上，药品分类管理是国际上通行的管理办法，即在药品的安全性、有效性的大原则上，依其不同的目的、用途或者从不同的角度来对其进行分类。例如，依据药物品种、规格、适应证、剂量以及临床用药检验和安全性等的不同，可将药品分为处方药（可简称Rx药）和非处方药（OTC药物）；依据药物成瘾性及其毒性，参考国际惯例，实行了麻醉药品（narcotic drug/habitforming drug）、精神药品（spirit drug）、医疗用毒性药品（toxic drugs for medical use）、放射性药品（radioactive pharmaceuticals）和戒毒药品（drug for detoxification）等特殊药品的分类管理。

一、按照适应证或者药理（治疗）作用分类

按照适应证或药理（治疗）作用分类是临床上最常见的一种药物分类方法，也是一种比较容易理解和方便掌握的分类方法，在普通民众眼里认知度也较高。其优点是与患者病情、症状联系在一起，虽然比较粗放，但简明扼要，通俗易懂。常用药物按药理（治疗）作用分类示例见图1－18。

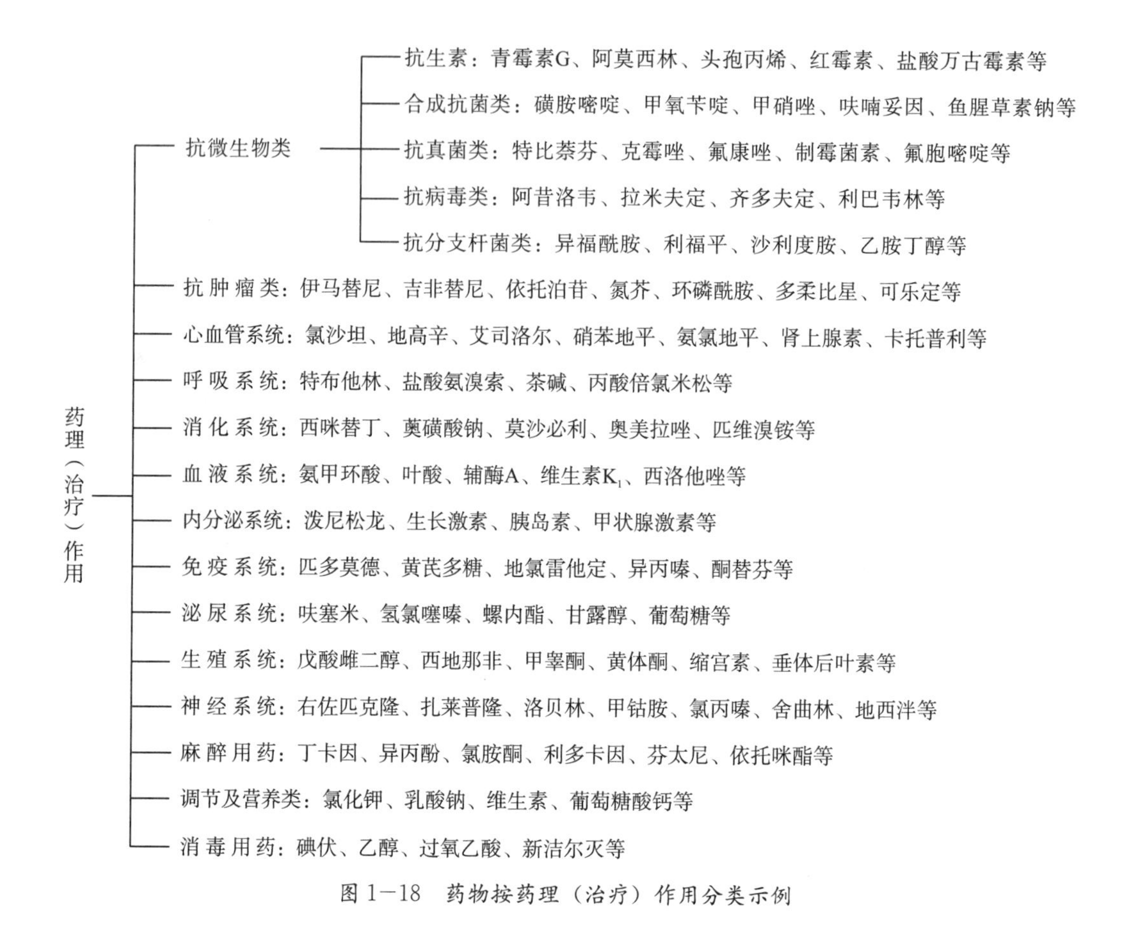

图 1－18　药物按药理（治疗）作用分类示例

二、按照临床各科室常用药物分类

按照临床各科室常用药物来分类适合临床各科室参考和使用，尤其方便临床医生了解和使用，很多医疗单位有针对部分临床科室的协定处方用药，就更有突出的优势。什么是协定处方呢？协定处方（cipher prescription/precompounded prescription order）并没有严格的定义，广义是指由院内多个部门或多个专家协商而制订，或者得到多数医生认可并提供给全科室共同参考使用的相对固定的处方。医疗单位通常由科室学术带头人或主要临床专家骨干牵头，拟出最常用药物处方，再通过总结院内外多年的临床医疗和用药经验，征求意见、集思广益，选出对某种疾病有较好疗效的处方，报经该医疗单位批准，在本单位（科室）内使用。其协定范围包括该处方用药成分、含量、制法、用法，以及该院常规用药（含院内制剂）品名、规格、包装量和用法用量等内容。协定处方一般多用于门（急）诊患者，也是提高配方速度并保证质量的一项临床诊治措施。这种协定处方显著的优点是可以让医生给患者开出有效、安全和价格相对最低的处方。除了提高工作效率外，还避免了滥开药物等问题。对于防止过度用药与浪费，也是很有必要的。据报道，目前西方国家大多数医院在治疗常见疾病的用药上，多采用协定处方这种用药体系。按照西方医保制度，凡是列入协定处方的药物，一般都可以从保险公司那里获得财务上的补偿。不过，由于市场竞争的缘故，目前国内多数医院除了中药和部分院内制剂（见后面章节）外，基本上没有实施这种制度。

按照科室用药分类，一般有妇科用药、产科用药、眼科用药、骨科用药、肿瘤科用药、麻醉科用药、内分泌科用药、风湿科用药、肛肠科用药、神经科用药、癫痫科用药、多动症科用药、男科用药、皮肤科用药、不孕不育科用药、乳腺科用药、肝病科用药、肾病科用药和五官科用药等。临床眼科的用药目录，就有15类60余种常用药物，包括了抗生素、抗青光眼及降压药、防治白内障、抗近视及眼疲劳、修复角膜上皮和全身用中西成药等。

三、按照药物成分及其特点分类

按照药物成分及其特点，可将药物分为中药（含成药）、西药、植物药（主要是指含有明确提取物主成分的成药）和生药材等。（图1—19）

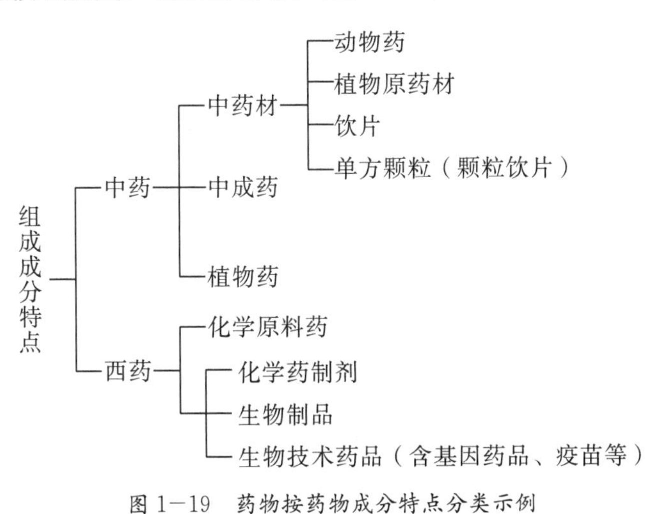

图1—19　药物按药物成分特点分类示例

四、按照通用管理法规分类

按照通用管理法规，可以将药物划分成便于甄别和管理的若干类别，即分成一般药物和特殊药物，后者主要指麻醉药品、毒性药品、放射药品等需要按特殊管理制度来严格管理的一类药品。此外，还可根据商业渠道与来源不同，将药品分成国产药、进口药和进口分装药等。此外，一般药物按照法规，要非常明显地区别于很多非药品类产品，所以药品包装（盒）上应有“国药准字＊＊＊＊＊＊＊”的批准文号字样，而保健品有“国健字＊＊＊＊＊＊”的批准文号字样，保健食品或称功能性食品，包装上应有“食健字＊＊＊＊＊＊”的字号。（图1—20）

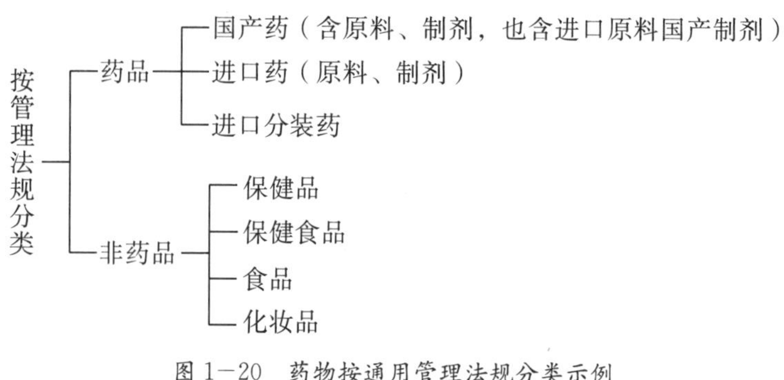

图 1—20 药物按通用管理法规分类示例

五、根据制造过程中药物的状态分类

根据制造过程药物所处状态不同，又可将药物分为原料药、中间体和制剂（成药）等。其中原料药（active pharmaceutical ingredients，APIs）指活性药用成分，主要是针对西药组分而言，包括化学小分子原料、发酵抗生素、基因工程的多肽、酶和核苷酸等。当然，这个概念是对制剂产品而言的。所谓制剂（preparations），就是我们常常说的片剂、颗粒、胶囊和注射剂等，是直接针对患者的药品给药形式。制剂往往包含制造成药时加入的很多并无药理作用的辅料，辅料对保证药物的稳定性以及给药途径的有效性又是不可或缺的，比如稳定剂、赋形剂、防腐剂和特殊的缓控释材料等。

六、按照临床应用范围和商品特性分类

按照临床应用范围和商品特性分类属于专业上的一种分类，在药物审评或者管理方面凸显出其优势。例如将药物分成普通药、新特药、贵重药和罕用药（也称为孤儿药，Orphan drug）等。罕用药套用一般药物定义就应该是用于预防、治疗、诊断罕见病（rare diseases）的一类药品。罕见病没有确切的定义，一般认为或者一些区域性法规认定，是发病率低于万分之五的特殊疾病。根据世界卫生组织的统计，目前已确认的罕见病有 5000～6000 种，大概占人类疾病的 10%。虽然每种罕见病发病率较低，但几千种累积起来的罕见病人数确实也是一个较大的数目。由于罕见病患病人群少、市场需求少、研发成本偏高，所以，如果没有政府或社会公益层面上的政策支持和引导，特别在国内目前的产业状态下，要使这类药物的研发、申报、生产顺利并用于临床，可能还是较为困难的。

七、按照临床给药途径不同分类

按照临床给药途径一般有两种习惯分类。一种是按照普通意义上给药途径的不同，分成口服药（oral medicine）、注射药（injection，含静脉滴注药物等）和皮肤（局部）用药物（skin administration/tipic application/local delivery）等；另一种是分为胃肠道用药（含肛门肠道用药等）和非胃肠道用药。后者就包括了注射、呼吸（吸入）、经皮肤和黏膜

用药等的划分。

八、按照制剂（成药）的剂型或形态分类

按照制剂（成药）的剂型或形态分类也是一种专业分类方法，如固体制剂、液体制剂、半固态制剂和气体制剂等。其中固体制剂又分成片剂、丸剂、颗粒、胶囊、散剂、干悬剂、混悬剂等；按照释药规律又分成常释剂型和缓/控释剂型，后者包括肠溶片或胶囊、骨架片或胶囊、微型胶囊、渗透泵片等；根据药物选择性作用与特点，又划分有靶向给药体系药物，如脂质体、单克隆抗体和纳米制剂等；还有透皮或经皮缓控释制剂，如雌二醇等激素给药。（图1—21）

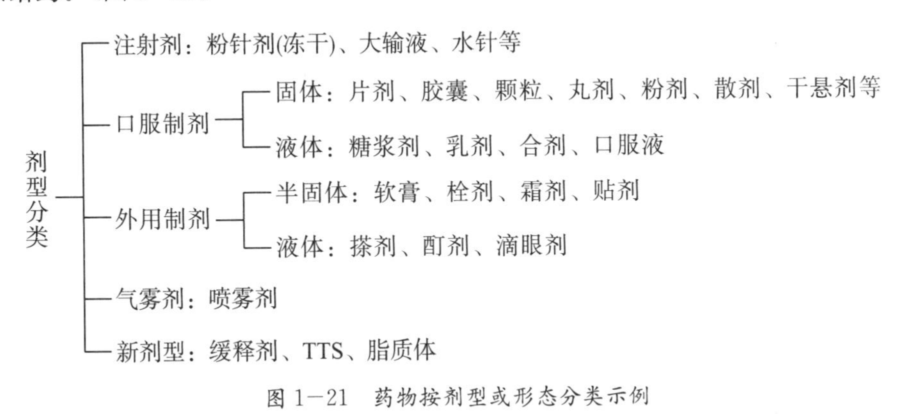

图1—21　药物按剂型或形态分类示例

九、按照药品审批（注册）法规分类

按照药品审批（注册）法规分类是一种管理或者政策法规类的专业分类方法。由于国内的药品或者新药审批（注册）办法经常改变，所以，分类也是存在变化的。实际上，这种分类，针对的主要是制药企业和药物研发机构，或者拟申报和注册药品的其他单位或个人。因为国内正在推行药品上市许可持有人制度（marketing authorization holder，MAH）。不同类别的注册药物，所需要的条件各不相同。常见的有一类新药、仿制药物和生物技术药物等的分类。最新正式版本的《药品注册管理办法》是2007年的版本。目前正在征求意见的是2016年7月由国家食品药品监督管理总局（CFDA）颁布的修订版(或称修改草案)，以及同年3月4日颁布的《化学药品注册分类改革工作方案》，按公告，将化学药品调整成5个注册类别已经开始实施。

比如按照2007年版本，注册时，将药品分类成三类，即中药、天然药物，化学药品和生物制品，再以化学药品这类药品为例，与2016年的《化学药品注册分类改革工作方案》内容进行比较。2007年版本中第3类项下（1）所规定的“已在国外上市销售的制剂及其原料药，和/或改变该制剂的剂型，但不改变给药途径的制剂”，是具有中国特色的分类类型。即曾经所谓的3.1类新药的概念，这类药物的注册与审批带有较为浓厚的阶段性历史色彩。目前，按照2016年的《化学药品注册分类改革工作方案》，这类药品及其相关

注册文件、新药证书等都消失了，均回归到仿制药类别项下。

在注册办法中，常常还要专门明确各种药品批准文号与标示等相关规定。例如2007年版第一百七十一条和2016年修订版第一百四十四条中明确说明，药品批准文号的格式为：国药准字H（Z、S、J）+4位年号+4位顺序号，其中H代表化学药品，Z代表中药，S代表生物制品，J代表进口药品分包装。《进口药品注册证》证号的格式为：H（Z、S）+4位年号+4位顺序号；《医药产品注册证》证号的格式为：H（Z、S）C+4位年号+4位顺序号，其中H代表化学药品，Z代表中药，S代表生物制品。对于境内分包装用大包装规格的注册证，其证号在原注册证号前加字母B。新药证书号的格式为：国药证字H（Z、S）+4位年号+4位顺序号，其中H代表化学药品，Z代表中药，S代表生物制品。

在这一节里，主要介绍和讨论了药物的各种分类方法。其实，分类不是目的，只是一种手段或途径，对药品的正确认知、应用并达到治疗效果，才是目的。不过，通过分类，会扩大我们的相关知识层面和范围，帮助我们更加清楚地厘清、了解和掌握药物的各种属性。

第二章　药物发现

药物是从哪儿来的？发现药物的途径有哪些？这可能是初次接触药物的人都会好奇的。药物是怎样发现的？本章内容将回顾人类寻找与发现新药的历史，归纳过去发现药物的经典途径，看看其中有哪些经验性规律可以总结和回味。

第一节　经验与偶然发现

一、经验积累

经验积累是人类社会进步发展必不可少的推动力。这种途径虽然比较原始，而且染有很重的历史色彩，但是经验曾经为人类找到过不少有用的药物，今后也仍然可以帮助我们寻找和发现一些新药。虽然临床经验在不断积累，药物应用经验也在不断积累，但效率太低，况且通过这种途径来评价新药要付出很大的代价，易走弯路，要花费漫长的时间去总结积累，风险也不小。据不完全统计，我国现在临床常用药物中（可能中药除外），大约不到四分之一是过去数百年乃至几千年靠经验积累下来的药物，而其他的都是近一百年来研究出来的新药，当然国外这个比例更高。可见，现代科技有着巨大的潜力。

换个角度看，中药和中成药都基本上是通过经验积累这一途径发现的。例如黄芪，目前是临床最常用的药物之一，其用药历史可以追溯到2000多年前。《中国药典（2005年）》定为豆科植物膜荚黄芪或蒙古黄芪的干燥根。迄今无论黄芪颗粒、片剂或注射液等，都在临床应用中得到好评。再如八珍方，据称始于1347年朱震亨的《丹溪心法》卷四“附脾胃八十”中的八珍汤，如今八珍颗粒等作为国家医保目录品种，是气血双补的经典名方，在临床中应用得也相当普遍。这些都是祖国医学长期实践与经验积累的成果。

二、偶然机遇

很多科学发现带有偶然性，这种偶然性发现在过去新药研究中也很常见。

1806年前后，吗啡（morphine）的发现也具有很强的偶然性。法国人瑞尔希纳（Friedrich Sertürner）在分离罂粟果浆浸出物成分的研究中，偶然发现阿片（opium）具有镇痛、镇静及催眠作用。后来借用希腊神话中所谓梦境与睡眠之神摩菲斯（Morpheus）

的名字，并结合当时化学上的习惯，将这些混合物制剂中的有效成分命名为“morphine”，即吗啡。吗啡是一种分子量仅为285的小分子生物碱类的精神科经典药物，从分子结构上看，也可归属为氢化异喹啉母核类化合物（图1—7）。

1928年，英国伦敦圣玛丽医院年轻的医生弗莱明（Fleming）在一次研究葡萄球菌的实验中，偶然发现某些培养基中的细菌有一些没有生长菌落。他抓住这个现象，及时进行了分析研究，很快发现培养基是被一种霉菌污染了，正是这种霉菌分泌物，杀灭了培养基中的葡萄球菌。由于这种霉菌属于青霉菌属，因而弗莱明将由它产生的能杀灭细菌的物质称为青霉素（penicillin）。这一发现，不仅使人类在1940年前后，为临床医生提供了青霉素这一良药，而且首次写下了抗生素历史的重要篇章。这就是在实验室研究中偶然发现新药的经典例子（部分青霉素类抗生素结构见图1—8）。

1932年，德国人格哈特·杜马克（Gerhard Domagk）偶然发现“百浪多息（prontosil）”在机体内可以代谢为对氨基苯磺胺酰胺（磺胺），后者具有显著的药理活性。这一发现成功引导了一系列磺胺类抗菌药物问世，且至今其仍在临床上广泛使用。

安定药氯丙嗪（chlorpromazine，冬眠灵）的发现，也有很多的偶然因素。吩噻嗪类化合物（图2—1）曾在20世纪40年代用作抗组胺药。后来，在动物实验中偶然发现其中药物之一异丙嗪有延长巴比妥类药物催眠的协同作用，因而在临床上又将其作为麻醉强化剂应用。在此基础上，法国人夏庞蒂埃（Charpentier）合成了另一种新的吩噻嗪类抗精神病药物，该药具有降低神经活动而不引起麻痹的选择性作用，这就是氯丙嗪（图1—10）。很快，研究者发现它除了能加强麻醉药的作用外，还能产生人工冬眠的效果。所以，法国人率先将氯丙嗪应用于有躁狂症的精神病患者，至此开辟了氯丙嗪的临床新适应证，并受到临床的一致好评。

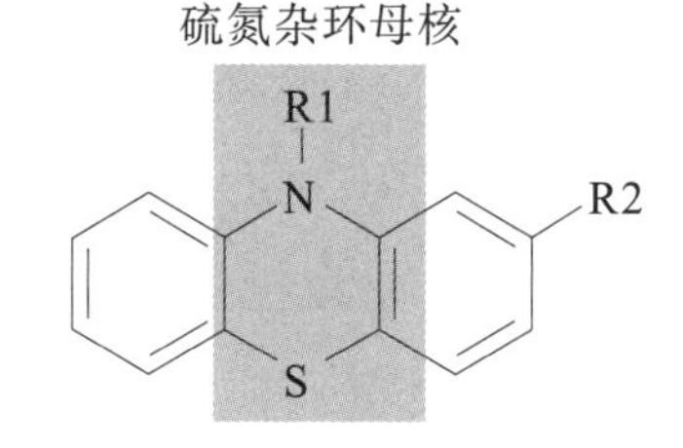

图2—1　吩噻嗪类化合物

当然，新药被偶然发现的例子还有很多，特别是在过去的药物发展史中。

第二节　药理模型及其筛选

一、普筛或者随机筛选

进入20世纪后，随着化学与生物学技术的发展，药理模型研究的进步，业界开始在某些特定模型上开展较大规模的药物筛选工作，也取得了比较引人注目的成果。

这种在特定药物模型上开展的药物筛选工作，不仅是半个多世纪以来国际上通常采用的发现新药的方法，也是国内长期以来寻找新药的主要途径和思路。这种方法的主要优点在于目的清楚，方法可操作性强，数据重现程度较高，结果判断明确，标准统一，可以集中较多化合物来试验它们的生物活性，并从中较快地、较方便地发现有效的新药候选化合物。据统计，这类方法过筛的阳性率大概是万分之一。也就是说，大约要过筛上万个化合物，才能发现一个值得推荐到临床试验的候选药物。而这个候选药物还要经过临床进一步的评选，最后能够批准上市的还达不到百分之十。也就是说，最后正式批准上市的新药一般可能是从几千、几万，甚至几十万个化合物中“海选”出来的。据报道，如果按每年筛选约一万个化合物或候选药物计算，大概需要连续9年甚至更长的时间，才有可能成功开发出一个最终走到临床并能成功上市的新药。当然，这还仅仅是估算而已。

由于上述药理过筛的目标大都牵涉临床上长期没有攻克的疾病的防治问题，难度较大；或者有的疾病或病灶目前已经有一些有效的药物，因而新药要顺利能够通过，必须比前者具有更加明显的优点，这样难度就更高了。比如，在开发奥氮平（Olanzapine）的新一代药物时，未来要发现能替代奥氮平的新化合物的难度就很大，因为奥氮平本身就是一个里程碑式优秀的药物。这种采用某种单项指标有针对性地筛选药物的方法，即使今天仍然还在有效地应用，但已经不是唯一的或最主流的筛选方法了。

二、综合性筛选与高通量筛选

上述方法也有不足，其中包括药理活性应答指标比较单一等缺陷。比如通常在筛选中的阳性与阴性问题。阳性指对所筛对象有效，阴性则指对所筛对象无效。但实际上，阴性的化合物可能并不是没有药理活性，只是在当前条件下，该化合物没有在药效的设计方向出现预期作用或者作用不敏感，但可能会在其他（生物或药理活性）方面表现出较好的作用，甚至在某些生物效应方面会有新的突破。例如，有些药物的一种药理作用被肯定或否定后，又发现了其具有的其他应用价值和新作用。目前，越来越多的老药在持续的临床应用与研发过程中，也陆陆续续地发现了很多的新用途。

一个药物往往拥有不止一个适应证。大量经验与事实证明，在新药筛选工作中，如果仅用单项指标或在数量有限的动物身上进行过筛，很有可能将一些有多种药理活性的化合物或候选药物遗漏或筛掉。因此，后来的研究都在设法建立简便而快速的综合性评价药物及其作用的方法，或统称综合筛选法。这种方法具有广筛的含义，即对一种化合物开展多种活性筛选。这类药物筛选的设计方案，也许只需要用几个实验，即通过整体动物的行为活动观察、血压与呼吸或者动物的其他离体器官实验，就可以大致预测出受试化合物可能具备的多种药理活性。

当然，后来发展出来的更普遍的筛选方式也是一种综合性的方法，此类方法具有重复性或往复性（trial and error）较高的特点，也是一种“试错”的方法。具体过程是将生物活性筛选与设计、合成紧密结合起来，以筛选结果为向导，并参考该类药物的构效关系（structure and activity relationship，SAR），对化合物进行系统的结构改造与修饰（structural modification），直到找到相对活性最理想的候选药物。

随着组合化学的高效合成与各种过筛手段的进步，以及药理活性指标监测水平的不断提升等因素，综合筛选取得了长足的发展。国际上很多机构或企业都建立了基于作用机制的筛选（mechanism-based screening）、靶向筛选（targeted sequencing）以及高通量筛选（high-throughout screening）等体系，用以提高新药筛选与发现的效率。

第三节　天然产物中的分离与提取

过去，在有机合成或药物合成还没有取得长足进步的时候，也就是还没有形成“气候”的时代，几乎全部的临床药物都是天然产物，其中绝大多数来自植物，少数来自动物材料或矿物。这些天然产物，大都或经过人们长期的实践经验，或通过某些局限于时代的药理方法筛选和评价。研究者发现并肯定它们的药用价值后，其也就成为新药的重要来源。这样的例子很多，以中药材和中成药为例，中药如黄芪、乌骨藤、柴胡、茵陈、白术和金银花；中成药如六味地黄丸、茵山莲颗粒和胃康灵胶囊等。

但长期以来，天然产物一般都以炮制加工后的粗制品入药，或者经过简单的粗提后入药（称为浸膏式混合物），并没有真正提取分离出有效活性物质的纯品。直至19世纪，吗啡、奎宁、阿托品等被相继分离提纯后，才开始以天然产品中提纯的单体作为新药的来源。尤其近几十年来，随着植物或发酵化学提纯手段、药理活性检测方法、分析技术和制药工艺的发展，这一途径更成为新药开发的重要手段之一。据统计，尽管有化学合成等手段，但目前仍有约55%的临床用药源自天然产物及其衍生物，如阿霉素（adriamycin）或表阿霉素（epirubicin）等蒽醌型结构的抗癌药物这样一大类作用显著的临床药物。（图2—2）

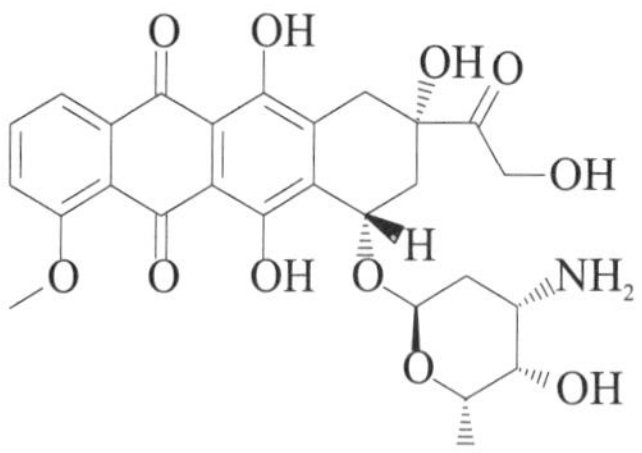

阿霉素 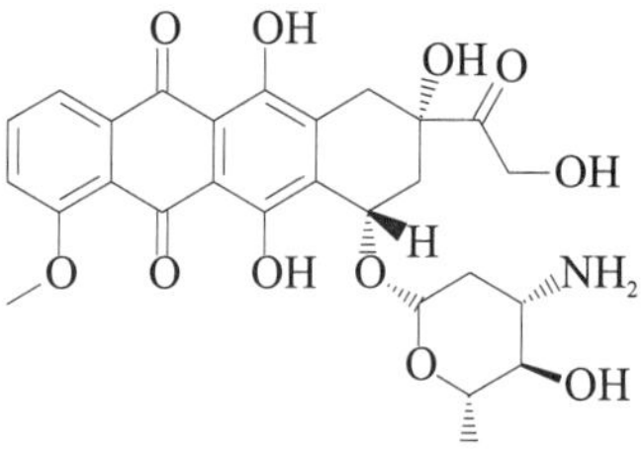　　表阿霉素

图2—2　阿霉素和表阿霉素

天然药物的分离提纯，在技术与工艺上一般要经过几个主要步骤。第一，要明确与测定天然药物中的生物活性成分，建立相应的定性定量的检测方法，并以该方法作为一种活性指标来跟踪与监测各个分离组分。同时，采用合适的化学或物理方法，将多种可能的生药成分逐一分离。根据活性指标数据，保留有效组分，弃去无效组分。第二，将有效组分进一步分离，包括层析、重结晶、共沸与分馏等多种手段，直到获得有效成分纯的结晶或者单体。这个时候便可以测定该纯成分的化学分子结构。不难想象，结构测定在过去曾是一项十分复杂与烦琐的技术工作。例如，吗啡早在1803年，就已经从阿片生物碱中提取得到了，但直到一百多年后的1925年，才勾勒出了一个设想的结构，最后差不多到了1965年左右，才基本上确证了它的空间结构与构型。可见那时候结构确证的困难程度是难以想象的。但随着近现代理化技术的飞跃式进步，现在来测定单一化合物的分子结构就要更容易一些了。

以中药乳香（olibanum）为例，为开发治疗溃疡性结肠炎（ulcerative colitis）的新药，研究者专门对乳香进行了系统的化学成分研究。在经过色谱分离提纯等提取分离过程后，共得到了 15 个新化合物单体，并通过紫外光谱（UV）、红外光谱（IR）、核磁共振（HNMR）和质谱（MS）等多种手段进行了结构鉴定，同时还结合了 X 射线单晶衍射等实验，确证了其绝对构型与其他骨架信息，并进行了药理分析[13]。其中，多维核磁等分析技术可对结晶物质整个分子结构及其立体化学进行测定，能够快速得出准确的结论。天然活性药用成分分离提纯与技术改造步骤见图 2-3。

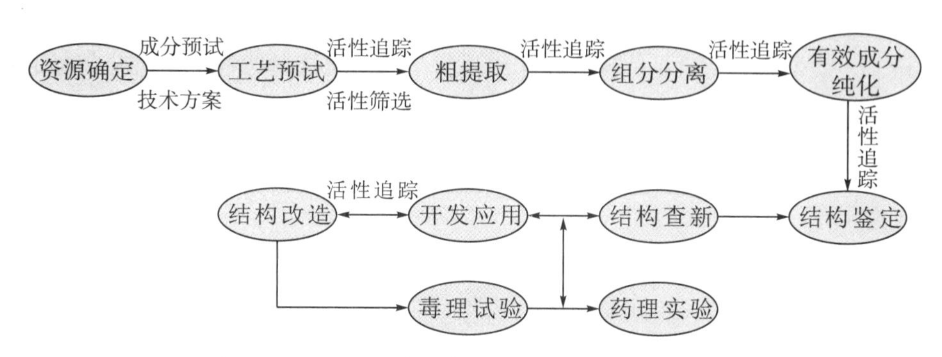

图 2-3　天然活性药用成分分离提纯与技术改造步骤

由于天然活性成分结构的复杂性，例如多个手性碳或者敏感结构的不稳定性等原因，目前还不可能完全依赖合成的方法解决其工业合成与商业供给规模，故这类方法依旧是新药发现的重要手段之一。

第四节　合理设计与定向合成

合理设计（rational design）与定向合成（oriented drug synthesis）是目前新药开发的主流方法之一。简单来讲，就是对新药开发既有明确的目的与设计思想，又有可行的方法或实施的途径。合理设计包括了很多内容，如基于一般设计原理、基于药理作用机制、基于计算机辅助药物设计、基于老药新用理念、基于改变给药途径、复方设计和基于多学科技术综合促进新药开发等。定向合成既是药物发明的一种方法或者途径，同时也是实施上述这些设计的主要手段。

一、基于药理作用机制研究的设计（mechanism based drug design，MBDD）

显然，今天活跃在临床一线的很多新药并不是因为弄清楚了它们的作用机理才被发现与使用的，但药理作用的研究及其成果，也的确能为新药的发现提供又一条重要的途径。近半个世纪来，新药研究进展很快，主要原因之一，就是药物作用机理的研究开展得比较深入和及时，效率也比较高，取得了不少成果。譬如对于高血压的防治，六十多年前几乎就没有什么特别有效的药物，除了某些植物粗提取物可勉强使用外，更多是应用某些镇静剂等来调节或者缓解症状。而今天，临床上已拥有很多具有不同作用机理、作用于各种不同部位、效果确切的抗高血压药。从机理上看，其可以分别作用在血管壁、肾上腺素能神经末梢、β-受体、神经节和中枢神经等不同部位。包括作用在离子通道和血管紧张素转化酶（ACE）等靶点的药物，如作用于Ca^{2+}通道的1,4-二氢吡啶结构的地平类、血管紧张素转化酶抑制剂普利类和血管紧张素Ⅱ受体阻断剂沙坦类药物等。这种情况正是临床上乐于见到的，因为降压药物的种类多了，用药的余地或者选择性就更大，治疗的针对性也就会更强，更能适应患者的个体差异化需求。这也说明，如果能从作用机理上弄清楚各个作用环节，就可以避免只是依赖药物作用强度与周期来选择药物，让患者更加受益。基于药理作用机理研究的部分抗高血压药物见表2-1。

表2-1　基于药理作用机理研究的部分抗高血压药物

种类	靶点	特点	代表药物
钙离子拮抗药（CCB）	Ca^{2+}	阻止或调节钙离子进入细胞，适合各型高血压，尤其是重症高血压伴冠心病、心绞痛、脑血管及肾脏病变的患者	硝苯地平、氨氯地平、尼莫地平等
β-受体阻断药	β-受体	适合于年轻的高血压及劳力型心绞痛患者，但心功能不全、支气管哮喘、糖尿病者不适合使用	普萘洛尔、阿替洛尔等
血管紧张素转化酶抑制剂（ACEI）	ACE	能改善糖及脂质代谢、防治心功能不全、逆转心室肥大	卡托普利、培哚普利等
血管紧张素Ⅱ受体拮抗剂（ARB）	AT_1	选择性作用于血管紧张素Ⅱ受体AT_1受体亚型，阻断血管紧张素Ⅱ与其结合，对ACE没有抑制作用，不引起缓激肽的滞留，所以一般不会引起咳嗽，并对脑血管、肾脏有保护作用	氯沙坦、缬沙坦、替米沙坦等
降压中成药	综合性调节	主治肝脏经络的气血失调、阴阳失衡，增加心脏血液输出量，扩张冠状血管，改善心肌供血能力	牛黄降压丸、复方七芍降压片等
复方降压制剂	多靶点	合理配方，提高疗效，减少副作用	复方卡托普利片、缬沙坦、氢氯噻嗪等

利尿药的发展也很好地利用了药理作用的研究成果。如果明确了各种药物作用在肾小管不同部位的机理，就可以合理选择不同类型的利尿药，以提供给临床不同的患者。比如作用于髓袢的高效利尿药呋塞米（furosemide），作用于远曲小管的低效利尿药螺内酯（spironolactone，安体舒通）以及作用于碳酸酐酶（carbonic anhydrase）和近曲小管的乙酰唑胺（acetazolamide）等。利尿类药物及其作用机理见表2-2。

表2-2　利尿类药物及其作用机理

分类	主要作用	代表药物	剂型	规格	利尿效果
髓袢利尿药	作用于肾脏髓袢升支粗段	呋塞米 依他尼酸 布美他尼等	片剂 片剂 片剂	20mg 25mg 1mg	高效

续表

分类	主要作用	代表药物	剂型	规格	利尿效果
渗透利尿剂	作用于肾脏髓袢及肾小管	甘露醇 山梨醇等	注射剂 注射剂	250ml：50g 100ml：25g	高效
噻嗪类	作用于远曲小管近端	氢氯噻嗪 氯噻酮等	片剂 片剂	25mg 50mg	中效
碳酸酐酶抑制剂	作用于近曲小管	乙酰唑胺 依索唑胺等	片剂 片剂	250mg 125mg	低效
保钾利尿剂	作用于远曲小管远端和集合管及近曲小管	螺内酯 氨苯蝶啶等	片剂 片剂	20mg 50mg	低效
磺胺类	作用于肾小管远端稀释段	吲达帕胺	片剂	2.5mg	中效

这里讨论一下吲达帕胺（Indapamide）这种新型利尿剂，尽管在其适应证抗高血压的常用剂量下仅表现出较轻微的利尿作用。其分子结构中以含有氢化吲哚、酰肼以及苯磺酰胺为特征，具有确切的利尿和钙离子拮抗的双重作用。临床除将其用作一种强效、长效的降压药之外，还用于充血性心力衰竭时水钠潴留的治疗，因为它没有传统利尿药造成的代谢异常等副作用。

除此之外，今天层出不穷的大量抗肿瘤药物，如阿柔比星（aclarubicin）、厄洛替尼（erlotinib）、吉非替尼（gefitinib）等，包括正处在热点的单抗，如妥昔单抗（rituximab）、替伊莫单抗（ibritumomab tiuxetan）、贝伐单抗（avastin）等，也都是在大致厘清这些药物的作用机制、类型和靶点的前提下进行开发的。（图 2−4）

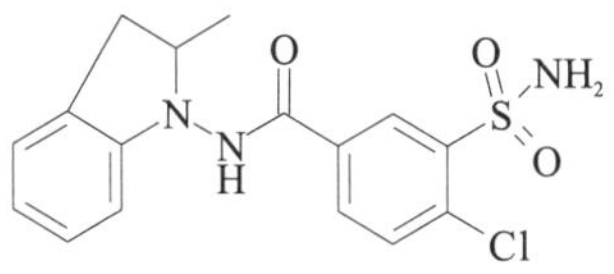

吲达帕胺 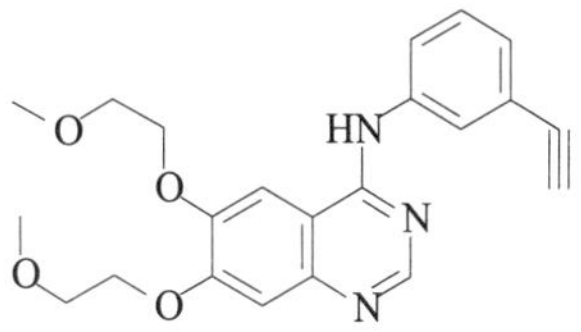　　厄洛替尼

图 2−4　吲达帕胺和厄洛替尼

二、计算机辅助药物设计

计算机辅助药物设计（computer aided drug design，CADD）是在定量药物设计（quantitative structure−activity relationship，QSAR）的基础上发展起来的一种发现新药的重要途径。

传统的靶向筛选一直是新药筛选的一个有发展潜力的重要方向和领域，也称基于结构的药物设计与筛选（structure−based drug design and screening）或称理性发现（rational discovery），是很有成效的药物化学常用的策略与手段。这种筛选的考量是将基于作用机制的筛选与药物合理设计联系在一起，以期提高新药设计与发现的命中率。在这个过程中，为了提高药物合理设计的可靠性，必须尽可能地了解生物靶标大分子的结构，特别是靶标分子三维结构的信息。因此，这种策略的第一步就需要对靶标开展分子结构分析。过去往往通过靶标的X－衍射晶相学方式确定或推测酶的活性部位，当然在实践中，也可采用已知三维结构信息的靶标作为一种参考，来直接开展相关药物设计，并作为整个发现工作的起点。当只知道某个酶或受体的初级结构，而不清楚其空间或三维结构时，也可参考同源蛋白或者酶分子模建，预设其三维结构或药效构象用作参照。此外，在不清楚靶分子初级结构，或只有其配体残基或结构片段信息时，也可根据其残基或片段推导其药效基团（pharmacophore）及其模型，或提出工作假想受体模型，间接设计化合物。

一般认为，合理药物的发现，都需要理论计算（计算机辅助）、药物设计、化学合成和生物活性筛选等多个环节的密切配合。但在实际过程中，至少在目前条件下，计算机辅助这一块往往还比较欠缺。尽管在近五十年来，随着数据库建设与生物学技术的进步，其作用已经逐渐凸显出来了。当然，关键还在于药物设计这个环节。理想的药物合理设计，可显著减少化学合成和生物筛选的工作量，指向性更强，新药发现的概率更高，资金投入也会降低。所以，目前这种策略在学术领域里倍受重视，在经验和理论上都取得了相当多的积累与进步，也有了一些成功的例子。

想要提高候选药物分子的命中率，节约投入，缩短周期，目前所采取的比较流行的做法，就是根据已知靶标分子结构的生物学特点，结合既往沉淀的研究资源和基础，首先选定可能成为药物的先导化合物分子，作为设计的模板结构。然后在收集相关大量信息的基础上，设计并建立一个数据库，或者借用商业数据库；在实际进行化合物合成和生物学实验前期，应用不同的计算机筛选程序，进行分析与甄别，删除那些结构差异太大，即不太可能成功的化合物，筛选出可能性更大的化合物，以方便研究工作的顺利开展。即开展一种“虚拟筛选”（virtual screening）工作。

此外，研究人员还可以利用计算机辅助设计来预测很多候选药物在体内的吸收、分布、代谢、排泄及其毒性反应等，这样在进入临床前的药学研究之前，就可以适当地将那些可能在机体内药动、药代性质不佳的化合物删除掉。如此也可以显著缩短研发的周期。

讨论到这里，我们基本上知道了计算机辅助药物设计的内容大致可分成两个部分：一是早期的定量构效关系（QSAR），二是在大量结构、生物学数据库基础上发展起来的包含分子对接（molecular docking）的虚拟筛选等，以提升药物设计的水平。对于QSAR，通俗来讲，是指通过建立某种数学模型来描述药物分子结构和分子的某种生物（药理）活性之间的关系，是对药物分子具备或发挥药物效应的内在根据，或者说结构因素与活性之间存在相关性程度的一种探索，一种研究。其主要目的在于借助这种相关性去更好地指导新药设计，发展新药，这部分相关内容将在后面章节讨论。

和吗啡相似的一个阿片类止痛新药的研发就是运用这项技术的又一个实例。据报道[14]，在美国使用阿片类药物过量而致死事件的发生率逐年增高。所以美国政府决定投入重资来支持一项新的对阿片类成瘾治疗的研究计划，因为阿片类药物在临床中用来对抗疼痛效果显著。来自斯坦福大学等机构的团队，报道了一种新型的阿片作用类止痛药。这种代号为PZM21的候选药物，优点突出，既有强大的止痛效果，又可以避免常用止痛药的不良反应，包括成瘾性等严重的副作用，故应该是一个相当不错的结果。该研究之所以能取得这样的阶段性成果，其原因可能有二：其一是解析了 μ－阿片受体（μ－opioid receptor）的蛋白质晶体结构，为药物设计提供了比较准确的靶标结构信息；其二是采用了计算机分子对接技术来对化合物进行筛选。据报道，应用这项计算机辅助技术，研究团队可以在短短两周时间内，进行大概 4 万亿次以上的基于构效关系基础的虚拟筛选实验。通过快速、不断地改变不同的、无数的分子角度与构象，可以从数百万或数千万分子空间异构的改变中，找到相对最适宜匹配阿片受体“空穴”或“口袋”的分子。当然，药物设计中也要避免激活那些可能产生如呼吸抑制等副作用的靶标，即避免毒副作用的产生，包括不会成瘾在内。至此，该项研究团队通过虚拟筛选，得到 23 个候选分子。之后，又经合成、结构确证，并对其进行了药理活性的实际测定，从其中挑选出活性相对最好的一个化合物，在下一步工作中继续进行结构优化。最后，得到了化合物 PZM21[15]（图 2－5）。

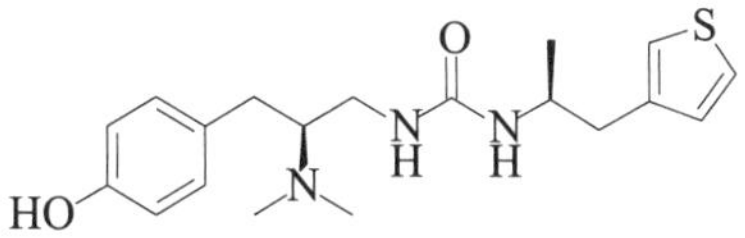

图 2－5 PZM21

三、基于老药新用的途径

老药新用，等同于发现新药，实例也很多。第三章所讨论的阿司匹林的多种用途，如抗血栓作用等就是经典的一个例子。

毒扁豆碱（eserine）是一个长期列入眼科用药目录的经典老药，无论是滴眼剂、眼膏剂还是注射液，其主要用在青光眼、高眼压等疾病的治疗中。但在临床应用后，国内外都发现其具有中枢神经的催醒作用。最初是发现静脉注射可以对抗中枢胆碱药阿托品（atropine）、东莨菪碱（scopolamine）等麻醉时的不良反应，后又发现可用于地西泮、吩噻嗪类和三环化合物类等催眠镇静药物中毒时的催醒。这个发现扩展了毒扁豆碱类化合物的临床应用范围，使毒扁豆碱（图 1－7）可作为一种新药在临床推广应用。

抗蠕虫药物灭绦灵（niclosamide，氯硝柳胺）（图 2－6），将有可能成为用于抗击寨卡病毒（zika virus）的新药。氯硝柳胺是临床上用于驱虫的一种老药，已有约 50 年的使用历史。它可影响虫体的呼吸和糖类代谢活动，抑制虫体细胞内线粒体氧化磷酸化反应过程，减少 ATP（adenosine triphosphate，三磷酸腺苷）的生成，能杀死多种蜗牛、牛肉绦虫（taeniasaginata）、猪肉绦虫（taeniasolium）和尾蚴（cercariae）等，具有广谱抗蠕虫的特点。众所周知，目前源自南美洲的寨卡病毒，大有席卷全球之势，其后果自不需明说。但目前我们还没有找到抗击寨卡的特效疫苗或特效药物。最近一期的《自然・医学》公开了灭绦灵这一项老药新用的研究成果[16]，该药物可以有效抑制寨卡病毒的复制，这就预示着我们很可能找到了抗击寨卡的新药，尽管它也是一种老药。

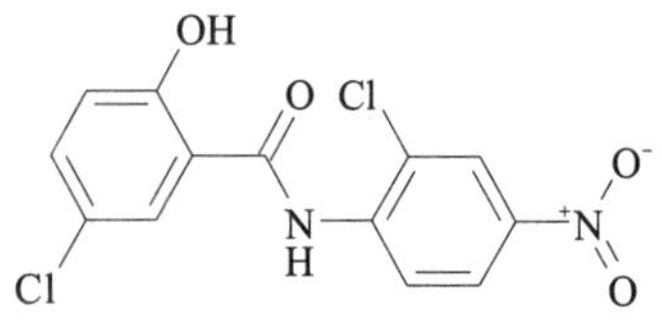

图 2－6　灭绦灵

还有一个老药新用的有意思的例子，就是孕酮（progesterone，黄体酮，图 1－16）。孕酮是女性卵巢黄体分泌的一种激素，结构母核为甾体类激素骨架。一般认为其在体内可诱发子宫内壁的成熟和分泌活性，即在月经周期后期可以促使子宫黏膜内腺体生长，子宫充血，内膜增厚，为受精卵植入做好准备。当受精卵植入后分化出胎盘继续分泌孕酮，以减少妊娠子宫的兴奋性，抑制其活动，保护胎儿安全生长。可见其对雌激素激发过的子宫内膜具有显著的形态学影响，是维持妊娠所必需的活性物质。在产科，孕妇一般正常孕酮值随着妊娠周数的增加而呈规律性变化，当其孕酮值低于正常参考值或均值时，就需要用孕酮进行治疗。当然孕酮值过低时则治疗意义不大，须尽早终止妊娠。临床使用孕酮主要用于治疗习惯性流产、月经不调等。可见这是一个常见的激素类老药，比较成熟，也有多种给药途径和制剂类型，包括口服和注射，长效和短效以及单方和复方等。同时临床也已发现了其不少的新用途，如治疗输卵管结石、肾绞痛、慢性呼吸衰竭、胆囊炎、糖尿病以及肝硬化腹水等。但最新的研究发现，孕酮还具有治疗乳腺癌的作用[17]。当前临床上主要还是采用他莫昔芬（tamoxifen）一类的雌二醇受体阻断剂治疗由雌二醇（oestrogen）助推促生的乳腺肿瘤。研究发现，在孕酮这个激动剂存在时，乳腺癌细胞中孕酮受体（PR）与雌二醇受体（ERα）相互作用，可以促成一个独特的基因表达程序，并最终减慢肿瘤的生长。这提示使用孕酮，或者其与另一种 ERα 拮抗剂联合使用时，可以显著提高抗细胞增殖的效应，即阻击肿瘤。据称，得益于这项研究，将有可能使目前约 70％的乳腺癌妇女生存期超过 20 年以上。

传统戒酒老药双硫仑（disulfiram），最近也有新的发现，即可用于抗击肿瘤，可降低患者死亡率 34％。且作用机理也确认为对细胞内泛素蛋白酶系统（P97－NPL4）的抑制作用[18]。其结构及其他信息详见第五章。

四、给药途径改变或新复方设计

为了适应于临床的需求，满足给药的特殊途径，可以对原来的化合物进行结构上的改造，这样的例子有很多。这也成为发现新药的重要途径。

维生素 K 为一类脂溶性维生素的总称（图 2－7），治疗效果稳定、确切，且用量单位以微克（μg）计。其主要功能是加速血液凝固，促进机体内肝脏快速合成凝血酶原，参与凝血因子Ⅶ、Ⅸ和Ⅹ的合成，维持血液凝固的生理过程，故临床主要用作促凝血药，即止血药。其类型主要有 3 种，其中 K_1 和 K_2 可由肠内菌群制造，而维生素 K_3 则是由人工合成的。从分子结构上看，它们都可以被认为是以 2－甲基－1,4－萘醌为母核骨架的衍生物。维生素 K_3 是由 2－甲基－1,4－萘醌与亚硫酸氢钠进行化学反应后得到的产物。这个反应，化学上称为羰基的 1,4－亲核性加成反应，产物 K_3 即亚硫酸氢钠甲萘醌（1,2,3,4－四氢－2－甲基－1,4－二氧代－2－苯磺酸钠盐），因 K_3 是强酸强碱盐，其水溶性显著增加，更易于吸收，提高生物利用度。在临床应用中，更适合注射给药，常用于危重症的急救。这也是通过改变给药途径发展新药的实例。

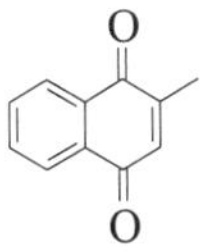

2－甲基－1,4－萘醌 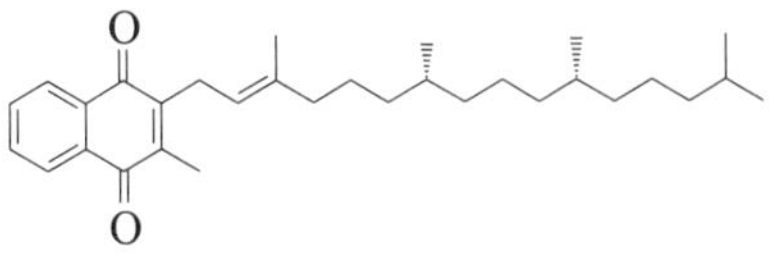　　维生素 K_1

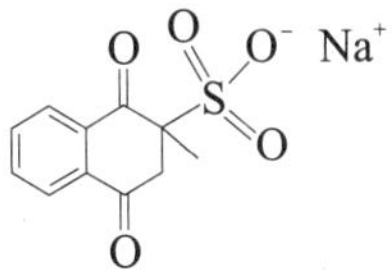

维生素 K_3 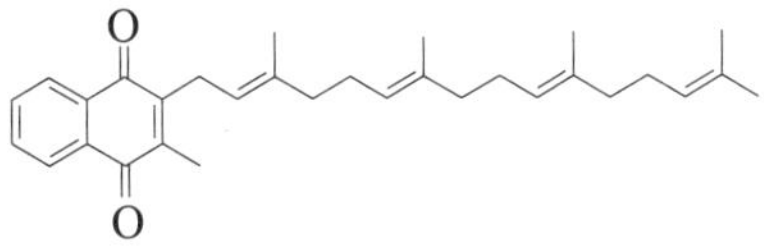　　维生素 K_2

图 2－7　部分维生素 K 类药物

具有抗溃疡和促进黏膜愈合的药物愈创薁（guaiazulene），也是一个经典的例子。该药长期作为皮肤外用药愈创蓝油烃（guaiazulenum）的有效成分，主要用于烧烫伤创面的治疗，临床评价良好。也曾一度尝试用于口服治疗胃肠道溃疡，但使用中发现，愈创薁虽然疗效好，不良反应轻微，但是其制剂性质不够稳定，如吸潮等，加上水溶性极差等因素，限制了其在治疗消化道溃疡上的应用。后来，为改善其理化性质，提高水溶性，改变给药的途径，研究者通过一个磺化反应，使其在一定条件下与硫酸进行反应，在其母核 3 位碳上连接一个磺酸基，再做成钠盐。由此，其水溶性显著提高，原来的外用药顺利变成了可以口服的治疗胃肠道溃疡的优良药物。该药在日本使用了约 60 年，经过多次临床再评价，疗效被充分肯定，且不良反应极其轻微。但至今，薁磺酸钠片尚未在国内批准上市，让人惋惜。（图 2－8）

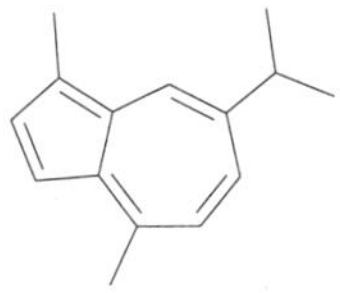

愈创薁 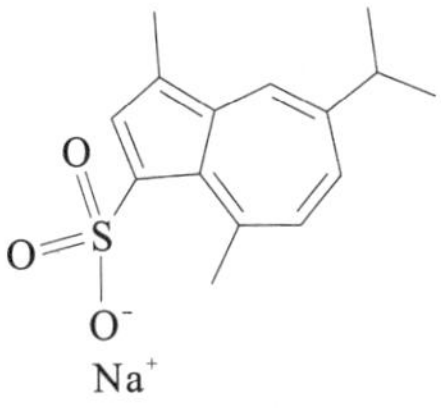　　薁磺酸钠

图 2－8　愈创薁和薁磺酸钠

其实，水不溶性或称难溶性固体药物，本身也是许多药物开发中最具挑战性的课题之一。据统计，在目前临床应用的药物中，就有超过 1/3 的新化学实体（new chemical entity，NCE）或原料药（API）不溶或难溶于水。结果，很多药物就只能选择以相对最佳的配方上市，常使得这些药品的生物利用度较低或不够稳定，或导致其引起不良反应的概率有所增加。在新药研发中，也有很多有苗头的产品可能因此而最终不得不被放弃。

此外，新药的发现还有新复方的设计及其应用。对于药物之间的不同搭配，在药物专业看来，特别是从化学药物的角度来看，除了上述情形之外，目前复方设计大多还是同一种药物或者同一类药物（含化药复方），只是给予患者药物时采用的不同处方或配方，并没有新的所谓化合物实体产生和存在。当然，这主要是指化学药物类别的情形。对于中药复方制剂，情况就不同了。由不同药材组成的配方或处方，中药也称“汤头”，其临床治疗疾病的适应证是大不同的。这种情形，在中药中可以说就是一种惯例，这可能与中医理论及其应用的特点有关。举一个中成药例子：茵山莲颗粒的处方中包括茵陈、半枝莲、五味子、栀子、甘草、板蓝根，这六味中药材的复方制剂，用于治疗肝、胆、胰的疾病。

当然，化药也有一些类似情形，例如协同药物组合式发现新药。在2000年，国外产生过一种新药开发模式——“协同药物组合式”新型治疗剂，即所谓的“鸡尾酒药物疗法”。其将若干种逆转录酶抑制剂、蛋白酶抑制剂类抗艾滋病药物经配伍后就形成了新的HIV复合治疗药剂。临床试验证实，“鸡尾酒药物疗法”确实对某些耐药性HIV患者具有一定的效果，一些晚期艾滋病患者存活期得以延长。

五、基因研究等多学科发展新途径

近十多年来，随着基因研究、生物科技、生物有机合成技术、计算机应用和自动化技术等多学科高速发展与跨界融合，新药发现的手段和方法产生了巨大改变，新药开发的途径、手段也趋于多元化。

可以预见，今后这些技术不仅可能会越来越多地被用于提高药物开发的效率，而且往往还能激发一些药物的设计新思想、新技术和新产品。这些新技术包括化学基因组学技术、计算机模拟（in silico modeling）技术和药物基因组学技术等。其中，化学基因组学技术就是一种用来开发靶位结构相似药物的技术。简单地讲，这是一种从基因出发到药物发现的新药研究模式。可以在测定药物靶位生物学功能的同时，对新药分子结构进行针对性更强、成功率更高的设计。而计算机模拟技术则利用生物信息学技术，将获得的实验数据与生物信息数据库进行归纳、对比、分析和评定，并从中获得研究信息与结论。

此外，优化化合物的ADME-T技术［吸收（absorption）、分布（distribution）、代谢（metabolism）、排泄（excretion）和毒理（toxicity）］、高通量平行合成技术（high throughput parallel synthesis）、高容量筛选（high content screening）和高通量新药筛选（high throughput screening）技术，以及组合化学技术（combinatorial chemistry）和动态组合化学（dynamic combinatorial chemistry）等新方法与技术的兴起，短时间内可设计并合成大量不同结构的化合物，给新药发现领域带来了巨大变化。

人类基因组序列研究的成功，也将蛋白质组学（proteomics）研究推到生命科学发展的前沿，它为很多药物靶标的验证提供了快速而有效的途径。到目前为止，已经筛选并确定了大约500种药物靶标。同时，蛋白质组学技术也可以降低新药研发的风险，因为通过测定某种蛋白质三维空间立体结构，可以辅助新药设计有效地发展直接作用于新型靶标的特异性先导化合物或新化学实体药物（NCE）。

蛋白质组学与单克隆抗体技术（monoclonal antibody technique）的结合，也已取得重要的科研进展。如可以建立一种崭新的抗体开发平台，这种平台利用蛋白质组学，通过抗原特异性，可以直接从免疫动物的血液中鉴别并克隆抗原特异性单抗。这种制备技术较传统的杂交瘤技术更加高效，明显优于过去利用亲和力筛选克隆抗体的方法。当然，既然说到了单克隆抗体药物，就要谈到其巨大的成功。阿瓦斯汀（avastin），也称贝伐单抗或贝伐珠单抗（bevacizumab），就是一个例子。这是当前热度很高的一种用于治疗结肠癌、直肠癌的单抗药物，也是第一个获得批准上市的抑制肿瘤血管生成的生物新药。通过体内外检测，已证实 IgG1 抗体能与人血管内皮生长因子（VEGF）结合，并阻断其生物活性。故在临床中已建议该药物与 5－氟哌嘧啶（5－fluorouracil）联合使用，效果更好。而此药物就是一种重组的人类单克隆 IgG1 抗体，包含了人源抗体的结构区和可结合 VEGF 的鼠源单抗的互补决定区，分子量大约为 149,000 道尔顿，为无色透明、浅乳白色或灰棕色且 pH 值为 6.2 左右的无菌液体。有100 mg和400 mg两种规格供临床使用。尽管有胃肠道穿孔、致瘘、出血以及蛋白尿等毒副作用存在，但其疗效依然得到了充分肯定。

六、定向合成

定向合成（Oriented Synthesis）也是当前寻找新药的重要手段与途径之一，代表了新药研究工作中的一个重要思想。由于不论是通过何种途径首先发现并得到的新化学实体，并不一定就是这个系列化合物中最理想的药物，而只不过是找到了一个新的化学结构。而以它为先导化合物（lead compound）来进行包括结构改造与修饰在内的一系列构效关系的研究，并通过药理试验进一步确证，以便找到最佳结构，选定候选药物。当然，通过定向合成进行结构改造或修饰的目的可能是不同的，可以是增强活性，或提高选择性，或降低不良反应，或改善理化特性以满足给药途径等。从这个意义上讲，定向合成有时又有聚焦合成的含义（focused synth）。

先导化合物指范围很宽的化合物群。简单地讲，就是一个模板化合物，一个可以通过对它进行结构修饰或者应用其他理化手段，对其理化性质进行改善，从而使其药理活性得到优化与提升，最终可以由其结构衍化发展成为临床新药的化合物。先导化合物有多种来源途径，可以是天然活性成分，可以是临床一线药物，也可以是化工中间体，还可能是合成反应的副产物，甚至是毒物。这主要取决于药物开发的目的，以及药物设计的角度和思路。

通常，可以在先导化合物的分子结构上进行各种化学修饰，不管是保留基本母核进行片段修饰，还是保留活性基团而对基本骨架进行改造，以便研究化学结构与药理效应的关系，或再通过进一步药理实验与数学计算，确定相对最佳的分子结构，选定药物或者候选药物（drug candidate）。这一方法已经成为现代寻找新药的一种基本思路和手段，而且的确已经取得了很多的成功。

通过定向合成进行结构改造并取得成功的例子有很多，例如镇痛药，从天然吗啡分子发展到芬太尼（fentanyl），再到二氢埃托啡（dihydroetorphine），作用强度一路上升，药效增强到了很高的水平（图 2－14）。再如抗胆碱药物，它们大多数都同时具有中枢作用和外周作用，显然选择性较低。在使用时，通常因伴随有其他副作用，从而限制了临床的推广，因此需要提高其选择性。如用于治疗帕金森病（Parkinson's disease，PD），就需要提高其对中枢的选择性，减弱或除去其对外周的副作用。通过结构修饰的定向合成，从而合成了苯海索（Benzhexol，安坦，图 2−9）等中枢性抗胆碱药物。

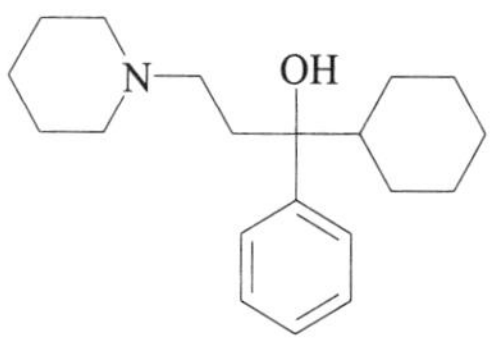

图 2−9　苯海索

再如前述的薁磺酸钠（sodium gualenate），该药物疗效确切，且作用机制独特，特别在维护胃肠道原有正常内环境如 pH 值等参数上，是绝大多数质子泵抑制剂不能比拟的。但是该药物也有不足，比如起效较缓，作用强度稍显温和，以及分子结构不够稳定，对光、温度等比较敏感，容易发生分解等，在一定程度上影响其疗效的发挥。针对这些缺陷，研究者通过研究其构效关系，定向合成，以薁磺酸钠为先导化合物，进行了结构的重新设计[19]。在保留其母核的前提下，主要对 1−磺酸钠的官能团进行了 N−酰化的结构修饰（图 2−10），合成了多个系列的新化合物，设计结果经动物实验证实，发现了不少药理活性与先导物强度相当或显著超过先导物活性的化合物、分子稳定性明显提高的苗头化合物（hit）或候选药物。

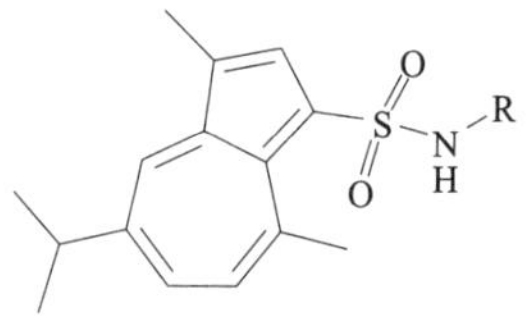

图 2−10　N−取代薁磺酰胺类

从局部麻醉药可卡因（cocaine）出发，进行结构改造，先期合成了普鲁卡因（procaine），这也是一个通过定向合成并降低药物毒性的新药。普鲁卡因在应用中发现有抗心律失常的作用，但其在体内很容易被酯酶水解而失效。通过将普鲁卡因酰胺化，其水解速度明显降低，有效作用时间明显延长，可以较好地作为抗心律失常药使用。这也是通过结构改造改变药物体内代谢过程，以达到不同用药目的的例子。（图 2−11）

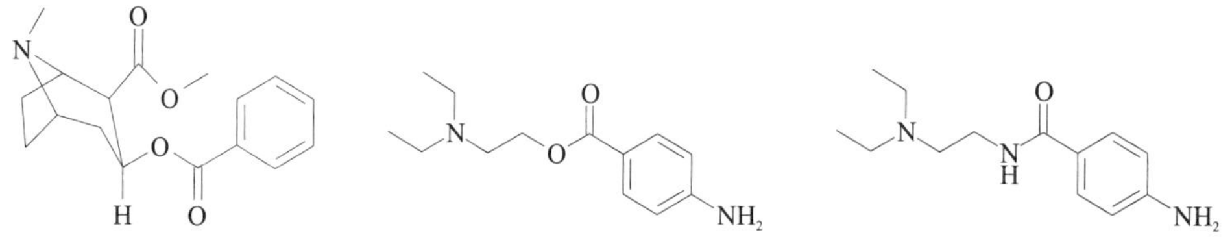

可卡因　　普鲁卡因　　普鲁卡因酰胺

图 2−11　可卡因、普鲁卡因和普鲁卡因酰胺

第五节　利用毒副作用的途径

研究药物的毒副作用的途径也是发现新药的一种方法。一种药物的作用往往不局限于单一位点，常是多方面的。事实上，一种药物常比较广泛地作用于机体的许多组织与部位。我们常常把药物针对某一特定目的的应用，视为该药物的治疗作用，但伴随出现的其他生理效应，特别是伴有的不良反应，则常被视为该药物的毒副作用。所以说，药物的治疗作用和毒副作用都是相对的。因而有时候也是可以“翻转”或“逆袭”的，这样的例子也不少见。

非那雄胺（finasteride）是临床上常用的治疗前列腺良性肿大与增生的一线药物，其

机理是作为雄激素受体拮抗剂和甾体－5α还原酶特异性抑制剂，有效降低血液和前列腺内二氢睾酮（dihydrotestosterone）的水平，从而发挥药效。而促毛发增生则是其副作用之一，利用此作用，临床可用于治疗秃顶脱发，特别对男性型脱发（male pattern alopecia）有良好的疗效，这可能是由于脂溢性脱发与雄激素水平相关。（图2－12）

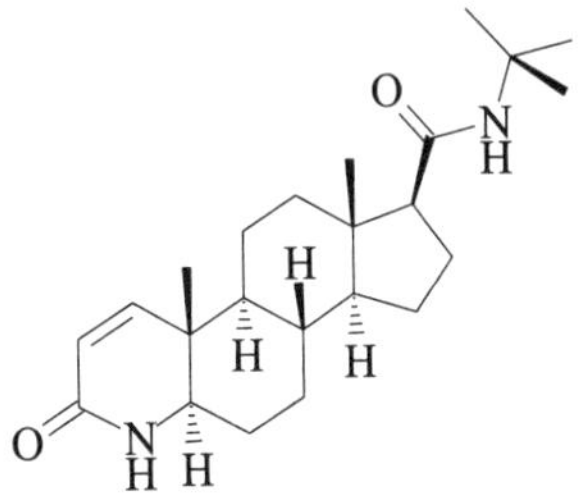

图2－12 非那雄胺

类似的例子还有米诺地尔（minoxidil），又名长压定或降压定。从名称上可以知晓，在临床上其主要用于对抗高血压，现为二、三线用药，每片2.5 mg。其作用机制类同钾离子通道的激活剂，能直接松弛血管平滑肌，扩张小动脉血管，使外周阻力显著下降。其副作用是多毛症，能明显刺激毛发增长，故其后也开发出用于治疗男性型脱发和斑秃患者的药物，口服或局部长期使用，可促进其毛发的生长。（图2－13）

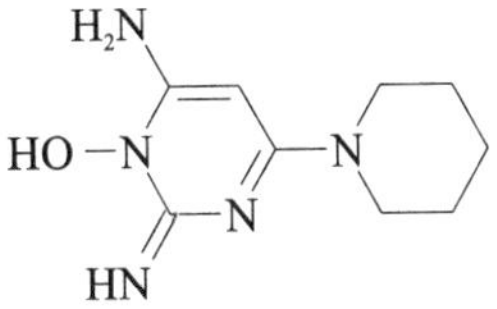

图2－13 米诺地尔

吗啡作为阿片受体激动剂，具有非常强的镇痛作用，临床上使用历史也比较长，但其副作用也同样明显，特别是成瘾性。所以，吗啡类镇痛剂的结构改造，最主要的目的是为了剥离其副作用，设计与寻找非成瘾性的强效镇痛剂。同时也利用它的其他副作用发展了几种新药。其中比较有特点的药物包括非麻醉性镇咳剂右美沙芬（dextromethorphan）、止泻药地芬诺酯（diphenoxylate）和洛哌丁胺（leperamide）、苯丁酮类强效安定剂、氟哌啶酮衍生物和麻醉对抗剂烯丙吗啡（nalorphine）、纳洛酮（naloxone）等。从吗啡结构出发，依据其强效镇痛剂本身结构，针对副作用进行结构调整与简化，合成的芬太尼（fentanyl）、瑞芬太尼（remifentanil）和哌替啶（pethidine）等化合物，其结果是镇痛作用显著加强，作用时间较短，而对体内依赖性等副作用相对减轻，如上述药物的呼吸抑制作用就弱于吗啡。（图2－14）

吗啡

右美沙芬

芬诺酯

瑞芬太尼

哌替啶

烯丙吗啡

纳洛酮

洛哌丁胺

芬太尼

二氢埃托啡

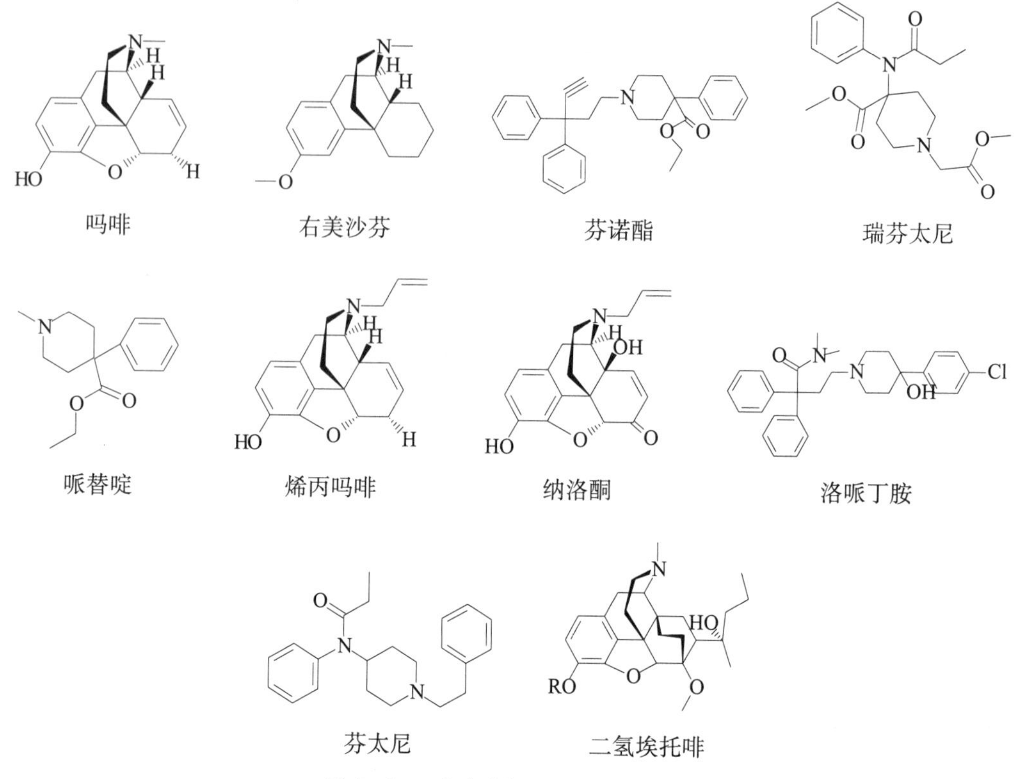

图 2—14　吗啡的部分结构改造新药

羟基氯喹（hydroxychloroquine）曾是传统的抗疟原虫药物，可有效控制疟疾发作时的临床症状。通过研究、利用其副作用，如能明显降低自身抗体对人细胞的损害以稳定细胞等，开发出可治疗系统性和盘状红斑狼疮以及类风湿关节炎等的新药物。如硫酸羟基氯喹片，100 mg/s。虽然也有报道说其还可扩展用于治疗哮喘或慢性阻塞性肺疾病，但该作用尚未收入正式说明书中。

齐多夫定（zidovudine），原来的设计与应用主要是针对抗肿瘤药物，但效果并不理想，活性不强，不过却发现是 HIV（human immunodeficiency virus，人类免疫缺陷病毒）逆转录酶的强效抑制剂，即可用于艾滋病（acquired immunodeficiency syndrome，AIDS，获得性免疫缺陷综合征）的治疗。（图 2—15）

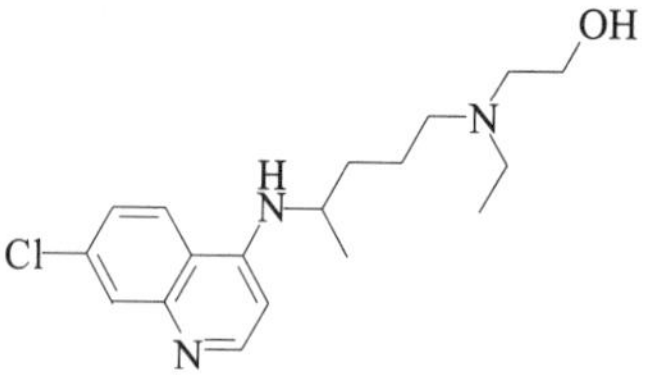

羟基氯喹

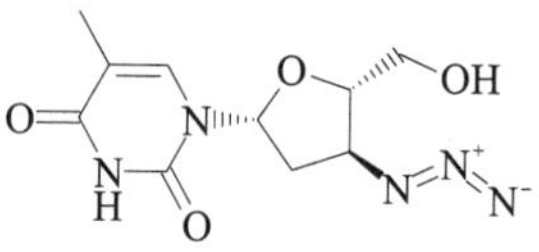

齐多夫定

图 2—15　羟基氯喹和齐多夫定

泰克地那林（tacedinaline）也称乙酰地那林（acetyldinaline）。地那林（dinaline）是一个临床应用历史很久的药物，主要作为抗惊厥药物使用，其对细胞生长有明显抑制作

用，在进一步药理试验中发现其对各种实体肿瘤的生长均有明显的抑制活性，故进行了开发。对其芳香羧酸部分的苯环上氨基乙酰化产物及其活性的研究，发展出了泰克地那林等药物，后者与其他抗癌药联用，可达到良好的治疗效果。（图 2－16）

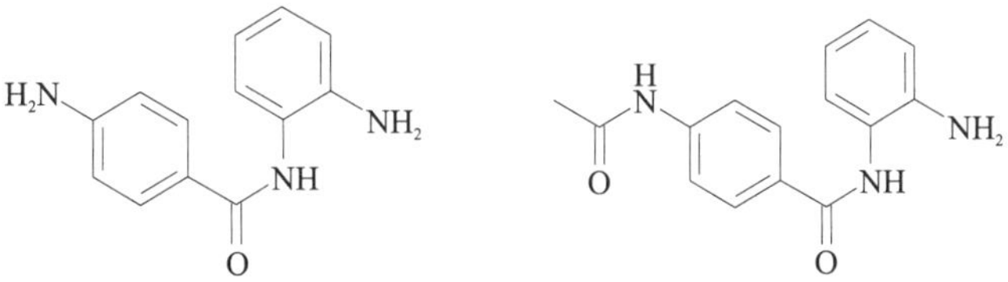

地那林　　泰克地那林

图 2－16　地那林、泰克地那林

还有一个让大家耳熟能详的例子，就是“万艾可（viagra）”——专门用于治疗男性阴茎勃起功能障碍（ED）一类症状的药物。此药物的通用名是西地那非或枸橼酸西地那非（sildenafil citrate），主要成分的化学名称：1－［4－乙氧基－3－［5－（6,7－二氢－1－甲基－7－氧代－3－丙基－1H－吡唑并［4,3d］嘧啶）］苯磺酰］－4－甲基哌嗪枸橼酸盐。这是一种对环磷酸鸟苷（cGMP）特异的 5 型磷酸二酯酶（PDE5）具有选择性作用的抑制剂。其作用机制是由于阴茎勃起的生理机制涉及性刺激过程中阴茎海绵体内一氧化氮（NO）的释放，NO 激活鸟苷酸环化酶导致环磷酸鸟苷（cGMP）水平增高，使海绵体内平滑肌松弛，血液充盈。由于 PDE5 在阴茎海绵体中高度表达，而在其他组织中（包括血小板、血管、内脏平滑肌和骨骼肌等）表达低下，西地那非就可以通过选择性抑制 PDE5，增强 NO－cGMP 途径，升高 cGMP 水平而导致阴茎海绵体平滑肌松弛，使勃起功能障碍患者对性刺激可产生自然的勃起反应。其特点是勃起反应一般能随西地那非剂量和血浆浓度的增加而增强，表现出明显的量效正相关的作用规律。不过，这个药物的发现也是经典的副作用利用的结果。当初，该药物是拟作为心血管药物进行研发的，具有较好的治疗心绞痛等药理作用。只是在实验中意外发现其具有如此的副作用，并利用其副作用开发出新药。（图 2－17）

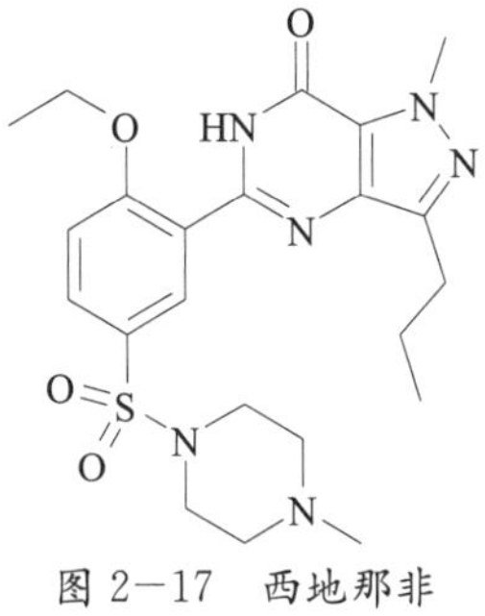

图 2－17　西地那非

第六节　基于代谢途径的发现

药物代谢研究是新药评价工作中不可或缺的一部分，而药物代谢研究的结果又往往能为设计和发现新药提供非常有益的新信息。随着化学分离、分析和结构测定等技术的提高，药物代谢动力学的研究进展很快。很多药物在体内的生物转化过程数据，往往在较短时间内就能获取。事实上，有些药物是它的原型在起作用，而有些药物则是在体内转化后的代谢产物才有活性或活性更高，也有些药物在体内经代谢后而失活。这样，就可以尽量利用药物代谢的知识来设计新药。这实际上就是从代谢过程及其产物中去发现活性更强或毒性更低的活性物质，从而合成各种有新的作用靶点和特点的药物以满足不同的用药需要。从方法学上可以归纳成若干途径。

第一，可以直接合成有效的代谢物供临床应用。乙酰氨基酚（acetaminophenol），又名扑热息痛（paracetamol），它的发现就是一个经典实例。该药物实际是早期临床解热镇痛类药物非那西丁（phenacetin）在体内的O—脱乙基的代谢产物。但乙酰氨基酚不仅比非那西丁解热镇痛作用更强，而且副作用还小。比如不会有非那西丁的高铁血红蛋白血症以及溶血性贫血等不良反应。目前，乙酰氨基酚已成为世界卫生组织推荐的儿童退烧使用的首选药物之一，而非那西丁则相继被世界各国禁售。（图2—18）

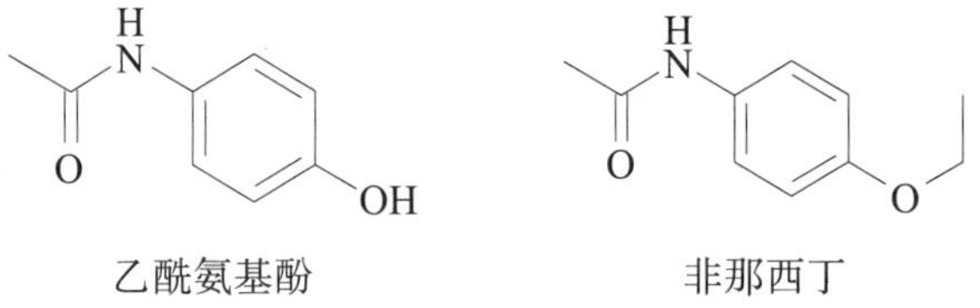

乙酰氨基酚　　非那西丁

图2—18　乙酰氨基酚、非那西丁

同样举吗啡的例子，其副作用都已清楚，它在体内代谢后的产物之一就是吗啡－6－O—葡萄糖醛酸苷（M6G，图2—19），它的镇痛作用明显强过吗啡，而且具有优良的药物代谢动力学性质，以及较低的不良反应发生率，这就是由代谢产物发现的新药。

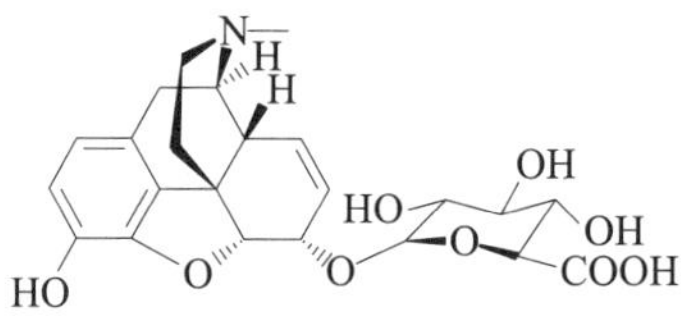

图2—19　M6G

羟保泰松（oxyphenbutazone）、酮基保泰松（ketophenylbutazone）等，都是在研究前体化合物保泰松（phenylbutazone）时观察到的活性代谢物。直接合成这些活性代谢物，可以顺利地应用于临床。由于保泰松和血浆蛋白结合率比较高，排泄较缓慢，故长期服用保泰松易造成体内蓄积性中毒。直接使用羟保泰松，可以减少或者降低其毒性，特别是其对肝、造血系统的毒性以及胃肠道刺激等均比保泰松更小。（图2—20）

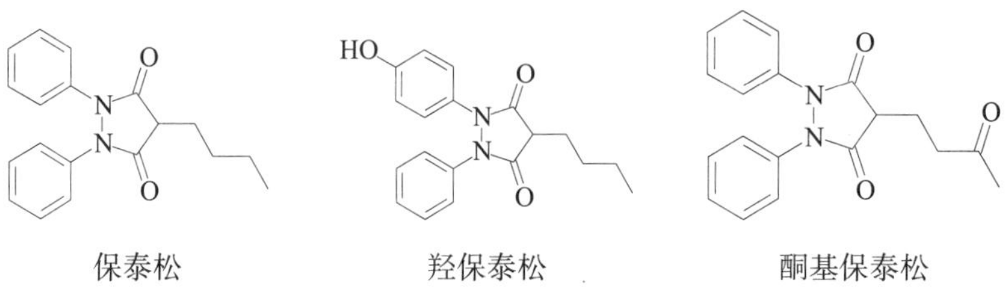

保泰松　　羟保泰松　　酮基保泰松

图2—20　保泰松及其代谢产物

第二，模拟有效代谢物的结构，重新设计类似分子，以便获得新的化合物。如广谱驱虫药四咪唑（tetramisole）和左旋咪唑（levamisole）等药物。

第三，对药物的代谢产物进行结构改造，使其药性与毒性等方面都得到显著改善，并最终成为有用的药物。我们比较熟悉的例子有抗白血病药6－巯基嘌呤（mercaptopurine），其在体内很容易被氧化脱硫而失去活性。通过结构改造，引入了带有二唑环的碳烃化取代基，保护了6－SH（巯基），提高了稳定性和疗效，开发出了免疫抑制剂硫唑嘌呤（azathioprine）。显然，设法增加药物分子在体内代谢的相对稳定性，已成为强化药效，改善吸收，延长作用，以及解决药物耐药性问题的重要手段之一。（图2－21）

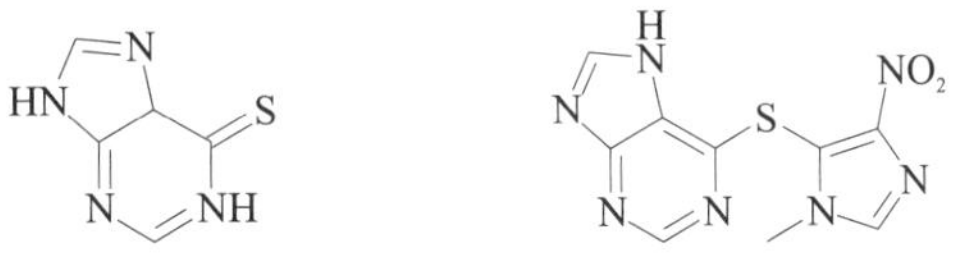

6－巯基嘌呤　　硫唑嘌呤

图2－21　6－巯基嘌呤和硫唑嘌呤

第七节　手性药物的开发

手性药物的研究也是新药发现的重要途径之一。

什么是手性药物？简单地讲，就是由于这个药物的分子结构是不对称的，因此这个药物一般就会有两个或者两个以上具有不对称性质的化合物。就像左手和右手相互的对映关系一样，相关的概念及其应用，我们将在第七章专门讨论。

当前，手性药物的研究已成为目前国内外新药研究的新方向之一。这得益于手性技术开发取得的长足进步。而手性药物迅速增长的临床与市场需求，显著刺激了手性药物的研究与开发，手性制药工业正在迅速发展壮大。据悉，单一对映体药物的世界市场每年正以20％以上的速度增长。至于单一对映体药物，可以一开始就将其作为新化学实体进行开发，也可以通过外消旋体转化，将已经批准的以消旋体形式上市的药物转化成单一异构体形式申请上市。目前，后一种途径已受到广泛重视，并且存在着巨大的市场潜力。

上面章节已经提到新化学实体（NCE）。什么是新化学实体？新化学实体（NCE）药物通常是指以前没有被用于治疗疾病的药物产品，首次成为药品的新化学结构物质。它不包括现有药物及其新型盐类、前药、代谢物和酯类等，也不包括已知药物的组合物（即复方配方）。对于新化学实体药物而言，其应该是全新结构的药物，也是今天我们说的创新药物。

目前的合成药物中，以单一异构体销售的还很少，绝大多数（约85％以上）都是以混消旋体形式出售的。通过研究外消旋体的单一异构体或母体药物的活性代谢物的药理、毒理、代谢和临床效果等之间的不同性能，就有机会发现药效更强、起效时间更快、作用更持久，而且不良反应更小的新药。有时候，这些新化合物又被称为改良的化学实体

(improve chemical entity，ICE)。

最出名的质子泵抑制剂（PPI）奥美拉唑（omeprazole），主要用于治疗胃及十二指肠溃疡等疾病。刚开始供应临床时，药用的只有混消旋物，即由“R”对映体和“S”对映体混合一起的外消旋混合物。而埃索美拉唑（esomeprazole，艾司奥美拉唑）就是奥美拉唑的S−旋光异构体，是全球首个光学异构体质子泵抑制剂，通过特异性抑制胃壁细胞质子泵来减少胃酸分泌。由于对映体具有的代谢优势，埃索美拉唑较奥美拉唑具有更高的生物利用度和更一致的药代动力学特性，使到达质子泵的药物量（或浓度）增加，抑酸效果优于其他PPI。经大量临床实验和药物研究证实，其维持胃内pH值大于4的时间更长，抑酸效率更高，疗效优于前两代PPI，个体差异也更小。作为新一代PPI，现已广泛应用于临床，治疗众多与胃酸相关的疾病。在这个分子结构中，硫原子的构型不是平面结构，而是一个类似三足鼎立一般的锥形结构，故具有不对称性。类似的例子有很多，如(S)−氟西汀、(R)−沙丁醇胺、左氧氟沙星和左氨氯地平等，我们会在后面的章节讨论。(图2−22)

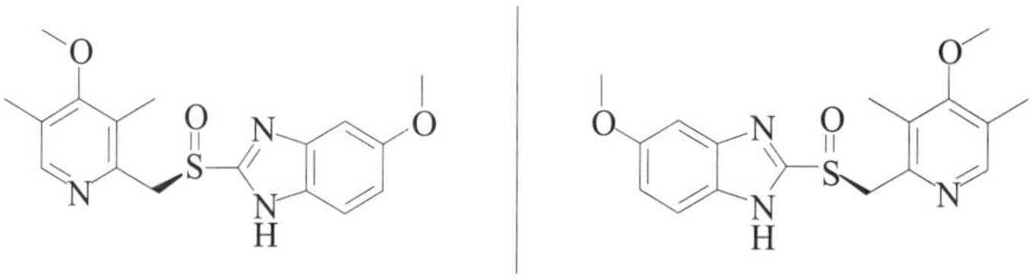

R-异构体　　　　S-异构体

图2−22　奥美拉唑的对映异构体

值得注意的是，并不是手性药物一定就比没有手性的好，更不是手性中心越多，活性就越高，至少目前尚未找到其内在必然的联系或相关性。换句话讲，药物分子的不对称性并非药理活性所必须。如上述吗啡类似物研究的结果，吗啡分子结构中就有5个不对称碳原子，而活性强于吗啡，且毒副作用包括成瘾性又较小的芬太尼，其分子结构中却没有1个不对称原子，是一个非光学活性化合物。

第八节　中药活性成分的结构修饰与改造

中药活性成分的结构修饰途径，一直是值得讨论的内容。我们将其称为新药的T−Modi（TCM−effective or active structure's modification）策略途径，可用来发展NCE药物。简单地讲，就是围绕那些已有明确疗效的中药有效成分展开研究，将其作为先导化合物，运用药物设计的基本原理，结合既往的该类中药有效成分的构效关系，针对某种特定疾病的治疗，对其进行结构改造或修饰，从而发现新的候选药物。这种策略的背景优势包括数千年中医药的发展及临床应用基础，成千上万的中药品种，其中还涉及选材、前处理、提取、成药制剂以及质控等生产经验。随着植化技术、分离鉴别技术的不断进步，以及活性药理成分的分离、提取与结构鉴定等的经验积累，加上资源丰富、绿色、易得，蕴藏量与种类丰富巨大，中药产业化以及相关区域经济和产业经济的发展，潜力巨大。

由于越来越意识到化学合成药物并非优势占尽，特别是其研发成本高、筛选命中率低、研发周期长以及毒副作用明显等缺陷，业界已经开始更多地从天然药物中寻求新单体药物。依靠天然药物寻找新药，可以显著提高新药发现的命中率，缩短研制周期。目前，欧美各国逐渐放开对植物药的限制，也有了政策支持。只要该药物（含复方、配方等）拥有一定时间长度的应用历史，甚至就可以申请免除药理、毒理等新药试验。而中药从筛选到成方，经历了几百几千年的时间检验，且已经过多年的临床经验验证，对疗效和毒副作用也有了相当长时间的临床实践，因此业内很看重中国的中医药资源。中药的应用是经过数百数千年的摸索，从单方到复方，一味药一个复方地直接在患者身上直接摸索出来的经验。也可以说中药限于历史原因，并没有经过复杂的药理、毒理试验和动物试验等过程，而是直接从人体完成试验的。对比 19 世纪以前的西方各国，也曾部分依靠人体试验从自然界中筛选药物。实际上今天看来，在免疫应答、代谢性疾病、退行性疾病和癌症的治疗上，天然药物包括中药仍然有着某些化学合成药物无法完全替代的优势。

随着对传统中药的深入研究，其在新药开发中发挥着越来越重要的作用。近现代理化技术的快速进步，使一些过去未知的植物微量成分被陆续确认并提取出来，其中不乏具有较强生物活性的有效成分，如人参和三七中的环肽、黄芪中的黄芪甲苷（astragaloside A)、丹参中的丹参酮（tanshinone)、小叶黄杨中的环维黄杨星 D（cyclovirobuxine D）以及川芎中的主要成分阿魏酸哌嗪（piperazine ferulate）等。此外，还有抗脂质过氧化的丹酚酸以及有抗癌活性的苦楝烷类化合物等，都可能为新药研究提供良好的先导化合物。(图 2－23)

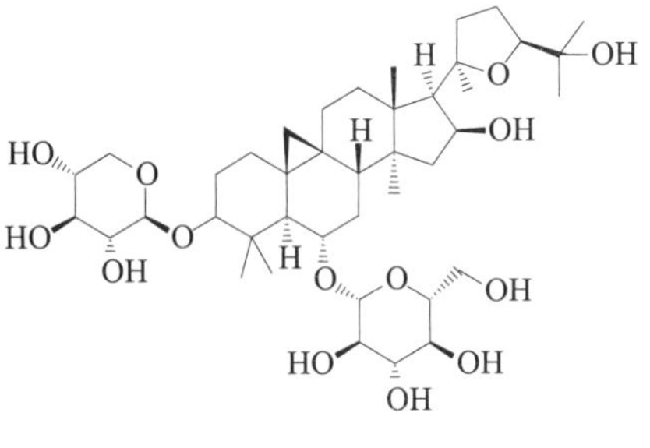

黄芪甲苷 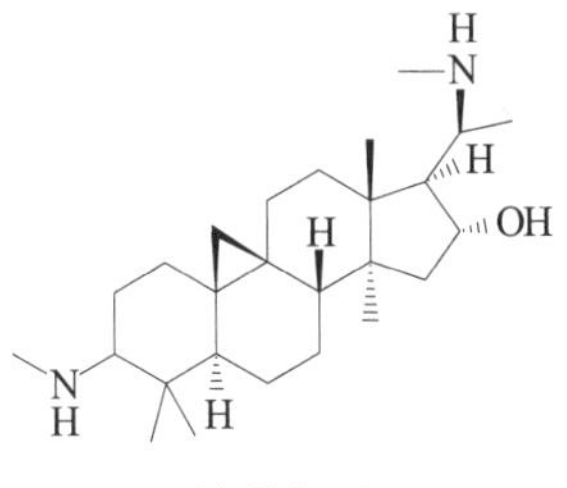　　环维黄杨星 D

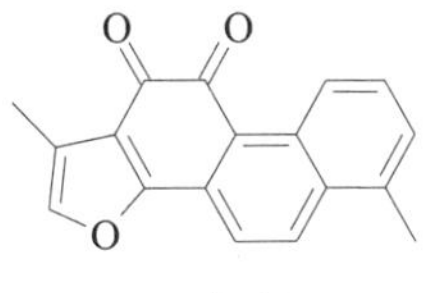

丹参酮 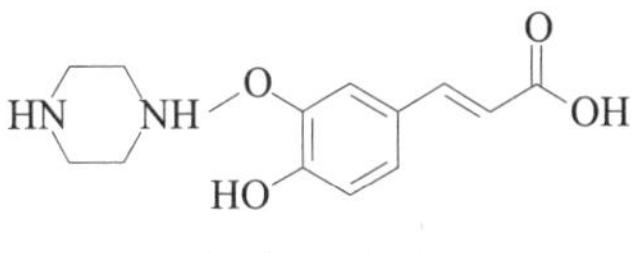　　阿魏酸哌嗪

图 2－23 部分中药活性成分

综上，可以概括一下这种新药开发策略的优势：①中医药理论与实践的优势；②资源优势；③具有生物多样性特点；④中国特有种属；⑤民间药物使用的基础。据统计，我国现有药用资源 12800 余种。近半个世纪以来，国际上发现并应用的 50 多种天然药物，在我国都有相应的丰富资源，只是我国原创性天然药物研究尚缺乏足够的力度及创新。

目前，植物药活性成分选用的研究对象大多为我国传统中药，因此，还可以扩大筛选研究范围，进一步研究丰富的天然生物资源及民间、民族用药。很多应用成熟的药物尚未进行过化学研究，它们也可能成为创制新药的重要来源。包括海洋药物，我国也有悠久的历史，目前已有700多个中成药组方中含有海洋生物有效活性成分。

一般认为，在利用T－Modi策略发展创新药物的研究过程中，其关键的切入点，是必须发现或确定具有生物活性的先导物。在进行天然产物有效成分研究中，可以采用生物活性跟踪并结合化学导向的研究路线，以方便地确定先导化合物。对某些已知结构的天然产物或药物进行结构改造或修饰以及类似物合成，是创新药物研究大有可为的重要途径。因为在我国中草药化学成分研究中，已发现了数以万计的天然化合物，它们的结构多已明确。而且其中不少化合物已呈现一定的生物活性，这为后期开展结构修饰、发展创新药物提供了广阔的研究空间。如此而言，新药分子的设计思想已比较明确，还可以节约成本，少走弯路。由于有效成分结构清楚，采用T－Modi策略，或在理化上扬长避短，或转换作用机制，或改变代谢途径等，设计目标物清楚，减少了盲目性。而且由于绝大部分情形是集中在部分结构上或结构片段上的修饰，即使是较大的结构改造、重组、重拼合，都会尽量维护其原有的分子骨架与特征。特别是手性碳及手性分子，为了保证其原有的作用机制基本不改变，有效命中率或成功率应该比较高。当然，也应当特别注意结构新颖的、小分子活性化合物的研究。这是由于天然活性化合物由于来源问题和本身存在的结构复杂等问题，一般很难直接方便地合成其母体，一旦需要以其为先导化合物进行较大结构变动乃至全合成，成本就会明显加大。因而小分子化合物在快速合成以及未来制备成本等方面具有较为明显的优势。

在挖掘与发现新的活性成分即潜在的先导化合物时，还要重视那些具有新的、特殊作用机制的先导化合物。包括关注并结合遗传学、生理学、细胞学，尤其是分子药理学等相关学科的新发现、新的受体或靶标结构的发现，以及疾病病因、发病机制等研究中的一些新进展等重要成果。

当然，任何方法都会有局限性，T－Modi策略也不例外。其主要不足：①对目标化合物或目标分子TM（Target Molecules）的设计和先导物的选定等要求较高。为了避免盲目研究，需要根据其药理机制、药动药代、理化性质、现有的QSAR基础、原材料资源、含量与纯度以及临床疗效、毒副反应和给药途径等综合考虑多种影响因素。比如那些含量甚微又难于分离的活性成分，不仅在分离过程中可能丢失，纵然有药理实验追踪，也难于察觉。②实施化学修饰难度较大。天然分子一般为较大分子或其手性化程度较高，可能因化合物内部结构及其在空间的排布或分子间作用较复杂，修饰反应成功率相当低，有很多不可预计的困难，研究进展往往比预期的要迟缓很多。③活性单体本身存量与收率极低。因而需要考虑人工合成，故首先面临的就是如何解决模板分子来源等困难。

青蒿素（arteannuin）是一种从植物黄花蒿茎叶中提取的有过氧桥基团的倍半萜内酯药物，也是天然的治疗疟疾的药物。其对鼠疟原虫红内期超微结构的影响，主要可致疟原虫膜系结构发生改变。该药的作用机制首先是作用于膜系结构中胞膜、表膜、线粒体和内质网等靶位，此外对核内染色质也有一定的影响。研究提示，青蒿素的作用方式主要是干扰表膜－线粒体的功能。尽管它抗疟原虫的机制尚不完全清楚，但对人类抗击疟疾，挽救数百万人的生命已经做出了重大贡献。2015年中国人屠呦呦因此获得诺贝尔生理学或医学奖。不过，青蒿素的药动学性质并不太理想。由于其在体内代谢与排泄速率均过快，有效血药浓度维持时间太短，不利于彻底杀灭疟原虫，故复发率相对比较高。之后，对其进行了大量的结构修饰研究；开发出了很多优秀的青蒿素衍生物。其中，蒿甲醚（artemether）就是一个优良的产物。它是在青蒿素分子结构上，经过羰基还原、羟基甲基烷化等结构修饰反应之后获得的产物。虽然在结构上的改变不算很大，但药物脂溶性更强，体内吸收与中枢渗透率均高于先导物青蒿素，故药理效果很突出，其抗疟作用为青蒿素的10～20倍。除了对红细胞内期无性生殖体有强大的杀灭作用外，还能促使血吸虫成虫肝移和被杀死，且对不同发育阶段的血吸虫童虫也有效果，其中虫龄1周的童虫对该药最为敏感，对雌虫作用也较雄虫更明显，故疗效良好，适用于各型疟疾。而且显效迅速，近期疗效可达100%。与青蒿素相比，复发率也更低。故已成为优秀的一线抗疟药物。（图2－24）

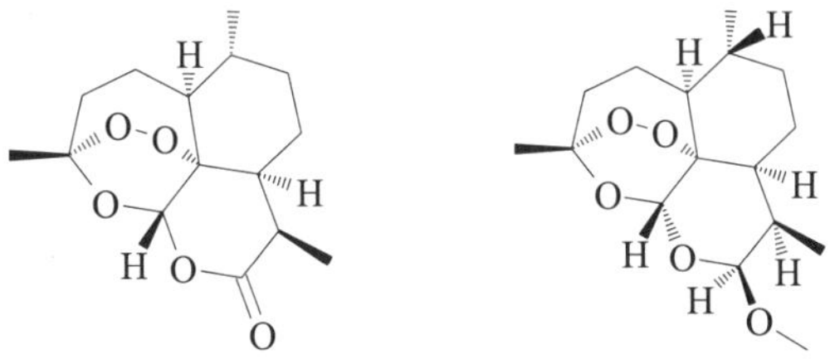

青蒿素　　　蒿甲醚

图2－24　青蒿素和蒿甲醚

紫杉醇（*taxol*，*Paclitaxel*）最初是从一种生长在美国西部大森林中被称为太平洋杉（pacific yew）的树皮和木材的粗提物中分离得到的，具有抗肿瘤活性。这种太平洋杉也称为短叶红豆杉，在国内又称为紫杉，属于冷背中药材，也是一种珍稀常绿乔木。其枝、叶、皮和根茎均可提取紫杉醇。此化合物首次成功分离是在1963年，但直到1971年，通过X－射线分析才确定了该活性成分的化学结构为一种四环二萜化合物，并把它命名为紫杉醇。它是一种新型的抗微管药物，通过促进微管蛋白聚合，保持微管蛋白稳定，抑制肿瘤细胞有丝分裂。体外实验证明，紫杉醇还具有显著的放射增敏作用，可以使肿瘤细胞终止于对放疗敏感的G_2和M期。临床可用于卵巢癌和乳腺癌及非小细胞肺癌（Non Small Cell Lung Cancer，NSCLC）的一线和二线治疗，对头颈癌、食管癌、精原细胞瘤和复发非霍奇金氏淋巴瘤等也有良好的作用。因其疗效肯定，临床评价良好，被认为是近20年来肿瘤化疗的最重要的进展。

但是，紫杉醇除了常见的毒副反应外，还存在两个突出问题，即水溶性很差和过敏反应，过敏反应甚至达到39%以上。因此，对紫杉醇或其类似物展开了一系列的结构改造研究，并获得很多重要衍生物。多西紫杉醇（docetaxel）就是其中之一。它是在C4和C5位置上含有一个带有氧四环的紫杉烷环结构的基础上，在C10、C13位置上分别连接一个酯侧链，特别是在C13位。因为其体外活性构效关系显示，C13酯侧链的特性和构型对于提高多西紫杉醇体外抗微管蛋白活性是至关重要的。改造后的多西紫杉醇与紫杉醇相比，具有明显优势：①细胞内的药物浓度是紫杉醇的3倍；②细胞内储留时间是紫杉醇的3倍；③药效表现为作用时间和浓度的相关性。（图2－25）

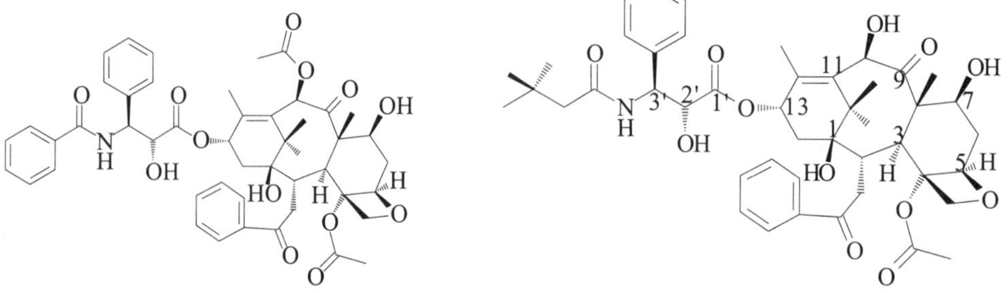

紫杉醇　　　多西紫杉醇

图 2－25　紫杉醇和多西紫杉醇

还有一个引起学界广泛关注的是糖化雷公藤甲素（glutriptolide 2）。雷公藤甲素（triptolide）是从传统中药雷公藤提取物中分离得到的一种单一活性成分。中药雷公藤在国内临床使用很普遍，除了药材之外，其提取物雷公藤总苷作为一种天然活性的混合物药品，口服可用于治疗类风湿关节炎、原发性肾小球肾病、肾病综合征、紫癜性及狼疮性肾炎、红斑狼疮、亚急性及慢性重症肝炎、慢性活动性肝炎等症，也可用于过敏性皮肤脉管炎、皮炎和湿疹，以及银屑病性关节炎、麻风反应、白塞氏病、复发性口疮和强直性脊柱炎等，可见应用比较广泛。但由于该药物是混合物，不能定量控制有效成分和有效减小不良反应，故毒性较大，不良反应表现为口干、恶心、呕吐、乏力、食欲不振、腹胀、腹泻、黄疸和转氨酶升高，严重者可出现急性中毒性肝损伤、胃出血，白细胞、血小板下降，甚至出现粒细胞缺乏和全血细胞减少，还有少尿或多尿、水肿、肾功能异常等肾脏损害，严重者可出现急性肾功能衰竭等。这些不良反应极大地限制了该药物的临床应用。因此，很有必要对其主要成分的分子结构进行改造或者重新设计。已有研究报道取得了良好的结构修饰效果，即采用连接葡萄糖的方式，得到糖化雷公藤甲素等产物。药理实验证实，可以部分实现靶向给药，并具有持久抗肿瘤的活性。究其方法而论，也是很简单的做法，即利用丁二酸和一分子葡萄糖与雷公藤甲素 14 位羟基进行耦联，以期达到减轻其毒性，提高其选择性的目的[20]。这样的设计策略就是使药物能够选择性地被转运到肿瘤细胞。因为根据沃伯格（Warburg）效应，相对于正常细胞，肿瘤细胞快速增长，会通过过度表达更多的葡萄糖转运蛋白亚型（GLUTs），来维持肿瘤细胞高速生长的代谢需求。因此，结合了葡萄糖的这类药物，可以选择性的作用于 GLUTs 并通过其渠道进入肿瘤细胞，然后在肿瘤细胞内释放出雷公藤甲素，后者与特异蛋白（如蛋白质 XPB）作用，从而阻断肿瘤细胞增殖或诱导其死亡，达到抗击肿瘤的目的。（图 2－26）

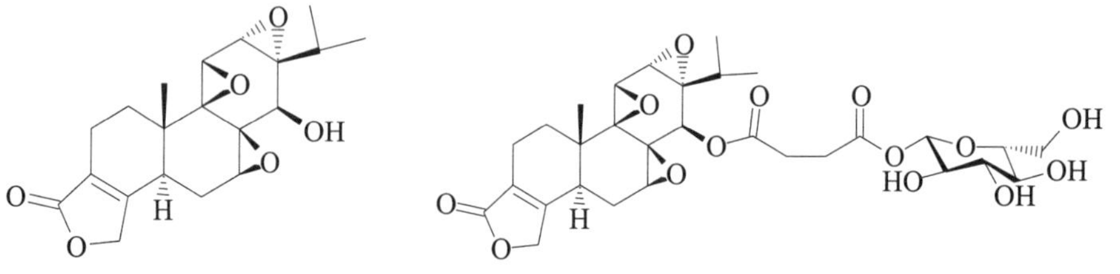

雷公藤甲素　　　糖化雷公藤甲素

图 2－26　雷公藤甲素和糖化雷公藤甲素

上述所谓的沃伯格效应（Warburg effect），是由德国人奥托·沃伯格（Otto Warburg）于1930年发现的一种肿瘤细胞特异性的生化现象。这是由于肿瘤细胞产生能量的方式极为特别，健康细胞依靠线粒体氧化糖类分子释放出有用的能量，而大多数肿瘤细胞则是通过产能效率相对较低的糖酵解作用为自身供能，且这种生化机制不需要氧气也不需要线粒体参与。那么，什么是糖酵解呢？简单地讲，就是指葡萄糖通过无氧氧化分解乳酸，并产生少量ATP的过程。沃伯格发现恶性且生长迅速的肿瘤细胞通常的糖酵解率要比其正常组织高200倍以上，即使在氧气充足的条件下也会发生。沃伯格推测这种变化的代谢可能是癌症的根本原因。也就是说，癌细胞需要通过某种新陈代谢途径来满足其生长和分裂的需求。如果它们没有这种糖酵解途径，就会死亡。沃伯格同很多的研究者一样，也在努力寻找肿瘤细胞与正常细胞之间存在的生化差异，并期望利用这种差异一举击溃肿瘤细胞。

综上所述，可以小结一下应用T－Modi策略开发新药的一些原则：①所解决的问题针对性越强越好；②结构变化越小越好；③基于改善药物动力学参数的角度，做无关主要药效的非显效结构的改造与修饰也可以考虑；④所用试剂与反应等开发条件需满足目前国内实际现状；⑤研究周期越短越好；⑥生产兼容性越大越好，可以减少工业化的投入成本；⑦研究药材或植物应易得，且其中所需有效活性成分需要达到足够的含量与纯度。

第三章　阿司匹林：一个还算完整的精彩故事

同过去一样，每年春季的教学实践中，乙酰水杨酸（阿司匹林）的制备总是医学生们在实验室里完成的第一例药物合成实验。作为必修课，其实验方法仍然采取多年惯用的反应，即用乙酸酐与水杨酸进行的酰化反应（图 3－1）。反应和操作都很简单，时间也短，现象明显，收率也不错，所以被选为经典实验之一。学生们双手捧着刚刚用红外灯干燥后盛有样品的表面皿，阿司匹林纯白色的针状结晶在皿中熠熠生辉。看见他们年轻的面庞上禁不住兴奋的神情和那份满足的感觉，让我们一再触及这个药物跳动不止的生命脉搏。

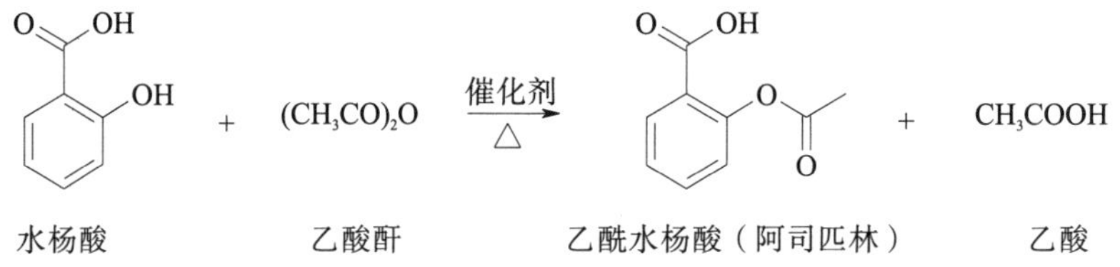

O　OH　OH　+　$(CH_3CO)_2O$　$\xrightarrow[\triangle]{\text{催化剂}}$　O　OH　O　O　+　CH_3COOH

水杨酸　乙酸酐　乙酰水杨酸（阿司匹林）　乙酸

图 3－1　阿司匹林实验室制备方法

所以，这一章就选择这个药物来讨论，看看这个简单的小分子经典药物，会给我们传递出哪些重要的信息。

第一节　植物提取物的有效成分：药物的来源之一

阿司匹林（aspirin），通用名：乙酰水杨酸（acetylsalicylic acid），化学名：2－（乙酰氧基）苯甲酸（2－ethanoylhydroxybenzoic acid）。分子式：$C_9H_8O_4$，相对分子量：180.16，CAS NO. 50－78－2。水溶性：3.3g/L（20℃），闪点：250℃，密度：1.35g/cm^3，熔点：136℃。为白色针状或板状结晶或粉末，无气味，微带酸味。在干燥空气中稳定，在潮湿空气中缓慢水解成水杨酸和乙酸。在乙醇中易溶，在乙醚和氯仿溶解，微溶于水，能在氢氧化钠溶液或碳酸钠溶液中溶解，但同时也发生分解。

上面这一段描述，用于一般药物的开篇介绍，尤其是传统的化学原料药物，有时也用于植物中单一成分作为药物使用时的描述。如果有一点化学的基础，应该不难理解，这就是通常说的化合物的理化性质。

毋庸置疑，阿司匹林自发现到今天，已经成为世界上家喻户晓的“药物明星”。据悉，距今 160 多年前的 1853 年，西方就已经用水杨酸与醋酐在实验室首次合成了乙酰水杨酸，基本上就是上述实验室的教学实验。那时候的中国，刚刚经历了鸦片战争，也几乎看不到近代科学的曙光。此后 1897 年，乙酰水杨酸曾尝试性地被用于风湿性关节炎等疾病的治疗。

乙酰水杨酸于 1898 年正式上市，用于关节炎等消炎止痛。不过一般认为，乙酰水杨酸进入临床使用的时间应该是 1899 年。英国《泰晤士报》1999 年 2 月 20 日为纪念阿司匹林问世百年曾有一篇特别报道。其中提到了 1899 年发表的《阿司匹林（乙酰水杨酸）的药理学》，被认为是其进入临床的一个标志。据说直到 1899 年 4 月，《德国治疗学杂志》发表了乙酰水杨酸的临床试验总结报告之后，其才正式被介绍到临床，并取名为阿司匹林（Aspirin）。之所以被如此命名，据称是出于商业推广的原因，其中“A”指乙酰基（acetyl），“spir”来自水杨酸的另一种来源——灌木绣线菊（spireae），“in”是当时药名的惯用结尾。后来还有人将阿司匹林及其他水杨酸衍生物与聚乙烯醇、醋酸纤维素等含羟基的聚合物进行熔融酯化，使其高分子化，所得产物的抗炎性和解热止痛等药效比游离单一的阿司匹林更为长效。当然，至今这些技术手段也都还在药物的结构修饰研究中应用着。

此后，随着历史进程的演绎，到 2017 年，阿司匹林一直在临床上表现得十分出彩，广泛应用超百年，成为医药史上最著名的经典药物之一。夸张地讲，业界都认为阿司匹林的传奇历史几乎和人类文明一样绵长。历史记载，人类的确很早就发现了柳树类植物的提取物（即天然水杨苷和水杨酸混合物）的药用功能。据说古苏美尔人（Shumer）的泥板上就有使用柳树叶子治疗骨关节炎的记载。同时发现，古埃及的最古老的医学文献之一《埃伯斯纸草文稿》（*The Ebers Papyrus*）也记录了埃及人至少在公元前二千多年以前，就已经知道柳树叶子具有止痛的功效。据说，1862 年美国人埃德温·史密斯（Edwin Smith）获得了两卷古埃及的纸草书，其中就提到了一种使柳树成为药物的关键成分，或许就是后来被证实为阿司匹林的原料水杨苷。古希腊医生希波克拉底在公元前 5 世纪也记录了柳树皮的药效。在中国，也很早就发现了柳树的药用价值。据《神农本草经》记载，柳树的根、皮、枝和叶均可入药，具有祛痰明目、清热解毒和利尿防风的功效，外敷还可治疗牙痛。此外，柳树在欧洲也都一直被用作药物。据称 1763 年 4 月，英国人爱德华·斯通（Edward Stone）曾向英国皇家学会报告了用柳皮粉医治发热的疗法，并指出柳皮或其提取物还能治疗疟疾。

上述有关阿司匹林最初源自何处的回顾性讨论，实际上也给了我们一个有益的提示或启发，即过去药物的来源有哪些，或者药物原料的最初来源有哪些途径。

事实上，天然植物中的活性成分是药物或者药物原料主要的来源之一。这种情形在现代药物中也很常见，比如秋水仙碱（colchicine）、喜树碱（camptothecin）和水飞蓟素（silymarin）等（图 3-2），很多药物都是如此。

当然，发现药物的途径，在今天看来已经有了很多种方法，包括“全新药物设计”在内的数理方法等，我们将在后面的章节进行讨论。

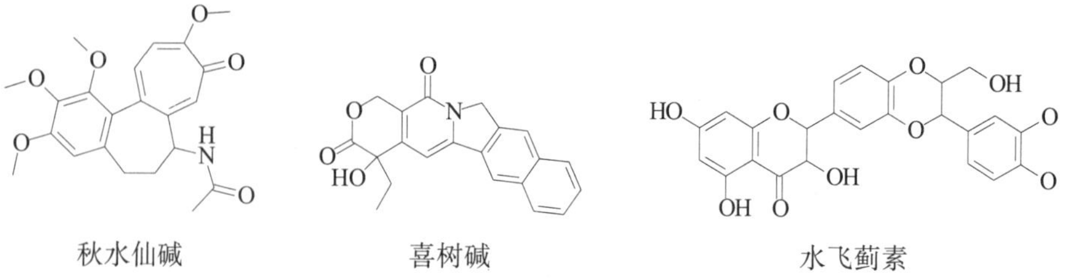

秋水仙碱　　喜树碱　　水飞蓟素

图 3-2　秋水仙碱、喜树碱和水飞蓟素

第二节　对社会历史、政治和文化的渗透

阿司匹林的历史，已经可以用“传奇般的行进轨迹”来描述。从古代用于止痛到抗击麻风病，它经历了第二次世界大战，再到现在，它一种又一种新的预防性或者治疗性用途被发现，并以“销量最好的止痛药”被记入吉尼斯世界纪录。以至于西班牙人加赛特（Jose O. Gasset）把 20 世纪称作“阿司匹林的世纪”。可见，一种药物，随着应用的逐渐加深和增多，也足以慢慢对社会历史、政治以及文化等进行渗透，并产生难以磨灭的影响。

吃两片阿司匹林，更易走出“情伤”？

美国人沃尔特·米歇尔（Walter Mischel）研究认为，阿司匹林能够比甜食更有效缓解失恋带来的痛苦。一般认为，食用甜食可以改善情绪，让人忘掉不快，减少负面情绪的影响。但米歇尔的研究团队认为，既然情伤确实会带来生理上的痛苦，而这种痛苦与生理上的其他疼痛感相似，因而也可像治疗其他身体伤痛一样，通过服用阿司匹林得到缓解。研究认为，可能许多人在失恋后喜欢找人诉说，但要想保持好心情，最重要的是避免去回忆，与其找他人倾诉，不如先服下两片阿司匹林这样的止痛药，经过情绪休整，其解除“情伤”的效果应该会相当不错。

影片《阿司匹林》曾以阿司匹林片为情节契合点，讲述了一个普通女孩经历的不同寻常的感情路径。女主角文静与其男友通过一片普通得不能再普通的白色阿司匹林药片结缘，这也是阿司匹林的神奇作用吗？“爱是一片药，一片阿司匹林”，或许就是影片的主题，只是药效到底怎么样，就不得而知了。影片播映后，评议如潮。且多以阿司匹林为主题切入，入木三分：“阿司匹林是一种万用药，简单来说就是哪儿痛医哪儿，吃上一片儿，万事大吉”，“电影不是济世良药，却可以是一片阿司匹林”，“爱情是什么？爱情就是阿司匹林!”

在其他文学作品中，捷克人雅洛斯拉夫·哈谢克（Jaroslav Hasek），在其著作《好兵帅克》（*The Good Soldier Schweik*）中，就描述了在医院里军医对付逃避兵役的帅克时，对其灌肠洗胃，强行服用阿司匹林的情景。西班牙人加塞特（Gasset）在《群众的反叛》一书中也认为，“如果这个世界是富裕的，那么就应该有街道、树、火车、旅店、电话、身体健康和阿司匹林”，可谓是将阿司匹林作为了“小康”社会的象征之一。

历史上的名人又如何评价阿司匹林的呢？

据说20世纪初，意大利歌唱家恩里克卡鲁索（Enrico Caruso）一度因为头痛烦恼不已，但在服用阿司匹林之后，卡鲁索盛赞阿司匹林是“唯一能够减轻他病痛的药品”。捷克人弗朗茨·卡夫卡（Franz Kafka）把阿司匹林看得更加神奇，他认为，这是“少有的几种能减轻人生痛苦的药品之一”。据悉，丘吉尔也曾说“绘画就是一片阿司匹林”。他把绘画比作一片阿司匹林，隐喻阿司匹林能够抚慰他与英国民众在第二次世界大战期间那些焦虑与失落的岁月。英国人李德·哈特（Liddell Hart）在其代表作之一《第二次世界大战史》中，记录过一段精彩的对白。那是在1938年2月间，时任外交大臣的艾登（Eden）因为经常和张伯伦（Chamberlain）意见相左而发生争执，而往往当艾登表示反对意见时，张伯伦直截了当的回答竟是请他“回家去吃一片阿司匹林”。

当然，阿司匹林对其他日常生活的影响，也是无处不在。比如形容战争中以极少兵力盲目对抗千军万马被描述为“用一个阿司匹林药瓶的软木塞去堵一个啤酒桶的桶口”；形容电影“不过是一片阿司匹林，在现实与梦幻中游弋的我们，都需要嗑药”；还有龟兔赛跑中，“乌龟更愿意去购买一片阿司匹林”的管理段子；甚至手游玩家一站式服务平台，也会来一帖：“玩家真的需要一片阿司匹林吗?”更有名的事件，是阿司匹林在月球的“闪亮登场”。据称，当时阿司匹林作为一个大约10厘米大小医药箱中的“一名标志性成员”，乘坐阿波罗2号宇宙飞船，直接登上了遥不可及的月球。

阿司匹林是怎样融合经济行为与现象的呢?

可编程逻辑控制器（programmable logic controller，PLC），是一种专门为工业环境下应用而设计的数字运算操作的电子装置。其创始人迪克·莫利（Dick Morley）在回顾自己与团队如何经过数十年的奋斗与实践，发明了Modicon后，也深有感触地发表了一句名言：“创新就像经济的一片阿司匹林。”的确，在众多时尚的现代经济理论与学说盛行的当下，著名的阿司匹林理论（Aspirin theory）也应运而生。该理论认为，当熊市来临、股市下跌时，投资者就需要服用更多的阿司匹林来减轻痛苦以渡过难关。这种服用阿司匹林的现象在中国似乎也很普遍。随着金融市场的不断演进以及参与者越来越多，有时候阿司匹林理论被认为是反映投资者情绪和市场表现不振的一套理论，即认为阿司匹林的产量似乎也与股票价格呈负相关关系。股价大跌，则阿司匹林产量会上涨，反之亦然。是否真有如此相关性?或许尚待探索。2008年的金融海啸重创全球经济，其后美国领跑全球经济复苏，但在极度激进的货币政策、巨额财政赤字或者两者兼有的刺激之下，美国经济复苏的势头可能尚不足称道，更何况恢复到危机前的水平。从而认为一系列“解热镇痛”的刺激政策也并非真正的“济世灵药”，结论为“只不过是一片阿司匹林”。如此看来，货币和财政政策的刺激并不是真的能够标本兼治。因此，经济界认为，扩张性的经济刺激政策就像一片阿司匹林，只能在一定程度上缓解需求低迷的经济颓势。

针对医药行业自身，也有所谓“阿司匹林医药经济”的观点。

该观点认为多年来医药界有个奇怪的现象，大凡能治本或者根治疾病的药物居然都没法延续下来，而往往对症处理的药物却一直生机盎然，连绵不衰，有些甚至还名利双收。例如，专门治疗天花的医疗单位或药企，除了少数常规的定量定点生产企业外，研发和治疗单位如今已在全球基本绝迹，还有结核、麻风等治疗及研究机构，除了政策性扶持之外也几乎全部消失。生产抗结核病药的药企除按政策定量维持生产外，多数基本上退出市场。而阿司匹林等对症治疗的药物却经年不衰，并持续取得非凡的经济效益。因而现在的药物开发，似乎多在模仿阿司匹林的模式。不过客观而言，这种理论或者看法还是比较狭隘的。临床上必须理性地面对错综复杂的各种疾病，不能想当然地决定到底开发或生产哪种类型的药物，尽管影响的因素确实是太多，但毕竟控制疾病是最为首要的。

第三节　药物分子结构改造的必要性

据说早在1828年，法国人亨利·雷洛克斯（Henri Leroux）和意大利人拉法利·皮拉亚（Raffaele Piria）就成功地从柳树皮里分离提纯出一种活性成分——水杨苷（salicin）。这个带有苦味的提取物的名称应该是从柳树的拉丁名“*Salixalba*”衍生来的。因为它的酸味，其中或许还包含有容易水解氧化的水杨酸或其他类似物成分，所以当时人们统称这种混合物为水杨酸（salicylic acid）。据记载，德国人赫尔曼·科尔贝（Herman Kolbe）后来成功实现了它的人工合成。不过，现在看起来，他所合成的化合物可能只是水杨酸，而不是水杨苷。因为水杨苷的结构属于糖苷类，即使今天要合成也不是那么方便，更何况当时。不过现在水杨酸可以说应用得无比广泛，特别是在美容化妆品行业，如各类洗发露、乳霜等，尽管有时厂家不得不在外盒上注明因含有水杨酸而可能具有一定的刺激性。但是当时，水杨酸作为药物在临床上的使用并不成功，主要是因为它有一种较难服用的味道，而且对胃肠的刺激也很大，常常被患者描述成会产生一种“烧心”感觉的药物，进而引发诸多不适。据悉，不少患者甚至反映，如果用它来治疗疾病，要比病症本身更加难以忍受。

直到1897年，前述的费利克斯霍夫曼通过酰化反应，在水杨酸分子的邻位酚羟基上连接了一个乙酰基，这才发明了乙酰水杨酸，也就是现在的阿司匹林。（图3-3）

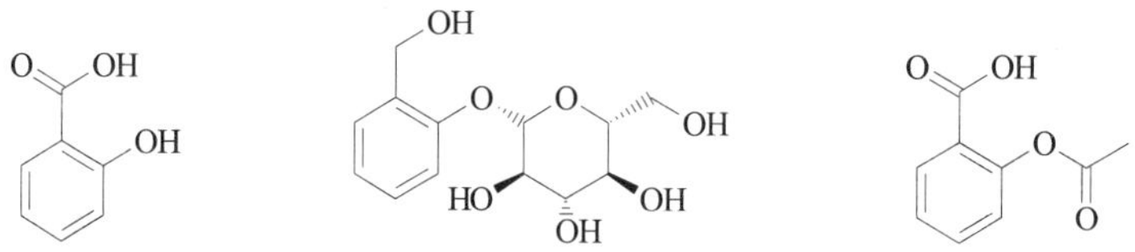

水杨酸　　水杨苷　　乙酰水杨酸

图3-3　水杨酸、水杨苷和乙酰水杨酸

阿司匹林问世以及临床的疗效反馈，使得医药界又回过头来重新研究水杨酸的衍生物。大量结构优化的产物也为临床提供了很多的选择性。例如，水杨酸镁（magnesium salicylate）、水杨酸胆碱（choline salicylate）、水杨酰胺（salicylamide）、双水杨酸酯（sasapyrine）、二氟尼柳（diflunisal）和对氨基水杨酸（4-amino salicylic acid）等。其中，二氟尼柳是水杨酸衍生物中具有代表性的药物，具有强大的解热、镇痛、抗炎的作用，主要用于治疗风湿性关节炎、类风湿关节炎，以及背、肩、膝、颈部劳损或扭伤及肿瘤术后引起的疼痛等，比阿司匹林镇痛消炎效果更强，且作用时间更长，对胃肠道刺激也更小。目前，其在国内已有多家制药企业生产，分别有片、分散片和胶囊等不同剂型。

（图 3—4）

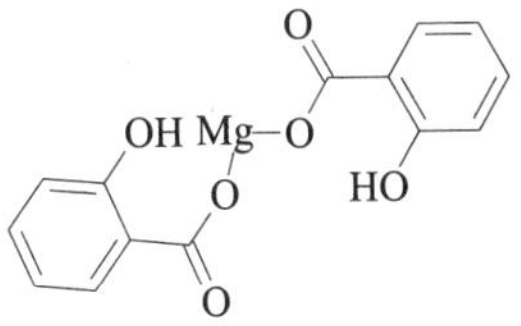

水杨酸镁 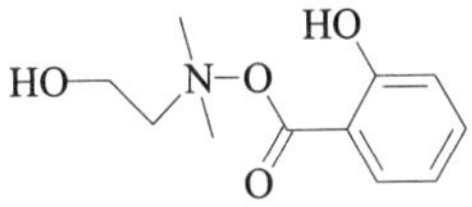　　水杨酸胆碱 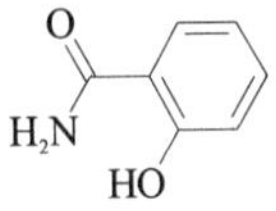　　水杨酸酰胺

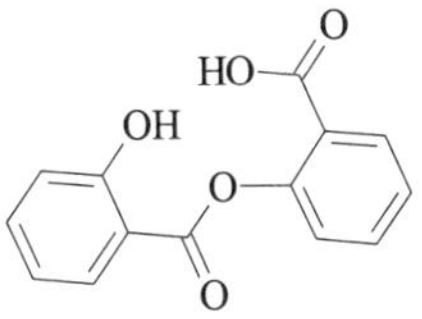

双水杨酸酯 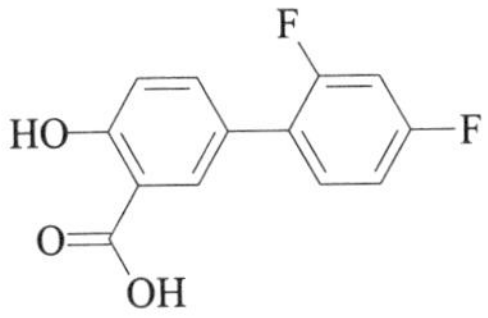　　二氟尼柳 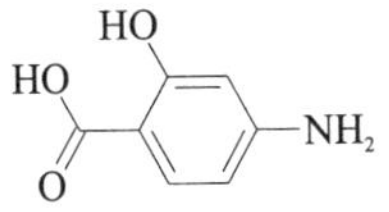　　对氨基水杨酸

图 3—4　部分水杨酸衍生物

随着阿司匹林在临床上的应用范围不断扩展，阿司匹林的一些副作用，如黏膜刺激、胃及十二指肠出血等消化道问题，在临床上也引起了极大的关注。因此，业界开始对阿司匹林进行了更大量的结构改造工作，包括将其制成相应的盐、酯和酰胺等。如赖氨匹林（DL—lysine acetylsalicylate）、阿司匹林精氨酸盐（L—arginine acetylsalicylate）、卡巴比林钙（carbasalate calcium）、贝诺酯（benorilate）和氟苯柳（flufenisal）等。其中贝诺酯（扑炎痛），化学名：2—（乙酰氧基）苯甲酸—4'—（乙酰氨基）苯酯，是国内使用量一度相当大的一种解热镇痛药物。扑炎痛是由阿司匹林和扑热息痛（对乙酰氨基酚）依据拼合原理所制备的（图 3—5），它既保留了原药的解热镇痛功能，又减小了原药的毒副作用，并有协同作用，适用于急/慢性风湿性关节炎、风湿痛、感冒发热、头痛及神经痛等。该药物也是国内部分省、市的医保药物，或者被列入部分新型农村合作医疗基本用药目录中，临床应用比较广泛。

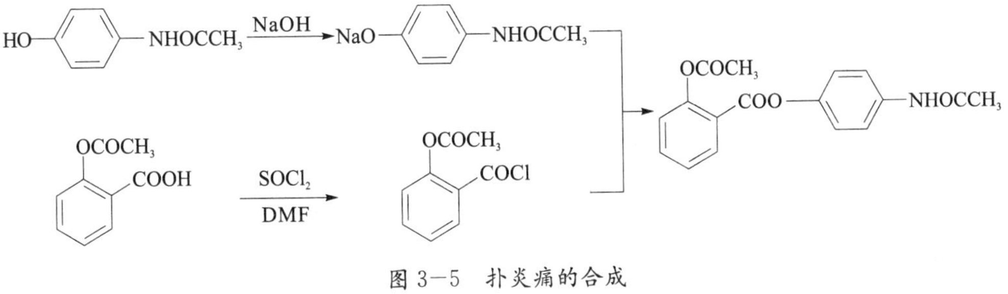

图 3—5　扑炎痛的合成

上述内容传递给我们一个信息，那就是在药物开发过程中有一个重要的环节，即药物分子结构的改造和优化，其目的是提高与保证疗效，并减少或消除不良反应。这也是药物研究中很常规的内容。

第四节　工业化生产的意义

一种化合物在成为药物之前，首先要满足工业化的条件，即通常所说的“量产”，或者达到“中试”规模以上的产量。不管是天然产物的提取还是化学合成都是一样的，阿司匹林也不例外。

虽然前述已经提到了阿司匹林的一般合成方法，即酸催化下的醋酐酰化水杨酸的工艺，但那只是最后一步的合成反应。常见的大规模阿司匹林的工业化合成工艺路线，基本上都是首先采用苯酚与二氧化碳在氢氧化钠等碱的存在下，借助高温高压条件进行反应，即库珀－施密特（Kolbe－Schmidt）反应得到中间体产物水杨酸二钠盐的。之后加入稀硫酸中和反应液，所得水杨酸再进行下一步的乙酰化反应。（图 3－6）

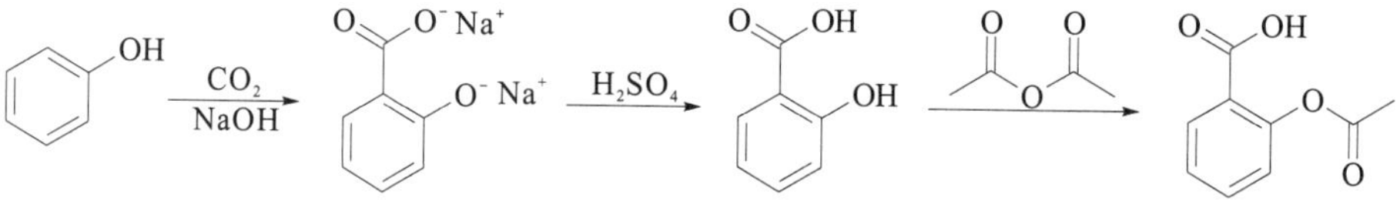

苯酚 $\xrightarrow[NaOH]{CO_2}$ 水杨酸二钠盐 $\xrightarrow{H_2SO_4}$ 水杨酸 $\xrightarrow{\text{醋酐}}$ 乙酰水杨酸

图 3－6　阿司匹林的工业化生产路线

工业化生产路线之所以也采用醋酐酰化方法，是由于水杨酸中邻位酚羟基的特殊性质决定的。该酚羟基上氧原子由于供电子的共轭效应，使得氧原子上的电子云密度有所下降，所以很难直接和乙酸发生亲核性的酯化反应。显然，这里已经牵涉到了药物的合成工艺路线的评价与选择。我们知道，一个药物的工业生产路线往往不只一条。特别是一些临床使用了多年的较成熟的药物，由于市场需求量大、生产厂家众多，加上成本竞争或者环保法规压力下工艺的不断更新，曾经使用或正在使用的不同生产路线更是不胜枚举。因此，在具体的药物生产经营活动中，如何在众多已有的或新设计开发的工艺路线中，选择一条适应当下生产企业实际情况、技术又先进的生产路线，是符合环保新法规、降低成本并提高企业产品竞争力的关键环节。一个药物不同的合成路线，工艺上各有特点，技术上也各有千秋。要判定哪条路线可以成为最适合于工业化生产的工艺路线，首先应该有一套药物合成工艺路线的评价标准，而且还应该通过深入细致的综合比较和充分论证才能初步确定。所以，要想对药物工艺路线做出正确选择，首先需要依据标准对工艺路线做出正确评价。如果综合考虑生产过程中涉及的各种情况，可以说，一条比较理想的药物工业生产合成路线应该具有以下基本特征（即评价标准）：

1）合成途径简捷，步骤短，中间环节少，即从原辅料转化为最后药物的合成路线要尽量简单短捷。

2）所需原辅料简单易得、价格低、种类少，并有足够数量的供应渠道，且符合供应商的 GMP 审计。同时，应尽量避免使用特殊管制类药品与原料，如易制毒化学试剂等，以降低中间成本。

3）反应中间体容易分离提纯，性质稳定且质量符合要求，而且质控方法简便。如果是多步反应，可连续操作最好。

4）反应条件普通，无特殊要求，如常温、常压、安全无毒等，避免高温高压等特殊条件，避免需要满足较高劳动保护的要求。

5）设备条件要求较低，通用性强，不苛刻，无抗腐蚀、耐酸或者高压反应等特殊设施等。

6）少用或不用催化剂，尤其是一些特殊催化剂，成本高，后处理烦琐，而且耗时耗能。

7）工艺对环境友好、绿色，过程中“三废”最少，且易于控制与治理。

8）单元操作简便，终产品质量稳定，杂质分离方法简便，且杂质含量小，对药物及后面制剂的稳定性影响也较小。

9）生产周期耗时最短、总收率最高、核算成本最低。

10）结合企业已有品种的生产工艺及设备生产线现状，因地制宜，综合经济效益最好。

当然，这些评价标准并不是每一条实际使用的生产路线都一定能够具备的，只不过其应该是我们在设计药物合成工艺路线时，重点考虑并不断去优化的。

尽管有了一套评价标准，但在实际工作中，需要在众多合成路线中选择最适合的合成工艺路线并付诸实施，并不是一件容易的事。因为其涉及的不仅仅是药物合成或有机合成的相关知识，还不得不面对诸如原辅料、溶剂、设备、工程、GMP 管理、供应商审计、仓储运输、劳保制度、经济核算和环境保护等一系列相关知识和法规，因此，往往需要一种科学的决策来综合考虑与选择。

选择合成路线需要考虑的几个问题可以进行如下讨论：

选择合成路线的立足点是如何设计或找到比较理想的该药物合成的工业生产路线。首先是选择化学反应，化学反应是药物合成工艺路线设计与组合的单元。工业生产应用的合成反应最好是已知的成熟反应，因为条件控制等比较有经验，有借鉴性，而且往往会在类似药物的合成中运行良好。加上对这类已知的或类似反应的选择要求都已比较明确，比如反应收率高、操作简单易行等。当然其反应条件也比较温和，也就是说，即使生产条件稍微有所变动，对反应产品的质量和产率影响都不会太大，而且操作人员的劳动强度也不太大，这类反应，即“扁平型”反应（flat top reaction）。所谓“扁平型”反应是相对于“尖峰型”反应（peaked reaction）而言的，它们都属于制药工艺学的内容，并根据所选反应的条件与产品收率之间的相关性变化特点而分型的。相应的“尖峰型”反应是指反应对条件要求比较苛刻、敏感，条件稍有变化就会使药品收率急剧下降的一类反应。显然，在药物的工业生产设计中，往往倾向于选择“扁平型”反应。因为如果工艺中存在“尖峰型”反应，对反应条件的控制就得慎重，工艺参数的范围也变得很窄，对人工素质要求也增高，会使整个生产的运行成本显著增大，尽管今天已经有越来越多的精密自动控制或者智能化数字设施来实现对反应条件的控制。（图 3—7）

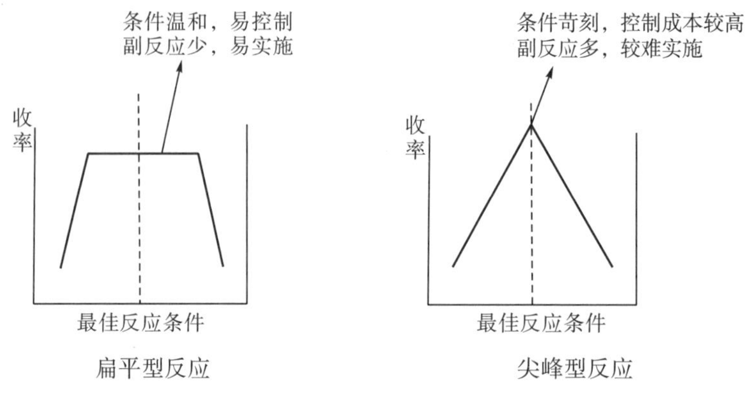

图 3－7 “扁平型”反应和“尖峰型”反应

此外，还有合成路线组装方式的选择需要探讨。根据工艺路线中反应步骤数量及其收率等数据来计算反应总收率是衡量不同合成路线效率的最直接的方法。对于一个结构明确但比较复杂的药物分子，如果合成步骤较多，一般就会有“直线式方式”和“汇合式方式”两种设计方法可供选择。

在“直线式”（linear synthesis 或 sequential approach）中，一个由 A、B、C、D、E、F、G、H8 个单元反应及其产物组成的产物路线，如果从原料 A 及首个单元反应开始，所得产物 B，再加上 B 单元，然后所得产物 A－B，假定产率均为 90％，如此进行直至得到产物 H，而总产率则是各步反应收率的连续乘积。（图 3－8）

$$A \xrightarrow{90\%} B \xrightarrow{90\%} C \xrightarrow{90\%} D \xrightarrow{90\%} E \xrightarrow{90\%} F \xrightarrow{90\%} G \xrightarrow{90\%} H$$

收率： 90%　81%　72.9%　65.6%　59.0%　53.1%　47.8%

图 3－8 “直线式”8 个单元反应组合方式及收率

“汇合式”（convergent synthesis/parallel approach）也称平行式，可先以上述直线方式分别合成相关的中间体 C、G 等，然后汇合各条反应得中间体，再制备所需产品。采用这个策略可以分别预先制备相当数量的各个中间体，当把两个或多个单元组合时，便可获得较高的总收率。这个汇合方式的另一个优点是即便因故未能得到其中某个中间体，也不至于对整条合成路线及其他中间体造成影响，而且还可以根据各中间体的初始原料成本来调整各条路线的长短。因此，药物合成工艺的组合方式一般还是以采用“汇合式”方法为宜。（图 3－9）

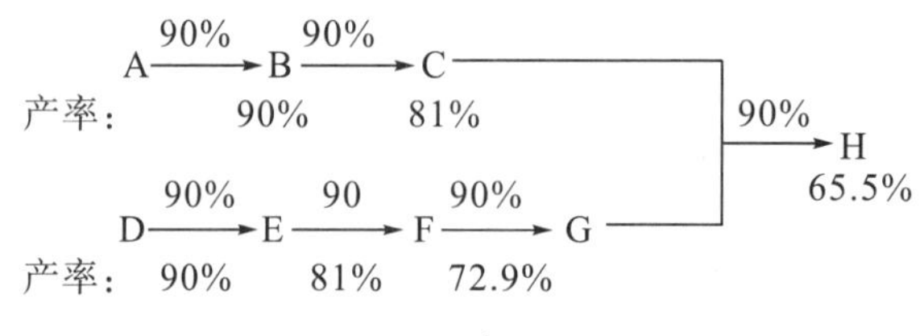

图 3－9 “汇合式”8 个单元反应组合方式及收率

原辅料的选择。由于没有稳定的原辅料供应就不能正常组织生产，因此，选择工艺路线时还需要考虑每一条工艺合成路线所需使用的原辅料来源及其供应情况。如果有些化工初始原辅料或中间体因故一时得不到及时供应，则需要预先考虑自行生产的可能性。当然，也需要考虑原辅料的价格以及运输等方面的问题。如果更改原辅料，特别是更改原料，意味着合成工艺与方法的改变，反应步骤自然也会随之改变，虽然得到的最终产品应该是相同的，但不仅收率、劳动生产效率和经济效果都会有很大差别，而且按照GMP（后面章节讨论）规范要求，还会有很多实验验证与补充申请等烦琐工作需要完成。

生产设备的选择。当合成工艺路线确定之后，就要看看其中有哪些化学反应需要在高温、高压、低温、超低温、真空、干燥或严重腐蚀反应器的条件下进行，因为这些反应条件一般都需要使用特殊设备、特殊媒介或特殊材质，也就需要考虑这些特殊设备及材质的来源、非标准加工以及养护成本等问题。过去年代里由于设备简陋，条件所限，在选择工艺路线时特别要避开一些对技术条件及设备条件要求较高的反应，但随着科技水平的进步，设备与材料对生产条件的限制已经很小了，因此在生产设备选择上余地很宽，只要是能逐步实现机械化、自动化、连续化，且能明显提高劳动生产率，节能减排，有利于劳动保护及环境保护的反应，即便设备要求更高、生产技术更复杂、采购成本更高，也可以综合考虑。

催化剂的选择。尽管上述评价标准曾提到最好少用或不用催化剂，但在今天甚至从未来来看，催化剂一直是药物合成技术的核心之一，绝大多数的药物生产工艺都需要采用催化工艺。因为它们不仅可使反应活化能降低，促使反应顺利进行，使产物收率提高，而且还担负了选择反应进行的方向、方式以及产物立体控制等多方面的重要角色与职责，具体的催化剂以及适用反应的类型可见后面的讨论内容。

另外，在药物合成工艺路线的设计思路与策略上，通常有以下七种方法可以参考：

1）单元反应法：指应用经典的有机化学单元反应来进行合成路线设计的方法。单元反应法既包括各类化学官能团的有机合成通法，又包括官能团转换或保护等合成反应，对于有明显结构特征（包括母体骨架在内）和官能团的药物，可采用这种方法。

2）分子对称法：对某些药物或者中间体进行分子结构剖析时，如果发现存在分子对称性特点，即可利用具有分子对称性的化合物往往可由两个相同的分子经反应制得的特点，考虑在同一步反应中将分子结构中相同部分同时构建起来。这种方法在有机或药物合成中也是很普遍的。

3）逆向合成法：指从药物分子的化学结构出发，将其化学合成过程一步一步逆向推导进行溯源的方法，也称倒推法。一般是以药物合成的最后一个结构为起点，考虑它的前体、中间体及采用什么反应可以得到，如此反复追溯求源直到最简单的化合物，即起始原料为止。起始原料应该是方便易得、价格合理的化工市售原料或天然化合物商品。最后将各步逆向反应合理排列并形成完整的合成路线，如果逆向合成倒推方法得到不止一种合成路线，就还需要评价与选择。

4）次序合成法：指在已确定的合成工艺路线中，针对不同的反应类型进行优化排列。其基本原则包括：产率低的反应尽可能安排在前面，技术难度大的反应尽量靠前，涉及有价格高的原辅料或催化剂使用尽可能安排在后期反应中，等等。同时设计前后反应时须考虑前面反应是否有利于后续反应的进行，包括官能团转化及其后处理的顺序是否合理等。

5）模拟类似法：对化学结构比较复杂、合成路线设计相应较困难的药物，可模拟类似化合物的合成方法进行合成路线与路线设计。其方法主要借鉴类似化合物的合成经验和合成策略，经查阅既有资料与整理文献，必要时经过小试验改进，最终得到药物合成工艺与路线。

6）综合设计法：对于基本骨架结构较为复杂和多官能团的药物、含有多个手性碳或敏感基团的药物，可采用综合设计法，因为这类结构较为复杂的药物可能需要借鉴以上若干种方法来综合考虑。

7）选择合成法：在对某些药物结构进行分析时，对反应中可能涉及的合成选择性应该注意合理应用，使其合成路线更有效率。而合成选择性一般包括三种类型，即化学选择性（如官能团）、区域选择性（如烯烃、芳烃、酮、α，β-不饱和羰基等）和立体选择性（含顺反、旋光异构等）。尽可能地利用合成选择性也是重要的工艺设计策略之一。

此外，生产实践中的“一锅合成（One Pot reaction）”也是常用的方法。这是指在多个合成步骤中，当一个反应所用的试剂、催化剂、溶剂和产生的杂质、副产物等对下一步要进行的反应影响不大时，可将两步或多步反应放在同一个反应器中进行，也称为“一勺烩”或“一锅烩”。显然，这种方法优势比较突出，减少了很多后处理操作，缩短了反应周期，提高了效率，但不是所有的反应都可以按此操作，所以普适性并不高。

实际上，制药工艺学的研究，主要是在充分考虑化学反应的多种影响因素的前提下展开的。就反应的内在因素而言，反应物与反应物之间分子结构中原子的结合形态、化学键的类型及性质、立体效应、官能团的反应活性、原子与原子或与官能团之间的相互影响以及理化参数等，都是设计药物合成工艺路线的主要依据。而反应的条件就是各种化学反应需要的一些外部因素，如反应物之间的物料比、反应物的浓度与纯度、加料方式与次序、反应所需时间、反应温度与压力、溶剂、催化剂、酸碱值、设备条件（如保温、搅拌等设施），以及反应进程与终点监测控制、产物的分离与精制、中间体与产物的质量监控等。简单地讲，对化学合成药物的工艺，通常研究的外在因素有 9 个：①物料比；②溶剂；③温度和压力；④均相度；⑤催化剂；⑥反应时间及其监控；⑦中间体与后处理；⑧产品的精制和纯化；⑨检验与质量控制。

先来讨论催化剂，其特性如前所述。不同类型的反应会有不同的催化剂：①加氢反应的催化剂有钯、铂、镍或以碳作为载体的复合物等；②氧化反应的催化剂有 V_2O_5、MnO_2等；③付－克反应有 $AlCl_3$（注：三氯化铝）、BF_3 等；④脱水反应的催化剂有 P_2O_5、Al_2O_3等；⑤氯化反应的催化剂有 CuCl、$FeCl_3$等；⑥立体有择性反应：所用不同类型的手性催化剂，如（R/S）脯氨酸衍生物、噁唑硼烷类和小分子肽类衍生物等。此外，各种蛋白酶催化剂也应用得相当广泛，其具有催化效率高、选择性强、反应条件温、产物分离提纯容易以及催化剂活性可调节和控制等优点。此外，还有相转移催化剂，它们的分类及应用特点也很突出。

接下来讨论一下反应物浓度和配料比的确定。我们应该结合反应类型来了解有关反应过程的研究。一般而言，我们可以将化学反应划分成简单反应和复杂反应，简单反应即由一个基元反应组成的化学反应，而基元反应（elementary reaction）则是指在反应中可以一步直接转化为产物的反应，其主要有单分子反应、双分子反应和零级反应三种类型。（表 3-1）

表 3－1　基元反应

反应	特征	常见反应
单分子反应	在基元反应过程中，若只有一分子参与反应，则反应速率只与一个反应物浓度成正比	热分解反应（烷烃的裂解）、亲核取代的 Sn1 反应、异构化反应（如顺反异构化）、分子内重排（如 Beckman 重排、联苯胺重排）、羰基化合物酮型和烯醇型之间的互变异构等
双分子反应	相同或不同的两分子碰撞时相互作用而发生的反应，反应速率与两个反应物浓度的乘积成正比	加成反应（羰基的加成、烯烃的加成）、取代反应（饱和碳原子的取代、芳核上的取代、羰基 α 位的取代）、E2 消除反应、缩合反应等
零级反应	反应速率与反应物浓度无关，而仅受其他因素影响的反应，反应速率为常数，$-dC/dt=k$	光化学反应、表面催化反应、大部分酶催化反应、电解反应等

复杂反应即两个或两个以上基元反应构成的化学反应，主要有可逆反应、平行反应和歧化反应等类型。

1）可逆反应：两个相反方向的反应在体系内同时进行。一般而言，正反应速率将随时间延长逐渐减小，逆反应速率则随时间延长逐渐增大，直到两个反应速率相等，反应物浓度和生成物浓度将不再随时间变化而变化。对该类型反应，可利用移除反应一端产物的办法来破坏平衡，以利于所需要的正反应的进行。例如，最常见的乙酸与乙醇的酯化反应，可采用边反应边蒸馏的办法，使酯化生成的水能与乙醇和乙酸乙酯形成三元恒沸液蒸出，从而使反应向正方向移动，提高反应速率。实验室或中试规模的酯化反应还常常使用一种支管分水器，其经济环保，效果也很好。有时候根据需要也可以利用化学平衡的原理，使处于次要地位的可逆反应改变为主要反应。例如，用氢氧化钠与乙醇制备乙醇钠的反应，常常也是利用苯、水与醇生成共沸混合物将水带出。

2）平行反应：反应物同时进行几种不同的化学反应，终产物不同。在生产上将产生所需要产品的反应称为主反应，其余的均称为副反应。此类反应即使改变反应物的物料比或反应时间也不能改变不同产物的比例，不过可以通过改变温度、压力、溶剂、催化剂种类等来调节产物与副产物之间的比例。

3）歧化反应：同一种原料反应时自身完成氧化还原反应，生成两种不同的产物。如甲苯在硅铝催化剂条件下，一个甲苯分子中的甲基转移到另一个甲苯分子上，生成一个苯分子和一个二甲苯分子；又如康尼查罗（Cannizzaro）反应，即无 α－氢的醛在浓碱条件下，同时发生氧化与还原反应，分别生成相应羧酸与醇。（图 3－10）

甲苯歧化反应：

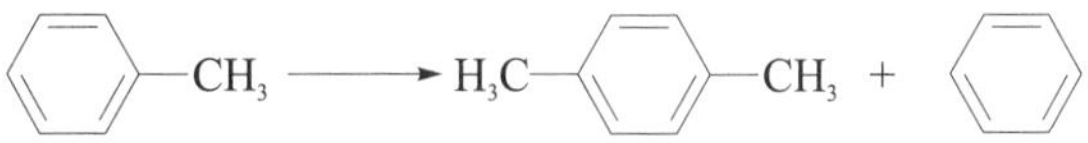

康尼查罗反应：

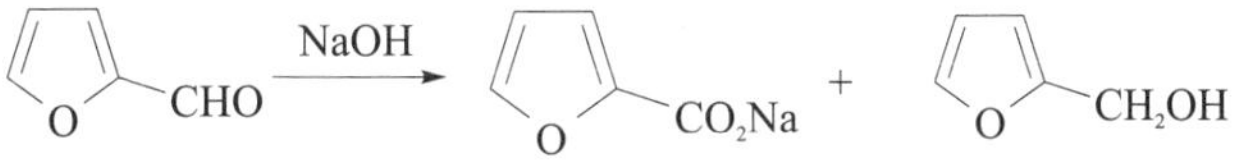

图 3－10　歧化反应

在一般情况下，增加反应物的浓度，有助于加快反应速率、提高设备能力和减少溶剂用量，但由于有机合成反应大多数存在副反应产物，增加反应物浓度有时相应也增加了副反应，所以，应该区别对待。可逆反应可采取加大反应物之一的浓度，即提高配料比，或从反应系统中不断移除产物之一的办法，以促进反应和提高产物的收率。而当参与主、副反应的反应物不相同时，可以利用这一性质上的差异，增加参与主反应的反应物用量，以增加产物的收率。

最后就是还要考虑反应溶剂（包括重结晶溶剂）的选择和作用，因为这对反应即工艺的选择也是至关重要的。其中包括：①溶剂对反应速率的影响，主要涉及溶剂化与活化能的关系；②溶剂对反应方向的影响，因为溶剂不同，有时候反应产物可能就不同；③溶剂极性对反应平衡的影响；④粗产物重结晶溶剂的选择，主要集中研究药物溶解度与温度的关系。当然，这些分类的主要依据还是基于各种溶剂，包括混合溶剂在内的极性参数，如常用的偶极矩（μ）、介电常数（ε）和溶剂极性参数 ET（30）等。

表 3－2　溶剂的分类

分类		类型
质子性溶剂		水、醇类、乙酸、硫酸、多聚磷酸、氢氟酸－三氟化锑（$HF-SbF_3$）、氟磺酸－三氟化锑（FSO_3H-SbF_3）、三氟乙酸等，以及氨或胺类化合物
非质子性溶剂	非质子性极性溶剂	醚类（乙醚、四氢呋喃、二氧六环等）与冠醚类、卤代烃类（氯甲烷、二氯甲烷、氯仿、四氯化碳等）、酮类（丙酮、甲乙酮）、含氮化合物（硝基甲烷、硝基苯、吡啶、喹啉）、亚砜类（二甲基亚砜）、酰胺类（甲酰胺、N,N－二甲基甲酰胺、N－甲基吡咯酮、N,N－二甲基乙酰胺、六甲基磷酸三酰胺）
	非质子性非极性溶剂	芳烃类（氯苯、二甲苯、苯等）、脂肪烃类（正己烷、庚烷、环己烷和各种沸程的石油醚）

第五节　药物的另一面：副作用与不良反应

“是药三分毒”，比较形象地揭示了药物的另一面，其指一种药物肯定会存在不同程度的毒性（toxicity）、不良反应（adverse drug reaction，ADR）和副作用（side effects）等。这里涉及了三个常用的概念，它们之间的含义既部分重叠，又独立存在。其共同点是与药物的治疗作用无关，且都不是我们希望见到的。

副作用是指使用正常剂量的药物时，伴随着治疗作用出现的与治疗目的无关的所有反应。这是由于药物的选择性较差，作用范围较广所造成的，在治疗中是经常出现的现象，一般而言是比较轻微、可以耐受的。因为绝大多数药物都可能同时兼有几种药理作用，而通常用于治疗目的的仅仅是其中的一部分，这时其他作用就自然成了副作用。可以想象，如果改变一下用药目的，所谓副作用与治疗作用就有可能相互转变。这样的例子很多，如维生素 C 具有增强免疫功能、治疗坏血症和抗凝血作用，不过同时也发现维生素 C 对肠道具有刺激作用，可使大便柔软，具有引起腹泻的“副作用”。不过这些都只是临床的一些用药经验而已，并未作为标准的药物适应证。也有利用副作用来成功开发成新药的例子，比如枸橼酸西地那非，最初是针对心绞痛、冠心病开发的一类活性药物，1998 年 3 月被批准上市专门用于治疗男性勃起功能障碍（ED）。有时，人们又将这种利用副作用来二次开发的药物类型称为“药物的脱靶效应”（off-target）。

说到“副作用”一词，让人想起美国人曾分别在 2005 年和 2013 年，均以“副作用”（*side effects*）为名，拍摄了两部剧情截然不同的影片。前者是以美国数万名医药销售代表为背景，表现他们尤为擅长说服临床医生开具各种药物，有时甚至会直接影响患者的生命安全的职业活动。女主角卡丽（Karly）就是其中的一名医药代表。影片揭露了美国临床药物推销行业的某些黑幕，曝光了某些医药推广代表为单纯追求业绩而不惜采取的种种黑色手段。后一部同名影片是一部惊悚片，讲述了患有严重抑郁症的艾米丽（Emily），平时备受精神折磨，只能依靠大量服用一种叫阿布利克司（ablixa）的药物来维持身心状态。虽然其病情后来有所好转，但这种药物带来的“副作用”使她产生了幻觉，并开始梦游，甚至精神崩溃并走向极端。在国内，也有一部一度热播的电视剧《潜伏》，其中有一个让人印象深刻的情节，直接涉及阿司匹林的副作用。主角余则成暗中将大量的阿司匹林掺入酒中，并派人诱使对手喝下，结果迅速造成对手哮喘发作——这是阿司匹林引发的过敏反应的表现。这种药源性哮喘正是所谓的“阿司匹林哮喘（aspirin induced asthma，DIA）”。无论患者既往是否有哮喘病史，只要口服大量阿司匹林，其后数分钟至数小时内就可能会出现诱发性哮喘，而且这种哮喘往往十分剧烈。一般认为，阿司匹林哮喘的发生机制，是由于此类药物能抑制环氧合酶（COX），使前列腺素（prostaglandin，PG）的合成受阻，致使引起支气管收缩的白三烯增多而致。

药物的副作用不可小视，所以“戏说”了副作用之后，还是要再严肃地讲讲副作用。副作用的频频发生，甚至会使那些刚在临床上推出不久、市场前景广阔的新药面临夭折，而且其已成为当下上市新药数量减少的很大一部分原因。特别是新药由于在第四期临床试验中出现严重问题而被迫撤市。第四期临床试验，实际上是药物在正式上市之后的监测期进行的一系列实验。例如 2000 年前后曾推出的治疗过敏性肠道综合征的一种新药罗肠欣（lotrenex），上市仅几个月就因为被发现会产生严重的出血性结肠炎等副作用而被迫下架。很多的药物因为可致心脏 QT 间期（心室除极与复极的总时间）间歇性延长等副作用，引起患者心律失常而撤出市场。我们熟知的特非那定、西沙必利、格帕沙星等药品，或多或少都有一定的这类副作用。存在上述副作用的药物类别也广泛，涉及了抗生素、抗组胺药和抗抑郁药等诸多不同治疗领域的药物，以致相关药监部门在新药报批时，都要求一定要有相关心脏 QT 间期的数据。这也说明药物的副作用越来越受到临床的重视。新药的推出，并不是通过了三期临床试验，通过了审批注册并获准上市，就可以高枕无忧了，上市以后进行的第四期临床试验研究涉及很多的研究项目，很多药物的副作用也是在上市以后的跟踪研究中被陆续发现的。因此，对新药的研究，可以说是贯穿于药物研发、生产、销售、使用甚至到撤出的全部过程。

至于药物的不良反应，其概念所包含的范围就更广了，通常情形下，不良反应包含了毒性、副作用、后遗反应（当停药后体内血药浓度已降至阈值或者产生正常药理作用浓度以下时仍残存的药理效应）、继发反应（因药物的治疗作用所引起的不良后果，并不是药物自身的直接效应，而是药物主要作用的间接结果）、首剂效应（部分敏感患者在初次服用药物时，由于机体对药物作用不能适应而引起不可耐受等强烈的反应)、依赖性［反复或连续用药所引起患者心理上和（或）生理上产生对药物的依赖，表现出某种强迫、连续或定期用药等行为］、停药综合征（某些药物在患者长期应用后，机体对这些药物产生了较强适应性，此时如果突然停药或骤然减量，极易使机体的调节功能失调，从而发生功能性紊乱，有时甚至会导致病情或一系列临床症状的反跳和回升，使疾病加重等）、变态（过敏）反应、特异质反应和三致反应等。不过有时也将变态、特异质与三致等归纳到毒性作用的范畴中去。

药物的毒性作用一般包括以下几种类型：

（1）毒性反应（toxic reaction)：指由于用药，引起机体某个或各个系统生理、生化方面的改变，并造成肝、肾、血液和神经等系统功能或形态方面的损害。这种毒性反应一般在治疗剂量下不会出现，只是在用药剂量过大、用药时间过长或体内药物蓄积量过多等情形下才会出现。当然，由于个体差异原因，每个患者会有不同程度的反应或表现，这就要在实际用药过程中注意观察，包括急性毒性损害（如循环、呼吸及神经系统等的损害）和慢性毒性损害（如肝、肾、骨髓和内分泌系统等的损害）。

（2）变态反应（allergic reaction)：通常指机体对药物的不正常免疫反应，包括一些非肽类药物作为半抗原与机体蛋白结合后，经过敏化过程而发生的反应，也称过敏反应(hypersensitive reaction)。其特点是因药因人而异，而且往往与药物效应及其剂量等无关，用药理拮抗药解救的效果较差甚至无效。常见的这类反应有皮疹、皮炎、支气管哮喘、血小板减少、肝肾功能损害、血管神经性水肿、血清病综合征以及过敏性休克等，严重的可致患者死亡。通常容易引起变态反应的药物类别有血清类制品、疫苗、酶制剂、器官提取物（如卵巢激素、垂体后叶素等）、肝素、β－内酰胺类和氨基糖苷类抗生素等。

（3）特异质反应（idiosyncrasy)：指因用药者有先天性遗传异常，使机体对某些药物反应特别敏感，出现的反应性质可能与普通患者不大相同，一般系药理遗传异常所致。其特点是与药物的固有药理作用基本一致，其严重程度与剂量相关，比如磺胺类药物就常常会引起部分葡萄糖－6－磷酸脱氢酶缺乏的患者发生溶血性贫血和高铁血红蛋白血症。

（4）致癌性（carcinogenesis)：指患者长期服用某些药物以后，机体某些器官、组织、细胞过度增殖，进而形成良性或恶性肿瘤的作用。根据目前研究的结果，部分药物已被正式列入肯定致癌物和可能致癌物的名单，如己烯雌酚（diethyl stilbestrol)、氮芥(chlormethine)、左旋苯丙氨酸氮芥（melphalan)、苯丁酸氮芥（chloroambucil)、环磷酰胺（cyclophosphamide monohydrate)、甲基睾丸素（17－methyltestosterone)、利舍平(reserpine)、苯巴比妥（phenobarbital)、非那西丁（phenacetin）和羟甲烯龙(oxymetholone) 等。例如，己烯雌酚能引起少女阴道癌，据称有临床研究曾发现在短时间里收进多名患有阴道癌的患者，比同年龄组 20 世纪以来报道的阴道癌还要多。经过调查，基本证实这种情况与患者的母亲在怀孕期间服用过己烯雌酚用以保胎的经历有关。再如临床上发现，银屑病患者服用乙双吗啉（bimolane)、乙亚胺（ethylenediamine）等药物后，诱发了急性白血病和肝癌、胃癌、膀胱癌、鳞状上皮癌和恶性淋巴瘤等。其他一些药物如多巴胺（dopamine)、氯霉素（chloramphenicol)、苯妥英（phenytoin)、异烟肼(isonicotinic acid hydrazid)、保泰松（phenylbutazone)、苯丙胺（amphetamine)、孕酮

（progesterone）和煤焦油软膏等，也发现具有不同程度的潜在的致癌性。

（5）致畸性（teratogenicity）：为致畸胎性的简称，是指某些药物能在胚胎发育期间引起胎体结构和功能异常，因此，在药品说明书中，特别需要对该药物是否适用于孕妇加以说明。“致畸、致癌、致突变”俗称“三致”反应。这是由于药物影响或干扰了正常细胞的DNA，从而在分裂过程中引发可遗传的异常，诱发畸胎和癌变。它们基本上都属于因长期用药或不慎用药所致的毒性作用。

阿司匹林通常存在哪些毒副作用呢？

当然，最好是仔细阅读说明书，因为上面都是在常用剂量下可能存在的不良反应。其不良反应中较常见的有恶心、呕吐、上腹部不适或疼痛等胃肠道反应，较少见或罕见的有胃肠道出血或溃疡，支气管痉挛性过敏反应，发生呼吸困难或哮喘，皮肤过敏反应，血尿、眩晕和肝脏损害等。

我们知道阿司匹林（小剂量）可用于防治心脑血管疾病，对于曾经有过心脏病发作和脑卒中病史的患者，以及确诊的冠心病患者，可适量服用阿司匹林。但是对于没有心脏病和心脑血管疾病史，有此潜在风险的人群，是否也应该常规服用阿司匹林，却是一直存在争议。这是因为阿司匹林虽然功效显著，却也有着导致消化道出血等副作用。

从上述的分析可以看到，即使是阿司匹林这种使用超过百年的“常青树”药物，人们对它功效的认识，包括不良反应，也经历了一个较为漫长的历史过程。当然这些对其副作用和作用机制的研究，反过来又会促进阿司匹林其他相关课题的深入开展。比如刚开始，临床认为阿司匹林引起的胃肠道反应可能因为它是一种酸性物质，对胃肠有刺激性作用。后来研究证实，阿司匹林的治疗机制是由于它抑制了环氧合酶（cyclooxygenase，COX）的活性，从而抑制了前列腺素的合成。而对阿司匹林治疗作用机制的揭晓，又促进了以环氧合酶为药物筛选的新工具，寻找其他作用更强的非甾体类抗炎药。由于前列腺素可调节机体的多种生理功能，对许多组织有保护作用，当使用大剂量非甾体类抗炎药时，患者各种组织的前列腺素合成将明显减少，将导致这些组织可能受到损害，并产生很多不良反应。当然，由于很多非甾体类抗炎药治疗关节炎等疾病的机制是抑制前列腺素生成，其产生的不良反应也是由于抑制前列腺素合成所致，两方面的作用往往难以分开。因此后来又展开深入研究，观察到某种非甾体类抗炎药不仅不良反应较小，而且作用也很强。说明不同抗炎药的解热、消炎、镇痛作用与其不良反应之间关系也存在差异。由此可以推测环氧合酶可能不是一种单一的酶，应该有不同的同工酶（Isozyme，是指能够催化反应性质相同的化学反应，但蛋白质分子结构不相同的一组酶）。于是，继续深入研究，终于成功地分离出两种结构相异的酶蛋白。并经克隆表达证实，的确存在两种同工酶，故分别命名为环氧合酶1（COX−1）和环氧合酶2（COX−2），而且两种酶所对应的不良反应的确有差异。再后来，就涌现出了很多的COX−2特异性抑制剂类一线药物，如塞来昔布（celecoxib）、戊地昔布（valdecoxib）等，被临床应用于关节炎等疾病的治疗。这也说明，对阿司匹林不良反应的深入研究也会带动相关生理生化研究的发展，并促进或有助于新药的开发。

上述讨论牵扯出来的环氧合酶又是什么类型的物质呢？它是前列腺素（PGs）合成过程中重要的限速酶（即关键酶），且具有环氧合酶和过氧化物酶双重酶的功能。首先，可通过其环氧合酶活性催化花生四烯酸（AA）转化为前列腺素 G_2（PGG_2），再通过其过氧化物酶活性催化 PGG_2 转化成 PGH_2。后者被单个的合成酶或还原酶作用，又最终转化成具有生物活性的产物，如 PGE_2、PGF_2、PGI_2、TXA_2 等。如上述，目前发现该酶至少有两种同工酶，即 COX－1 和 COX－2，它们都是分子量为 71kD 左右的膜整合蛋白。有研究发现 COX－1 存在一种变异型，称为 COX－3。COX－1 是结构酶（structural enzyme），共约 599 个氨基酸残基，为组成性表达。COX－1 参与维持机体正常的生理功能，如保护胃黏膜，调整肾脏血流和控制血小板聚集等。COX－2 含有 604 个氨基酸残基，是一种诱导酶（induced enzyme），一般在正常生理状态下，多数组织内并不能检测到它，只有当细胞接受相应的刺激才开始启动合成。所以，大多属于一种病理性成分。其中主要的刺激因素有生长因子、炎症细胞因子（如 PDGF、TNF、TGF、HGF 和 IL－1）、细菌脂多糖（LPS）、肿瘤诱导或促进剂（如佛波酯 TPA、PMA）、癌基因（如 ras、vsrc）、维 A 酸、一氧化氮、胃泌素、热休克蛋白、5－羟色胺、内毒素和人绒毛膜促性腺激素（HCG）等。研究结果提示，COX－2 与 COX－1 具有 63％的同源性。而 COX－2 主要定位于核膜，其催化产生的前列腺素（PGs）可进入核内，调节靶细胞基因的转录。可见，COX－2 能参与机体内多种病理生理过程，其高表达与炎症、疼痛、肿瘤的发生、发展及老年性痴呆的发生都密切相关，已逐渐成为药物作用的一种新靶点。

第六节　相克：药物之间的相互作用之一

药物的相互作用（drug interaction），是指当两种或两种以上的药物同时应用时所发生的药效变化或改变。这种改变，可能产生协同反应（drug synergism），即增效作用或药效相加作用；也可能产生拮抗反应（drug antagonism），即减效作用；当然，还可能产生其他的严重不良反应。总之，会产生单一药物所不具有的有益作用或不良作用。一般来说，临床上的合理用药，目的是利用药物的相互作用增强疗效或降低药物的不良反应；反之则可能导致疗效降低甚至毒性增加，还可能发生一些意想不到的异常反应，反而加重病情，延误治疗。特别是那种作用减弱或者会产生严重毒副反应的，称为药效拮抗（antagonism of efficacy），也就是所谓的配伍禁忌（incompatibility of drugs in a prescription）。这种情形在临床上是很常见的，这类“相克”的配伍禁忌后果通常很严重，所以必须高度重视，尤其是在通过注射或输液给药时。

目前临床治疗很少使用单一药物，几乎都是 3～6 种，甚至更多的药物同时处方，难免会发生药物的相互作用。近几年来，许多抗过敏药如阿司咪唑（astemizole）等，与大环内酯类抗生素如罗红霉素（roxithromycin）等联用后曾产生严重的心脏毒性。此外，合用两种或多种具有抗胆碱能活性的药物，如抗精神病药如氯丙嗪（chlorpromazine）、抗帕金森病药苯海索（trihexylphenedyl）和三环类抗抑郁药阿米替林（amitriptyline）等，常可出现过度的抗胆碱能效应，发生包括口干在内的副作用，并致视力模糊，处于高温高湿条件下的患者还可出现高热等不良反应。为此，通常要求药品生产商必须在说明书中将该药物的“相互作用”尽可能地严格注明，以防止由此可能产生的毒副作用。

自然，阿司匹林也不例外。阿司匹林是临床上的常用药，但是由于可能会发生药物的相互作用，故也要注意不可与下列药物同时服用：①口服降糖药，如苯乙双胍、格列本脲及氯磺丙脲等药物不宜与阿司匹林合用，二者合用往往容易引起低血糖症状甚至昏迷；②催眠镇静药，如苯巴比妥等药物可促使药酶活性增强，加速阿司匹林的体内代谢；③降血脂药，如消胆胺（考来烯胺）等会形成复合物妨碍药物吸收；④利尿药，一般利尿药会增加药物的体内蓄积，加重毒性反应；⑤抗炎镇痛药，非甾体类抗炎镇痛药布洛芬和阿司匹林合用还可能引起或者加重胃肠道的出血；⑥抗痛风药，如丙磺舒、保泰松和苯磺唑酮等药物的治疗作用，可能被阿司匹林拮抗；⑦维生素；⑧激素，如强的松、地塞米松和泼尼松等，长期使用会引起胃、十二指肠，甚至食管和大肠溃疡，而阿司匹林会加重这种不良反应，加重病灶的出血等，因此也不宜同服。

此外，药物与食品之间的相互影响也不容忽视。我们知道，食物大多用酸甜苦辣咸来调味，水果、饮料、点心等更离不开酸和甜。据报道，阿司匹林虽然在临床上能发挥解热镇痛、消炎和抗血小板聚集等的重要作用，有时却需要注意酸和甜两种味道对其药效的影响。由于阿司匹林本身对胃肠道就有一定的刺激性，如与柠檬等酸味水果同服可能会加大对胃黏膜的刺激，使其可能变得更加敏感、脆弱并出现严重不适。所以，如果服阿司匹林期间同时食用大量酸味食物，相当于使胃肠道遭受双重刺激，严重时可能引起胃出血。同样道理，服阿司匹林期间也不宜吃太辣的食物，以免过度刺激肠胃道。另外，甜味会影响其吸收。阿司匹林的主要成分为乙酰水杨酸，本身呈酸性，在偏碱性的环境更容易吸收。如果吃大量甜食，会刺激胃酸分泌，胃中 pH 值降低，会影响阿司匹林的吸收。因此，除了点心外，桃子、西瓜等比较甜的水果在服用阿司匹林期间也应适当少吃。

服用阿司匹林期间还应当减少茶和酒的摄入，因为茶叶中的茶碱等成分会影响阿司匹林的药效。正常情况下，酒的主要成分乙醇在肝脏乙醇脱氢酶的作用下变成乙醛，之后又在乙醛脱氢酶作用下再转变成乙酸。由于阿司匹林能抑制或降低乙醛脱氢酶的活性，影响乙醛代谢，导致体内乙醛的堆积，因而可能容易引起肝的损伤。当然，酒和阿司匹林同服也会增加对胃肠的刺激并增加出血的风险。

第七节　合理搭配：复方药物的优势

两种或两个以上的药物一起服用能够增强药效或者减小不良反应，属于药物之间合理的相互作用，也是复方药物应用的药理基础。

复方（compound recipe）是指两种或两种以上的药物的混合制剂或配方制剂，包括中药、西药或中西药混合。中西药混合也是现今我国的特色之一，尽管很多情形下没有真正采用合理设计且又经过多中心临床试验验证过，但不必为此太过忧虑，因为多数复方药物已在市场和临床上长期使用过了。目前正处在风口浪尖的中药注射剂，严格地讲，也是付出了很多临床代价的，并且积累了比较丰富的用药经验，如果现在不加分析地一味否定，显然也是不够理性的。深入调查和追踪，并在临床实践中不断关注并评价其风险，努力去建立较合理、科学的再评价机制，提升这类注射剂的安全性，或许才是应有的态度。

最常见的含有阿司匹林的复方药品是复方阿司匹林片（compound aspirin tablets，APC），其组分为每片含阿司匹林 220mg、非那西丁（phenacetin）150mg 和咖啡因（caffeine）35mg，取三种成分名字的首字母，也称 APC 片。其中阿司匹林和非那西丁均具有解热镇痛作用，能通过抑制下丘脑前列腺素的合成与释放以及恢复体温调节中枢感受神经元的正常反应而发挥退热镇痛作用。这种联合用药的优势之一，是可以有效减少单一成分的用药剂量。如阿司匹林片通常用量规格是 500mg 每片，因此相应也可以起到显著降低或减少其不良反应的作用。而咖啡因作为一种中枢神经兴奋药，能兴奋大脑皮层，提高机体对外界的感应性，兼有收缩脑血管、加强前述两药缓解头痛的效果。

小儿复方阿司匹林片，曾用名为小儿退热片（pediatric compound aspirin tablets），该复方制剂组分为每片含阿司匹林 59.3mg、对乙酰氨基酚 34.4mg。可见在这种针对儿童的复方制剂中，阿司匹林的单位用量已被进一步减少。

复方阿司匹林双层片，每片含阿司匹林 230mg、对乙酰氨基酚 126mg、咖啡因 30mg 和维生素 B_1（硫胺）0.15mg。该复方制剂中阿司匹林与对乙酰氨基酚均能有效抑制前列腺素的合成，具有解热镇痛的协同作用；咖啡因作为中枢兴奋药，能增强上述两药的解热镇痛效果；硫胺则可参与体内辅酶的形成，有增强机体的营养和提高其抵抗力等作用。

这里有一个双层片（double-layer tablets）的概念。顾名思义，双层片就是一种在渗透泵控释片研究基础上开发出来的，具有双层结构的双相释药系统的片剂[21]。通俗地讲，就是将一种或几种药物结合起来，制成双层片剂。目的是更好地发挥药物的治疗作用，减少其不良反应。同时，双层片还可增大载药量，方便患者用药，也能适合于工业化生产。双层片具有使药物的释放更加符合生理节律及病理生理的要求，以及载药量增大和提高患者服药顺应性等特点。同时，还能提高复方中配伍药物的稳定性。

复方忍冬藤阿司匹林片（compound honeysuckle stemand aspirin tablets），属于非处方药物（甲类）和医保乙类品种。该复方制剂含中药成分，每片折合含忍冬藤 1.2g、野菊花 600mg、北豆根 200mg、阿司匹林 60mg、马来酸氯苯那敏 0.5mg、维生素 C 10mg。可用于普通感冒及流行性感冒引起的发热、头痛、四肢酸痛、流鼻涕、打喷嚏和咽痛等症。如前述，这种中西药成分搭配形成的复方，应该是国内的一种创举，尽管当前对其合理性业界争议较多，但仍值得进一步研究与评价。

实际上，一种药物在临床上应用得越久，其作为复方制剂开发和使用的概率就越大，或许这也是一种比较好的现象。比如说，治疗 2 型糖尿病的一线药物西格列汀（sitagliptin），其复方制剂就有与传统老药二甲双胍（metformin）联合使用的复方制剂捷诺维（januvia）片，在临床上应用广泛，疗效也得到了充分肯定。

第八节 临床应用的范围被不断改写

同其他一些老药一样，随着阿司匹林在临床上的应用越来越成熟，它的应用范围在不断扩展，很多的新用途也在不断地被挖掘，不断地被发现。自 1899 年上市以来，阿司匹林一开始仅仅作为解热镇痛的药物，用于风湿病的治疗，但随着对阿司匹林使用经验的积累以及对其作用机制的深入了解，人们发现了阿司匹林越来越多的功效。长期以来，从风湿性关节炎到心脏病，从脑卒中到老年痴呆，从怀孕并发症到肠癌等，阿司匹林临床上治疗应用的范围越来越广，早已超出了普通药物的范畴。当然，最出名的还是要数其小剂量规格，可用于预防血栓的独特作用。

1971年，发现了阿司匹林具有预防血小板凝结的功效，因此可以减轻血栓带来的危险。其实，在阿司匹林应用于临床的一百多年里，有关它的研究从未停止过。通常每年都有数百篇相关论文在专业期刊上发表。其中当然也包括前述阿司匹林在心血管疾病一级预防中的效益作用，其已经在大规模随机临床试验研究中得到证实。

此外，多年来科研人员一直致力于用阿司匹林防治癌症的研究。发现阿司匹林的确具有预防癌症的作用。很多试验结果显示，非甾体类抗炎药物，包括阿司匹林具有防治各类肿瘤的功用，如结肠癌、食管癌及胃癌等。2007年，曾有一项研究项目[22]对参与活动的护士进行长期观察研究后发现，每周服用1～2片阿司匹林，其患肺癌的风险下降了16％。2014年，另一项研究也表明[23]，经常服用阿司匹林的女性，可使其卵巢癌风险减少20％。

阿司匹林还可以用于防治老年痴呆症。研究发现，大脑内发生的炎症，可能对于老年痴呆症的病情恶化起了促进作用。而阿司匹林可以降低老年痴呆症危险的关键，可能与其活性成分水杨酸类结构具有的抗炎属性相关。临床观察到那些服用阿司匹林类抗炎药物治疗，以便预防其他疾患如关节炎、心脏病的患者，一般都不太容易患老年痴呆症，其原因或许就在于此。临床还发现，服用阿司匹林的老年人，其认识能力的减退要比一般人更慢。所以，阿司匹林可能不但有益于老年痴呆症患者，而且对因各种原因所致老年健忘症或许也具有一定治疗效果。

阿司匹林在产科临床中还可用于预防妊娠高血压综合征。妊娠高血压综合征是产科临床常见的病症之一，除了血压升高外，还可能发展为先兆子痫而出现抽搐、昏迷等危险情况，严重损害胎儿及孕妇的健康，甚至危及生命[24]。研究人员通过试验发现，应用口服剂量的阿司匹林预防妊娠综合征疗效显著。

阿司匹林的其他临床应用，如治疗艾滋病，防治在使用氨基糖苷类抗生素时的听力损害，抗衰除皱作用等，也常见报道。其还有改善老年男性性功能的作用。一般认为，老年男性阳痿的主要原因之一，是血液的高凝性。当阴茎勃起时，高凝度的血液可能会使海绵体内皮表面血黏稠纤维沉着，从而阻碍或影响性行为。如果每日口服一定剂量的阿司匹林，可明显降低阴茎内血液的凝固性，从而可明显改善老年男性的性功能。不过此结论尚需试验数据进一步证实。

以上例子说明，阿司匹林在临床应用的范围越来越广，这也是一种成熟药物的正常表现。当然，如果使用不当，或许也存在超适应证（off－label drug use）的隐患，这一点我们会在后面章节展开讨论。

第九节 非处方药：或是药物滥用的捷径

在第一章中，我们在药物的分类中已经接触过处方药和非处方药的概念。

处方药，是指具有处方权的临床医生所开具的药物处方，并据此可从医院、药房购买取用的一类药物，或指需要经过医生处方才能从药房或药店获取，并需要在医生监控或指导下使用的药物。这类药通常具有一定的毒副作用及其他潜在的不良反应，或者包括用药方法和时间等有特殊的规定与要求，故需要在医生的指导下才能使用。处方药的英文常用术语有“Prescription Drug”“Ethical（Ethic）Drug”“Legend Drug”等，有时简称 Rx，Rx 即表示“医生处方”。这个词来源于拉丁文“Receptum”“Recipere”或“Recipe”。其意引申为“开处方，请取给下列药物”。它的写法应该是一个大写的 R，再加一撇在它的结尾，但往往打印出来就像 Rx。据说这个特殊符号来源于古埃及神话，不过今天就理解为开处方即可。常常也可在处方左上角见到其印刷字样。非普通病症用药，或需要医生掌握疾病的诊断和用药剂量，或者首次上市、仍需要进一步观察使用的新药，以及一些可产生依赖性成瘾性的特殊药物等，大都属于处方药。

非处方药是指消费者不经过医生处方，就可以直接从药房或药店购买的一类药品，不需要医疗专业人员指导就可以安全使用的药品。多数非处方药都是由处方药转变而来的，并且是经过长期应用、确认有疗效、质量稳定以及非医疗专业人员也能安全使用的药物。非处方药物大多用于多发病常见病的自行诊治，如感冒、鼻塞、咽痛、咳嗽、轻微腹泻、头痛和发热等。非处方药又简称 OTC 药，其英文为“nonprescription drug”，或更多称为“Over The Counter Drug”。后者直译为可通过商店柜台直接发售的药品。在国内，非处方药分为甲类非处方药和乙类非处方药两种，依次使用红色和绿色的“OTC”标志。甲类非处方药不须医生处方就可以购买和出售，但必须在药店出售，并在药师指导下使用；而乙类非处方药有着长期安全使用的记录，可以像普通商品一样在超市、杂货店直接出售，相对而言，乙类比甲类更加安全。

阿司匹林就是一个典型的 OTC 药物。只是国内类似管理尚不够严格，如大部分阿司匹林肠溶片都未标示 OTC，如泡腾片以及维 C 复方片应为乙类 OTC，忍冬藤复方片则为 OTC 甲类等。不过，凡事都有利弊，或许正是这样的 OTC 渠道，往往也会导致不少药物的滥用，阿司匹林也不例外。据说每年都有数千万人通过 OTC 途径直接购买阿司匹林止痛片。尽管大多数情况下，患者按照说明书要求服用止痛片不会产生过度使用的危险，但使用这些药物的患者或许根本就没有意识到自己已经在滥用药物了，更没有意识到这类药物与其他药品混合使用时所可能产生的严重危险。另据外媒报道，仅在美国，就有超过10％的患者滥用阿司匹林。

我们知道，尽管阿司匹林对心血管疾病的治疗是有效的，但它也有毒副作用，而且可能会引发其他方面的健康风险。例如，患者有可能因服用不当而产生凝血障碍，发生意外出血的危险。设想如果发生在大脑，将会导致严重的出血性脑卒中。当然，也可能会引发其他内脏出血的病情甚至危及生命，例如消化道出血等。

第十节　阿司匹林长盛不衰的原因

实际上，这是英国人安德鲁·杰克（Andrew Jack）2011 年 11 月在《金融时报》所发表的专文标题。其提出的问题很有代表性，也是一个值得我们思考一下的问题。据报道，在 2011 年 10 月的一次财报公布会上，德国拜耳（Bayer）在罗列并展示了拜耳集团的很多进步、变化或者革新完善的成果之后，还特别强调了有一样东西应该是不会改变的，那就是阿司匹林（Aspirin）。的确，多少年来，阿司匹林一直就是这个企业的支柱或者标志性的产品之一，而且在一百多年前开发出来的这种止痛药，在造福人类的同时，也给企业带来了巨大回报。更何况阿司匹林是早已失去专利保护的普通药品。阿司匹林这个由一家企业首创的名称，今天在世界各地已经变成了止痛药的代名词。然而，阿司匹林的历史以及企业对阿司匹林市场与临床应用的持续推动和发展，与现今药品的常规经历截然不同。现今药物的开发通常经历的是，药企或者研发机构投入巨资进行研究与开发，并在研发中申请并获得专利，然后赶着在专利失效前的有限年份里，抓紧时机在市场和临床上推广和销售，以尽可能在专利失效之前获得盈利。阿司匹林尽管成分简单、配方古老，几乎没有知识产权保护，同类品种层出不穷，不得不面临竞争激烈的挑战，但仍然经受住了种种考验，包括战争、商权被剥夺、市场监管措施严厉以及反复出现的对其毒副作用的种种质疑等，一直是最畅销药品之一。

阿司匹林为何能长盛不衰，第一就是药物疗效确切可靠，且结构简单性质稳定，成本低廉，能大规模生产，能顺应社会经济的发展需求。第二是不断地策划并投资于品牌建设，包括对阿司匹林所做的持续、高强度的市场推广。尽管在英、美等国家，企业为阿司匹林申请了专利，但包括德国在内的许多国家，企业只取得了阿司匹林的商标权。第一次世界大战后，企业一方面维持它对“阿司匹林”商标的独家使用权，另一方面又不遗余力地去尽可能收回那些战争中失去的地区商标权。使得企业最终能够在市场上打出“拜阿司匹灵”的品牌，并在全球大力推广。第三是注重扩展其临床上的治疗功效，使得阿司匹林从最初仅用于治疗风湿痛，扩大到治疗腰痛、神经痛等。而且随着时间的推移，其临床新用途、新发现也不断增加。实际上，阿司匹林的很多新用途都是先被广泛使用，然后经追溯性分析证实的，并不是通过有针对性的临床试验发现的。现在看来，这样的追溯性研究还是有点循证医学的意思。什么是循证医学？循证医学（evidence－based medicine，EBM），其意为“遵循证据的医学”，又称实证医学或证据医学。其观点是，有关临床的医疗决策，应该是在现有最好的临床研究依据或者数据总结的基础上做出的决策。这些医疗决策通常指患者的诊治处理、治疗原则和医疗政策的制定等。阿司匹林能够长盛不衰的第四个原因，就是充分应用了不断更新的配方剂型等技术，以保持或提高对市场和临床的吸引力。比如自 20 世纪初开始，阿司匹林由粉剂改成了片剂，后又推出了适合儿童服用的阿司匹林咀嚼片，再后来，加入了维生素 C 的阿司匹林 VC 泡腾片也诞生了。20 世纪 90 年代，为改善阿司匹林的刺激性，药片外又增加了一层特殊材质的膜衣，制成了在肠道内而非胃部溶解的阿司匹林肠溶片（aspirin protect），极大地减少了药物对胃部的刺激，免除了很多内科医生的用药担心，有力地推动了阿司匹林的临床应用，成为目前最广泛使用的阿司匹林剂型。同时，企业还时刻不忘推出各种新型阿司匹林产品，包括复方产品，如能够防止脑卒中和心脏病复发的低剂量阿司匹林卡迪奥（cardio），以及配方中含有咖啡因的咖啡阿司匹林（cafiaspirina）等。

当然，通过资助一些与阿司匹林有关的科学奖项及机构，也提高了阿司匹林的学术信誉度。尽管今天看来，这种做法已司空见惯，但在那个年代，这确实是独具匠心的举措。例如建立并倡导扩大阿司匹林药物用途的阿司匹林基金会（aspirin foundation）。该基金会成立于20世纪70年代。据悉，那时候生产扑热息痛等解热镇痛药的竞争对手们纷纷指出，儿童服用阿司匹林可能会导致罕见但致命的瑞氏综合征，基金会最初就是为了抵挡这种商业宣传攻势而成立的。至今，阿司匹林基金会还在致力于传播有关阿司匹林潜在新用途的各种研究信息。

以上就是我们对阿司匹林这个药物的粗略总结。阿司匹林的这个还算完整的精彩故事，除了了解很多药物概念之外，还会给我们带来哪些有益的启示呢？从阿司匹林的发展简史来看，一个药物的发明、发展和成功应用，不仅会对临床产生巨大影响，而且，随着时光推移，还将影响相关科研、技术、工艺以及质量控制与检验等手段的发展。同时，它的影响还会折射到社会经济、法律、政治、文化艺术以及民生民事等各个方面，甚至在改变人们的思维、认知、行为观念和世界观等方面，也将不断发挥着极其深远的影响。

第四章　药物的作用机理

第一节　药物小分子和生物大机体

在现实生活里，几乎每个人都有过服用药物的经历，只是很少有人会想到这样的问题：这个药物是如何在人体内发挥药效的呢？或者说，药物这样的小分子化合物是如何与人体发生作用的呢？事实上，在服用或者使用某种药物的时候，你是无法用肉眼看到所谓的药物分子的。即使你有足够的专业知识，知晓这些药物因为给药的途径不相同而具有不同的剂型，比如片剂、干悬剂等，或者在街边药店里买中草药再水煎火煮成一大罐汤汤水水，恐怕在服用后你也无法感知它们。这说明药物分子之小，至少在今天，在可视范围内，人是无法感知的。但它对人体这种大生物机体的作用与效应，却是相当灵敏、有效，有时甚至是神奇的，虽然这通常让人无法想象。坦白地讲，即便是具有专业背景的医生和药师，对很多药物在体内是如何发挥作用，也是不甚明白的。目前，很多药物的精准作用机理（mechanism of action）与环节尚未被完全证实，而且现代科学及其设备也还无法完全跟踪具体药物分子在生物体内的真实过程。不过在很多时候，这并不妨碍临床相对合理相对正确地使用这些药物去治病救人。

不同的药物，即使对相同的大生物人体，发挥药效的用量，也会有很大的差异。以口服药剂为例，包括我们常说的大片子，有含药物量在内片或称素片里重达到每片 500mg 甚至以上的，比如具有解热镇痛作用的阿司匹林及其复方片剂。也有所谓小片子，每片含药量仅仅数十微克或者以下的。比如治疗成人慢性特发性便秘的鲁比前列酮（lubiprostone）胶囊，每片仅含 8mg 有效药物，但它们对患者都有显著的药效，也都是药物小分子对大生物机体作用的表现。那些激素类的药物，比如强的松片、雌炔醇片等，更是毫克级微量的药物制剂，临床使用也是很常见的。药品及其单规格剂量如表 4-1 所示，单规格用量甚至可相差上万倍。这从一个侧面看，也说明药物与机体之间相互作用是相当复杂的，不同的药物作用机理、不同的适应证以及作用的部位等都会有很大的差异。

表 4—1　药品及其单规格剂量

药名	单规格剂量	作用机理	适应证
硫糖铝颗粒	900mg	在受损胃黏膜表面形成一层薄膜，从而抵御胃酸对黏膜的侵袭，保护胃黏膜	用于慢性胃炎及缓解胃酸过多引起的胃痛、胃灼热感（烧心）、反酸等
4—氨甲环酸片	500mg	可抑制纤维蛋白溶酶的激活	用于上消化道出血、渗血、外科手术出血及妇产科出血等
匹多莫德片	400mg	刺激非特异性免疫、体液免疫和细胞免疫产生效应	反复发作的上、下呼吸道感染，泌尿系感染和妇科感染
阿卡波糖片	50mg	抑制小肠的 α—葡萄糖苷酶，抑制食物的多糖分解，减缓糖的吸收	治疗胰岛素依赖型或非依赖型糖尿病
来曲唑片	2.5mg	选择性非类固醇类芳香化酶抑制剂，主要通过抑制芳香化酶活性，降低雌激素水平，解除雌激素对下丘脑的负反馈作用，增加内源性的促性腺激素的分泌，促进卵泡的发育	绝经后早期乳腺癌患者的辅助治疗
艾司唑仑片	1mg	作用于 BDZ 受体，加强中枢神经内 GABA 受体作用，影响边缘系统功能而抗焦虑	镇静、催眠和抗焦虑
优甲乐片	50μg	诱导新生蛋白质包括特殊酶系的合成，调节蛋白质、糖类、脂肪、水、盐和维生素的代谢	用于甲状腺功能低下，黏液性水肿，甲状腺切除术后的替代性治疗
阿法骨化醇胶囊	0.25μg	1. 增加小肠和肾小管对钙的重吸收，抑制甲状旁腺增生，减少甲状旁腺激素合成与释放； 2. 增加转化生长因子—β（TGF—β）和胰岛素样生长因子—I（IGF—I）合成，促进胶原和骨基质蛋白合成； 3. 调节肌肉钙代谢，促进肌细胞分化，增强肌力，增加神经肌肉协调性，减少跌倒倾向	适用于骨质疏松症及各种原因造成的佝偻病、骨软化症

第二节　药物是如何发挥作用的

这是一个看似普通的问题，却又是那么令人神往。

从专业上讲，这就是药物的作用机理。这也是一个从古远延续到今天，人们仍然孜孜以求的问题。正是这种追求，客观上促进了科学的飞跃发展。至少可以说，正是对于这个问题的坚持，以及逐步深入的探索和理解，极大地促进了今天新药事业的发展。

本节我们主要讨论药物普通的作用机理，关于药物作用的相关靶标内容，将放在后面新药设计的章节讨论。我们可以先来看看日常生活中，经常遇到的几个例子。

长久以来，我们就知道绝大多数抗生素，都是通过杀灭或者抑制引起机体某种疾病的微生物（常称为病原微生物），来治愈相应疾病的。但杀灭原微生物的方式或者作用机理，又是多种多样的。常见的抗生素有青霉素类、头孢菌素类等，这类药物在专业中统称β－内酰胺类（β－lactams）抗生素，因为它们的分子结构中都有一种相似的内酰胺这样的化学结构，因此表现出相当类似的理化性质。这类药物利用哺乳动物正常细胞和细菌细胞有无细胞壁（cell wall）存在的生物学差异，通过与细菌细胞膜上的青霉素结合蛋白（penicillin－binding protein，PBP）结合，从而阻碍了细菌细胞壁上一种特有的称为粘肽（mucopeptide）即肽聚糖（peptidoglycan）的物质的顺利合成，使其不能发生交联，导致细菌细胞壁缺损，并最终使细菌因细胞破裂而死亡。因为这个粘肽也是维持细菌细胞形态与完整的一道屏蔽或保护。（图 4－17）

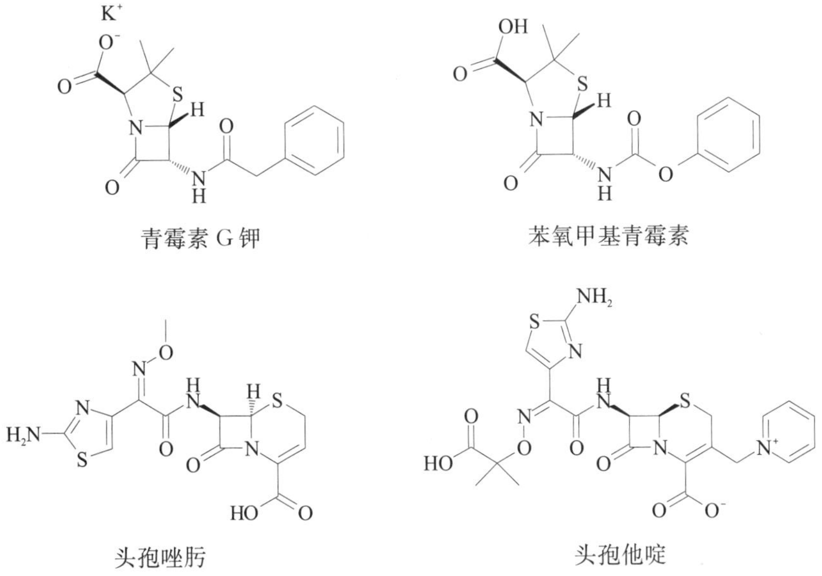

青霉素 G 钾　　苯氧甲基青霉素

头孢唑肟　　头孢他啶

图 4－1　部分 β－内酰胺类药物

从细菌细胞壁构造情况（图 4－2）可以看出，由于革兰阳性和革兰阴性菌在细胞壁的构成、层数以及厚度等上都是有区别的，所以除了某些革兰阴性菌，如脑膜炎奈瑟菌（*N*. meningitidis）、淋病奈瑟菌（*N*. gonorrhoeae）等比较特殊，其侧链结构与革兰阳性菌相似之外，总体 β－内酰胺类抗生素对阳性菌的作用相对要强于阴性菌。

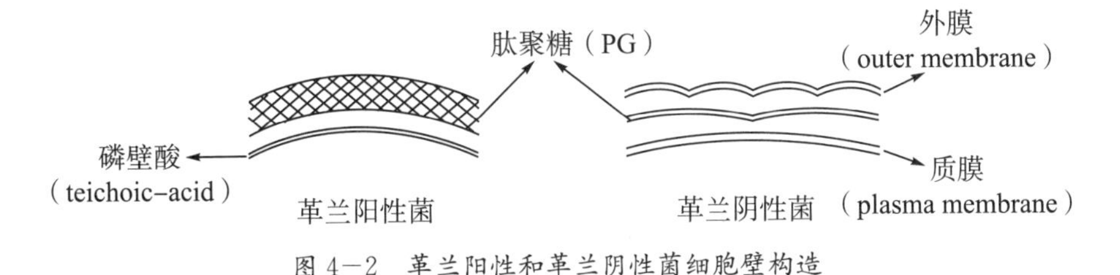

图 4－2　革兰阳性和革兰阴性菌细胞壁构造

临床上还有一类经常使用的 β－内酰胺酶抑制剂（β－lactamase inhibitors），比如舒巴坦（sulbactam）、克拉维酸（clavulanic acid）等，其作用是通过抑制体内一种可分解 β－内酰胺结构的酶类活性，从而使青霉素类抗生素的最低抑菌浓度（MIC）显著降低，使其杀菌效果可增强数倍甚至数十倍。所以它们一般又常常与青霉素类或头孢类抗生素联合用

药，或配成复方。目前最常见的阿莫西林克拉维酸钾片就是这样的复方药物。(图 4−3)

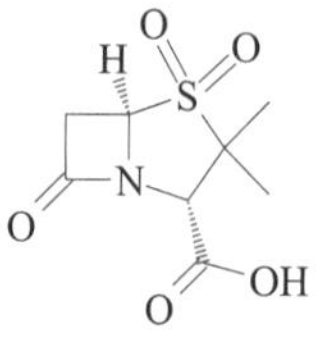

舒巴坦 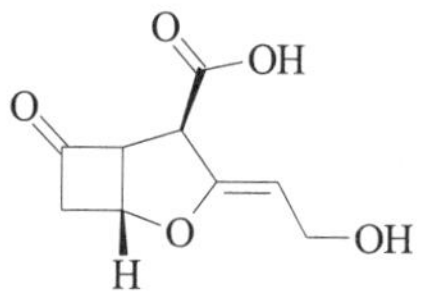　　克拉维酸

图 4−3　舒巴坦和克拉维酸

磺胺类药物也是一大类抗菌药物，这类药物分子结构中大都存在磺酰胺基（−SONH−）。磺胺类药物之所以发挥药效，从作用机理上看，是因为它们能干扰敏感菌正常的代谢过程。在一般情况下，细菌繁殖过程中，需要一种被称作对氨基苯甲酸（PABA）的物质，后者可用来合成叶酸，叶酸又被用来催化核酸的合成。核酸是在细菌生产新的蛋白质和复制自身脱氧核糖核酸（DNA）的过程（繁殖过程）中起着关键作用的重要成分。当临床上使用磺胺类药物时，由于磺胺类药物的分子结构和 PABA 分子比较相似，即这一类药物均可视为对氨基苯磺酰胺的衍生物，其分子大小、电荷分布等结构参数与底物 PABA 相当，因而磺胺类药物可以在细菌叶酸合成的生物过程中，竞争性取代 PABA 分子参与其合成。(图 4−4)

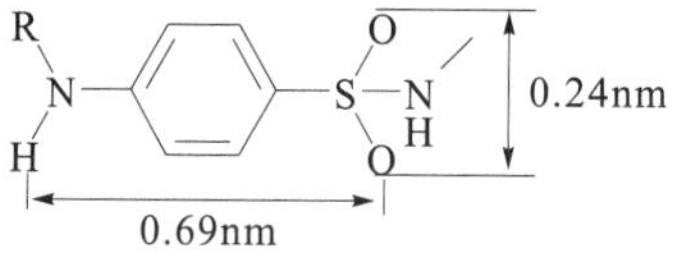

0.24nm　0.69nm　0.23nm　0. 67nm

磺胺类 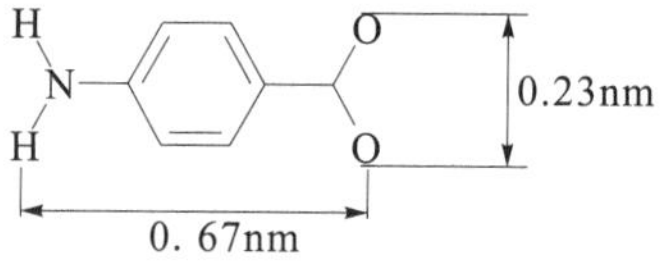　　PABA

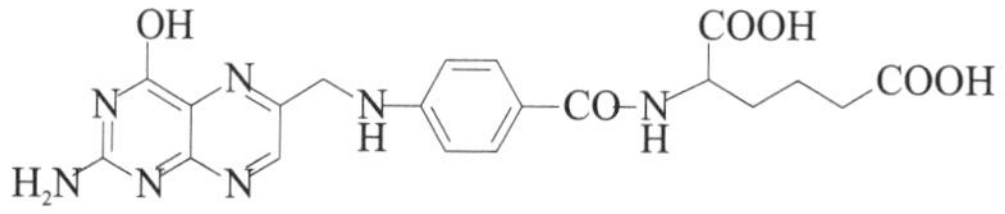

叶酸

图 4−4　磺胺类与 PABA 结构相当

磺胺类药物真正的作用机理，是与细菌竞争二氢叶酸合成酶这种蛋白质，使其二氢叶酸合成受阻，进而影响细菌核酸的合成，最终达到抑制敏感细菌繁殖的目的。由于不能生长也不能繁殖，病灶菌落里的细菌必将慢慢死去，而由它们引起的临床各种感染及其症状，也就能治愈或者缓解了。同样，类似 β−内酰胺酶抑制剂，磺胺类药物也有一类增强其药效的辅助药物，可以发挥协同或者增效作用。例如甲氧苄啶（Trimethoprim，TMP），它的作用正是通过克服敏感细菌的耐药性，使磺胺类药物的效果得到显著增强。

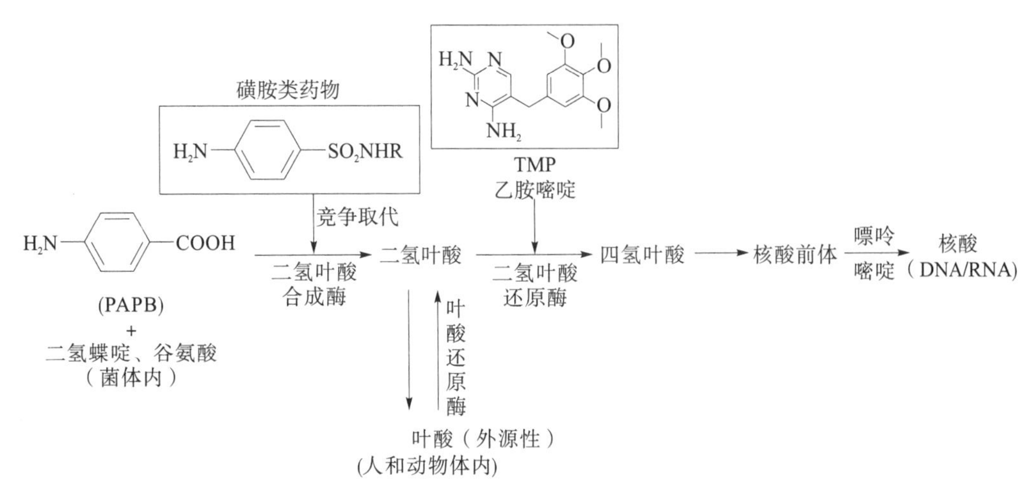

图 4—5　磺胺类药物作用机理示意图

还有一类目前比较常用的抗菌药物，就是喹诺酮类。喹诺酮类药物分子的基本骨架为4—氧代吡啶并苯环或氮（杂）双环结构，喹诺酮类药物可分为四代，目前临床应用较多的为第三代。如诺氟沙星（norfloxacin)、氧氟沙星（ofloxacin)、环丙沙星(ciprofloxacin)、氟罗沙星（fleroxacin）等（图 4—6)。它们的分子结构中都以 4—喹诺酮(4—quinolones）为基本母核。

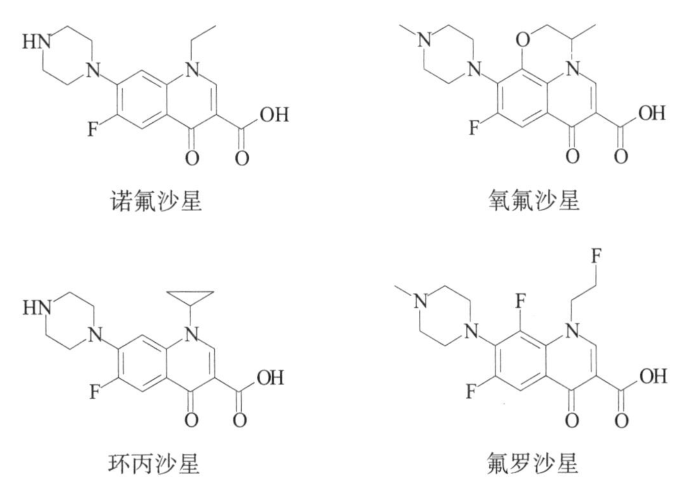

图 4—6　部分喹诺酮类药物

这类药物作用的机理与其他抗菌药物不同，比较独特。常态下细菌的双股脱氧核糖核酸（DNA)，一般会扭曲成螺旋状态，又称为超螺旋状态。促使其 DNA 形成这种超螺旋状态的酶是一种 DNA 回旋酶。喹诺酮类药物主要作用于这种酶，影响或阻滞其正常功效的发挥，并进一步造成致其染色体的不可逆损伤，从而使细菌细胞停止分裂和繁殖，达到抗感染的目的（图 4—7)。显然，如此的作用机理，使这类药物对细菌具有较高的选择性。喹诺酮类药物分代及代表药物见表 4—2。

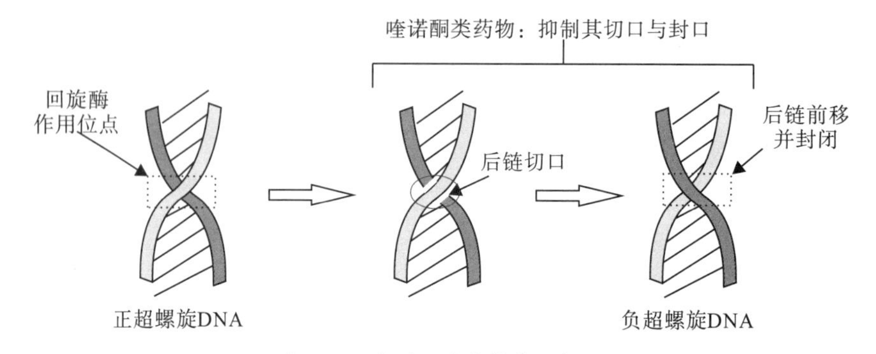

图 4－7　喹诺酮类药物作用机理

表 4－2　喹诺酮类药物分代及代表药物

<table>
<tr><td rowspan="6"></td><td rowspan="5"></td><td rowspan="4"></td><td rowspan="2"></td><td></td><td>分代</td><td>代表药物</td><td>作用特点</td><td>不良反应</td><td colspan="2">适应证</td></tr>
<tr><td rowspan="6">肠杆菌</td><td>Ⅰ</td><td>萘啶酸、吡咯酸</td><td>仅用于泌尿系统感染，作用较弱</td><td></td><td rowspan="6">泌尿道感染</td><td rowspan="5">全身感染</td></tr>
<tr><td rowspan="5">铜绿假单胞菌</td><td>Ⅱa</td><td>吡哌酸、新恶酸、甲氧恶喹酸</td><td>抗 G^- 作用强，抗 G^+ 作用弱</td><td>典型喹诺酮不良反应</td></tr>
<tr><td>Ⅱb</td><td>诺氟沙星（氟哌酸）、环丙沙星等</td><td>增强抗 G^+ 作用，铜绿假单细胞菌作用弱，但环丙沙星略强</td><td>光毒性、QT 延长和延缓骨骼形成</td></tr>
<tr><td rowspan="3">非典型菌</td><td>Ⅲa</td><td>那氟沙星、芦氟沙星等</td><td>增强抗 G^+ 作用，增强抗厌氧菌和非典型致病菌作用，那氟沙星限用</td><td>胃肠道不良反应，皮肤刺激，接触性皮炎等</td></tr>
<tr><td rowspan="2">阳性菌</td><td>Ⅲb</td><td>格帕沙星、左氧氟沙星、司帕沙星等</td><td>明显增强 G^+ 作用</td><td>胃肠道不良反应，低中枢神经系统毒性</td></tr>
<tr><td>厌氧菌</td><td>Ⅳ</td><td>加替沙星、吉米沙星、加雷沙星等</td><td>血药浓度高，抗 G^+ 性菌作用强，对上下呼吸道感染疗效良好</td><td>轻微恶心、腹泻、嗜睡等</td><td></td></tr>
</table>

临床上还有多种躯体和精神疾病，起因为患者神经系统功能紊乱或者障碍，比如阿尔茨海默病（Alzheimer disease，AD）、帕金森病（Parkinson's disease，PD）、癫痫（epilepsy）、抑郁症（depression）和精神分裂症（schizophrenia）等。我们知道，神经元（neuron）间信息的传导一般依靠动作电位，神经细胞膜外钠离子浓度高，膜内钾离子浓度高，膜内外离子浓度差形成局部电流，当受到刺激之后电流就可以沿着神经元进行递次传导。如此，信息就可以从神经元的一端传递到另一端。通常，膜外的钠离子在短期内大量涌入膜内，造成了“内正外负”的反极化状态，在很短的时期内钠通道关闭，而钾离子通道则随机开放，钾离子很快涌出膜外，使得膜电位又恢复到原来“外正内负”的生理状态。一旦传导电流到达神经元的终端，也就是我们称之为突触（synapse）的部位，神经递质（neurotransmitter）这一类特殊的化学物质就会释放出来，例如 5－羟色胺（5－hydroxytryptamine，5－HT）、乙酰胆碱（acetylcholine，Ach）、多巴胺（dopamine，DA）和 γ－氨基丁酸（γ－aminobutyric acid，GABA）等。这些物质穿越一个神经元与另一个神经元之间的距离（即突触间隙），以化学作用的方式，结合到下一个神经元的某个

结构位点上，再释放出电流沿着这个神经元进行下一步的传导。可以说，上述的很多精神疾病，都可以笼统地归结于这些神经递质在神经元之间的正常流动受到干扰、阻碍甚至遭到破坏的后果。当然，如果神经元坏掉了，这类药物便没有疗效了，如运动神经元病（motor neuron disease，MND），包括肌萎缩侧索硬化症（amyotrophic lateral sclerosis，ALS）、神经与肌肉接头处传递功能障碍引起的重症肌无力（myastheniagravis，MG）等。帕金森病重要的发病机制之一，就是神经递质多巴胺释放量的不足。其临床上的典型表现有肌肉僵持、静止性震颤、运动迟缓、平衡失调和行走困难等。显然，如果我们增加患者体内的多巴胺，随着体内多巴胺水平的逐步提高，正常的神经功能就能够逐渐恢复，疾病就能得到缓解或治愈。尽管在临床用药中，由于各种原因，例如多巴胺类药物转运时遭遇的血脑屏障等阻碍因素，使其药物效果打了折扣，但这种作用机理还是被业内广泛认同的。神经递质释放过程如图 4－8 所示，不同药物将作用于不同递质释放阶段。

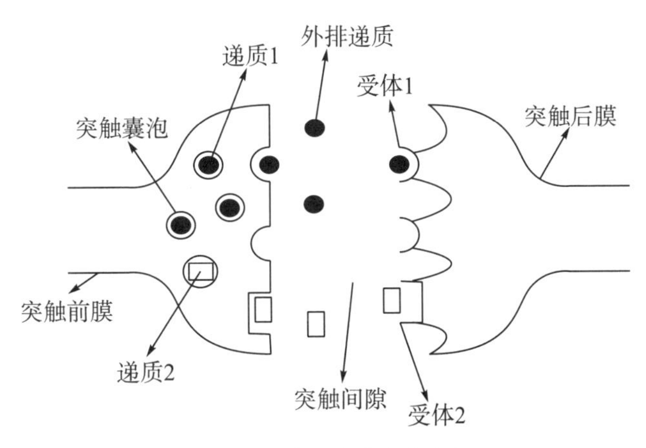

图 4－8　神经递质释放过程

说到神经系统药物时，还有一个例子就是阿片受体及其激动剂或拮抗剂（antagonist），它们的作用机理也是比较经典与成熟的。不过，现在又有了新物质，P 物质的（substance P，SP）发现，这使得传统的阿片类药物在受体占位作用机理之外，还可以加上能在轴突（axon，感觉神经元）内有效抑制 P 物质的生成和释放这种作用，从而有效或显著减弱，甚至消除“疼痛信息”，“加强”药效。

如上所述，不同类别的药物，可能有着不同的作用机理或途径，何况药物进入体内后还要经过吸收、转运、灭活、代谢等环节，其作用途径也肯定会变得错综复杂。显然，有很多药物的作用机制我们至今仍然完全无知。不过，面对药物是如何起作用的这个命题，尽管今天仍然不能用透彻和清晰的科学原理像阳光一样照亮整个正在探索中的药理世界，来解释全部甚至部分的事实，但有了成功的先例，还是给了我们很多的鼓励和鞭策。更重要的是，这并不妨碍我们在临床上用药时，做出相对正确的选择。

事实上，当某种药物按照特定的途径给药，比如口服或者注射等，进入到人体后，会按照一定的转运规律与作用机理，即在特定的某个部位，以比较固定的方式，同机体发生相互作用。有时候，从简化问题的角度出发，根据药物分子的结构及其作用机理，还可将药物划分为非特异性药物（structurally nonspecific drug）和特异性药物（structurally specific drug）两大类型。前者对于药物的分子结构本身并没有太特殊的要求，其发挥作用主要取决于药物分子总体的常规理化性质，有时甚至主要就是其物理性质或参数，比如药物分子量、密度、分子对称性、分子重心、亲水性和亲脂性等。只要具有与之相类似的物理性质，看似不同的药物，也可以产生相同的生物效应或药理效应。临床上应用的这类非特异性药物，主要指一些吸入性全麻药物、巴比妥类催眠镇静药物、季铵盐类消毒药等。而另外大多数药物，则都划分为结构特异性药物，其药效与生物活性的产生，很大程度上取决于这类药物分子结构的特异性。表现出来的特点是药物作用强度高、灵敏度高、用量较少、选择性较强。当其进入机体后，将与机体内特定部位的某些生物大分子，比如细胞膜上相嵌着的蛋白受体等靶点作用，形成活性复合物，从而进一步改变大分子的生物化学或生物物理学性质，产生药理效应，发挥药效。这类药物的分子结构、化学反应性、立体异构、分子空间排布、特异性官能团以及分子中电荷的分布、与受体结合的作用方式和状态，甚至特殊的晶型等都有可能显著影响并决定其药理效应的发挥。

综上所述，随着生物化学、分子生物学、细胞生物学以及免疫学等相关学科的发展，产生了诸如受体学说、抗代谢原理等药物作用机理的相关理论，而且以探索药物－生物大分子相互作用的基本原理为主要任务的分子药理学（molecular pharmacology）和分子生物学（molecular biology）等，也已逐步成为药物设计最重要的基础之一，它们都将进一步促进药物作用机理研究。

第三节　药物作用的机理各不相同

药物是什么？

我们在第一章中已经讨论过了。如果结合本章内容，则可以从另一个角度来阐述，药物就是在体内可以与大分子靶点（macromolecular target）相互作用，并能产生特定药理活性的一类化学物质。

那么，药物与机体之间的作用机理到底有哪些类型呢？

在前面内容中我们已经讨论了好几个典型的例子，实际上，这些作用机理各不相同，从药效学角度归纳后，主要可分为以下几种类型：①兴奋与抑制；②改变细胞电位或者通透性；③干扰或者杀灭病原体；④干扰病灶组织代谢；⑤调节或影响体内活性成分或者递质水平；⑥预防作用；⑦诊断。

5－氟尿嘧啶（5－Fu），是临床常用的一种抗肿瘤药物。由于口服给药吸收不规则，效果不是太好，所以通常采用静脉给药。其药物设计原理是将细胞中脱氧核糖核苷酸合成物质之一的尿嘧啶5位上的氢原子，用氟原子取代而形成衍生物。这样一来，5－Fu可以在细胞内转变成5－氟尿嘧啶脱氧核糖核酸（5F－dump），5F－dump便成为负担着重要使命的一种单核苷酸（mononucleotide）。这种分子结构已被修饰了的dump，可以成功地抑制脱氧核苷酸合成酶的活性，阻止dump经正常甲基化过程转化为脱氧胸腺核苷酸（TMP），从而干扰肿瘤细胞的DNA合成。同时，5－Fu在体内还可转变为5－氟尿嘧啶核苷，再以伪装代谢物的形式，掺入RNA中，干扰其蛋白质合成，达到抑制肿瘤细胞的效果。这是一个典型的抗代谢药物的作用机理。

根据药物作用或者发生药效的部位不同，药物作用可以被分为全身作用（systemic action 或 systemic effects）和局部作用（local action 或 local effects）。局部作用指当药物与机体接触，在用药的局部所发挥或者表现出来的药效。这时候，药物通常还未被吸收进入血液，如酒精、碘伏和特比萘芬等外用药对皮肤黏膜表面的消毒和抑菌作用，或者局麻药的局部麻醉作用等。而药物的全身作用，指药物吸收入血液循环后所产生的作用。当药物自用药部位被吸收进入血液循环，随即分布到全身，与某些器官组织发生作用，也叫作吸收作用（absorptive action），如皮下注射肾上腺素后，可致心肌收缩加强，心率加快；青霉素类药物采用静脉滴注给药，用于抗感染等。但需要注意的是，有时候看起来药物的使用是一种局部作用，但实际上是一种全身作用，例如急救用的硝酸甘油（舌下片），直肠给药用于退烧的栓剂，以及部分皮下植入剂等。全身作用与局部作用的区别见表 4－3。

表 4－3　全身作用与局部作用的区别

	局部作用	全身作用
作用范围	吸收入血前在病变部位发挥作用	吸收入血液循环后分布到机体及相关部位发挥作用
给药途径	皮肤表面、腔道或定点部位居多	口服、注射等居多
作用方式	原发作用	有继发作用，由直接作用引起
举例	松节油涂布在皮肤，口服硫酸镁肠道导泻，局麻药在封闭部位做封闭治疗，碘伏消毒灭菌作用等	青霉素静脉滴注，产生全身抗菌作用

以发生效应的方式来看，药物作用又分直接作用（direct effects）和间接作用（indirect effects）。药物与器官组织直接接触所产生的效应称为直接作用，也称为原发作用，如静脉注射去甲肾上腺素，可直接作用于血管，使血管收缩，血压上升，同时也能通过神经反射引起心率变慢；再如肼苯哒嗪（hydralazine）直接作用于血管平滑肌，使之松弛，并降低外周血管阻力，从而产生降压作用。间接作用又称继发作用，指由药物的某一作用而引起的另一作用，常常通过神经反射或体液调节所引起，如肼苯哒嗪的降压作用为直接作用，在明显降压后反射性地引起心脏排血量增加，心率加快，则属间接作用；如洋地黄可治疗各种原因所致慢性心功能不全，其直接作用是选择性与 $Na^{+}-K^{+}-ATP$ 酶结合，兴奋心肌，加强心肌收缩力，改善心力衰竭症状，而随之产生的利尿、消肿等则属继发作用。

还有个比较典型的例子，是直接凝血酶抑制剂（DTIs）与间接凝血酶抑制剂（ITIs）的作用机理。凝血酶抑制剂如肝素（heparin）和华法林（warfarin）等属间接作用类型，其作用机理是催化体内抗凝血酶或催化肝素辅助因子Ⅱ（Heparin CofactorⅡ，HCⅡ）来抑制凝血酶等关键酶，从而使凝血酶灭活或者阻碍凝血酶的生成而发挥药效。而直接凝血酶抑制剂则是直接抑制凝血酶的活性，并不需要抗凝血酶等的辅助作用，如代表药物阿加曲班（argatroban）、达比加群酯（dabigatran etexilate）和比伐卢定（bivalirudin）等。（图 4－9）

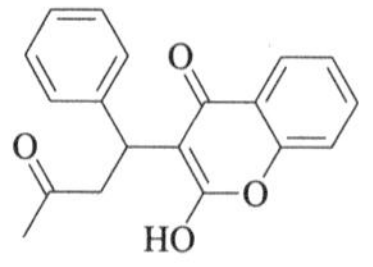

华法林 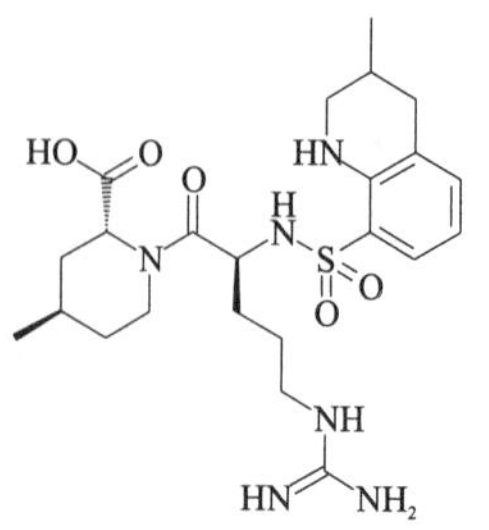　　阿加曲班 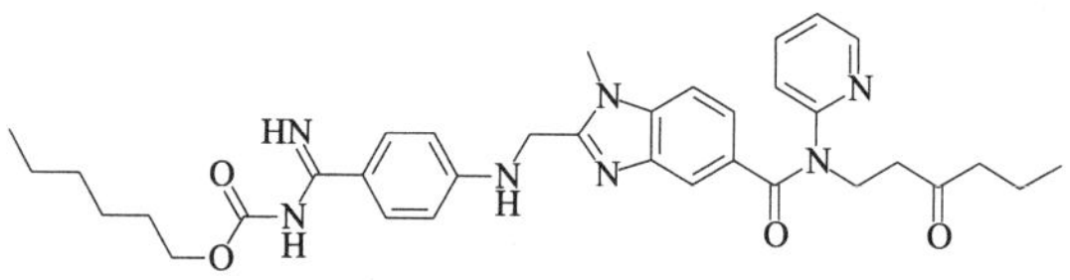　　达比加群酯

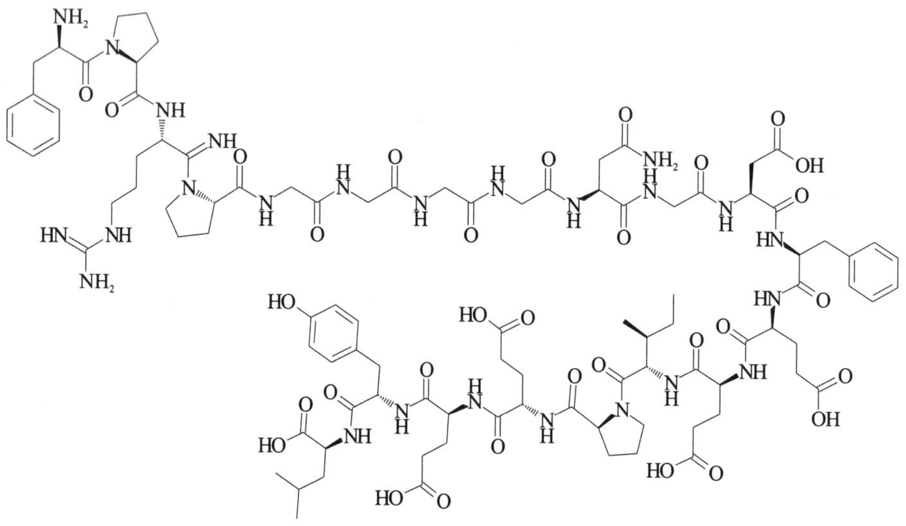

比伐卢定

图 4-9　部分凝血酶抑制剂

此外，还是有必要再提一下另一类抗凝血药或抗血栓药，即 FXa 抑制剂，因为这也是一类当前风头正盛的药物。其作用机理还得从机体凝血机制说起，涉及一系列凝血因子参与的凝血过程。在这个过程中，按罗马数字编号为 X（10）的凝血因子为自体凝血酶原 C，就是众多凝血因子中的一种。当 X 因子受到激活后会释放出一种肽段，即激活态凝血因子 Xa（即 FXa，a 表示激活态），后者是一种糖基化丝氨酸蛋白酶。Xa 位于内源和外源性凝血途径中共同的起点位置，成为凝血生化过程中的关键位点，Xa 因子能与凝血因子 Va 在磷脂上形成凝血酶原酶结合物，该结合物可激活凝血酶原（Ⅱ，prothrombin）转变成凝血酶，后者将蛋白纤维原转化成凝固性蛋白纤维，就形成生理凝血现象。FXa 抑制剂主要抑制 FXa 活性。FXa 抑制剂也分成直接作用抑制剂和间接作用抑制剂两类，其代表性药物有利伐沙班（rivaroxaban）和磺达肝癸钠（fondaparinux sodium）。其中直接作用的利伐沙班以及后期开发的其他直接作用的 FXa 抑制剂，如阿哌沙班（apixaban）等，临床应用评价较高。（图 4-10）

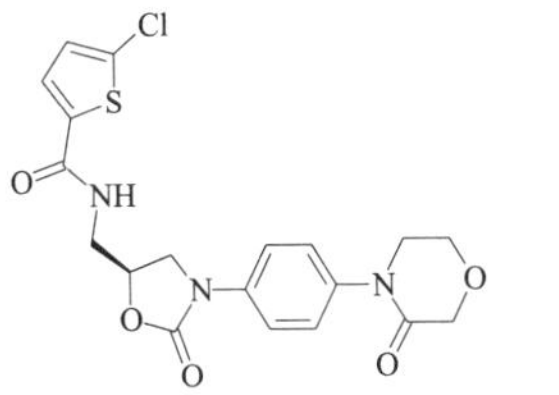

利伐沙班

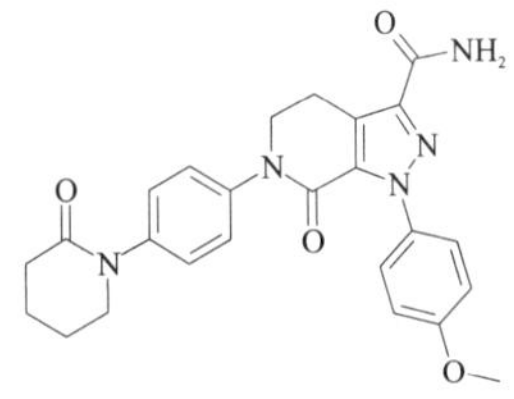

阿哌沙班

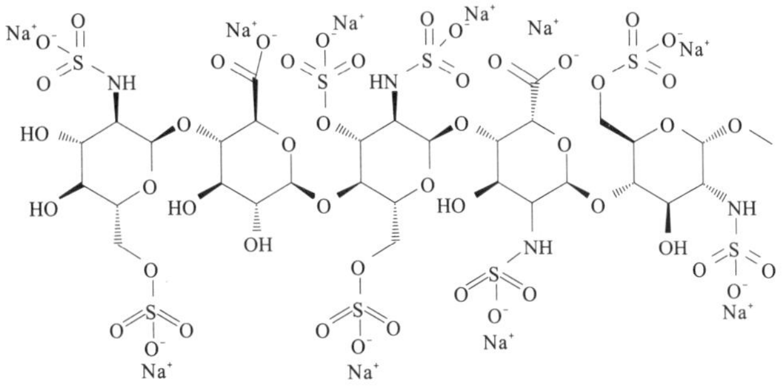

磺达肝癸钠

图 4-10 部分 FXa 抑制剂

我们知道，人体细胞的分裂、生长和分化等组成了细胞的生命过程。其实在这一点上，肿瘤细胞与正常细胞是很相似的，几乎没有什么差异。细胞的生命开始于产生它的母细胞的分裂，结束于它子细胞的形成，或是细胞自身的死亡。细胞周期（cell cycle）指细胞从上一次分裂结束起到下一次分裂结束为止的活动过程，或者指从细胞分裂产生新细胞开始到下一次细胞分裂形成子细胞结束所经历的过程。细胞周期可分为四个阶段：①G_1 期（gap1），即 DNA 合成前期，指从有丝分裂完成到 DNA 复制之前的时间，此期长短因细胞而异。体内大部分细胞在完成上一次分裂后，分化并执行各自功能。此外还有一个 G_0 期也称为 G_1 期的早期阶段，是指离开细胞周期不再进行分裂的时期，也就是细胞休息的时期。G_1 期的晚期也是一个生长阶段，主要进行 RNA 和蛋白质的生物合成，并且为下阶段 S 期的 DNA 合成做好准备。如合成各种与 DNA 复制有关的酶等。②S 期（synthesis phase），指 DNA 复制或合成的时期，也是细胞周期中的关键时刻。DNA 经过复制含量增加一倍，体细胞成为 4 倍体，每条染色质都转变为由着丝点连接的两条染色质。与此同时，细胞还合成组蛋白，进行中心粒复制；只要 DNA 的合成一开始，细胞增殖活动就会进行下去，直到分裂成两个子细胞。③G_2 期（gap2），也称 DNA 合成后期，指 DNA 复制完成到有丝分裂开始之前的一段时间。此期为分裂期做最后准备，中心粒已复制完毕，形成两个中心体，还合成 RNA 和微管蛋白等，为分裂期（M 期）纺锤体、微管的组装提供原料。④M 期又称 D 期（mitosis or division），即有丝分裂期，从细胞分裂开始到结束，需经历前、中、后、末期，是一个连续变化的过程，由一个母细胞分裂成为两个子细胞。

肿瘤细胞也基本经历上述过程。因此，如果我们的药物能够阻断肿瘤细胞细胞周期的任意一个环节，就都能发挥出抗肿瘤的效果。图 4-11 展示了常用的抗肿瘤药物是如何作用于肿瘤细胞周期不同的生物环节的。

G_0 期，无作用；处于静止期的肿瘤细胞对药物不敏感。

（1）周期特异性药物（cell cycle specific drugs）：G_1 期，米托蒽醌、放线菌素 D；S 期，喜树碱类、羟基脲、氨甲蝶呤、巯嘌呤、阿糖胞苷和 5－氟尿嘧啶；G_2 期，紫杉醇、依托泊苷；M 期，长春新碱、紫杉醇类。

（2）细胞周期非特异性药物（cell cycle non－specific drugs）：氮芥、环磷酰胺、异环磷酰胺等烷化剂，铂类化合物。

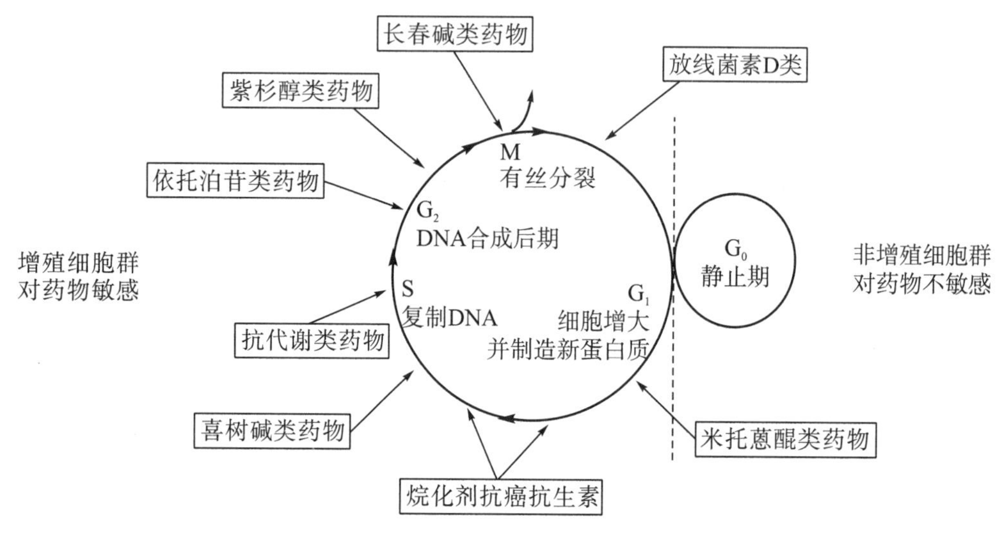

图 4－11　抗肿瘤药物作用于癌细胞生长周期的位点

现在，我们再来看看人体细胞分裂、生长、分化与癌症、抗癌药物的关系是怎么样的。细胞分裂是生物体生长、发育、繁殖和遗传的基础。其意义在于产生新的个体；通过分裂将复制的遗传物质平均分配到两个子细胞中；使多细胞生物产生新细胞，使生物幼体由小长大。而细胞生长主要是指细胞体积的增大。当然，生物体的生长包括细胞数目的增加和细胞体积的增大两个方面，所以细胞分裂和细胞生长并不是严格的依照序列发生，往往是同时进行的，它们是生物体不断生长的细胞学基础。由一个或一种细胞增殖产生的后代，在形态结构和生理功能上发生稳定性的差异过程称为细胞分化（cellular differentiation 或 cell differentiation）。细胞分化也可以表述为同一来源的细胞逐渐产生形态结构、功能特征等各不相同的细胞类群的过程，其是生物界普遍存在的生命现象，是生物个体发育的基础。经细胞分化，多细胞生物才能形成不同的细胞和组织。而细胞癌变，是受到各种致癌因子的作用和影响，细胞连续进行分裂从而超过最高分裂次数无限增殖的病理现象。从这个角度看，细胞的正常分化能够抑制细胞癌变，细胞癌变是细胞的畸形分化，癌变会导致该细胞无限制地分裂下去，从而形成肿瘤而危害人体健康。另外，分化必须建立在分裂的基础上，即分化必然伴随着分裂，但分裂的细胞不一定就分化。所以分化程度越高，分裂能力越差。

分化程度，是指肿瘤细胞接近于正常细胞的程度。分化得越好（称为“高分化”）就意味着肿瘤细胞越接近相应的正常发源组织细胞；而分化程度较低的细胞（称为“低分化”或“未分化”）和相应的正常发源组织细胞区别就越大，肿瘤的恶性程度也相对较大。

因此，肿瘤的分级（grading）和分期（staging）一般也都是主要根据其分化程度的高低并结合其他指标如异型性的大小及核分裂相的多少等来确定恶性程度的级别。近年来，病理上较多采用三级分级法，即Ⅰ级，即高分化，细胞分化程度较好。一般来说，G1的肿瘤细胞分裂速度较慢，分化良好，属低度恶性；Ⅱ级，即中分化，细胞分化程度居中，属中度恶性；Ⅲ级，即低分化，细胞分化程度较差，肿瘤细胞分裂速度较快，属高度恶性。这种分级法对临床治疗和预后判断有一定的参考意义。可以说肿瘤细胞的分化程度越差，它的恶性程度就越高，肿瘤体生长较迅速，而且容易发生转移。分化好的肿瘤一般生长较慢，而且治疗后不易复发。但是，对不同肿瘤来说，肿瘤细胞的分化程度和患者的治疗并不一定都有直接关系。从药物治疗的角度来说，某些分化程度低的细胞对于化疗和放疗更敏感，换言之，分化程度越低的肿瘤可能越容易通过化放疗来治疗。因此，并非高分化肿瘤的预后都一定好于低分化肿瘤。当然，目前抗癌药物研究已取得很大进展。肿瘤免疫疗法（immuno－oncology，I－O）也是一个令人注目的新成果。其中以PD－1（programmed death－1，程序化细胞死亡受体或蛋白）或PDL－1为靶点的生物药制剂疗效最突出。临床上已有4～5种这类抗PD－1或PDL－1抗体药物，也被称为免疫哨卡单抗药物或免疫检查点抑制剂（immune checkpoint/inhibitors）。例如帕博利珠单抗（pembro lizumab）注射剂，25mg规格，单剂量100mg/4ml。这类PD－1抑制剂的特点是对多种肿瘤（如肝癌、肺癌、胃癌及黑色素瘤等多种恶性肿瘤）均有良好疗效。通常有效率可达到40％以上，若与一线化疗药物联合应用，有效率更高。其药物作用是依据肿瘤细胞的生物标志物进行选择治疗，而不是以肿瘤部位作为参照。当然，这类哨卡单抗或蛋白质也并非是I－O的全部，也有很多的小分子候选药物正在陆续被开发出来。例如伊帕卡达（epacadostat）、吲哚西默（indoximod）和CA－170等小分子化合物，其结构见图4－12。

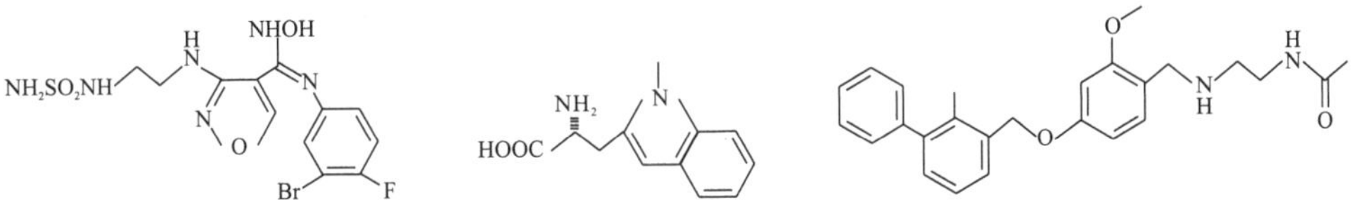

图4－12　伊帕卡达、吲哚西默和CA－170

免疫疗法的另一个领域即细胞免疫疗法（cell immunotherapy）也取得了显著的进步。例如2017年8月由FDA批准的凯默瑞（Kymriah™）细胞免疫疗法，用于治疗复发或难治性B细胞急性淋巴细胞白血病。其使用的静脉输注型药物的主要成分为替沙进克（tisagenlecleucel，CTL－019），是将通过基因工程技术化修饰过（如病毒载体编码）的患者自身的白细胞（T－细胞）悬浮液，再一次性回输到患者体内，提高其对肿瘤细胞的靶向性，并杀死肿瘤细胞。这种细胞免疫疗法也被称为CAR－T（chimeric antigen receptor T－cell immunotherapy）疗法，即嵌合抗原受体T细胞免疫疗法。虽然这类药物还存在诸如生产过程中需确保B细胞等不能残存在已经修饰的T细胞中等问题，但目前已经走上一线临床[25]。

不过，最近的《柳叶刀》杂志也报道了以上免疫疗法的不良并发症正在逐渐显现，如免疫性肝炎、肺炎、肠癌等，特别是免疫性严重心脑疾病（心肌炎等），死亡率也达到

46%，需要引起关注[26]。

癌症疫苗（cancer vaccine）的研究新进展也同样令人瞩目。在实验中，采用局部注射方式，将微量的免疫刺激药物，如抗体分子 OX40 与 DNA 短链 CpG 等注入肿瘤组织内，从而激活 T 细胞并引发对癌细胞的攻击。结果表明，90 只动物中竟有 87 只能被治愈。余下 3 只经过再次治疗也都有好转[27]。一项针对晚期卵巢癌患者的癌症疫苗试验也取得了显著的成果[28]。试验首先自患者血液中分离出免疫细胞进行培养。同时加入患者的肿瘤组织细胞，对免疫细胞进行激活，再将这些对肿瘤细胞特征已有记忆的免疫细胞重新注射到患者体内，发挥靶向攻击肿瘤细胞的作用。结果表明疫苗的确能够发挥作用。有响应的患者两年总生存率为 100%。而且有患者两年内接受了多次个体化抗癌疫苗，使其癌症得到良好的控制，且停药后 5 年内无癌细胞查出。

此外，甲状腺疾病，特别是甲亢的治疗也比较受临床的关注。抗甲状腺药的作用机理又是什么？可用于治疗甲状腺功能亢进（甲亢）的药物有硫脲类、碘化物、放射性碘及β－受体阻断药等。其中硫脲类药物有甲硫氧嘧啶（methylthiouracil）、丙硫氧嘧啶（propylthiouracil）、甲巯咪唑（thiamazole）和卡比马唑（carbimazole）等（图 4－13），其基本作用机理是抑制甲状腺过氧化物酶（其本身可作为过氧化物酶的底物而被氧化），并抑制酪氨酸的碘化及耦联，从而抑制甲状腺激素的生物合成。其对已合成的甲状腺激素无效，因此改善症状常需 2～3 周，恢复基础代谢率则需要 4～10 周或以上时间；其同时还能抑制外周组织的 T_4 转化为生物活性更强的 T_3；也能抑制免疫球蛋白的生成，降低血液循环中甲状腺刺激性免疫球蛋白含量。

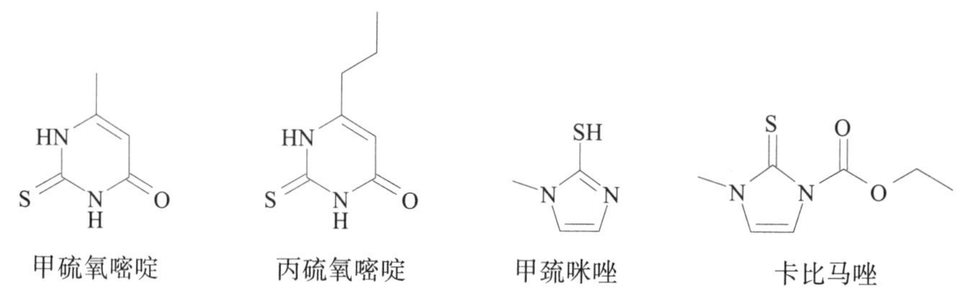

图 4－13　部分抗甲状腺功能亢进药物

当然，不少药物的作用机理也是非常简单明了的。比如外用避孕药的作用机理是什么？最常用的壬苯醇醚（nonoxynol）就是一种简单的表面活性剂，能降低精子脂质外膜表面张力，从而杀死精子，达到避孕的目的。其有效性若按规定方法使用，避孕有效率可以高达 94%～97%。

可以说，药物作用的机理多种多样，各不相同，是不同药物分子与机体不同靶细胞间相互作用的结果。药物作用的性质首先取决于药物的化学结构，包括基本骨架、活性基团、侧链长短及立体构型等因素。虽然如前所述，这些构效关系是药物化学研究的主要问题，但它有助于加强医生对药物作用的理解。而药物作用机理及其药理效应则是对机体细胞原有功能水平的改变，从药理学角度来说，药物作用机理（mechanism of action）从细胞功能方面去探索，同样对临床应用药物有很大的帮助。

让我们再小结一下药物作用机制的类别：

第一是简单的理化反应。如抑酸药中和胃酸以治疗溃疡病，甘露醇在肾小管内提升渗透压而发挥利尿作用等，是通过简单的化学反应及物理作用而产生的药理效应。第二是参与调节或干扰细胞代谢，某些药物分子的结构与正常生物原料或代谢物很相似，可以参与代谢过程却往往不能发挥正常代谢的生理效应，实际上就导致抑制或阻断代谢的负后果。这类药物被称为伪品参与（counterfeit incorporation），也称抗代谢药（anti－metabolite）。例如前述5－氟尿嘧啶等结构与尿嘧啶相似，掺入癌细胞DNA及RNA中干扰蛋白合成而发挥抗肿瘤作用。第三，是补充生命代谢物质以治疗相应缺乏症，药例很多，如铁盐补血、胰岛素治疗1型糖尿病等。第四是影响组织或细胞的物质转运。很多金属离子、代谢物、神经递质和激素等在体内的主动转运需要载体参与，如果这一环节被打断或干扰，也会产生明显药理效应。第五是对酶、受体的影响。机体内酶的种类很多，在体内分布极广，其参与所有细胞生命活动，但极易受到各种因素的影响，也是药物作用的一类主要对象。多数药物能抑制酶的活性，特别是那些经典的抑酶制剂。第六是作用于细胞膜的离子通道，如细胞膜上金属或酸根离子通道控制Na^+、Ca^{2+}、K^+和Cl^-等离子的跨膜转运，药物可以直接对其作用，从而影响细胞功能。第七是影响核酸代谢。因为核酸（DNA、RNA）是控制蛋白质合成及细胞分裂的生命物质，许多抗肿瘤药就是通过干扰癌细胞DNA或RNA代谢过程的机理而发挥疗效的。第八是影响免疫机制。除了免疫血清、蛋白及疫苗制剂外，免疫增强药（如左旋咪唑等）及免疫抑制药（如环孢霉素等）也将通过影响免疫机制的机理而发挥疗效。部分药物并无特异性作用机制，如消毒防腐药乙醇等对蛋白质的变性作用，可用于体外杀菌或防腐。一些麻醉催眠药（包括乙醇）对各种细胞均有抑制作用，只是中枢神经系统更加敏感。还有一些药物作用在于改变细胞膜兴奋性，但不影响其静息电位。膜稳定药（membrane stabilizer）可以阻止动作电位的产生及传导，如局部麻醉药，某些抗心律失常药等，反之，称为膜易变药（membrane labilizer），如藜芦胺（veratramine）等，都是作用特异性较低的药物。

第四节　为什么有不同的给药途径

为什么有那么多不同的给药方式或者途径？

这主要是药物使用的目的和药物分子的理化特性等因素所决定的。例如，用于急诊抢救的药物，需要快速发挥药效，就必须采用对病灶直接处理（如外伤等）、吸入和注射等给药的方式；如果药物本身在消化道酸性或酶的作用下被灭活或变性，则只能采取非胃肠道的其他方式来给药；如一种药物是非水溶性或难溶性的药物，则按一般注射剂给药，药物吸收就比较困难，除非采用增溶或助溶剂调整处方或者制成油性、混悬或乳浊注射剂等，只是它们通常都不能通过静脉给药，仅能供肌内注射。一般我们可以将给药途径大致分成如下五类。

1. 肠道给药

肠道给药包括口服给药、舌下给药和直肠给药等。

口服给药：是临床上最常用，也是一种安全和方便的给药方法。不仅药物制造工艺简单，成本低，而且质量控制与监测比较容易，储运方便，使用也方便。但也有缺点，其中最突出的是“首过效应”，或称“首关效应”。首过效应（first pass effect）是指很多药物经口服后，在尚未被吸收进入血液循环之前，在肠黏膜与肝脏就被部分代谢与灭活，使其进入血液循环的药物量减少，从而降低药效。所有口服药物的吸收基本上都需要透过胃肠壁中的血管，再进入门静脉。虽然少部分药物几乎不会被代谢，但多数药物都会发生部分代谢和消除。其他缺点如某些药物因自身的物理性质或制剂原因不能被充分吸收；部分药物对胃黏膜有较强刺激作用可引起呕吐，或因消化酶和胃酸等原因而被破坏。此外，在食物和其他药物同时存在时，往往会发生药物与药物之间或药物与食物之间的相互作用，影响其吸收，甚至发生相关的不良反应等。

舌下给药：尽管口腔黏膜吸收药物的表面积并不大，但舌下黏膜基本上没有角化层，且血管丰富，药物可以通过细胞间迅速被吸收，并经毛细管直接进入体循环发挥疗效。对于部分药物来说，经口腔黏膜吸收有特殊的意义。例如，硝酸甘油舌下含片在舌下吸收就十分迅速，是常用的急救治疗途径，而且没有上述的首过效应。

直肠给药：指通过患者肛门将药物推入肠道内，经直肠黏膜迅速吸收并进入血液循环，从而发挥全身或者局部的药物效果。这种途径适用于患者或儿童不能口服或意识丧失的情况。一般认为，经直肠吸收的药物，50%或者以上可不经过肝脏，因此也可以避开大部分的首过效应。不过直肠吸收受影响因素较多，往往导致吸收的不规则、不完全。

2. 注射给药

注射给药包括静脉注射、肌内注射、皮内注射和皮下注射等，也有穴位注射，后者是中医临床上常见的治疗手段。

静脉注射：指把药物的水溶液直接输入或推注入机体的静脉血流中，吸收快，作用迅速可靠，可准确而迅速地达到预期的血药浓度。这是其他给药途径所不能达到的，药物吸收不受消化系统或食物的影响，尤其适合于抢救危重症患者。但由于药物不经代谢直接到达血浆和组织，浓度迅速增加，容易发生不良反应。而且药物制造成本高，工艺复杂，杂质不易清除，价格也较高。同时，如上述，这种途径并不适用于油溶液或混悬液类型的注射剂。

肌内注射：药物注入肌肉组织中，较皮下注射刺激小。对水溶液注射剂的吸收十分迅速，需要时也可使用油性注射剂，起到延长药物效应的作用。

皮内注射：给药部位在表皮与真皮之间，一般用于过敏性皮试试验或其他诊断等。

皮下注射：真皮和肌肉之间，适用于对组织无刺激性的药物。皮下注射的吸收速率通常比较均匀而缓慢，因此作用可能会更持久一些。

3. 吸入给药

吸入给药是将药物制成雾化气体或挥发性气体，患者吸入后，药物由肺上皮细胞和呼吸道黏膜吸收进入血液循环的给药途径。由于肺的吸收表面积大，药物可迅速进入血液循环。此外，可以避开首过效应，直接达到病灶部位，起效快，效果好。主要缺点是药物剂量控制较难。

4. 皮肤给药

一般都是局部用药。药物可经皮肤吸收，也能避开首过效应。一般有敷贴、熏蒸、浴洗、涂抹等方法，也有透皮吸收类制剂等。药效与其覆盖的表面积和药物的渗透性成正比。尤其是透皮给药，可以使药物以接近恒定速率或者恒量渗透的方式通过皮肤进入血液循环，并产生全身或者局部的治疗作用，是未来发展会更快的给药新途径。

5. 其他途径给药

其他途径给药包括鼻、咽、口腔、眼、耳、尿道和膀胱等部位给药，主要是利用和发挥药物的局部治疗作用。此外还有介入治疗中的病灶直接给药等特别的给药途径，比如对肝脏肿瘤采用的栓塞/化疗使用的给药途径。不同给药途径在临床中使用占比见图 4－14。

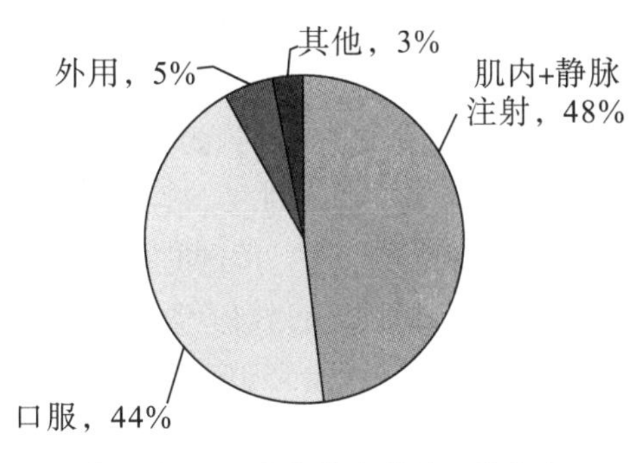

图 4－14　不同给药途径的一般占比

以上内容主要简略地讨论了五种类型的给药途径，其实，与其联系得更紧密的应该还有药物的剂型问题，有关剂型的研究放在下一章影响药物发挥药效因素的章节里讲述。本节我们主要围绕着不同给药途径会对药物作用机理产生什么影响来展开讨论。

显然，药物不同的给药途径，有时候会产生不同的药物作用机理。比如说，乙酰半胱氨酸是临床上广泛使用的普通药物，当其采用不同的给药途径时，其作用机理也会发生改变，相应的，其临床适应证也会发生改变，见表 4－4。

表 4－4　乙酰半胱氨酸采用不同的给药途径及其适应证

剂型	药物	规格	适应证	药理作用
口服	乙酰半胱氨酸泡腾片 乙酰半胱氨酸颗粒 乙酰半胱氨酸胶囊	每片 0.2～0.6g 颗粒：3g：0.1g 胶囊：0.2g	适用于慢性支气管炎等咳嗽有黏痰而不易咳出的患者	化学结构中的巯基可使黏蛋白的双硫键断裂，降低痰黏度，使痰容易咳出
注射剂	乙酰半胱氨酸注射液	20ml：4g	用于肝衰竭早期治疗，以降低胆红素水平、提高凝血酶原活动度	还原性谷胱甘肽的前体，属于体内自由基清除剂，乙酰半胱氨酸也可能通过改善血流动力学和氧输送能力，扩张微循环，发挥肝脏保护作用
雾化吸入剂	吸入用乙酰半胱氨酸溶液	3ml：0.3g	治疗浓稠黏液分泌物过多的呼吸道疾病	化学结构中的巯基可使黏蛋白的双硫键断裂，降低痰黏度，使痰容易咳出
眼用剂型	乙酰半胱氨酸滴眼液	9%～11%	用于点状角膜炎、单纯疱疹性角膜炎等眼病	本品为胶原酶抑制剂，减少组织中胶原蛋白的分解

如上表所示的情形还是很常见的，也还有不少的药物，因药物给药途径的不同，出现不同的作用机理与效应的情形。包括硫酸镁内服可以发挥导泻作用，而肌内注射或静脉注射则有解痉、镇静及降低颅内压等作用等。

第五节　什么是药物的安全性和有效性

药物的两个最重要属性是有效性（efficacy）和安全性（safety），这既是发展药物的极终目的，也是一个浅显易懂的道理。现在有些说法是药物首先是安全性，其次才是有效性。乍一听来似乎很有道理，但实际上是一种混淆概念。因为这两者是辩证统一（dialectical unity）或者对立统一的，没有必要非要突出哪一个因素。因为所有药物首先应该是对患者有帮助的，这就是简单的有效性，但同时也应该是安全的，这是指即便药物对身体有一定的不良影响（包括副作用和毒性），但都应该是患者可以耐受的。因为所有的药品，在对身体起到好的作用的同时也可能会带来一些副作用，通常这是避免不了的。因此，有时候明明知道某些药物有这样那样的毒副作用，但出于治病救人的目的，还是不得不去尝试一下。例如，为了防止机体发生血栓而输入抗凝血剂，但也会有大出血的风险。前述的华法林作为一种抗凝剂，同时可导致出血。还有非典型抗精神病药，如氯氮平等，临床使用普遍，效果确切，但它们通常除了可以引起对其他药物的抗药性，并可能导致内分泌失调之外，还有一个比较严重的副作用，即可使体内抗击感染的白细胞数量明显下降。由于这种危险，一方面应注意控制这类药物的使用剂量，另一方面使用这类药物的患者在用药期间需定期做血液检查。

通俗地理解，最好的药物应该是有效并在多数治疗情况下又是安全的，但实际上并不是这么简单。2017 年 5 月 9 日，耶鲁大学医学院在《美国医学会杂志》（*The Journal of the American Medical Association*，JAMA）上发表了一项研究结果[29]，提示 FDA 在 2001—2010 年间批准的新药中，有近 1/3 在上市后被发现存在安全性问题。该文统计分析了 2001—2010 年批准的 222 个新药，最后发现有 71 个被撤市，比如抗炎药伐地考昔（bextra）和治疗肠易激综合征的药物替加色罗（zelnorm）均因为心血管风险被撤市，而治疗银屑病的药物瑞泊替韦（raptiva）则可能是因为会增加罕见的致命性脑部感染风险而撤市。同时，新药上市后暴露出重大安全性问题的中位时间是 4.2 年，存在安全性问题的药物主要有几种类别，包括精神病药物、生物制品和加速批准的药物等。这说明有关药物安全性的状态并不乐观。一般认为，药物的安全性是指如果其有效剂量和产生严重不良反应的剂量之间范围或者差距越宽，药物的安全性或适用性就越大。而如果一个药物的常用有效剂量同时也是中毒剂量，那么这样的药物安全性就很差。实际上，上述这句话的意思，是由类似于治疗指数等这样一系列药理学参数来进行描述的，我们会在后面的内容中讨论。

“这个药物好不好？有没有疗效？”“这个药物别人用了有效对我就一定有效吗？”“我怎么吃了这个药物就没有效果呢？”“这种药物有效率达到 50%以上就有效。”“有效率超过 85%就是好药。”过去说某个医生在某个时候用了某种药物治好了某个患者，就说某个医生治得好这个病，或擅长治这类疾病。我们过去在日常生活中会经常遇到这样一些问题。显然，这些看法和观点还是不够准确的。因为相对缺乏一定的合理实验及数据的支持和验证。如果就以此或者借此来否定某种药，也是不太合适的。有关这方面的内容在后面有专门章节来进行讨论。

应该怎么评价药物的有效性呢？目前来看主要有以下几种方法：第一是从药理学，即药效学、药动学等基础研究的结果与数据作为一种参考；第二是遵从循证医学的观点，借助现代统计学方法对临床使用的药物及其效果进行回顾性分析，如 Meta 分析等，寻找对该药物有效性和安全性比较的循证依据，其数据也是一种可以作为借鉴和参考的结论；第三就是所谓大样本随机双盲对照试验，也称临床多中心大样本随机双盲对照试验。

对于第一种方法，可以借助一些重要的参数进行简单的评价，这些数据我们还会在“机体对药物的反作用”这一章详细讨论。比如药物的半数有效量（ED_{50}）即能引起 50% 的实验动物出现正性或阳性反应的给药剂量；药物的半数致死量（LD_{50}）指在规定时间内，通过一定的致病途径，使一定体重或年龄的某种动物半数（50%）死亡所需要的最少药物剂量；而该药物的半数中毒量（TD_{50}）则与半数致死量的概念相似，是指药物引起半数（50%）动物中毒的最小剂量。这些数据也都是需要通过统计来获得的。当然，治疗指数（therapeutic index，TI）这个参数也就成了评价药物的有效性与安全性的常用指标之一。我们通常将半数中毒量（TD_{50}）/半数有效量（ED_{50}），或半数致死量（LD_{50}）/半数有效量（ED_{50}）的值称为治疗指数。显然，这种治疗指数越大说明该药物的有效量和致死量之间的差距越大，也可以说是用药有效且不致死、不中毒的范围越大，药物就越安全。不过它还是具有局限性，并不能完全反映一种药物的安全性。此外，药物的不良反应是指在使用某种药物治疗疾病的时候产生的与治疗无关的作用，而这种作用一般都是对患者不利的。当然，安全范围是更直接的一种表示方法，指一种药物最小有效量与最小中毒量之间的剂量范围。一般也可以用 95%的有效剂量（ED_{95}）与 5%的中毒剂量（TD_5 或 LD_5）的剂量之差来表示。在新药的研究与开发过程中，也采用了所谓“暴露量”与效应关系的研究方法及其评价指标，来评估新药的安全性。在这样的研究中，暴露量的变量以及指标就有药物浓度与时间曲线下面积（AUC）、血浆药物的峰浓度（C_{max}）与谷浓度（C_{min}）等多个数据，而效应的指标也有如生物标记物、替代终点和临床收益终点等多个效应终点进行测量，用以描述药物在机体内部的药动学（PK）和药效学（PD）过程，其结果将更全面地用于对新药的安全性和疗效等方面信息的说明。这种理念和具体实施要求随着中国（2017 年 5 月）正式加入由美国、欧盟和日本等三方发起的“人用药物注册技术要求国际协调会议”组织（The International Conference on Harmonization of Technical Requirements for Registration of Pharmaceuticals for Human Use，ICH）以来，相关的内容和要求可能会越来越多地出现。例如在 ICH 毒代动力学研究指导原则中就有相关毒性研究中全身暴露量的评价等要求。此外，有时候也有借用毒理学或公共卫生管理中使用的对化学物质安全评价的概念，采用人群“暴露量”的估计值、安全限值大小等指标（即安全范围、暴露范围）进行评估，其目的是评价特定人群在使用或者消费某种药物和食品时可能遭遇的危害及其程度。此外，其他的药效学、药代学参数都可以作为一类参考的数据。包括药品的致癌、致畸、致突变作用消除半衰期以及生物半衰期等。

在讨论第二种方法时，需要先来看看什么是 Meta 分析。尽管涉及药物治疗的有效性时，临床主要关注的问题是药物的效能、安全性、剂量、治疗窗（是指治疗成功概率高的药物血浆浓度范围）、给药方案的复杂性、用药数量、药物价格和患者服药依从性等等，但 Meta 分析也已经成为临床医学中比较热门的研究手段了。Meta 分析译为“荟萃分析”。Meta 分析方法的思想可前溯到 20 世纪 30 年代，但直到 1955 年，有关医学的 Meta 分析方法的文章才首次发表。1976 年，英国人格拉斯（Glass）将 Meta 分析定义为“对来自大量独立研究的结果进行统计学分析，以便整合这些发现并得到综合性的结论”（“The statistical analysis of large collection of analysis results from individual studies for the purpose of integrating the findings”）。而“Meta”是借用一个前缀，表示为“更加综合的”（more comprehensive），指对同一课题的多项独立研究的结果进行系统的、定量的综合性分析。还可以这样理解，即它是文献的量化综述，是以同一课题的多项独立研究的结果为研究对象，在严格设计的基础上，运用适当的统计学方法对多个研究结果进行系统、客观和定量的综合分析。广义上的“Meta 分析”也可以指一个科学的临床研究活动，即全面收集所有相关研究并逐个进行严格评价和分析，再用定量合成的方法对资料进行统计学处理，得出综合结论的整个过程，用统计学方法对收集的多个研究资料进行分析和概括，以提供量化的平均效果来回答研究的问题。其优点是通过增大样本数量可增加结论的可信度，解决研究结果的不一致问题。Meta 分析的基本步骤如下：

（1）明确地提出需要解决什么问题。

（2）检索数据，指收集临床相同课题的随机对照试验及其数据。

（3）确定样本的纳入和排除标准。

（4）资料的取舍，包括原文献的结果数据、图表等。

（5）对试验的质量进行评估和特征描述。

（6）统计学处理，包括异质性检验（齐性检验）、统计合并效应量（effect size 或效应尺度/effect magnitude，计算效应尺度及 95%的置信区间）并进行敏感性分析等；其中敏感性分析类似于验证过程。

（7）结论及评价。

Meta 分析主要用于临床随机对照研究（RCT）结果的综合分析，因为该类型研究的结果相对比较可信。但 RCT 研究样本一般都较小，以至于不容易发现对照组与治疗组实际上存在的差异，而荟萃分析合并资料后，样本量增大，把握度提高，可以防止由于样本太小带来的偏差。那么，什么又是临床随机对照试验（randomized controlled trial, RCT）呢？这是一种对医疗卫生服务中的某种疗法或药物的效果进行检测的试验手段，常用于医学、药学研究。随机对照试验的基本方法，是将研究对象随机分组，对不同组实施不同的干预（即给药治疗等），以对照效果的异同。在研究对象数量足够多的情况下，这种方法可以确保已知和未知的混杂或未知因素对各组的影响均等。如果研究中虽出现“随机分组”字样但没有注明随机方法，则只能算是半随机方法（controlled clinical trail, CCT），不宜纳入。RCT 有随机分组、设置对照、施加干预和论证可靠性高等特点。常用的随机分配方法包括抛硬币、抽签、随机数字表等简单随机法，以及分层随机法和区组随机法。至于治疗效果的评价，临床研究证据一般可简要分为五级（可靠性依次降低）。一级：所有随机对照试验（RCT）的系统评价/ Meta 分析。二级：单个样本量足够的RCT。三级：设有对照组但未采用随机方法分组的研究。四级：无对照系列的病例观察。五级：仅仅为临床专家意见。

怎样看待和使用系统评价或 Meta 分析证据？

一般来说，评价一个有关治疗措施的系统评价主要看：

（1）结果是否真实可靠，即是否为随机对照试验的系统评价？是否正确收集和纳入了所有相关研究及其数据？是否对单个试验质量进行了评价？

（2）结果是否有意义，包括效果的精确性怎样？根据对系统评价结果的真实性和意义的评估，可以判断其结论的可靠程度和应用价值。

Meta 分析的主要优点：

（1）能对同一课题的多项研究结果的一致性进行评价。这是指在文献评价中，可将若干个研究结果合并成一个综合统计学数据来进行估计。在系统评价（systematic review）中，当数据资料适合使用 Meta 分析时，用 Meta 分析可以克服传统文献综述的部分缺陷，其所得结论的可靠性更高。

（2）对同一课题的多项研究结果做系统性评价和总结，即用某个指标的合并统计量，反映多个独立研究的综合效应。

（3）提出一些新的研究问题与见解，为下一步的研究指明方向。

（4）对小样本的临床实验研究，Meta 分析可以统计效能和效应值估计的精确度。因此，与传统描述性的综述相比，设计合理与严密的 Meta 分析能对证据进行更客观的评价，对效应指标进行更准确、客观的评估，并能解释不同研究结果之间的异质性。Meta 分析符合人们对客观规律的认识过程，是与循证医学的思想基本一致的。

Meta 分析的不足和缺点：

（1）由于单个文献中临床试验往往样本较小，难以明确或肯定某种效应，虽然这些效应对临床医生来说可能是相当重要的。

（2）局限性，没有也不可能纳入全部的相关研究结果，无法提取全部相关信息与数据，具有发表偏性（Publication bias）。

（3）各个样本试验条件的不一致性，会导致纳入分析的数据等存在偏差。比如目前国内随机对照试验质量普遍不高，试验和数据多数可靠性较差，包括很多研究都未做到真正的随机分组。

再讨论一下循证医学与 Meta 分析的关系。循证医学在第三章里，已经有了一个概念和表述。显然，循证医学（evidence based medicine，EBM）的产生和新疾病的不断出现、临床治疗和用药需要更多更新的证据以及新药新技术知识体系的不断更新等直接相关。EBM 产生和发展的基础是具有良好素质的临床医生、经时间沉淀的最适合的研究数据和证据、临床流行病学的基本方法和知识、患者的参与及合作以及必要的医疗环境和条件等。其中，临床流行病学 RCT Meta 分析系统综述就是最主要的研究工具之一。换句话说，循证医学是利用最好、最适合的证据进行决策的科学，而 Meta 分析和系统评价正是总结证据的一种方法。如何利用这些证据进行决策就是循证医学的关键。实际上，是系统评价和 Meta 分析为循证医学产生和提供最佳证据，使临床能合理运用更多的更佳证据，这有助于提高诊治和用药的医疗水平。

在实际应用中，Meta 分析有很多种类型，举几个例子：

（1）普通 Meta 分析。这种 Meta 分析以合并随机对照试验、非随机对照试验、队列研究和病例对照研究的效应量为主。这类 Meta 分析的方法最成熟，发文量也最多。如钠－葡萄糖协同转运体 2（SGLT－2）抑制剂对 2 型糖尿病患者心血管状态的影响[30]，以及使用药物降低血压对心血管发病和死亡的影响[31]。

（2）重复或累积 Meta 分析。累积 Meta 分析是将各个纳入的研究按照一定的次序（如发表时间、样本量、研究质量评分等），序贯地添加到一起，进行多次的 Meta 分析。这样可以反映研究结果的动态变化趋势，评估单个研究对综合结果的影响，如罗非昔布的心血管事件的风险分析[32]。

（3）多维或网状 Meta 分析。若有一系列的药物可以治疗某种疾病，但缺少某几种药物之间的互相比较数据，在这种情况下就需要间接比较。网状 Meta 分析主要是通过间接比较，对处于同一个证据体的所有干预措施同时进行综合评价并排序。例如各类降糖药物的效果和安全性分析[33]。

第三种确认药物有效性的方法，就是多中心大样本随机双盲对照试验，这是目前国际上比较公认的验证药物有效性的一种临床试验方法，可以对药物疗效（即有效性）做出比较客观的评估。我们都知道，临床试验是以患者为研究对象，开展临床治疗或药物干预措施和对照措施的效果比较及其临床价值的前瞻性研究。由于临床试验以人为研究对象，自然与动物实验不同。在临床试验中，研究者不能完全支配患者的行为，只能要求患者避免采用某些干扰试验的治疗或行为，因此需要考虑患者的依从性问题。同时临床试验还必须考虑医学伦理学问题，例如当新药在试验过程中已被证实对患者损害大于益处，尽管试验没有结束，也要立即终止。已经有经医学验证对试验疾病有效的药物作为对照，使用安慰剂对照也是不适当的，除非有不得不使用的理由。

一般新药临床试验的分期和主要内容是如何设计和安排的？

其过程基本上贯穿了“多中心大样本随机双盲对照试验法”的原则与精神。首先需要遵守有关的现行法律法规体系。例如，药物临床试验应遵守的有关法规和指南就有药品管理法、药品注册管理办法、新药审批办法和药品临床试验管理办法等。同时还必须符合《赫尔辛基宣言》和国际医学科学组织委员会颁布的《人体生物医学研究国际道德指南》中要求遵从的道德原则，即公正、尊重人格、力求使受试者最大限度受益以及尽可能避免和减少伤害。当然，法律法规是履行的准则，具有强制性和具可操作性的文件。其次就可以开始制订具体试验方案。如前所述，试验方案必须依据“多中心、大样本、对照、随机、双盲”等原则制订。

新药临床试验通常分为四期，每一期均有不同要求和目的，而且根据不同的新药类别，需要的病例数与方案等也不相同。

（1）新药临床Ⅰ期：为初步的临床药理学及人体安全性评价，是在药学部分、试管实验与动物试验等前期研究的基础上，将新药尝试用于人体的试验。其目的在于了解药物量效反应规律与毒性，再根据结果进行最初的安全性评价，包括对新药的耐受性及药代动力学初步数据的评定，观察药品在人体的代谢过程，评估药品的不良反应，给拟定的给药方案提供初步依据，即确定一个最佳的服用剂量。一般以健康志愿者作为受试对象，在某些特殊情况下也可选择患者作为受试对象。方法为开放、对照、随机和盲法。一般受试例数为 20 至 30 例。

（2）新药临床Ⅱ期：主要对新药的有效性、安全性进行初步评价，并确认方案及给药剂量。根据不同的病种和药物情况，确定试验方法，由伦理委员会批准，多数需要做对照试验。基本上都采用严格的随机双盲对照试验，以平行对照为主。通常与标准疗法进行比较，也可以使用安慰剂。依照现行法规，一般试验组和对照组的例数都不得低于 100 例。而且还需要注意设置的诊断标准、疗效标准的科学性、准确性和统一性。要根据试验目的选择并确定适当的观测指标，包括诊断指标、疗效指标和安全性指标。并参照临床前试验和Ⅰ期临床试验的结果，制订出药物的剂量研究方案。应有符合伦理学要求的终止试验标准、数据逸出和个别受试对象退出试验的标准。对不良事件、不良反应的观测、判断和及时处理也都应做出预案和具体规定。还要有严格的观测、记录及数据管理制度。试验结束后，对数据进行统计分析，对药物的安全性、有效性和使用剂量等做出初步评价和结论。

（3）新药临床Ⅲ期：扩大标准的多中心随机对照临床试验，目的在于进一步验证和评价试验药品的有效性和安全性。试验组例数一般不少于 300 例（根据药物类别不同可有差异），对照组与治疗组的比例一般不低于 1∶3。具体总例数需符合统计学要求。可以和安慰剂对照，也可以和已有的药物对照，还可以联合其他药物对照。同时还可以根据这一期试验的目的调整受试者的标准，适当扩大特殊受试人群，以便进一步考察不同用药对象所需剂量及其依从性的程度。

（4）新药临床Ⅳ期：在新药上市后的实际临床应用过程中加强监测的一个特殊阶段，其目的是跟踪药物在广泛、长期的实际应用中的疗效表现及不良反应的发生率。Ⅳ期临床试验一般可不设对照组，但也应在多家医院进行，观察例数通常在 2000 例以上。Ⅳ期试验注重考察的是不良反应、禁忌证、长期疗效和使用时的注意事项，以便及时发现可能存在的远期不良反应，并评估远期疗效。此外，还应进一步考察药物对患者的经济与生活质量等方面的影响。

怎么样来通俗地理解所谓多中心、大样本、随机、双盲和对照临床试验的概念呢？

（1）多中心：指的是多家医疗中心机构、多家医院，不同药物类别要求可能不相同。例如过去的 3.1 类新药做临床试验，一般选择 6 或 7 家医院开展临床试验研究；而如果是仿制药，归属当前的 3 类药物，则仅仅做所谓生物等效性试验，一般需要 30～60 个样本（即受试人数），只需要一家医院就可以完成。

（2）大样本：指样本数要足够多，这里主要指病例数。如果多中心，总样本数为各中心例数之和。如果病例数过少，偶然因素影响也大，误差也大，因此必须根据统计学原理，保证有最低样本数。因为样本数越大，其结果越可靠。同时还要考虑因故终止的病例，即退出的样本，包括逸出的样本，故往往要预增病例数。当然样本数过大，成本高，费用也会很高，但至少需满足统计学的要求。

（3）随机：是指在分组的时候必须随机，包括药品、对照，以避免人为因素或标记特征等对试验结果产生干扰，产生误差。

（4）双盲：指受试者和医护人员都不知道该受试者是在服用新药还是服用安慰剂或对

照药物，以避免研究结果受安慰剂效应或者观察者的主观上判断的影响。而盲法（blind method）指在试验方案中，不能让参与临床试验的受试者、研究者、参与疗效和安全性评价的医护人员、监察员、数据管理人员和统计分析人员等知道受试者所接受的是何种药物。当然，试验业主是知道的，但也是最后“揭盲”的时候。在具体实施过程中往往根据盲态的程度又分为双盲（double blind）和单盲（single blind）两种状态。在一般情况下，应当首选双盲试验；当然，也可采用单盲设计。单盲法试验是指医护人员及相关试验人员不设盲，仅受试者设盲，即试验药与对照药外观虽有区别但受试者并不知哪种为试验药哪种为对照药。单盲法由于药物外观有区别，医护、监察等人员不设盲，因而不能排除医护人员可能产生的主观偏倚（bias）。

（5）对照：指需要有参照物或体系进行比较，才可以确认药物是否有效。如上述，可以是空白对照即安慰剂对照，也可以是已知药物的对照。有时候一个临床试验可以设立多个对照组，比如一个阳性药物再增加一个安慰剂，就形成同时使用安慰剂和阳性药物对照组的试验，常称为三手臂试验或双对照研究（three-arm study）。此外，新药临床试验最基础的工作是保证新药研究原始试验资料和档案的真实、规范和完整。数据管理的目的是将获自受试者的数据及时、完整和准确无误地纳入报告。例如，数据管理包括根据试验方案要求制订的病例报告表（case report form，CRF）的规范化操作。研究者负责数据填写，监察员负责核实数据的真实、可靠；数据管理员负责将 CRF 表数据完整真实地录入计算机；之后，统计分析人员对数据进行检查，对数据锁定并做统计分析，完成统计分析报告。在实践过程中必须严格按规定程序与要求进行，避免失误或混淆，以及可能带来的误差，如操作要求规范，数据记录要求合规并能够溯源，记录要完整并妥善保存等。

可以认为，这种多中心、大样本、随机、双盲和对照临床试验应该是目前临床相对合理、有效的药物有效性评价方法。所以这种方法已成为当前国际上通用的临床试验方法。

从上述讨论的情况来看，确定一个药物的有效性的试验方案，其最主要的精神可以用“对照”和“概率统计”来概括，具体实施时则应遵从“多中心、大样本、随机、双盲、对照”的原则进行，以便得到可靠与正确的结论。

第五章　影响药物发挥药效的因素

药物作用发生在药物小分子与患者生物大机体之间，通常认为，影响药物发挥药效的主要因素来自两个方面，即药物自身与患者机体。但实际上，还应加上第三个因素，就是药物与机体作用时的环境或条件，其主要包括药物与药物之间、药物与食物之间，其他因素如致病菌的耐药性、肠胃道微生物或已参与的生化反应等对药物疗效的影响。

第一节　来自药物自身的原因

药物的自身因素包括药物的分子结构、理化和生物学性质对药效的影响。

显然，药物的分子结构及其理化性质是药物作用的物质基础，是药物产生或发挥药效的基石。药效取决于药物分子结构的特征，决定了药物在机体内的吸收、分布、代谢和排泄等药代动力学特性，以及药物作用的强弱、显效的快慢以及作用维持时间等药理活性。所以，药物的分子结构是决定药物发挥药效的首要因素。正因为如此，药物学研究的一个最主要也是最基础的领域，就是药物设计和创新药物研究，这正是“（结构）存在决定生物活性”的实际体现。其实，这部分研究更大程度上体现在“药物化学”这个学科中。在“药物化学”领域里有一个专门的术语，就是“构效关系”。构效关系（structure-activity relationship，SRA），是指药物分子的化学结构与其生物活性（主要是指药理药效与毒理作用等）之间的关系。可以说是药物化学研究的重中之重，是主要的“精髓”内容之一。随着这种研究的长期发展以及许多近代和现代科学技术的进步，如分子生物学、量子有机化学和基因组学等的科学突破，使我们对药物与机体之间的相互作用的认识，由宏观逐渐进入了微观分子层面，有力地促进了药物构效关系的研究。特别是药物在体内的作用机制，得到了前所未有的深入探究与诠释。

一般而言，影响药物活性的结构因素及其理化性质或理化参数，主要有药物分子构成的原子种类、数目以及连接方式、分子量、溶解度、油/水分布系数、解离度、分子极性、偶极矩、分子重心、表面活性、化学反应活性以及立体结构等众多影响因素。如果再稍微宏观一些，也可以将这些性质简明地归纳成基本结构（含药效官能团）、分子中电子密度分布以及立体结构这三个类别的结构属性。即使是前段所述药物的简便分类，即特异性（structurally specific）和非特异性（structurally nonspecific）药物，特别是后者，也是与药物分子结构及其理化性质密切相关的。因为它们作用的强弱，主要与其脂（或油）/水分配系数这类非特异性参数相关联，这类药物常见于麻醉药物、中枢神经系统药物和直接与药物理化性质相关的药物等。例如，常用于治疗脑水肿或肺水肿等的甘露醇注射剂和高渗葡萄糖等，就直接与其溶解度、解离度以及渗透压等物理参数有关。

这部分内容，我们将在第八章中重点讨论。当然，药物分子的理化性质，也是多种多样的。比如药物分子的手性（chirality），即通常所说的光学异构（optical isomerism），就是药物分子常见的一种物理特性。例子也很多，如第三代镇静催眠药物右佐匹克隆（eszopiclone）、治疗前列腺增生的 R（－）坦索罗辛（tamsulosin）以及抗蠕虫药物驱虫净（tetramisole hydrochloride）的左旋体左旋咪唑（levamisole），如图 5－1 所示。有关这方面的内容，我们在后面的章节会详细地进行讨论。

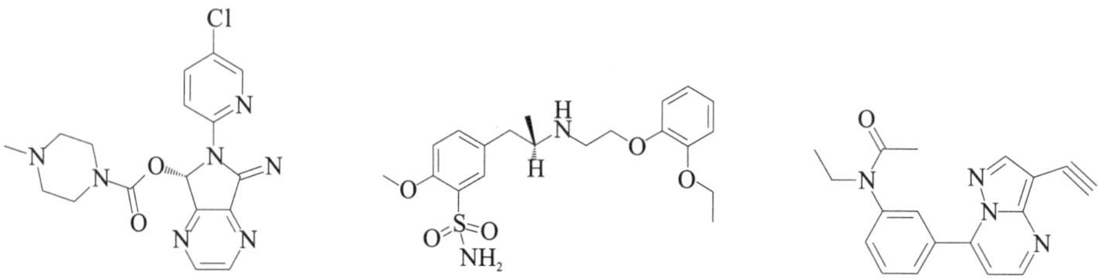

右佐匹克隆　　R（－）坦索罗辛　　扎来普隆

图 5－1　右佐匹克隆、R（－）坦索罗辛和扎来普隆

目前国内药物研究聚焦的热点之一，即药物的多晶型现象也是一种药物特殊的理化特性。其指同样的分子结构，在不同的理化条件下结晶，可以得到不同的晶型状态。而关键的是，在药物应用的实践中，的确发现，同种药物不同的晶型分子，在使用的时候所产生的药理效果是不一样的。有时候，反映出来的这种药效或生物学性质上的差别，甚至很不相同。例如，临床推出不久的催眠镇静药扎来普隆（zaleplon），是新一代非苯二氮䓬类镇静催眠药，属于吡唑并嘧啶类新型结构，就存在着明显的多晶型的性质。在对其进行具体的晶型实验研究时，我们发现，活性较差的晶型往往起效缓慢，作用强度小，从而严重影响了治疗的结果。的确，我们在晶型对应温度及重结晶溶媒体系的研究中，进行晶型改变的多因素相关曲线图上，发现该药物还存在晶型转化的某些“拐点”，或极为敏感的温度控制区域和溶剂体系，这种拐点附近的晶型转变，可能会极大地影响该药物的药效发挥。为此，我们曾对各个条件下获得的不同晶型的产物进行动物药理活性实验，结果表明药效的差异相当大。

不同的晶型对药物理化性质的影响是比较大的，包括晶体堆积性能（密度、引湿性等）、热力学性能（如熔点、溶解度等）、光谱学性质（如电子跃迁等）、动力学性质（如溶解度、稳定性等）、表面性能（如界面张力、表面自由能等）以及机械性能（如硬度、压片性等），但我们更关注的是对药效的影响，尽管我们也可以通过制剂技术对其剂型进行优化与改善。

那么，什么是多晶型（polymorphism）呢？

我们知道，一种物质在结晶时，由于会受到各种因素的影响，因而会产生不同的晶型。这是因为各种不同的影响因素，会使药物分子间作用力发生改变，即键合方式或者形式（即药物微粒之间的范德华力、分子间力等其他非共价键）发生改变，以致药物分子或原子在晶胞中采用不同堆积方式，形成不同的分子晶体结构。当某药物结晶时，如果产生同质多晶型体，一般就与自身纯度、结晶温度、晶核的透析以及结晶溶剂类别与组成等条件密切相关。即同一种固体药物由于具有两种或两种以上的晶格空间排列形式或晶胞参数，从而形成多晶型。药物多晶型现象及其研究很早就引起人们的注意，并在19世纪六七十年代以后，得到了很快的发展。由于临床已观察到如果药物的晶型不同，则可能会影响该药物在体内从剂型载体中的溶出和吸收等过程，自然会影响药物的生物利用度和临床疗效，甚至安全性等。因此，在将多晶型药物制成相应剂型，特别是固体口服制剂时，关注并研究不同晶型对药效的影响，具有十分重要的意义。

那么，多晶型现象对药物的理化性质以及药物疗效，究竟有什么样的影响？

由于不同晶型晶格形态不同，晶体分子间作用力也不同，晶格能也不同。如此产生了同一种药物不同晶体的各种理化性质的改变，如水溶解度、溶出率、折射率、自由能（表面）、熔点、密度、电学性质和蒸气压力等。这些差异，可以部分反映出同种药物不同晶型的热力学稳定性不同的原因。所以，如果该药物存在多晶型现象，一般就会有稳定型晶型、亚稳型晶型（可能有若干种）和不稳型晶型之分。这些不同的晶型理化性质上各不同，需要进一步看其对药效发挥的影响是有利或不利。如稳定型晶型内能较低、熔点较高、化学稳定性较好，不过由于反应速率与溶解度等相对较小，因而其生物利用度也较差。不稳定晶型则相反，多种亚稳型均可介于二者之间。当然，在某种条件影响下，它们会向更稳定晶型转变，即转晶现象（polymorpb transformation），这有可能使药效的发挥受到影响。

一种药品按总混批次生产出厂，到临床应用有效期之内，一般要求有1.5～5年的质量保证期即稳定期。如果在这期间发生了晶型转变，有可能引起生物利用度的改变甚至降低，在一定程度上影响其疗效的发挥。当然，也有人认为药效的这种转变甚至会发生治疗事故，不过并不常见。同一药物不同晶型的生物利用度有显著差异的情形是比较常见的。有研究发现，葛根素的四种不同溶剂的结晶，在水中的溶解度随晶型的增大而减小。前面谈到的阿司匹林也有晶型Ⅰ和晶型Ⅱ的现象。相同给药剂量下，阿司匹林Ⅱ型的血药浓度可超出Ⅰ型70%[34]。当然，临床研究发现，同一药物不同晶型的生物利用度也并非一定都有显著性差异，教学实践中举例最多的就是法莫替丁（famotidine）。治疗胃溃疡的药物法莫替丁是一种高效组胺 H_2 受体拮抗剂，由于疗效肯定，安全性也较高，受到好评。依照惯常情形，一种具有多晶型性质的药物由于生产工艺不同，常会有A、B两种晶型。而且一般而言A型稳定，熔点也高于B型，但溶解度和溶出速率均较B型小。针对法莫替丁多晶型问题的研究结果却发现A、B两种晶型的生物利用度并无显著差别，研究中同时制备了两种不同晶型，并通过红外光谱、粉末X射线衍射谱和差热分析等测试确定了两种不同晶型的特征。然后，10名志愿健康受试者分两组口服A、B晶型的法莫替丁片(40mg/s)，采用HPLC法测定血药浓度，将不同血药浓度对时间的数据进行曲线拟合，计算得到绝对生物利用度分别为46.8%和49.1%；经统计学处理，两种不同晶型的片剂在健康人体内的生物利用度并无显著性差异（$P>0.05$）[35]。普遍能接受的原因认为，这可能是法莫替丁分子结构上带有胍基这种较强碱性的基团，在酸性胃液中能与质子结合或者通过溶剂化作用而迅速溶出，在较短时间内成为溶液状态，导致晶型差别的影响很快消失。因而，对药物的疗效自然也没有太大的区别[36]。

当然，不同药物多晶型性质，肯定会对制剂的剂型选择、稳定性以及整个制剂工艺过程等提出特殊的要求，这也是很常见的。只是我们在这里更侧重于讨论对疗效的直接影响。实际上，要严格保证药品质量及临床药效，制剂生产过程中的热力学因素和各个环节的有效控制，也是非常重要的。例如，各类片剂或胶囊、颗粒剂等固体制剂在生产过程中，要注意避免晶型变化或转化造成的影响。因此在原药干燥、粉碎、制粒和压片或者装填时，都要采取有效的防护措施。必要时可以在某些岗位标准操作（standard operation procedure，SOP）程序中增加复核指令，并注意检验药物是否仍保持需要的晶型。比如上述的镇静催眠药物扎来普隆，就是在试验中发现其在干燥温度、总混和制粒等工艺环节中的温度控制非常关键。一旦控制不好，药物就会很快发生晶型转换。扎来普隆就会从一种快释的亚稳态晶型，转变成一种缓释的高稳态晶型。大量临床应用数据也已证实了这种情形的存在。除了固体口服制剂外，栓剂、贴剂、混悬剂或其他半固体剂型等在生产和贮运过程中，也很容易发生转晶现象。据报道，早期的醋酸可的松混悬剂析出的大颗粒晶体容易堵塞注射器针孔，二氟尼柳（diflunisal）的溶剂化效应，甚至溶液剂的磺胺类滴眼液也曾析出颗粒，包括影响较大的 HIV 蛋白酯酶抑制剂利托那韦（ritonavir）等，也都由于缺乏对其多晶型进行充分研究而可能发生转晶型问题并影响疗效。

实际上，固态药物，特别是临床使用的一线药物，基本上（≥90%）都是晶型药物。其中的主要原因是晶型药物与无定型药物相比稳定性较好，生产条件更简便，质量更易控制（包括结晶纯制工艺较容易掌握等)，且重现性较强等优点明显。当然，有时候条件不同，如在工艺中只能通过骤冷、急速降温或研磨以结晶，或通过喷雾干燥来制粒等，只能得到药物的无定型形态。这种无定型形态处于热力学不稳定与动力学非平衡状态，故有稳定性较差且容易发生重结晶等缺点，不过，其也往往具有纯度和溶出度都较高的突出特点。这些固体药物的简单分类及其多晶型现象的相关性见图 5-2（a)，而这些固态形式之间的关系见图 5-2（b)。换句话讲，当采用无定型形态的制剂给药时，多晶型的影响就不是那么明显了。除了当药物由一种晶型向另一种晶型转换或者因为溶解度等性质使不同晶型发挥药效时间产生差别时，其中的有效晶型代谢的速率超过了转晶速率这种情形之外，一般在很大程度上也就只是表现为药物起效的快慢或者作用强弱不同而已，不会产生更为严重的不良反应。

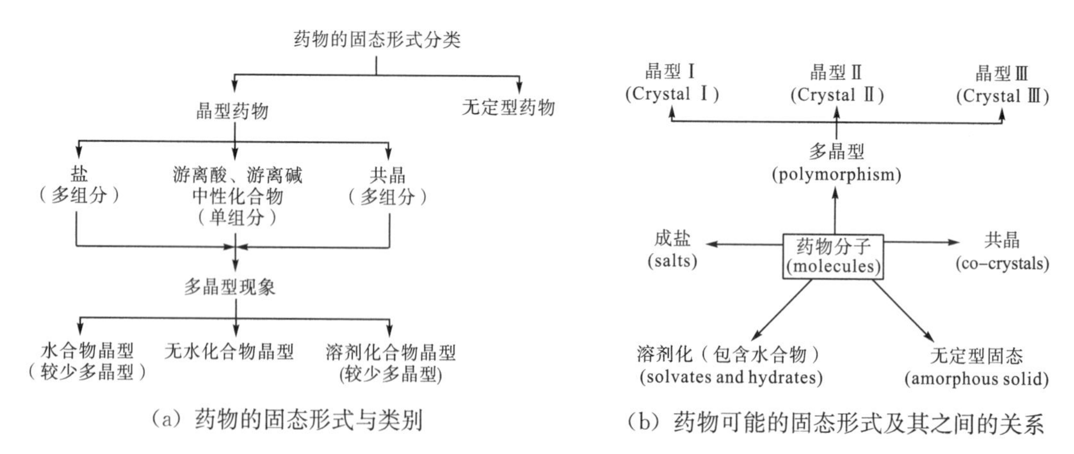

(a) 药物的固态形式与类别　　(b) 药物可能的固态形式及其之间的关系

图 5-2　固体药物晶型的简单分类及其关系

针对同一种药物即原料药（active pharmaceutical ingredient，API）而言，如果选择

以固态形式给药，就可以综合考虑多晶型、盐、共晶、溶剂化合物及水合物等多种固态形式，甚至无定型状态。由于这些不同的固态形式各自具有不同的理化性质（如稳定性、溶出度及生物利用度等），可能影响其药效的发挥，所以有必要对其进行深入研究，以便筛选出针对临床需要的最佳固态形式的原料药。当然，特别要注意的是，这些固态形式的区别并不是绝对的，它们不仅可以相互转化，而且可能相互依存或共存。共晶不等于没有多晶型，只是相对单一成分会更少一些。且从药物角度看，我们对共晶研究比较少。有研究认为，共晶会明显减少 API 多晶型的趋向，如卡马西平－烟碱共晶的多晶型研究，5－氟尿嘧啶－对羟基苯甲酸共晶的多晶型研究等。同理，成盐药物也有可能存在多晶型现象，例如普拉格雷盐酸盐的多晶型研究和盐酸舍曲林的多晶型研究等。盐酸舍曲林的多晶型研究研究了四种晶型在不同溶媒体系中的溶解度，为选择优势的药用晶型提供了参考。

在不少人看来，晶型不同的药物药效的不同，是由于其吸收量不同，影响了其血药浓度。被吸收的药物处于动态代谢的过程中，血药浓度达不到最低有效浓度（包括用 ED_{50} 所监测的数据），则可影响药效的发挥或者说影响生物等效性。当前流行的“安全但无效”的看法，大概部分源自于此。其实就口服固体制剂而言，只要解决了溶出度（dissolution rate）问题，即能够在规定时间里崩解溶解出来，药效就基本上不受晶型的影响。因此大可不必非得去做生物等效性这类临床试验，否则，我们都不能正视“药物结构是产生药效的物质根本”这样的科学基础和原理了。

此外，用药剂量对药物发挥疗效的影响也是非常显著的。用药剂量对药物疗效的影响，是指使用药物的分量。通俗地理解，在一定范围内，药物剂量从治疗量至极量之间，药物的作用强度是随剂量增加而递增的，这也是由一个量变到质变的典型过程。通俗易懂的例子，莫过于食品、药物与毒物之间的关系。因为在某种意义上，它们之间没有绝对的界限。其中能够关联它们的主要因素之一，就是剂量或者用量。氯化钠在平日里自然是食品，临床用于补液，但大剂量则致毒性反应的发生。即便是口服，以大鼠为例，其半数致死量（LD_{50}）也就是 3g/kg（大鼠，经口）左右。

这里，我们需要引入若干药理学的重要概念。

如前所述，药物作用于机体，并引起机体生理、生化功能或形态发生改变，或者病理状态发生改变等，称为药理效应（pharmacological effects）。它是药物作用的结果，是用药后机体反应与表现的统称。

实践发现，药理效应与剂量或者血药浓度在一定范围内成比例，这就是药物发挥作用的剂量－效应关系（dose－effect relationship）。由于当前最常见的是测定血药浓度实验，故在药理学研究中，常采用血药浓度－效应关系（concentration－effect relationship）。一般采用药理效应为纵坐标、血药浓度为横坐标作图，即得量效曲线（dose－effect curve）。如血药浓度用其对数剂量值作图，则通常可获得典型的“S”形曲线。当然，有时也可直接采用药物剂量做横坐标，得到剂量与效应的关系曲线。

在量效关系研究中，如果药理效应的强弱呈现出连续增量或减量改变，就可以用具体数量或反应的百分率来描述或者分级，如心率、脉率、血压、血脂、血糖、尿量、肌酐等临床生化指标，被称为量反应（graded response），如图 5－3（a）。而有时候，药理效应的强度尚不能量化，只能用某种效应出现的频率来描述，例如有或无、出现或不出现、阳性或阴性等，相应的，被称为质反应（quantal response）。质反应中的效应指标，如疼痛、惊厥、睡眠、抽搐和死亡等状态，通常以阳性或者阴性或其样本数的百分率来表示。如以其产生效应的频率为纵坐标，对数剂量为横坐标，也能得到一条对称的S型量效曲线，如图5－3（b）。再以药物A、B的量效曲线为例，如图5－4所示。

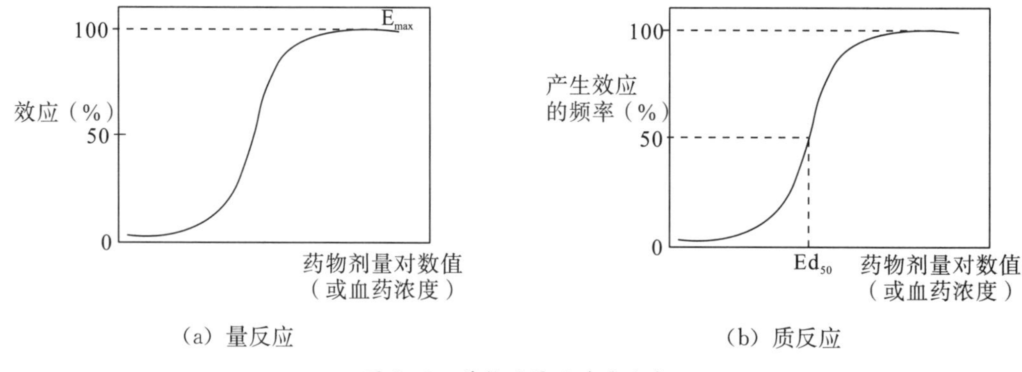

图5－3 药物的量效关系曲线

分析图5－3的两种量效曲线，不仅可以看出不同药物的量效曲线是不一样的，还可以得出如下几个重要概念。

最小有效剂量或浓度（minimal effective dose/concentration，MED/MEC），即能引起药理效应的最小剂量或者最低浓度，有时候也称阈浓度（Threshold Concentration）。这里“阈”的概念，是界限的意思。阈值又可叫临界值，是指引发一个效应产生的最低值或最高值，或触发某种行为或现象所需要的最低值。阈值在生物医药中是很常见的。横坐标常常可用剂量表示，这时将“浓度”改为“剂量”即可。

半数有效量（median effective dose），是指能引起一半即50％阳性反应（质反应）或50％最大效应（量反应）的样品浓度或剂量，分别用半数有效浓度（EC_{50}）及半数有效剂量（ED_{50}）表示。而当效应指标为中毒或死亡是，则可用相关半数中毒浓度（TC_{50}）、半数中毒剂量（TD_{50}）、半数致死浓度（LC_{50}）和半数致死剂量（LD_{50}）表示。继续增大药物浓度或剂量，药效加大，直至出现最大效应（maximum efficacy，E_{max}）或效能（efficacy），有时也用E_{99}来表示。这时，即使继续增加药物剂量，效应也不再继续上升或出现明显变化，反而会出现毒性反应。这时，表现出疗效的最大剂量，称为极量（maximum dose）。极量的概念很重要，因为这是药物治疗范围的剂量限制，即作为安全用药的极限，超过极量就有发生药物中毒的危险。相应的，出现中毒症状的最小剂量或浓度，称为最小中毒量（minimum toxic dose）。如果反应指标是死亡，则此时的剂量称为最小致死量（minimum lethal dose）。临床上使用药物的基本原则之一，从量效关系角度出发，就是其治疗量“应比最小有效量大，比最小中毒量小，不得超过极量”。如此，才能保证用药的安全性。

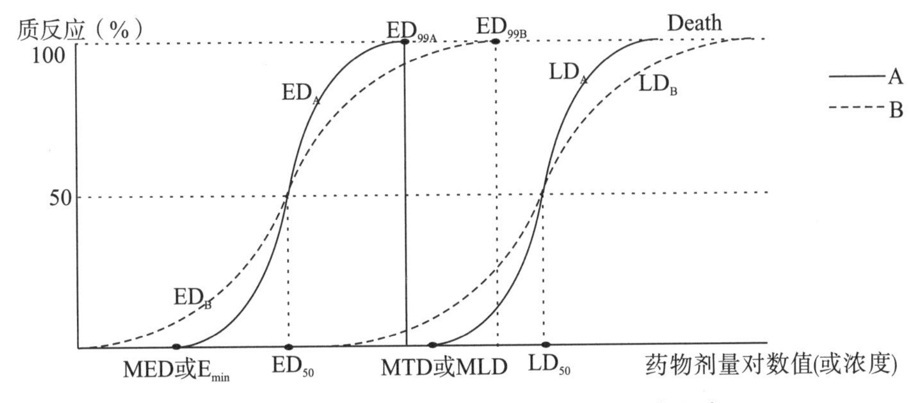

图 5－4　药物 A、B 的治疗指数、安全指数与安全界限

药物效应的强度或者效价（potency）是指引起一定效应时所需要的药物剂量或者浓度。当需要比较不同药物的作用强弱时，往往使用强度或效价这样的概念。一般采用产生相等效应即等效反应，如 50%效应量（$1/2E_{max}$）所需要的药物浓度或剂量，用以反映药物与其靶标的亲和力大小。显然，其值越小即药物的用量越少，则该药物的强度或效价越大。注意，药物的最大效能与效应强度的含义是不同的两个概念，二者并不能替换，但也经常共同用于比较几种药物的作用强弱。

此外，还有几个重要的参数，即治疗指数（therapeutic index，TI）、安全指数（safety index）和安全界限（safety margin）。它们都是在上述药物量效关系研究中衍生出来的重要参数。如治疗指数，就是一个临床常用的数据，通常用来评价一种药物的安全性。其公式如下：

$$TI = \frac{LD_{50}}{ED_{50}}$$

显然，治疗指数越大，说明该药物越安全。在图 5－4 中，药物 A、B 虽然曲线不同，但治疗指数相近，安全性基本相同。后来，由于考虑到某些药物在最大有效剂量时可能产生的毒性作用，又引入了上述安全指数和安全界限等概念，来共同评价一种药物的安全性。

安全指数＝最小中毒量 LD_5/最大有效量 ED_{95}

安全界限＝（LD_1-ED_{99}）/$ED_{99}\times 100\%$

从图 5－4 中可以得到结论，药物 A 的安全指数与安全界限均比药物 B 要高，药物 B 的 LD_5（估值）与其 ED_{95}（估值）之间几乎无间隙，即已发生重叠，故安全性较差。

上述的概念与术语是比较抽象和枯燥的。实际上，这些指数或参数主要使用在药物开发阶段，或者说在其尚未正式应用于临床之前会使用得更多一点。而实际临床应用时，比如药品说明书中，往往更多出现的是 LD_{50} 等少量的参数而已。例如，血脂调节药辛伐他汀（simvastatin）片（图 5－5）的口服 LD_{50} 在小鼠中为 3.8g/kg，在大鼠中约为 5g/kg。用于治疗慢性肾炎的阿魏酸哌嗪（piperazine ferulate）片的口服 LD_{50}，小鼠为 3.58g/kg 等。再如，毒性极强的氰离子（CN^-），其化合物形式氰化钠等，一般每公斤体重 1mg 的剂量即可致死。对于体重 70kg 的人而言，致

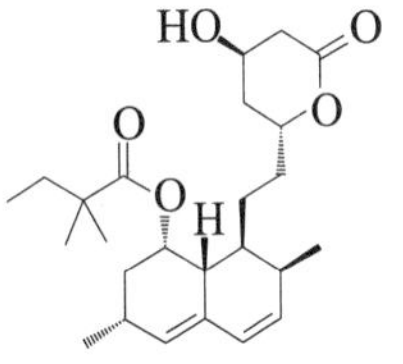

图 5－5　辛伐他汀

死量约为70mg。一些常见物质致死参考量范围如下：吗啡1～50 mg/kg，甲醇500～5000 mg/kg，乙醇5000～15000 mg/kg。所以，我们也应该有这样的概念，同一种物质或药物，当其使用剂量不同时，所产生的药理或生物效应是不同的。如图5－6所示，神经系统药物的激动剂与拮抗剂分别自正常剂量（水平）开始，随剂量的不断加大导致不同的生理或毒理效应，也充分说明了这个道理。

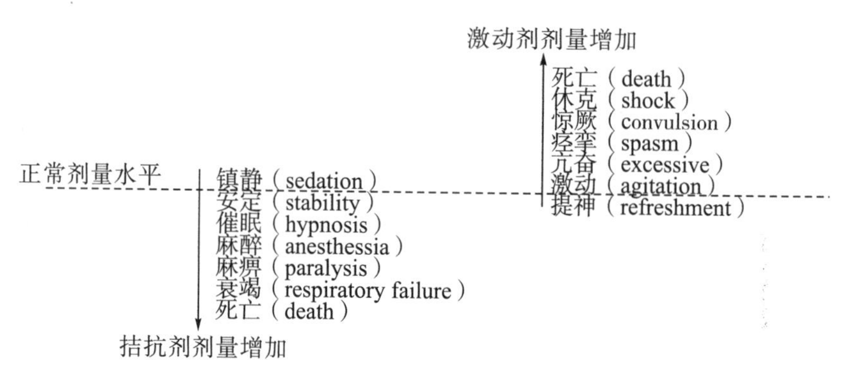

图5－6　药物激动剂与拮抗剂量效关系

那么，就 LD_{50} 而言，药物的毒性评价与其是什么样的关系呢？或者说通过 LD_{50} 如何评价药物毒性呢？首先，我们看看药物毒性的分类和分级。通俗来讲，可将药物的毒性试验分为两类：一是特殊的毒性试验，主要包含致癌、致残、致突变，即所谓“三致”试验。一个药物的药效再好，如果“三致”试验显示特殊毒性较大，则该药物也将被淘汰。二是一般毒性试验，通常用小鼠或兔子等动物做预试验，主要是测定半数致死量 LD_{50}。如果某个药物的半数致死量是有效使用剂量的2倍或以上，通常认为还是可以在临床上安全使用的。半数致死量与有效剂量越靠近，药物安全性就越低。安全性太低，临床应用的风险就会太大。

第二节　患者的机体状态

实际上，人体方面的影响因素，通常指年龄、性别、种族、生理状态以及个体差异等多种原因对药物作用发挥的影响。

（一）年龄的影响

年龄是影响药物作用的重要因素之一。

临床研究早已证实，不同年龄段的人群，在药物的吸收、分布、代谢和排泄等方面均表现出明显的差异。药物的常用量，是指使用于成年人的平均剂量，而婴幼儿、老年人用药剂量则不同，如老年人剂量一般为成年人的3/4。

我们都知道，新生儿的各个器官系统的发育尚不成熟，其功能自然不可能完善，包括其肝酶系统的发育还有待时日。例如，婴儿出生后数周内，肝细胞中微粒体的活性尚未达到相当程度，因而对很多药物的代谢能力都很弱，加上缺乏形成葡萄糖醛酸苷的解毒能力，一般认为对药物的清除能力仅为成年人的20%～30%，因此很容易发生药物的不良反应。新生儿、早产儿使用氯霉素所致的灰婴综合征（gray baby sydrome），就是明显的事例。再加上婴幼儿的肾功能、内分泌系统等也尚未发育完全，对药物的排泄能力也较差，其肾小管功能约为成年人的30%左右，致使许多药物在其体内的排泄缓慢，半衰期延长，极易导致其机体内蓄积性中毒。还有些药物，可明显影响蛋白质、磷、钙等物质的代谢，如肾上腺皮质激素，治疗儿童多动症的盐酸哌甲酯（methylphenidate hydrochloride）和喹诺酮类抗菌药物诺氟沙星（norfloxacin）等（图5－7），对处于生长发育阶段的儿童均可能产生严重的不利影响。所以，对儿童用药需要十分慎重。

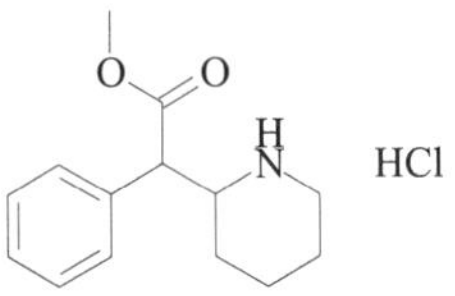

盐酸哌甲酯 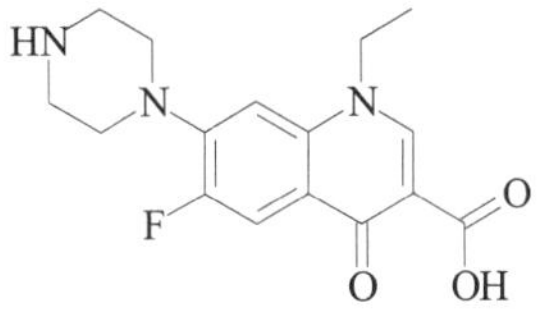　　诺氟沙星

图5－7　盐酸哌甲酯和氟哌酸

儿童用药历来是临床上一个比较复杂的问题，特别是对药物剂量和给药次数的掌握，一直是儿科医生关注的重点。儿童对药物的反应和成人既有剂量上明显不同，还可能发生质上不同的反应，故在用药，特别是选用新药时更应该谨慎。目前临床上普遍采用的计算儿童用药剂量的办法有根据儿童年龄、体重或其体表面积计算等几种，各有优缺点。通常需要根据儿童年龄和发育情况及所用药物的特点，采用合适的计算方法作为参考，并考虑可能影响药物作用的因素，初步拟定用药量并给以试用，并需要随时观察过程中可能发生的药物反应和副作用，以便及时调整剂量。由于药物效应受到多种因素的影响，因此任何一种方法或公式计算所得的有效用药量，均只能作为参考，临床必须根据患儿情况和临床经验来进行调整。通常认为，儿童（包括新生儿）由于各种生理功能及自身调节功能尚未发育完全，皮肤角化层较薄，体内各类屏障尚未完全建立，所以药物很容易穿透吸收，即便是局部用药也可能导致中毒。

例如，阿托品类滴眼剂即使局部使用也可能引起儿童的全身反应。儿童体内血浆蛋白与药物结合的能力较低，血中游离药物浓度较成人会更高，所以当血药浓度处于同一水平时，某些药物对儿童的作用较成人更强、更明显。

儿童的血脑屏障的功能尚未完善，药物更容易进入中枢神经系统，因此儿童对药物敏感性会更高。例如，吗啡、可待因或含有此类成分的药物，儿童会特别敏感且容易发生中毒。

儿童肝肾功能功能发育不完全，对某些药物代谢酶的活性较低。例如，胆红素与白蛋白结合的位点被某些药物置换后容易引起核黄疸等现象。氯霉素引起灰婴综合征，正是由于儿童肝脏的结合代谢能力低下，导致氯霉素在组织中蓄积产生很高的药物浓度。

随着社会生活水平的提升，我国已经提前进入老龄化社会。老年人体质及各个系统和器官的功能减弱，代偿适应能力等也逐渐衰退，血液中血浆蛋白量含量改变，体内水分较少，脂肪组织相对增多。某些药物的血浆蛋白结合率偏低，结合量减少，导致药物作用与分布发生相应的改变，即水溶性药物分布容积变小，而脂溶性药物分布容积增大。显然，药物在老年人体内的代谢和排泄速率会相应降低，故药物的反应与成年人也有较大差别。通常老年患者常剂量使用那些主要经肾脏排泄的药物时容易发生蓄积中毒。此外，老年患者对许多药物的反应又特别敏感。例如，老年患者使用麻醉药物时，其耐受性会比较差，临床术前评估也应谨慎。

综上，年龄对药物作用的影响的确是明显的。举肝、肾功能的例子即可说明：人的一生中，肝微粒体酶活性是随着年龄的增长而缓慢降低的。同时，由于脂肪在机体内的构成比例随着年龄增长而增加，那些脂溶性药物在体内的分布容积就会增加，导致某些药物的半衰期会随着年龄的增长而增长。一般认为，肾功能从 20～22 岁开始缓慢减弱，到 50～55 岁和 75～80 岁时分别降低约四分之一和二分之一。肾小球滤过能力的衰退相应会引起药物经肾脏清除的速率明显降低。

（二）性别

性别差异也是影响药物作用的重要因素之一。

研究表明，机体的脂肪比例除了可影响药物在人体的吸收，还会影响药物代谢。女性同男性相比，体脂比例有明显的不同。比如妇女有月经、妊娠、分娩和哺乳等特殊阶段，用药时应该特别注意。一般药品说明书也要求必须有专门针对妊娠或哺乳期妇女影响的说明。女性患者通常对泻药、抗结核药、利尿药、麻醉药、解热镇痛药以及镇静催眠类药物较为敏感，血浆中药物浓度偏高，作用偏强，甚至容易引起月经过多或流产。长期应用糖皮质激素，可使女性男性化，出现长胡须、喉结、多毛以及月经紊乱等，当然这对男性患者也是相似的。有些药物已经确定对妊娠期胎儿发育有不良影响，如氨基糖苷类抗生素和某些四环素类，可引起胎儿耳蜗神经损害并明显影响骨骼发育。还有磺胺类抗菌药物、利福平等抗结核药、抗癫痫药、抗精神病药和避孕药物等，均对胎儿有明显的不良影响。

性别影响药物作用的根本原因，认为是不同性别的肝脏线粒体内的 CYP450 酶系中的种类构成及其活性存在差异所决定的[37]。此外，性别差异的影响还表现在不良反应程度不同、同种制剂的药效不一致等方面。

（三）体重及营养状况

药物经过人体吸收后，其在血中浓度的高低可以反映药物作用的剂量及其效应的变化，即上述的量效关系。一般而言，体重大、血流量多的机体，药物的血药浓度变化更快，这与其代谢速率及平衡时间有关系。要使药物在血中达到有效浓度，用药的剂量可根据患者体重或体表面积来调整，故临床上体重过重或过轻的患者都应适当调整用药剂量，不过肥胖型患者或许要更特殊一些。当儿童用药时，由于其敏感性较高，体重对药物用量的影响也会更加突出。另外，患者的营养状况也会明显影响药物的作用，营养不良的患者，对药物的作用会更敏感，对药物毒性的耐受性也较差，所以患慢性消耗性疾病以及严重营养不良的患者用药时更要注意给药的剂量。但不管是因饮食习惯或是病理状态，影响血药浓度的主要原因还是血浆蛋白与药物结合率更低以及肝脏线粒体酶活性更低。

（四）精神和心理因素

尽管精神状态对机体正常生理活动影响的机理并不是很清楚，但精神和思想状况对人的日常活动效能、生理功能发挥以及所用药物疗效的影响是肯定存在的，包括在第一章提到的空白制剂或安慰剂的使用。乐观患者可以明显保持或者激发机体免疫系统功能，从而增强自身抵抗疾病的能力，有利于增强药效。相反，如果患者思想消极，长期处于紧张焦虑的状态中，即使药物本身效果较好，也可能难以获得满意的治疗效果。例如，患者心理因素对降压药物疗效影响的研究结果显示，在同种药物治疗条件下，原发性高血压患者心理测评时焦虑、经历负性事件刺激量较高的病例治疗效果不佳[38]。心理干预对心绞痛、冠心病患者常规药物治疗（如硝酸酯类药物等）的药效也有影响，实验结果也证实[39]，精神因素对药物疗效的提高、巩固以及患者预后等均有积极良好的影响。

（五）病理状态

患者在用药时所处的不同病理状态，也会影响药物疗效。例如结肠等部位有溃疡的患者，在服用磺胺类药物时，可能会因溃疡面吸收大量药物而出现中毒现象。肝功能严重受损时，大部分在肝内代谢的药物作用效果就可能增强，相反，需要在肝内活化再起效的药物（如泼尼松等）作用会相应减弱。肾功能不全的患者，药物经肾排泄的时间会延长，因此要特别注意调整用药剂量，并适当增长用药间隔时间，以免产生蓄积性中毒。有时候 1 型糖尿病患者的胰岛功能完全丧失，这时采用磺酰脲类药物治疗就基本无效。当然，这个例子不是太适当的，因为这是用药不当的情形。利尿药对正常人或一般患者影响不明显，但对伴有水肿的患者则能明显增加尿量。

根据上述分析，病理状态对药效的影响主要还是由于机体内药物代谢动力学性质的改变，当然，特别是某些药酶活性（生物转化反应）改变造成的影响。

（六）个体差异

个体差异是指在患者的年龄、体重、精神状态或病理状态等基本相同的条件下，对药品所产生的不同反应。其中高敏性、耐受性和特异质等是药物作用个体差异表现的三种形式。

高敏性指个别患者对某种药物特别敏感，即便是很小剂量，也可能产生剧烈的生理反应，甚至中毒。如哮喘体质者，使用微小剂量的普萘洛尔等药物，也可能发生严重的支气管痉挛等。

耐受性指患者对某种药物的敏感性低于一般常人。即使用较大剂量甚至中毒剂量，也不容易产生中毒反应。耐受性有时候是先天性的，甚至是由遗传基因决定的，其长期存在，一般不会轻易改变。另一类耐受性是反复用药所导致的，与长期用药有关系，这种情况下，需要注意用药剂量的合理调整。耐受性有时也与习惯性及成瘾性有关。例如，连续应用某一药物一段时间后，机体对该药物会产生一种精神上或思想上的依赖现象，停药后反而会有程度不同的主观不适感。若出现严重的精神症状，或有较严重的生理反应或生理依赖性，如吗啡类药物，持续应用后突然停药会出现戒断症状，则称为成瘾性。

特异质指个体对药物反应与一般人比较有较强的差异性。这类患者一般都有某种遗传基因或特定的生物活性物质的缺乏。如先天缺乏红细胞内的葡萄糖－6－磷酸脱氢酶的患者，对阿霉素、伯氨喹、磺胺类和苯胺类等药物都十分敏感，严重时可引起急性溶血反应，抢救不及可危及生命。

一般情况下，这类个体差异现象大部分可以归结为不同患者药物代谢酶基因的多态性，其导致个体对药物作用的不同应答。包括细胞色素氧化酶 P_{450} 超家族、乙醛脱氢酶（ALDH）、乙醇脱氧酶（ADH）、二氢嘧啶脱氢酶（DPD）、N－乙酰基转移酶（NAT1/2）、硫嘌呤甲基转移酶（TPMT）以及尿苷二磷酸葡萄糖醛酸基转移酶（UGT）等。这些酶在药物代谢过程中发挥着不可或缺的作用，其多态性、或缺性以及活性强弱等，也是引发药物作用的个体差异现象的关键原因之一。

（七）种族差异

除了常见的如体重及营养状况、饮食习惯、经济水平以及不同管理框架下药物临床试验设计等因素外，种族差异（ethnic differences）也是比较容易理解的影响药效的因素。肝脏中的酶系对药代谢的差异性一直是评价药物代谢种族差异的最主要因素。其差异以及其基因多态性被认为是导致药物代谢种族差异的根本原因。当然，其他环节，如吸收、分布和排泄等在个体也都存在着差异，临床疗效表现、安全性和量效规律等方面也会有所不同。比如不同种族人群对同一种药物产生相同强度的药效需要达到的血浆药物浓度，可能就会因血浆中蛋白结合率高低不同而需要给予不同的剂量。

据报道，国外研究了不同种族患者，如白人、黑人、亚洲人和印第安人等，在有关药物的体内代谢、临床疗效以及副作用等多方面的差异性。经过对比分析，结论是不同种族患者的疗效的确是有差异的，这与早期国内的一些研究结论也是一致的。如普萘洛尔这种常见药物对白人与亚洲人的治疗效果的对比试验结果显示药效在种族之间是存在差异的。

第三节　使用药物的方法与环境

（一）药物剂型和给药途径

药物的剂型和给药的途径，也是影响药物药效发挥的重要因素之一。

同一药物不同的剂型，或不同的给药途径，能产生明显不同的药物效应。例如，口服剂型有片剂、胶囊、颗粒、散剂和干悬剂等，具有携带和用药方便、经济安全等优点，不过吸收较慢，显效较慢，同时由于个体生物利用度存在差异，容易导致疗效上的差异。注射剂有皮下、肌内、静脉和动脉给药之分。一般作用显效要比口服快而且显著。当然注射剂也有水溶性、油溶性或混悬剂之分，药效自然也不尽相同。此外，还有舌下含片、直肠或阴道给药等从黏膜途径吸收进入血液循环的方式，显效也较快而明显。缓释剂、控释剂或持续定量释放剂等较特殊的药物剂型，其疗效往往比普通剂型明显。实际上，药物剂型与给药途径是两个不同的概念。比如说口服就是一种给药途径，但这种给药途径所关联的剂型如上所述就有多种。二者既有区别，也有联系，内容上又有很多重叠，所以，为了通俗理解，有时也没有将二者严格分开。

什么是药物剂型（dosage forms)？简单地讲，就是药物制剂的一种形态或者叫成品药，指以活性成分（API）为主的配方组成以后，需要针对患者治疗或预防的需求而制备的药物应用形式，简称剂型。其为适应临床诊断、治疗或预防疾病的需要而制备，是药物的载体。一般来说，一种药物根据不同的给药途径可以制备多种剂型，显然，一种药物药理作用相同，但给药途径不同或所制备的剂型不同，就可能产生不同的疗效，也能影响药效的发挥。

祖国医学中早已有所谓剂型的概念与应用。战国时期的文献中已经有了相关汤液的论述，并记载了汤、丸、散、膏、丹、酒等剂型及其制法、用法和适应证。之后，又有煎剂、浸剂、酒剂、浸膏剂、糖浆剂、软膏剂、栓剂、熏洗剂等多种剂型的记载，并记载了动物胶汁、炼蜜和淀粉糊可用作丸剂的赋形剂等。再后来，又发展出铅硬膏、干浸膏、蜡丸、浓缩丸、锭丸、条剂、饼剂和尿道栓剂等十多种剂型。归纳起来，中药剂型就有汤剂、丸剂（蜜丸、水丸、糊丸、蜡丸、浓缩丸）、灸剂和药香等 20 多种。现在临床上常见的有片剂、颗粒剂、袋泡剂、口服液剂、胶囊剂、滴丸剂、气雾剂、灌肠剂、膜剂（薄膜剂），以及注射剂等多种剂型。其中颗粒、口服液剂、胶囊剂、片剂和注射剂是目前临床中最常用的中药制剂。

如上所述，药物剂型的选择一般与给药途径密切相关。从机体部位与特点来看，可以找到十多个可能的给药途径，如口腔、舌下、颊部、胃肠道、直肠、阴道、尿道、眼、耳、鼻腔、咽喉、支气管、肺部、皮内、皮下、肌肉、静脉与动脉等。

怎么来看待一种药物选择不同药物剂型的必要性呢？

一般而言，适宜的药物剂型可以发挥出更好的药物疗效。

第一，不同剂型可以改变药物的作用性质。尽管多数药物改变剂型后作用的性质基本不变，但也有部分药物会改变作用性质。例如，硫酸镁口服剂型用作泻下药或胆囊炎用药，但 5％注射液静脉滴注，却能抑制大脑中枢神经，具有镇静、镇痉和降血压的作用。依沙吖啶（ethacridine)，计划生育类用药，1％乳酸盐注射液可用于中期引产，终止妊娠，但其片剂配制的 0.1％～0.2％溶液局部涂抹，则有杀菌消毒作用，主要杀灭革兰阳性球菌。前述乙酰半胱氨酸的例子，也是很典型的。上述这类现象应该是属于利用了药物的不同作用机理来选择了不同的给药途径。这方面内容我们已在第四章药物作用原理的有关不同给药方式中讨论过。

第二，不同剂型改变药物的作用速度。这是最容易理解的，例如注射剂、吸入气雾剂等，起效快，可用于急救等；丸剂、缓控释制剂和植入剂等作用较缓慢，属长效制剂。

第三，不同剂型可以改变药物的毒副作用。氨茶碱（aminophylline）治疗哮喘病效果较好，但有引起心动过速和心律失常等毒副作用，若制成栓剂则可明显减少这种毒副作用。缓控释制剂能够保持血药浓度平稳，避免血药浓度的起伏或峰谷现象，从而降低药物的毒副作用。抗肿瘤药物的超微量载体制剂，可显著减少其对机体的刺激和毒副作用。常用 β-环糊精等高分子物质作为抗肿瘤药物的超微型载体材料，将有刺激性的、无法直接服用的抗肿瘤药物（如 5-氟尿嘧啶等）包合于其环状分子结构中，制成超微型的包合物，后者在体内消化道中吸收较好，毒副作用低，基本上可消除食欲不振和恶心、呕吐等反应。

第四，还有一些剂型可以提高药物的选择性和靶向性，如脂质体、微球和微囊等。当然同样的固体剂型也会因不同的制备工艺而影响药效，特别是制备过程中药物的晶型转变、粒子的大小发生变化可直接影响药物的释放，从而也会影响药物的治疗效果。

正是由于药物剂型或给药途径（方式）对药物效应的影响，药物剂型的研究一直是药学研究的最重要领域之一（图 5－8、图 5－9）。药物传递系统（drug delivery system，DDS）及其发展，也自 20 世纪 80 年代开始就成为制剂研究的热门课题。特别是测定与研究药物在体内的吸收、分布、代谢和排泄的定量关系，以及药物的生物利用度等。其研究结果为新剂型的开发研究提供了科学依据，其中包括药物治疗作用与血药浓度的关系、药物超微载体如脂质体、微囊、微球、微乳、纳米囊和纳米球等，以及近代的时间药理学，可根据生物节律的变化调整的给药系统，脉冲给药系统、择时给药系统和自调式释药系统（self－adjusted system）等，都是 DDS 研究的前沿与重点。早在 1981 年，国外就将硝酸甘油透皮吸收制剂批准作为新药，从此透皮吸收制剂作为透皮药物的传递系统（transdermal drug delivery system，TDDS）也得到了迅速发展。透皮给药体系具有比较安全、没有肝脏首过效应等特点。

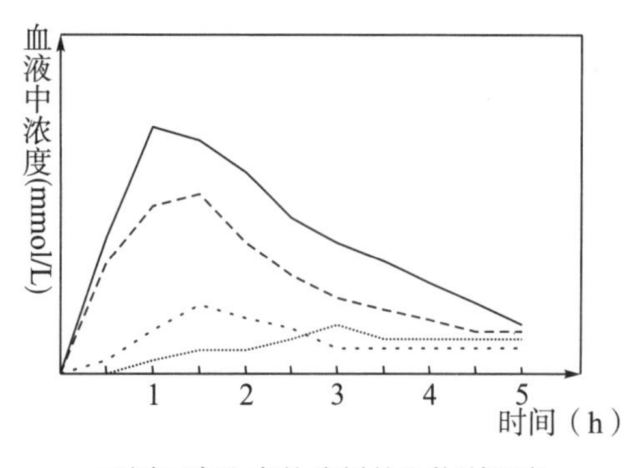

不同厂家生产的片剂的生物利用度

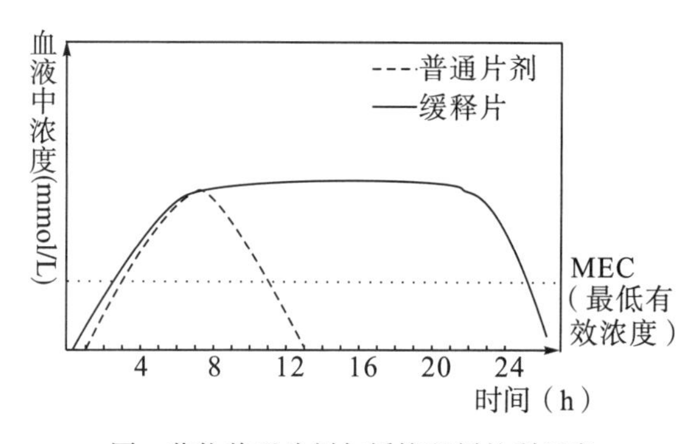

同一药物普通片剂与缓控释剂的利用度

图 5－8　相同剂型、不同制备工艺以及不同剂型对药物生物利用度的影响

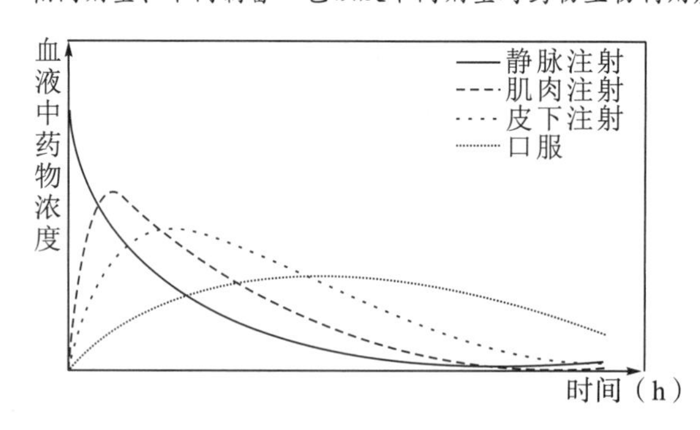

图 5－9　给药方式与血药浓度的关系

（二）药物的储运及其有效期

一般来说，这都属于 GMP 和 GSP 的部分内容（我们会在后面章节讨论）。虽然药物

的储存和有效期是两个概念，但其实两者关联紧密。因为药物的有效期是指药物在一定储存条件下，能够保证质量的有限期限。这里所指的“储存条件”主要指对温度、湿度、光线等的要求，当然也包括了必要的运输过程。如果这些要求和条件达不到，通常会使药物的有效成分受到影响，质量下降，有效期缩短，甚至变质，产生有毒物质等。这不仅会明显影响药效的发挥，而且更为严重的是可能加重患者的病情，危害患者的健康和生命。

药品一般对温度是很敏感的，温度过高或过低都可能导致药物变质，特别是温度过高，可加速药物的挥发、氧化、水解、形态改变，促使微生物生长，从而影响药物的质量和药效。药物需按照药品说明书要求的温度储存，大多数药品适宜常温储存，即 0℃～30℃。部分药物需阴凉储存，即 0℃～20℃。生物制品类药物需要放入冰箱中冷藏储存，即 2℃～10℃，例如各类疫苗（如乙肝疫苗）、血液制品（如人血白蛋白）、干扰素和胰岛素制剂等。一旦超过限定温度，药品就会降低甚至丧失疗效。

再看看湿度对药物的影响。由于一般确定药物有效期的长期试验的湿度条件是（60±10）%RH，所以，各个储存地点或者仓库的相对湿度可保持在 45%～75%RH。湿度过高过低都不符合要求。如果湿度太高可能使药物潮解、溶化、结块、水解、液化、变质或霉败，也同样会产生有害的毒性物质。而湿度太低又可使部分药物变形、风化或升华等，使药物用量不易掌握。

光线对药物的影响也是显著的。日光中的紫外线对药物性质的改变往往起着催化作用，能加速药物有效成分的氧化与分解，特别是那些光敏性的有效活性成分。例如，肝素类，维生素类，如维生素 C、维生素 A、维生素 D、辅酶 Q_{10}、胺碘酮和布洛芬等。从药物剂型的角度来看，片剂和胶囊，这类药品都最好能附带干燥剂，所以开封后要把干燥剂一起装进药盒内保存，但要注意选择阴凉处，以免片剂“花片”或“爆片”，尤其是糖衣片，胶囊则应注意不要让囊壳变质，否则也会影响药物疗效。

注射剂一般都需要放入冰箱内冷藏，以免受高温、潮湿的影响。颗粒剂或干混悬剂如像一些抗生素类、无糖颗粒等，它们冲泡前后的保质时间是不同的，冲泡后其保质期会缩短，受温度影响更大。软胶囊或栓剂受高温影响会出现软化现象，所以夏季要放在冰箱内保存。散剂类药品通常都是分包密封，其中含有许多添加剂，所以放置时间过长，也会失去部分药效。

中药和中成药的情况就更复杂了。因其主要成分很多，有淀粉、糖类、蒽醌、纤维素、脂肪油、生物碱、蛋白质、色素和鞣质等，如果储存不当，很容易发生虫蛀、霉变、干枯、皱缩、走油（油质分离）、氧化变色、受潮结块和成分分解等变质现象，严重影响药物的药效发挥。虽然龙骨、硝石等矿物药作为无机物，其性质较为稳定，但长期存放仍会因成分改变对药效产生影响。部分动物药具有攻毒、发泡等功能，如斑蝥中含有的斑蝥素为抗癌有效成分，临床治疗肝癌和膀胱癌有效，此外还具有刺激骨髓产生白细胞的作用，这是一般抗癌药所不及的。虽然这类多年生植物药有效成分一般都会随植物年龄增加而增加，但达到一定程度就会停止增加或转为下降。

此外，药品的有效期概念（后面章节讨论）以及对药效发挥的影响也是显而易见的。因为随着时间的推移，其成分的改变如水解、氧化和降解等化学反应也始终在发生，最终会影响药品的疗效。

（三）药物的耐受性与耐药性

在临床上经常会遇到这样的问题，一种效果很好的药物，使用了一段时间后，就需要加大用药剂量才能呈现出先前的疗效。例如当前比较热门的多靶点抗肿瘤药物替尼类，在临床上已逐渐被列为一线药物。其中，主要用于治疗既往接受过化学治疗的局部晚期或转移性非小细胞肺癌患者的吉非替尼（giftinib），表现突出，尤其对亚洲人、女性、非吸烟者、肺泡细胞癌或腺癌患者有比较确切的疗效。一般口服 1 至 2 周就开始明显见效，因此服用 1 个月后可进行初步疗效评价。最常用、最直接的方法就是通过 CT 检查观察肿瘤的变化，如果肿瘤较服药之前没有继续明显长大甚至减小，就说明已经发挥了药效。若有效可长期继续服用，直至肿瘤重新出现新的发展，若出现效果不明显或者无效的状况，则需考虑停用或调整。药物的耐受性和耐药性的确是影响疗效不可忽视的因素。这两者看似都是对药物不敏感，但作用机制不同，预防和处理的方法也不同。耐受性是指机体对药物的反应，而耐药性则是指病原体或肿瘤细胞对药物的反应。显然，它们都会明显影响药物疗效的发挥，甚至会发生严重的不良反应。

药物的耐受性是机体对药物作用的一种适应性反应、状态或者结果，通常指连续或者反复使用某些药物后，机体对其反应性、敏感性降低甚至消失，药物效应减弱，需要逐步加大剂量才有可能达到原用剂量可获得的药理作用。这种依靠递增用药剂量以维持药效的现象，是耐药性的特点。而且往往停药一段时间后，这种耐受性可以消失，机体又可恢复到原有的水平。耐受性可分先天性、后天获得性、快速耐受性和交叉耐受性等若干类型。快速耐受性指某些药物在短时间内反复使用后就可发生，比如麻黄碱等药物就容易产生快速耐受性。而交叉耐受性是指机体对某一种药物产生耐受后，同时对化学分子结构类似的同类药物的反应性也会降低。例如，硝酸甘油是临床治疗心绞痛的首选药物之一，如果连续使用该药物则容易产生快速耐受性，用药 2 或 3 周左右可快速达到高峰。耐受产生后，机体对硝酸酯类的单硝酸异山梨酯等药物也容易产生耐受性。

易产生耐受性的药物类别主要有催眠镇静类、药酶诱导剂、降糖药胰岛素、硝酸酯类和阿片类药物等，其中常用的有艾司唑仑、硝酸甘油和卡马西平等。（图 5－10）

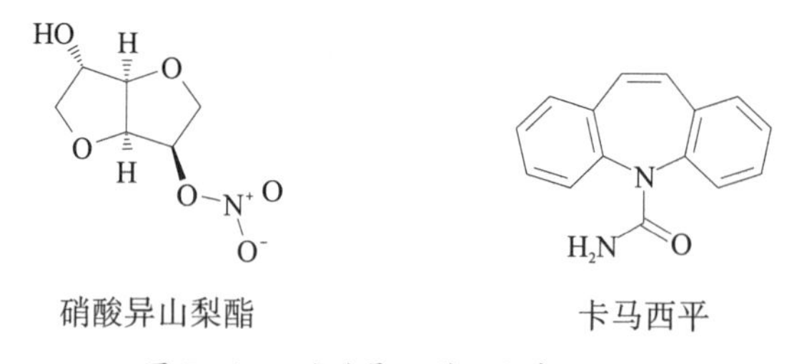

图 5－10　硝酸异山梨酯和卡马西平

耐药性又称抗药性，是指病原微生物或肿瘤细胞等对于药物作用的不敏感性。当病原体或者肿瘤细胞等与药物作用后，可以通过改变细菌细胞膜通透性细胞膜阻止药物的进入、产生灭活药物的酶、改变靶结构或者改变对代谢物需求等机制，逃避药物的抑制或杀灭，从而降低对药物的敏感性。应该说，耐药性的发生是细菌或肿瘤细胞适应不利环境而得以生存的一种防御性反应。药物的耐药性随着抗生素、化疗、免疫制剂的广泛应用与介入性诊治方法的增加日渐增多，耐药菌株的不断增加，严重影响了患者的预后。耐药性最常见于抗生素的使用中，这是由于经过长期复杂的进化，病原微生物与多种微生物之间形成了密切的共生关系。《自然》杂志（2017 年 6 月）专门报道了利用广泛用于治疗结肠癌的药物伊立替康（irinotecan）来开展对机体内菌群，特别是肠道细菌酶如何影响药物药效发挥的多项研究。结果提示，一种名为 β－葡萄糖醛酸酶的细菌酶确实可以对伊立替康（图 5－11）或者其他药物的分子结构进行修饰，其对布洛芬等消炎药和泰诺福韦等抗 HIV 药也一样，要么导致肠道毒性，要么将药物分解成非活性的化合物，从而显著影响药物的药效。其甚至对当下临床最前沿的肿瘤免疫治疗技术（PD－1 疗法）的效果也有显著影响[40]。

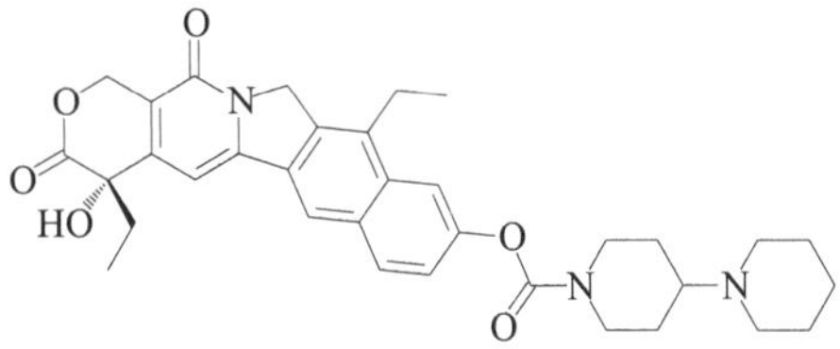

图 5－11　伊立替康

为了避免上述情况的发生，需要严格控制药物的过度使用，特别是抗生素的过度使用，并按照适应证的需要来选用药物，正确掌握和使用不同抗菌谱的药物，使其抗菌谱与所感染的致病菌相适应，在确实需要使用的时候及时有效地杀灭病菌。在很多情况下，普通感冒患者并不需要服用抗生素，因为大部分感冒都是病毒所引发的；当感冒出现发热、咽喉疼痛、流脓鼻涕等症状，且已明确有病菌感染时，才可考虑是否在医生指导下使用合适的抗生素。临床医生对于药物的剂量、用药的间隔时间和疗程也需要掌握好：所使用的药物在体内一方面必须要达到有效浓度，同时还需要要维持一定的时间，以尽量不让病菌产生耐药性。ESBLs 是英文“extended spectrum β－lactamases”的缩写，中文被译为“超广谱 β－内酰胺酶”。通常最易生产该酶的有大肠埃希菌（大肠杆菌）、肺炎克雷白杆菌等，其次，阴沟肠杆菌、黏质沙雷氏菌和铜绿假单胞菌（绿脓杆菌）等也可生产 β－内酰胺酶。该酶特点是可以水解灭活青霉素类抗生素、头孢菌素（主要为第三代头孢菌素，如头孢他啶、头孢哌酮等）和单环 β－内酰胺类抗生素（氨曲南、卡芦莫南等），但一般不水解头孢霉素类（如头孢西丁、头孢美唑等）和碳青霉烯类（亚胺培南、美罗培南等）。其活性可以被克拉维酸、他唑巴坦等 β－内酰胺酶抑制剂所抑制。在临床上检验细菌药敏和耐药时会有可能出现 ESBLs 阳性。ESBLs 阳性菌为生产超广谱 β－内酰胺酶的细菌，表现为对大多数抗生素耐药。

（四）超说明书用药现象的影响

超说明书用药（unlabeled medicine use，off－labeled use of drug），也称“药品未注册用法”“药品说明书之外用法”或“非适应证用药”等，一般指药品使用的适应证、给药方法或剂量不在主管部门依法批准的说明书之内的现象。它具体体现为临床所用药物在给药剂量、适应人群、适应证或给药途径等方面与说明书中所载的法定内容不同。显然，这种情况会影响药物的药效发挥。

超说明书用药是目前临床医疗实践中广泛存在的一个现象，国外不少国家都立法允许临床医生在需要的时候，可以行使合理的超说明书用药行为。这或许是临床医生的一种共识。医学和药学是实践性很强的应用科学，生命体与环境的交换是动态的，患者和疾病情况错综复杂，这就要求在临床诊治病患的过程中，医生围绕药物的合理应用，去不断探索、尝试和发展。如此才会有药物在临床使用中不断有新的发现和经验积累。可见，“超说明书用药”这一临床行为还是具有一定合理性的。国外一项对普通成人用药情况进行的调查结果显示，大约20%以上的处方存在超说明书用药情况。特别是由于药品开发与注册时临床研究资料的局限性，比如选择的健康人或者成年人受试者中，基本上没有或不能涉及孕妇、儿童和老人等特殊人群。所以，超说明书用药的情况在产科、儿科等临床科室就更为常见一些。

纵观漫长的医学发展历史，这种所谓的“超说明书用药”现象一直存在着，不论说明书是法定的，还是约定俗成的。这种现象或许与医生职业的特殊性和历史性有关系。所以一般说明书中往往会留有“遵医嘱”的字样。尽管现代意义上更多应该是按照要求（according to the instructions）服药，而不仅仅只靠传统意义上的按医生嘱咐（follow/on the doctor’s advice）。不过，各国似乎对此都没有过于严苛的要求，习惯上并不强迫医生必须完全遵守官方批准的药品使用方法。当然，确有若干个国家对药品超说明书使用进行了立法，有明确禁止的，也有允许合理使用的。在明确超说明书用药责任的国家，均规定其主要责任由医生来承担。同时，也有不少国家的监管部门或学术组织陆续发布了与超说明书用药相关的业务指南或建议。综合来看，各国及其相关主管部门对超说明书用药规范性方面的讨论主要涉及如下几个重要的环节：即需要明确超说明书用药的界限和法律责任，特别是医生需要担负的主责；需要明确是否存在超说明书用药的必要性，以及尽可能地获取超说明书用药相关信息与证据的支持，主要是基础医学或者临床应用的学术证据，如有充分的文献报道、循证医学研究结果、多年临床实践证明及部分申请扩大药品适应证的研究结果等。其中，在提到临床和学术证据时，也有很多可以作为参考使用的专业杂志和工具书可以提供临床借鉴。比如 *Drug Evaluations*，*Drug Information* 等带有指导性的专业工具。因为它们收录了很多专业上比较认可并推荐的广泛应用于临床的“说明书用法（labeled uses）”和“超说明书用法（off-labeled uses)”，并且做定期的修改、增补和更新。一般将“药品说明书用法”和“超说明书的用法”划为“可接受的用法”，而“不肯定的用法（inappropriate uses)”“未确证过的用法（unproved uses）”及“曾经（含有已过时）的用法（obsolete uses)”等，则被划入“未接受的用法（unaccepted uses)”。此外，《NHS 未批准及超说明书用药指南》。也为药品的超说明书使用提供指导性方针、操作程序及参照标准。在国内，采用的是一种“超说明书用药专家共识推荐意见”模式，也可形成类似《超说明书用药专家共识》等文件。

超说明书用药主要有哪几种情况呢?

总结起来，主要涉及如下四种常见的情形，即超年龄或特殊人群用药、超用法用量用药、超适应证用药和超药物禁忌证用药。超年龄或特殊人群用药是指用药时超出说明书中提及的特殊人群（如妊娠期妇女、儿童、老年人等）用药范围，尤其是儿科的临床用药，这种情况较多。超用法用量用药的主要表现，前者为给药途径及次数的改变；而超用量则主要为说明书规定剂量之外的用药。超用法用药如电解质类药物氯化钾注射液用于口服；支气管哮喘用药硫酸特布他林注射剂用于雾化给药；心血管药物生脉注射剂用于口服等。超用量用药如中成药黄芪注射液说明书规定肌内注射；若静脉滴注，一次 10ml，一日 1 次。在临床应用中也有一次 30ml 用于静脉滴注的现象，或者更常见的是改变给药途径，如中医临床常见的黄芪穴位注射等方式。临床的超禁忌证用药也比较常见。例如甲硝唑片治疗孕妇阴道感染，但说明书指出因其对某些动物有致癌作用，孕妇禁用。

超说明书用药现象中最多的还是超适应证用药的情况。在临床比较常见的有：甲氧苄啶用于治疗艾滋病；硫酸喹硫平用于抑郁症的治疗；雷诺昔芬用于抗女性骨质疏松症；头孢曲松钠超适应证用于牙周炎、胃肠型感冒；抗病毒药物阿昔洛韦超适应证用于急性上呼吸道感染、结肠炎等；克林霉素注射剂超适应证用于病毒感染（口唇疱疹）；还有抗抑郁症药阿托西汀（即托莫西汀）用于儿童多动症等。可见，超适应证这种行为还是最突出的现象。

为什么会存在超说明书用药的现象呢?

原因主要有几个：首先是药品说明书的局限性，包括药品说明书没有及时更新。药品说明书总是滞后于医学的实践和发展的，药品说明书注册信息是在药品上市前通过长时间的临床试验研究所取得的，有的需要几年的时间，有的还受当时技术发展水平的限制，所以，药品说明书的注册信息不一定代表该类药物全部的治疗信息。药品说明书中临床指导性内容不足也是原因之一。《药品说明书规范细则（暂行）》规定，“化学药品说明书格式”中所列“孕妇及哺乳期妇女用药”“药物相互作用”两项不可缺少，应如实填写，如缺乏可靠的实验或文献依据，应注明“尚不明确”。药理毒理、药代动力学、不良反应、禁忌证、注意事项、儿童用药、老年患者用药、药物过量等项可按该药品的实际情况客观、科学地表述，其中有些项目若缺乏可靠的实验或文献依据，可以不写，说明书中也可不再保留该项标题。这也给超说明书用药带来很大余地。其次，管理制度的缺陷，也会导致药品说明书重要项目的缺失，使药品说明书规定内容不够具体、全面，导致药品说明书中出现很多的项目信息都是“尚不明确”。例如，在“儿童用药”项目中出现的“儿童酌减”，对临床医生用药没有太大的实际指导意义，一般只能凭经验用药。最后，临床试验的局限性。药品上市前参与临床研究的患者人数少，研究时间短，试验对象、年龄控制和研究目的单一，使得上市药品的安全性信息不完全，尤其是“特殊人群用药”。药物临床试验对象大多数都是成年人，基于医学伦理学方面的考虑，儿童、孕妇、老年人等均很少参与临床试验，这类人群的用药信息就相当缺乏。而且对儿童暴露于一些安全性和有效性没有经过严格考证的药物制剂应持更谨慎态度，因而药品上市时往往缺乏儿童用药的安全性和有效性数据。另外，儿童新药临床试验的经费比成人高，而之后获利却比成人少，使儿童药物临床试验及其数据来源受到限制。在儿童用药过程中，由于“儿童用药”项目的缺失，给临床用药带来了很大的不确定性，临床医生需要权衡利弊后方能用药。

第四节 药物之间、药物与食品之间的相互作用

平时阅读药品说明书时，我们不难看到近几年来，有关药物相互作用的内容越来越多了。一方面，这是由于很多药物之间的相互作用，形成毒副作用，已经引起了临床的高度重视。例如常用的抗过敏药物特非那定、阿司咪唑等，与咪唑类抗真菌药或大环内酯类罗红霉素等合用后，往往可发生严重心脏毒性反应，甚至危及患者生命。另一方面，部分药物使用时要求空腹或者饭后，中药、中成药更是强调要“忌口”，实际上这就是指药物与食物间的相互作用。可见这些作用的存在，一定程度上会影响药物的药效发挥。

一、药物之间的相互作用

在第三章中，借助阿司匹林的故事，大家已经有了药物相互作用的概念，这一节将再次讨论。严格地讲，从大样本多中心随机双盲临床试验的角度看，这个问题并不存在。因为绝少有几个单独制剂规格的药物一并参加临床试验的情况，同一制剂规格中的复方制剂除外。也就是说，理论上药物就应该单独服用或者应用，至少应该与临床试验时的条件一致或接近一致。但是在临床实践中，医生很少处方单一药物，几乎都是 2 或 3 种，甚至多则 6 或 7 种同时应用。在这种情形下就难免会发生药物之间的相互作用。就像有机合成反应一样，简单设想一下，在同一个反应器（胃）中，反应溶媒为酸性，有生物酶、钠、钾等离子作催化剂，搅拌下（胃蠕动），投入反应物 1（药物 1）、反应物 2（药物 2）……合成反应就会启动，生成中间体、新生产物以及各种副产物等。可以理解，这种情况肯定会对药物的药效发挥产生重要的影响。所以药物之间的相互作用的确是无法回避的现实。

其实，临床上最初对联合用药的考虑，是希望通过药物联合应用，产生提高药物疗效和降低其不良反应的有益相互作用，如协同或增强药物疗效、减弱或减小用药剂量以避免毒副作用等。复合麻醉就是联合用药的一个示例。临床上使用的全身麻醉药种类很多，但单一使用都不够理想。为了增强麻醉药的安全度和效应，减少不良反应，一般都采用联合用药的方式。例如，麻醉前给予巴比妥类、吗啡、哌替啶等可消除患者的紧张情绪，增强麻醉效果，减少麻醉药的实际用量。然而药物的联合应用往往也增加了药物的不良反应。现代临床所用的药物有不少是高效、高毒的，在多药合用时，对可能产生的不良的相互作用应更加重视。例如，洋地黄类与氢氯噻嗪类合用，由于氢氯噻嗪属于排钾利尿药，可使洋地黄的毒性增强。联合用药的种类越多，可能产生的不良反应也越多。尽管多数药物的相互作用可以预测，在联合用药时还是应尽可能地了解所用药物的药代动力学特性和作用机制，在熟悉药理作用的基础上做到有目的地合理用药。药物相互作用所产生的不良反应程度不一，严重时可能危及患者生命。合理用药掌握得越好，药物相互作用的不良反应发生率也就越低。另外，个体差异对药物相互作用的发生率和严重程度也有较明显的影响。

什么是药物的相互作用?

药物相互作用（drug interaction）是指通过相同或不同给药途径，同时使用两种或两

种以上药物时所发生的药效改变现象。这是由于不同药物分子之间相互影响或干扰，改变了单个药物原有的理化性质、体内代谢过程或者机体对药物的敏感性，最终改变了药物的药理效应。作用增加的称为药效的协同或相加，结果是药物作用时间延长，药效增强，或者不良反应减弱；例如某些复方制剂，都是按照作用彼此增强、不良反应相互抵销或减少的原则而配伍的。注意所谓协同是指两种以上的药物联合应用时产生的效应（即相同性质的治疗效应）大于单独应用时的效应。作用减弱的称为药效的拮抗，可使药物作用时间缩短，药效降低，不良反应加大，还可能发生一些异常反应，干扰治疗，加重患者病情，故也可以被称为广义上的“配伍禁忌”。所以拮抗与协同相反，是指其中一种药物的效应被所合用的药物减弱或抵消。

显然，药物相互作用对患者疾病的影响，就药物效应而言，主要有两类结果，即有利于治疗的增强作用和不利于治疗的拮抗作用。前者也是临床上联合用药或者合理用药的依据和基础，而拮抗作用则是必须要注意避免的。

如果从作用的环节与形式来看，药物相互作用主要分为以下三种形式：

（1）药物之间物理化学性质上的相互作用。

如同上述“反应器”中的“合成反应”，临床采用多种药物联合治疗某种疾病时，药物之间发生相互作用常常使药物性质发生改变。这种药物之间物理化学性质的相互作用，通常在体外配伍时就可以发生，甚至能被观察到，如可形成不溶性沉淀或产生毒性化合物等。其结果是不利的，也是被严格禁止的，因此又称为配伍禁忌。本类相互作用更常见于液体制剂，如注射剂、大小输液剂等。

（2）体内过程中的相互作用。

由于药物联合应用所产生的相互作用将改变药物的吸收、分布、排泄和生物转化，导致产生药理效应的药物剂量产生变化，这种体内药量或血药浓度的变化将导致药效增强或减弱，从而影响药物效应的发挥。根据药动学方面相互作用发生的部位和机理不同，又可分为影响药物吸收的相互作用、影响药物分布的相互作用、影响药物代谢（生物转化）的相互作用和影响药物排泄的相互作用等。

影响药物吸收的相互作用是口服制剂中最常见的情形，比如消化道 pH 值改变会影响药物吸收。例如，四环素类、喹诺酮类、康唑类等适合酸性条件，但如果联合用药的是部分碱性药物、抗胆碱药、H_2 受体阻滞剂或质子泵抑制剂等，则可能使胃肠道的 pH 值升高，内环境碱性增强，从而阻碍前面药物的吸收。

消化道中如产生吸附、螯合等也会减少药物吸收。活性炭和非吸收性抗酸药等可吸附许多药物，尤其是对用量较小的多数有机药物进行吸附，使其药效降低。一些金属离子药物（钙、镁、铝、铋、铁和锌等盐）也可与一些药物（四环素类、青霉胺等）形成螯合物，影响药物的吸收。另外，胃肠功能的改变对药物吸收也有明显的影响。促胃动力药（甲氧氯普胺、多潘立酮和西沙必利等）可使地高辛和核黄素等加速通过小肠，从而减少吸收，而抗胆碱药则相反。一般而言，从胃排入肠道的速度为药物到达吸收部位的限速步骤，如果联合用药时一种药物可使另一种药物提前或延迟进入肠道，将增加或减少吸收，从而使药效增强或减弱。例如，甲氧氯普胺（metol pramide），胃复安，加强胃肠蠕动，促使同服药物提前进入肠道，加速吸收而增效，扑热息痛可因同服胃复安而增效。相反，如扑热息痛与抗胆碱药物阿托品合用可减弱胃肠道蠕动，则扑热息痛药效可因同服阿托品而减弱。另外，某些药物在消化道内有较固定的吸收部位，如核黄素和地高辛只能分别在十二指肠和小肠的某一部位吸收，胃复安能增强胃肠蠕动，使胃肠内容物加速运行，缩短药物与吸收部位的接触时间，影响吸收而降低疗效。相反，阿托品可减弱胃肠蠕动，使药物在吸收部位滞留时间延长，增加药物吸收而增效。（图 5－12）

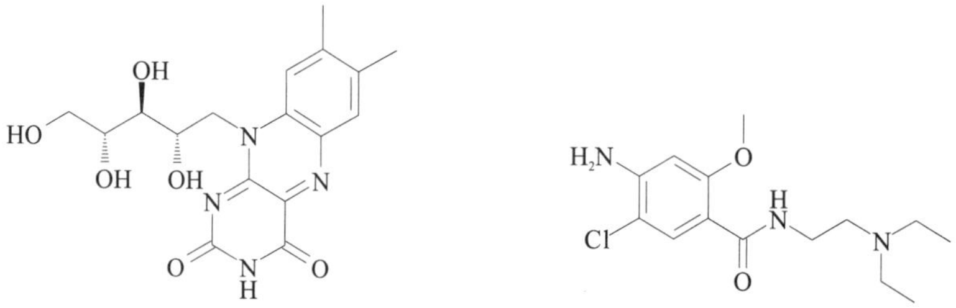

图 5－12　维生素 B_2 和甲氧氯普胺

分布过程中的药物的相互作用主要由于不同药物分子间会发生与血浆蛋白结合的竞争。许多种药物在被吸收或直接注射入血后，先部分或大部分与血浆蛋白结合，暂时不起作用，待以后缓慢释放，以维持游离药物在血液中的浓度，产生持久的药效。但药物与血浆蛋白的结合力有强弱之分，结合能力强的药物进入血液后可迅速与血浆蛋白结合，占据了大部分血浆蛋白，使结合能力弱的药物失去了与血浆蛋白结合的机会，因而游离药物在血中的浓度升高，可引起部分药物疗效增强，也可引起中毒。

影响药物代谢相互作用的主要是存在于肝脏、血液、肾脏中的某些药酶，其作用多具有一定的专属性。代谢过程中药物相互作用的结果可能会引起酶促作用和酶抑作用。某些药物能诱导或者提高药酶的活性，使联合应用的药物加速代谢、缩短作用时间而失效。常见的有酶诱导作用的药物有氨鲁米特、巴比妥类、卡马西平、格鲁米特、安替比林、扑米酮和利福平等。许多药物在体内受酶的催化作用而发生化学变化，如肝微粒体药物代谢酶可使许多药物生成无效的代谢物而灭活。苯巴比妥也是一种药酶诱导剂，它与许多药物如双香豆素、甲地孕酮、四环素等并用，可使之代谢加速，血浓度降低，减效也减毒。另外，也有些药物如环磷酰胺本身并无抗肿瘤作用，只有在肝微粒体酶作用下代谢转化为醛磷酰胺才具有抗肿瘤活性，与巴比妥类合用，由于后者的酶诱导作用，则可促进该代谢酶的活性，使这个过程加速，使醛磷酰胺的血浓度在短时间内高于正常，从而发生毒性反应。这在专业上也称之为“酶促作用”。而有些药物可抑制细胞色素酶活性，使联合应用的相关药物的代谢相应减慢，在体内的浓度高于正常浓度，使其作用时间延长，效应也可增强。与诱导药物代谢酶作用相反，这些具有抑制药物代谢酶活性的作用，往往可使与其合用药物的正常代谢受阻，致使相应药物血浆浓度升高，结果是药效增强，同时也有引起中毒的危险。例如，氯霉素、磺胺苯吡唑等有抑制肝微粒体酶的作用，当连续服用降血糖药物甲苯磺丁脲的患者再合用抗菌药磺胺苯吡唑时，由于磺胺苯吡唑抑制药物代谢酶而使甲苯磺丁脲代谢受阻，在血中浓度明显升高，有时会使患者产生急性低血糖症，而与环磷酰胺合用时，因酶被抑制，环磷酰胺不能转为有活性的物质而不能发挥作用。其他常见具有酶抑作用的药物还有别嘌醇、西咪替丁、环丙沙星、维拉帕米、胺碘酮、地尔硫䓬、美托洛尔、奎尼丁、丙戊酸钠和甲氧苄嘧啶等。

最后是排泄过程中影响药效的相互作用。

因为药物一般由肾小管排泌入尿液，具有相同排泌机制的药物之间可存在竞争性。如果较易排泄的药物占据了排泄通道，将阻止相对较难排泄药物的正常排泌，从而使后者发生潴留。事实上，大多数药物都是通过肾脏排泄的。药物按转运机制不同可分为主动转运和被动转运而透过肾小管膜随尿排出体外，其中被动转运机制不仅可透过肾小管排泄，而且有相当部分又在肾小管被重吸收，最后只有部分药物随尿排出体外。由于分子状态的非极性药物比离子状态的极性药物容易透过胞膜，因此在肾小管中分子状态的药物容易随水分被重吸收而透过膜重新进入血液。大多数药物为弱酸或弱碱性药物，它们的电离状态受体液的 pH 影响，弱酸性药物在 pH 值较低的溶液中多为分子状态，若提高液体 pH 值，则离子状态部分增多，而分子状态减少；弱碱性药物则相反。因此，尿液 pH 值的变化可直接对其排泄产生影响。人尿液的 pH 值可随食物和药物的影响而变化，应用碱性药物可使尿液碱化，则弱酸性药物排泄加快，而弱碱性药物排泄减少，进而影响这些药物的血浆浓度，使疗效和毒性都发生变化。例如，巴比妥类药物中毒时，静脉滴注碳酸氢钠，碱化血液和尿液，既可减少药物在脑中的蓄积，又可加快药物从肾排泄，有助于中毒的解救。对于经肾小管分泌而经尿液排泄的药物，由于药物的性质不同，其经肾小管分泌的难易也不尽相同。肾小管主动分泌是借助载体的，当多种经分泌排泄的药物联合应用时，就会发生对载体的竞争性抑制作用。例如丙磺舒和青霉素合用，由于丙磺舒较青霉素易于从肾小管分泌，即与青霉素竞争肾小管载体，使青霉素排泄减少，进而可提高青霉素血药浓度并增强或延长其疗效。

（3）药效学上的相互作用。

在药效学方面，药物之间可因对靶位作用的相互影响，如通过干扰同一生理系统或生化代谢途径，或改变转运机制和改变电解质平衡等多种方式产生相互作用。包括药物在同一受体部位或相同的生理系统上作用的相加、增强或拮抗。主要有三种情形：①相同受体上的相互作用，药物效应的发挥一般可视为它与机体中存在的受体或效应器相互作用的结果，不同性质的药物可作用于受体起到激动或抑制两种相反的作用。因此，作用于同一受体或靶点的药物联合应用，在效应上可产生加强或减弱的不同结果。②相同生理系统的相互作用，这类药物合用的相互作用是通过受体以外的部位或相同生理系统而实现的。例如，镇静催眠药的作用，可被合用的抗组胺药、麻醉性镇痛药、抗抑郁症药等增强。③药物的相互作用，可能会使体液成分和水电解质平衡等发生变化。例如，长期使用排钾利尿药可造成低血钾症，而且与非去极化型肌松药合用还可能产生持久性肌肉麻痹。

综上所述，药物之间的相互作用不仅会显著影响药效发挥，而且不良反应居多。可以说联合用药的种类越多，不良反应的发生率越高。因此，包括老年人的用药，都应该尽量减少同服药物的品种，或者最好间隔时间服用，以避免由于多种药物相互作用而引起的不良反应。

二、药物与食品之间的相互作用

在药物与食品之间相互作用的例子中，“双硫仑样反应（disulfiram－like reaction）”被民众广为熟知。该反应也称作戒酒硫样反应，主要指某些敏感体质患者在服用某些药物之后，又同时饮用了酒或者乙醇制品，有时甚至包括传统中成药藿香正气水（可含乙醇45％～50％），结果导致体内乙醛蓄积发生中毒反应。其原因主要是进入体内的乙醇一般是经过乙醇脱氢酶的氧化作用代谢生成乙醛后，再经肝线粒体内的乙醛脱氢酶的氧化反应代谢成乙酸，后者一般再经三羧酸循环被代谢成终产物二氧化碳和水并排出体外。而部分药物能够抑制乙醛脱氢酶的活性，阻碍体内乙醛的正常代谢，导致乙醛聚集、浓度增高，使机体中毒，产生双硫仑样反应。其实，双硫仑本身是橡胶制品生产中的一种硫化催化剂，后来发现可作为戒酒剂使用。因为服用该药后即便是饮用了少量的酒精，也会导致身体的严重不适，甚至发生呼吸困难危及生命等。这类药物常见的还有头孢哌酮钠等头孢菌素类、甲硝唑等硝唑类以及酮康唑等。（图 5－13）

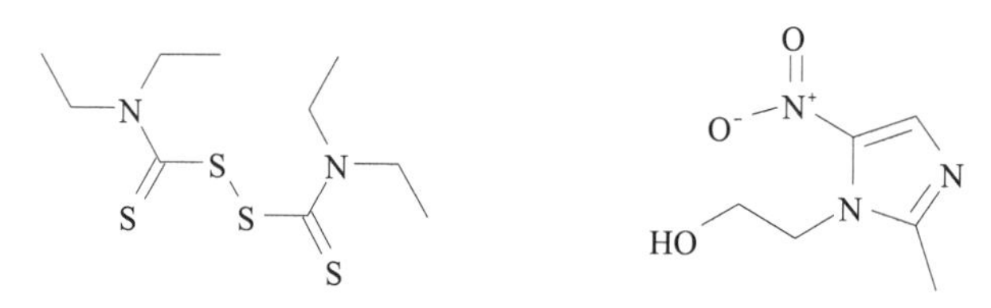

图 5－13　双硫仑和甲硝唑

目前，人们对药物的吸收、溶解等过程与食物之间的相互影响和作用所知较少，但事实上食物的存在往往会对药物药效的发挥产生很大的影响，也造成了很大的浪费及不良反应。应该说，食物对药物的吸收、分布、代谢、排泄等各个方面都有较大的影响，这也越来越引起临床的重视。其具体表现为可增加或减少药物在胃肠道的吸收，增加药物从尿或粪便的排泄，可与受体结合竞争性抑制药效的发挥，也可与血浆蛋白竞争结合，使游离的药物增多。因此，很有必要对此进行深入的研究，以便充分发挥药物的治疗作用，减少不良反应，为患者解除病痛。

食物对口服药物吸收的主要影响有以下几个方面：

（1）进食后服用药物，食物会影响药物的崩解和吸收。食物会阻碍药物与胃肠道黏膜表面的接触，胃肠道中的内容物会影响药物的胃肠壁扩散，明显减慢其被动转运速率，延缓药物的吸收。例如，空腹服用扑热息痛可在 15～20 分钟达血药浓度的峰值，但若饭后服用则影响其吸收，血药峰值时间明显推迟，疗效也会相应推迟约两个小时左右。另外，药物与食物间可能存在的理化反应也可以影响药物的吸收，如四环素类药物在胃、十二指肠等部位易吸收，但食物能影响其吸收。故餐后服用四环素类的患者血药浓度比空腹服用要低 50％～80％。这是由于四环素类抗生素可与食物中的钙、铁离子结合，进入肠道内的蛋白质也可与四环素结合，影响其吸收。所以根据一般食物对药物吸收的影响规律，若以空腹服药，药物可迅速进入肠道，有利吸收。故常用的口服抗生素，如青霉素类、头孢菌素类和大环内酯类均宜餐前服用。而脂溶性强的药物在餐后，尤其是油脂较大的用餐后吸收较好。

(2) 食物中的高蛋白会与药物发生相互作用，如左旋多巴依靠主动转运从小肠中吸收，转运过程中需要某种“载体”，但其他芳香氨基酸也能竞争同一载体系统，从而影响其吸收。因此高蛋白的饮食可降低左旋多巴的疗效，低蛋白饮食则可增加其疗效。

(3) 食物中的糖也会与药物发生相互作用。例如，可的松类可升高肝糖原，升高血糖，引起尿糖。服用这些药物时宜注意采取低糖饮食。异烟肼不宜与乳制品同服，因其中乳糖可减少人体对异烟肼的吸收。

(4) 食物中的油脂可以促进灰黄霉素、异维A酸的吸收，服用驱绦虫药时不宜吃富含油脂的食物，富含酪胺的食物（如乳酪、鸡肝、蚕豆）与单胺氧化酶抑制剂等抗抑郁药合用会引起头痛，严重时会出现高血压危象。此外，由于糖皮质激素氢化可的松、泼尼松、地塞米松等能促进糖原异生，并能减慢葡萄糖的分解，有利于中间代谢产物如丙酮酸和乳酸等在肝脏和肾脏再合成葡萄糖，增加血糖的来源，也减少了机体组织对葡萄糖的利用，从而导致血糖升高。因此，服用糖皮质激素要限制摄入糖及含糖量多的食品，如甘蔗、藕粉、西瓜、甘薯和山药等，并做好血糖监测。同理，服用抗抑郁药期间也要忌食奶酪，因为抗抑郁药的作用机制也是抑制体内的单氨氧化酶（MAO）。但这种MAO抑制剂容易与酪胺发生反应，产生去甲肾上腺素，后者聚集过多将使血压异常升高，使患者表现出恶心、呕吐、腹痛、腹泻、呼吸困难、头晕和头痛等不良症状，而且使其抗抑郁的目的也无法达到。实际上，人体脏器内含有大量的单胺氧化酶，一般情况下，它可以防止食物中的酪胺进入机体引起内源性去甲肾上腺素释放的不良后果。但当服用了单胺氧化酶抑制剂如呋喃唑酮等，进餐时同时饮用了陈酒、腌肉、鸡肝、扁豆等富含酪胺的食物，可能会产生严重不良反应。因为酪胺为4-羟基苯乙胺，其化学结构与作用类似于肾上腺素与去甲肾上腺素，正常情况下，食用含酪胺的食物，在酪胺到达全身循环前已被单胺氧化酶代谢失活，但如果使用了呋喃唑酮等单胺氧化酶抑制剂，后者不仅本身能使内源性去甲肾上腺素蓄积，还能使酪胺代谢受阻，故如果呋喃唑酮与含酪胺食物同服，两者作用相加容易诱发患者出现高血压危象。

(5) 长期饮酒也可诱导机体内肝药酶，促进药物代谢加快，影响药物的疗效。饮酒后服用降血糖药是比较危险的。如氯磺丙脲能抑制乙醛脱氢酶，在乙醇氧化成乙醛后，由于乙醛脱氢酶被抑制，乙醛不能继续氧化为乙酸并最后转变成二氧化碳和水，可产生“乙醛蓄积综合征”，表现为恶心、呕吐、呼吸困难，低血压等。葡萄果汁是一种肝药酶抑制剂，它能使经肝代谢的药物代谢变慢，最终使体内药物浓度升高，毒副作用增大。再如，有饮酒嗜好的患者同时服用阿司匹林治疗风湿性关节炎，其胃肠道出血的概率也会明显增加。因为阿司匹林能抑制胃黏膜分泌，增加上皮细胞脱落及破坏黏膜对酸的屏障作用，又能阻止维生素K合成酶使血小板聚集减少，并抑制血小板释放二磷酸腺苷（ADP），使血液不易凝固。饮酒后胃酸分泌增加，两者均能增加胃黏膜血流量，合用能增强胃出血倾向。因此，应用剂量较大的阿司匹林时应避免饮酒。服用镇静催眠类药物时也禁止饮酒，因为酒精对人的中枢神经系统有抑制作用，而镇静催眠药物对中枢神经系统也有抑制作用，此时如服用镇静催眠类药物会产生叠加抑制作用，使人反应更加迟钝，使抑制加重，患者可因呼吸困难，血压下降，使呼吸中枢麻痹而死亡。

（6）茶类食品，含有茶碱、鞣质成分等，能与铁剂、合成补血药、生物碱类（如可待因）以及氨基比林等多种药物结合形成难溶性化合物从而影响这些药物的吸收。氨茶碱易分解成茶碱与乙二胺，吸烟可增加茶碱的代谢而降低其疗效，这种作用在停止吸烟后还可持续数月。所以，服用上述药物时不宜吸烟。

第六章　机体对药物的“反”作用

第一节　基本概念及其应用

前面，我们已经讨论了药效学的内容。我们同时也应知道，机体也会对药物有“反”作用，机体是如何应对药物这个“外来者的侵入”的呢？从专业上讲，这就是药物代谢动力学（pharmacokinetics，PK）涉及的内容。这个学科从20世纪中叶创建至今，已经有了很大的发展，并在新药研究、药物监测以及临床用药合理化、个体化等方面发挥了重要的作用。特别是分析测试技术以及细胞和分子生物学技术的快速发展，有力地促进了药动学的发展。例如Caco−2细胞培养技术的普遍应用，为研究药物吸收过程等，提供了优良的体外模型。此外，肝细胞、脑微血管内皮细胞、肾细胞及转染人代谢酶和转运体基因的动物或昆虫细胞培养等前沿技术，也为探索药物在机体内的代谢和转运机制，提供了有效的研究手段。大量介导药物转运的功能蛋白（转运体）被陆续发现，其研究成果也将有助于从分子水平认识药物在机体内吸收、分布、生物转化和排泄的机制。

上述Caco−2细胞是一种人克隆结肠腺癌细胞系，简称Caco−2细胞模型（the human colon carcinoma cell line 2），其结构和功能类似于体内分化的小肠上皮细胞，如具有微绒毛等结构，并含有与小肠刷状缘上皮相关的酶系（图6−1）。在细胞培养条件下，Caco−2生长在多孔的并渗透聚碳酸酯膜上的细胞可融合并分化为类肠上皮细胞。细胞亚显微结构研究结果表明，Caco−2细胞与人小肠上皮细胞在形态学上相似，具有相同的细胞极性和紧密连接，可自发形成具有极性、微绒毛以及紧密连接等形态类似于小肠上皮细胞刷状缘侧的分化特征的单细胞层。而且，存在于正常小肠上皮中的各种转运系统、代谢酶等，在Caco−2细胞中大都也有相同的表达，如细胞色素P450同工酶、谷氨酰胺转肽酶、碱性磷酸酶、蔗糖酶、葡萄糖醛酸酶。胞饮功能的检测结果也表明，Caco−2细胞与人小肠上皮细胞类似。由于Caco−2细胞功能可以恒定维持3周左右，因此可以在这段时间进行药物特别是口服药物的跨膜转运实验。可见，Caco−2细胞模型作为药物吸收研究的一种快速筛选工具，可以广泛用于药物吸收过程中物理和生化屏障的研究，在细胞水平上提供药物分子透过小肠黏膜的吸收、分布、代谢、转运以及毒性的综合信息，为药物研究和临床应用提供参考依据。同时，由于其具有相对简单、重现性较好和应用范围较广的特点，最近十几年来，Caco−2细胞已经成为国内外普遍应用的，一种预测药物在人体小肠吸收以及研究药物转运机制的标准筛选工具。药物体外肠吸收模型见图6−2。

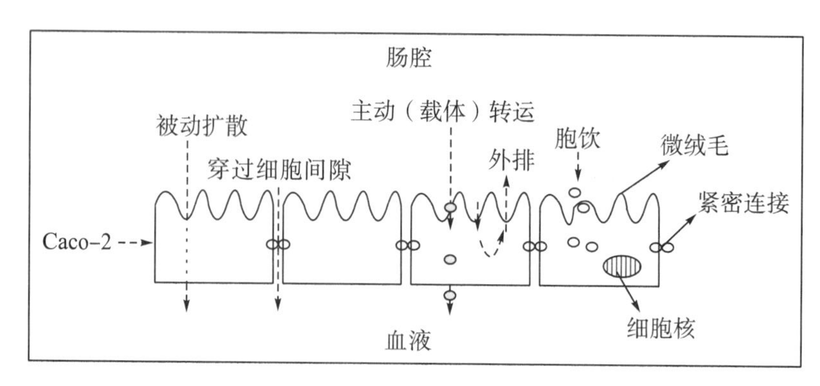

图 6－1　Caco－2 细胞模型示意图

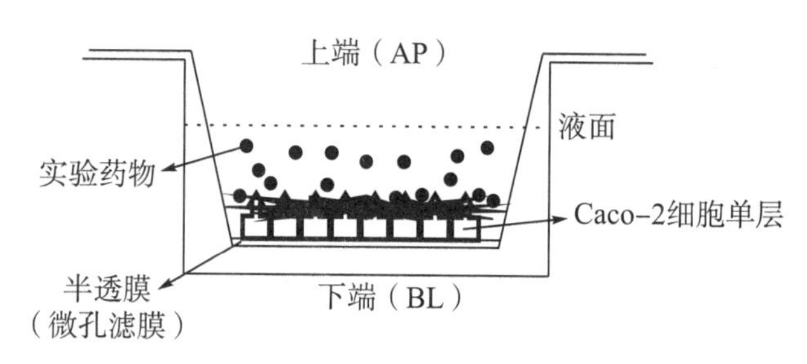

图 6－2　药物体外肠吸收模型

药物代谢动力学主要是研究药物在机体内的变化过程，即药物的吸收（absorption）、分布（distribution）、代谢（metabolism）及排泄（excretion）四个过程，简称 ADME 过程，又称药物体内过程。当然，对于一种药物，除了它的活性，其毒性也是决定它是否能成功应用于临床的关键，故加上药物毒性（toxicity）研究，构成当前药物体内研究比较完整的内容，称为 ADME/Tox 或 ADMET。其包括血药浓度随时间变化的规律和药物代谢模式等重要内容，并采用数学原理和方法，来寻找药物在机体内变化的动态规律，以确定药物的给药途径、剂量和间隔时间。因为药物在体内并不一定集中分布于期望的靶器官，而是在体内分布达到平衡后，表现出药理效应的强弱与药物血浆浓度成比例的关系。这样，我们就可以利用药动学规律，相对正确地计算出药物剂量以达到所需的血药浓度，并掌握某种药物发挥药效作用强弱的程度和持续时间的长短。显然，这样的参考或者依据，要比凭医生的个人经验来处方和用药更加可靠。此外，药动学对于药理学、临床用药方案和药物设计等，也都具有重要的指导意义，如可以有利于设计新药、改进药物剂型、合理组方处方和优选临床给药方案等，以达到保障药物发挥其最大疗效并减少不良反应的目的。

当然，在所有的研究中，如何知道或者说探测到药物在任何时候、任何部位的浓度，就是一个非常重要和直接的问题了。可以依赖现代分析技术的成果来解决这个问题。比如高效液相色谱－质谱联用技术（LC－MS）、高效液相色谱－串联质谱（LC－MS/MS）技术、气相－质谱联用（GC－MS）、高效液相色谱－核磁共振（LC－NMR）、飞行时间质谱（TOF－MS）、微透析技术、毛细管电泳（EC）和核磁共振（NMR）技术等。

简单来说，药动学包含了药物的体内过程和药动学参数（PK parameters）两个方面。

药物体内过程的研究包括：①药物的吸收及其影响因素；②药物分布及其影响因素；

③药物代谢过程、代谢酶系、P450 酶诱导剂和抑制剂等；④药物排泄途径及其影响因素。

药动学参数包括：血药浓度－时间曲线下面积（area under the concentration time curve，AUC）、峰浓度、达峰时间、半衰期（elimination half life，$T_{1/2}$）、生物利用度（bioavailability）、表观分布容积（apparent volume of distribution，V_d）和稳态血药浓度及其临床意义等。（图 6－3）而药物代谢与排泄过程也可以通俗地理解为机体对药物的屏蔽作用。（图 6－4）

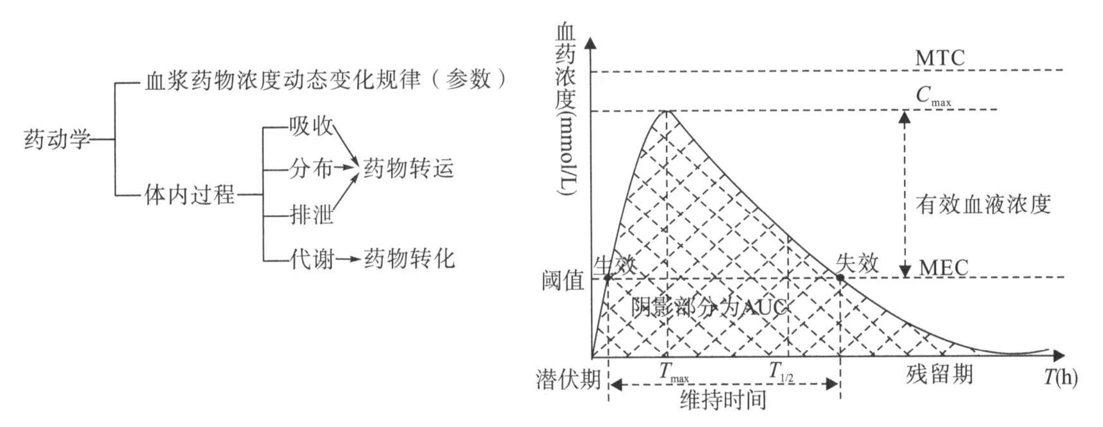

图 6－3　药动学分类和体内药动学参数意义

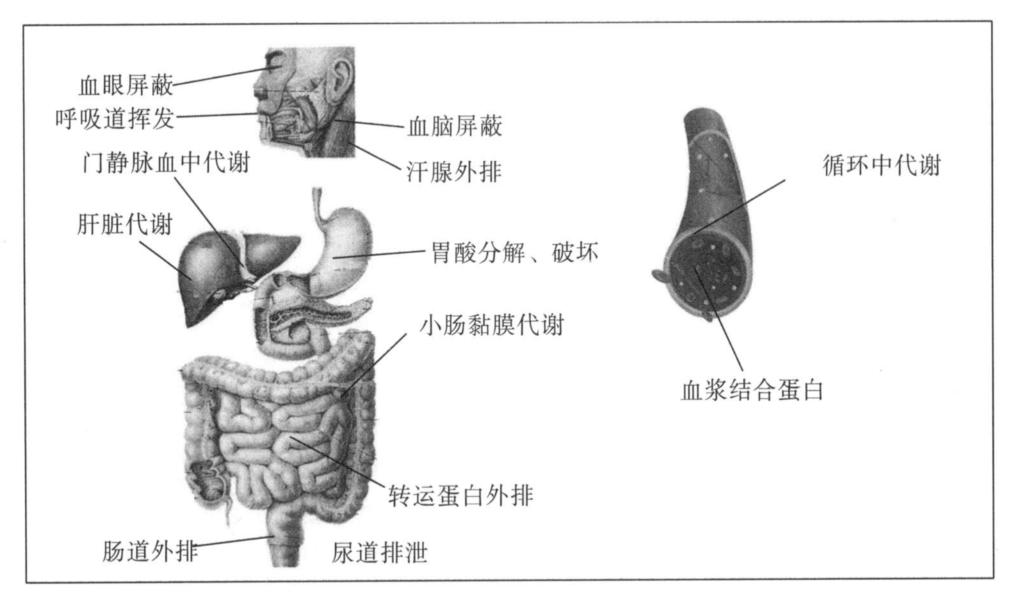

图 6－4　机体对药物的屏蔽作用：药物代谢与排泄

为了加深理解，我们也把药物对机体作用的过程再复习一次，即药物进入机体的过程。或许这样可以更加方便地去理解药动学讨论的内容。一般情形下，一种药物通过适当的给药途径，进入到体内，会经过三个阶段或者过程，又称为三个相（phase），即药剂相（pharmaceutical phase）、药代动力相（pharmacokinetic phase）和药效相（pharmacodynamic phase）。这三个相虽然有第次的关系，但也有相互制约的动态平衡的关系。本章讨论的主要内容为第二相，即药动学的内容，如图 6－5 和图 6－6 所示。

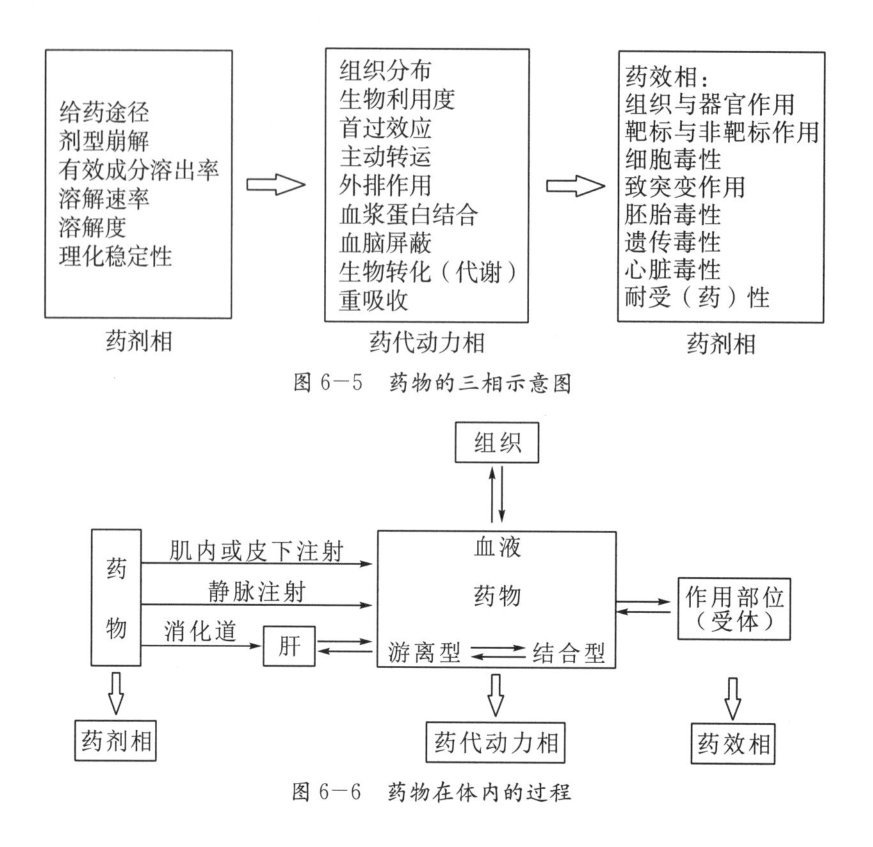

图 6－5　药物的三相示意图

图 6－6　药物在体内的过程

第二节　药物进入细胞的跨膜转运

一、生物膜及药物转运

细胞是构成机体的最基本单位，基本上所有生命活动都是由细胞完成的。人体细胞更新周期一般为 120～200 天（神经组织细胞除外）。生命就是细胞更新换代不断延续的过程（新陈代谢）。当细胞失去生活条件或彻底丧失活性时，细胞的这种功能也就丧失了，其生命也就走到了尽头。人体中功能一致或者相似的细胞集合起来，就形成了组织，组织再进一步形成器官。从这个角度来看，机体生理功能和生化功能的正常进行，主要依赖于细胞的正常新陈代谢。当细胞出现病变时，人体便会发生疾病。所以理论上只要每个细胞是正常的，人体就是健康的。人体的基本构成如图 6－7 所示，研究中有时也将骨组织、血液组织及脂肪组织等归纳在结缔组织里面一起讨论。系统也相似，除八大系统外，有时也将感觉器官系统（如视觉、听觉等）单独列出来讨论。此外，免疫系统通常也未在常规的机体系统中，该系统由免疫器官、免疫细胞以及免疫活性物质等构成。免疫器官有骨髓、脾、淋巴结、扁桃体、胸腺等；免疫细胞指淋巴细胞、中性粒细胞、单核－巨噬细胞、嗜碱（酸）粒细胞和含有 IgG 的血小板等；活性物质则指抗体、溶菌酶、补体、干扰素和白介素等物质。机体的三道防御如表 6－1 所示。

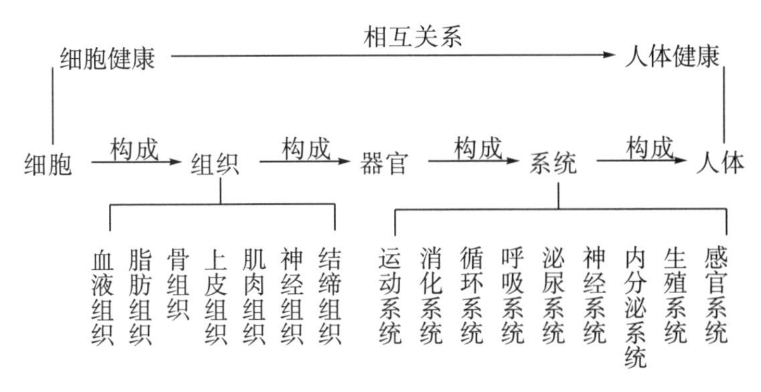

图 6-7 人体的基本构成

表 6-1 机体的三道防御

	组成	特点	功能	类型
第一道	皮肤和黏膜	包括分泌产物，如脂肪酸、酶等	阻挡和杀灭病原体，清除异物	非特异性免疫（先天性或固有）
第二道	体液中的杀菌物质和吞噬细胞等	如溶菌酶等，对多种病原体防御	溶解、吞噬和消灭病原体	
第三道	免疫器官和免疫细胞	借助血液循环与淋巴循环构成	产生抗体等活性物质，消灭病原体	特异性免疫（后天或获得性）

细胞中常见的化学元素有 20 多种。这些组成生物体的化学元素虽然在生物体体内有一定的生理作用，但单一的某种元素不太可能表现出相应的生理功能。这些元素在生物体特定的结构基础上，有机地结合成各种化合物，后者与其他的物质相互作用，才能体现出相应的生理功能。组成细胞的化合物可以分为无机化合物和有机化合物两大类。无机化合物包括水和无机盐，有机化合物包括蛋白质、核酸、糖类和脂质等。水、无机盐、蛋白质、核酸、糖类和脂质等各种物质有机地结合在一起，通过特定的生物途径，可引发各种系列的生理生化反应，体现出生物体的生命活动。

生物膜是细胞、细胞器和其环境接界的所有膜结构如核膜等的总称或者整体构成。各种生物除某些病毒外，一般都具有生物膜。真核生物除细胞膜（质膜）外，还有细胞核、线粒体、内质网、溶酶体、高尔基体和叶绿体等细胞器。生物膜形态上大都呈双分子层的片层结构，即由磷脂双分子层构成基本骨架，蛋白质分子位于其表面或镶嵌其中，生物膜厚 5～10 纳米，其组成成分主要是脂质和蛋白质，另有少量糖类通过共价键方式结合在脂质或蛋白质分子上。不同的生物膜有不同的功能。质膜和物质的选择性通透、细胞对外界信号（电或化学信号）的识别作用以及免疫作用等密切相关：神经细胞膜和肌肉细胞膜是高度分化的可兴奋性膜，有产生电兴奋、化学兴奋和传递兴奋作用等功能；叶绿体内的类囊体膜和光合细菌膜还可将光能分化为化学能；线粒体内膜可将细胞呼吸中释放的能量用于合成 ATP；而内质网膜则是蛋白质及脂质生物合成的场所。所以生物膜在细胞的物质、能量及信息的形成、转换和传递等生命活动过程中，是必不可少的结构。总之，生物膜包括细胞中的所有的膜，如细胞膜、细胞器膜以及核膜等。细胞膜是具有细胞结构的生物特有的一种膜结构。

药物在体内的转运（吸收、分布、排泄等）必须通过各种组织的细胞所组成的膜，如胃肠道黏膜、毛细血管内皮、肾小管壁、肾小球和血脑屏障等。进入细胞则须通过细胞膜；在细胞内则又进入细胞器的膜，如溶酶体膜。因此，从这个角度看，药物的转运实质上也是药物分子通过生物膜的过程，而“药物代谢动力学”的任务之一就是研究药物通过生物膜的过程，包括跨膜的“速度”等。

1. 细胞膜的基本结构

（1）脂质双层：主要由磷脂、胆固醇、糖、脂等构成，起支架或支撑作用。每个动物细胞膜上有 110～120 个脂分子，即每平方微米的质膜上约有 5×10^{6} 个脂分子。而组成分子细胞膜的主要成分是磷脂，占 70%以上。这些磷脂的结构有所不同，但在每个结构中都含有一个可离子化、连接两个长的疏水性碳链的磷酸酯基极性端的基团。磷脂酰胆碱（卵磷脂）就是细胞膜上常见的一种磷脂。在细胞膜中，磷脂分子排列成两层，厚度有 8～8.5nm。疏水端向内指向膜的中心，而极性端的基团位于细胞膜的内外表面。即头部为亲水性，为磷酸甘油基团，朝向（膜）外表，尾部为两条疏水性碳链，为脂肪酸链，朝向（膜）内部。这意味着极性端基团能够顺利地与细胞内外的含水环境相互作用，而疏水性的尾部与水远离，彼此可以通过范德华力的相互作用而结合。磷脂双分子层也是一个流动的载体结构，它也含有其他不同结构的物质，如糖蛋白、受体和酶等。它们虽然嵌在细胞膜内，但仍然可以运动。不过，应该注意的是细胞膜的中心为疏水性和脂溶性的。这意味着细胞膜对水、离子和极性分子等的通过会起到一个疏水性屏障的作用，进而抑制或限制它们进入或离开细胞。

（2）膜蛋白：分内在蛋白和外在蛋白两种，蛋白质镶嵌于脂质分子中。内在蛋白有疏水性（非极性）基团，朝向内部，以疏水的部分直接与磷脂的疏水部分共价结合，两端带有极性，贯穿膜的内外。外在蛋白有亲水性（极性）基团，朝向外表，以非共价键结合在固有蛋白的外端上，或结合在磷脂分子的亲水端上。如载体、特异受体、酶和表面抗原等。

（3）膜糖和糖衣：糖蛋白、糖脂等。

（4）少量的糖分子（多糖苷键）、核酸、金属离子等。

（5）孔道：可以贯穿或通透膜内外；药物分子可通过脂质、蛋白质或孔道等多种方式而进行转运。（图 6－8）

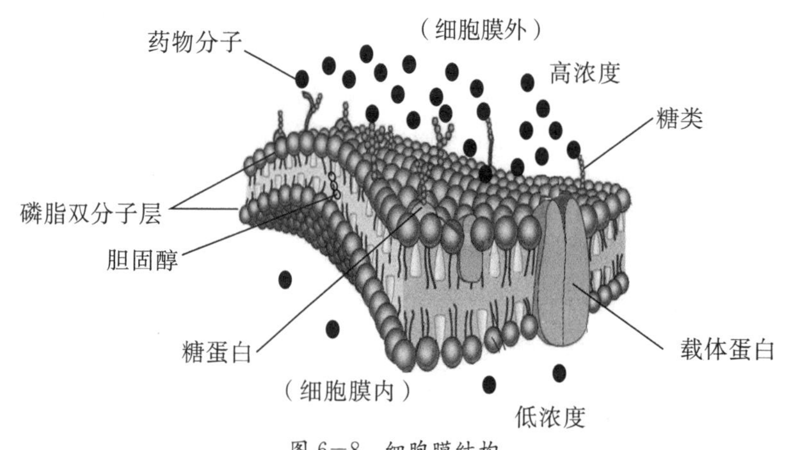

图 6－8　细胞膜结构

2. 药物的跨膜转运

药物的跨膜转运机制及其主要方式如图 6－9、图 6－10 所示。目前普遍认为，药物主要采用三种方式通过细胞膜：一些脂溶性强的药物（A）由浓度高的一侧经脂质双分子层向浓度低的另一侧转运，是通过简单扩散进行的（被动转运），这是自然地由浓度差所推动的。大多数药物都采用这种方式，一些非脂溶性药物（B）从浓度高的一侧向浓度低的另侧转运，则需要依靠于细胞膜上一定的特殊物质（即载体 C）的帮助（易化扩散）；还有一些药物（D）当其从浓度低处经细胞膜转运到浓度高处时，其过程需要消耗能量（主动转运）并借助载体的帮助。实际上，很多时候都将后两种方式归纳在载体转运的类型中。

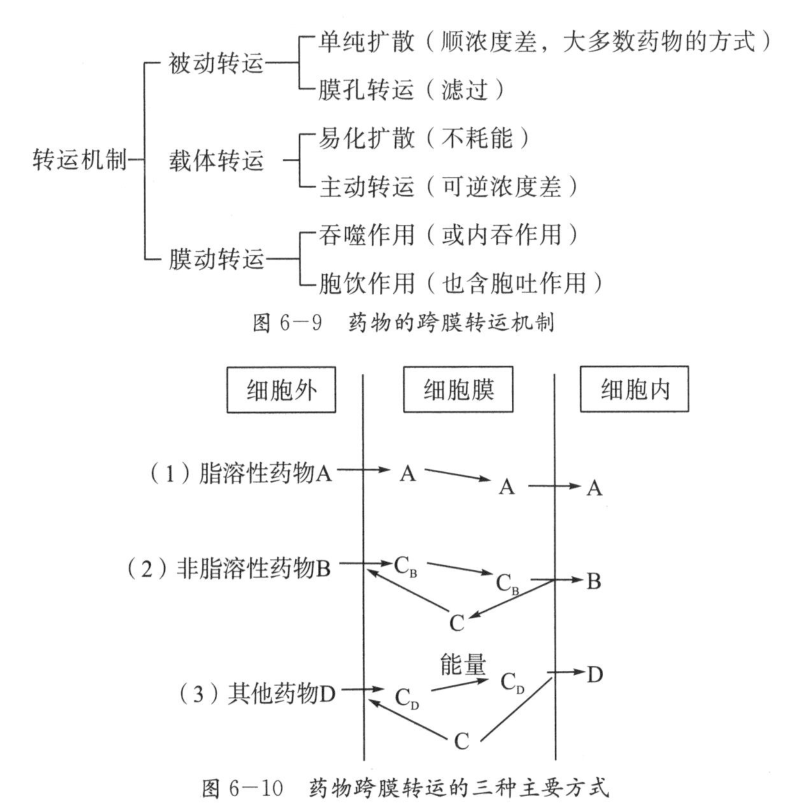

图 6－9　药物的跨膜转运机制

图 6－10　药物跨膜转运的三种主要方式

1）被动转运（simple diffusion），即药物按浓度差以简单扩散或滤过的方式通过生物膜，不消耗能量。简单扩散，也可称为浓度差式转运，即药物从浓度高的一侧扩散到浓度低的另一侧，其转运速度与膜两侧的浓度差成正比。当两侧浓度相等时，浓度达到动态平衡，扩散就相对停止。其实，大多数药物的转运方式都采用的是简单扩散。

那么，什么因素可以影响这种转运呢？第一，药物自身的理化性质可明显影响扩散过程，这是由药物分子自身结构所决定的。比如药物分子中脂溶性大、极性较小的化合物，如芳香脂酸类、甾体类激素、脂溶性维生素、生物碱等，还有大多数镇静催眠药物和麻醉药物等，均易于采用此方式通过生物膜。第二，药物的解离度，可明显影响被动转运。相当一大部分的药物属弱酸或弱碱，它们在溶液或者体液中可发生部分解离，成为离子状态，另一部分呈未解离的非解离型状态。而非解离型的分子脂溶性就大，易于扩散。因此，药物的解离常数（pK_a）也常常与药物的转运有关。由于分子解离度与环境或者环境溶液的酸碱度，即 pH 关系极为密切，故溶液的 pH 也会明显影响药物的被动转运，这是很容易理解的。

被动转运的药物动力学即非解离型药物的透膜速率：被动转运即扩散的速率取决于膜两侧的药物浓度梯度、药物在膜内（脂质）的溶解度，以及在膜内的扩散速率、与膜接触的面积及膜的厚度等。

按照菲克（Fick）扩散定律，被动转运的速率应为：

$$-\frac{dC}{dt}=DKS\frac{C_h-C_l}{X}=PS\frac{C_h-C_l}{X} \qquad (1)$$

式中：D 为膜内扩散速率常数；K 为膜脂质/水分配系数；S 为接触膜的表面积；

X 为膜厚度；C 为药物浓度；C_h 为高浓度一侧的药物浓度；

C_l 为低浓度一侧的药物浓度；$P=D\cdot K$ 为透过速率；t 为时间。

假定 C_h 与 C_l 相比，C_l 可忽略不计，即没有药物，所以可简化为：

$$-\frac{dC}{dt}=PS\frac{C_h}{X}$$

并由于 $\frac{PS}{X}=k$，所以

$$-\frac{dC}{dt}=kC_h \qquad (2)$$

如将上式（2）积分，则 $C_t=C_0e^{-kt}$ 或 $\log C_t=\log C_0-\frac{k}{2.303}t$

式中：C_0 为原浓度；C_t 为现浓度；k 为速率常数；

t 为从 C_0 到 C_t 所经过的时间（小时）。

这是药物动力学中计算药物通过各种生物膜速率的一个最基本的公式。药物在体内的过程（吸收、分布、排泄等）具有其特有的 k 值，如吸收速率常数、排泄速率常数等。它反映了浓度（C）和时间（t）的关系。

另一种跨膜方式，就是滤过，即药物分子通过亲水孔道的转运模式，也属于被动转运。通常认为这是在流体静压或渗透压的影响下，许多小分子的、水溶性的极性物质，甚至少部分非极性物质往往采用的转运方式。而分子量大于 100 的药物分子，通常不能通过这种亲水孔道。

2）易化扩散（Facilitated diffusion），指利用膜内载体来促进代谢物（如葡萄糖、氨基酸等）扩散的一种方式，其不耗能，但是不能逆浓度差进行。较少药物以这种方式进行转运。

3）主动转运（active transport），又称为逆流转运。即药物分子可以由低浓度一侧转运到浓度高的另一侧（或者称逆浓度梯度的转运）。这样的主动转运必须依靠细胞膜上的载体，而且一定需要能量消耗，同时会产生饱和现象。在既往的研究中发现，如果几种药物或者非药物化合物同时需要同一种载体来转运时，则这些药物或者药物与非药物分子之间，必定会存在着竞争性抑制关系。这种转运模式对一种药物在体内的不规则吸收、不均匀分布和经由肾脏的排泄等状态影响较大。

主动转运的动力学特点，常用米氏（Michaelis－Menten）方程式描述。药物的主动

转运涉及酶及载体系统，并且也耗能，其动力学性质与酶动力学相似。

$$-\frac{\mathrm{d}C}{\mathrm{d}t}=\frac{V_{\max}C}{K_m+C} \tag{3}$$

式中：$V_{\max}$为理论上的最大速率；K_m为米氏常数（即转运速率，为$V_{\max}$的一半时的药物浓度）；C为药物浓度。

若K_m远远大于C，即体内的药量远远低于体内的转运能力时，(3) 式分母中C可忽略不计，则简化为：

$$-\frac{\mathrm{d}C}{\mathrm{d}t}=\frac{V_{\max}}{K_m}\cdot C$$

若 $-\frac{V_{\max}}{K_m}=k$，

$$\text{则}\ -\frac{\mathrm{d}C}{\mathrm{d}t}=k\cdot C$$

若C远远大于K_m，即体内的药量远远高于体内的转运能力时，(3) 式分母中K_m可忽略不计，则

$$-\frac{\mathrm{d}C}{\mathrm{d}t}=V_{\max}$$

如前所述，药物动力学也可以被认为是药物体内过程的速度理论。我们知道，一般在研究化学反应动力学时，从考虑反应速度与反应物的量（或浓度）之间的关系出发，可以分为零级、一级或多级反应等。而在体内研究药物动力学时，也可以根据药物的转运速度与药物的量（或浓度）之间的关系，将转运速度分为零级速率（或零级动力学、非线性动力学）、一级速率（或一级动力学、线性动力学）等情形。当某种药物的转运速率与该部分药物量的一次方成正比，即按指数转运（指按每单位时间转运药物原存量的一定百分比），如公式所示，即为一级速率或一级动力学。当药物的转运速率与零次方成正比，即按恒定的数量转运（在一定的时间内转运一定数量的药物），则为零级速率或零级动力学。注意，在通常的用药剂量下，大多数药物在体内的转运是简单扩散，故多属于一级速率过程。药物的主要转运机制见表6－2。

表6－2　药物的主要转运机制

转运机制	转运形式	载体	机体能量	与浓度关系	膜变形	转运物质
被动转运	单纯扩散	无	不需要	顺差	无	大多数药物分子、有机酸碱等
	膜孔转运	无	不需要	—	无	水、乙醇、尿素、糖类和亲水性药物等
载体转运	易化扩散	有	不需要	顺差	无	氨基酸、葡萄糖、D－木糖、季铵盐类等
	主动转运	有	需要	逆浓度差	无	K^+、Na^+、I^-、单糖、氨基酸、水溶性维生素、弱电解质的离子型等
膜动转运	胞饮作用	无	需要	—	有	重金属、蛋白质、短肽、多肽、脂溶性维生素、甘油三酯等大分子物质
	吞噬作用	无	需要	—	有	

二、房室概念及其模型

1. 房室概念

药物进入机体后，它在体内将经过吸收、分布、代谢、排泄等过程，描述这些过程也可用简单的模块图来表示（图 6－11）。

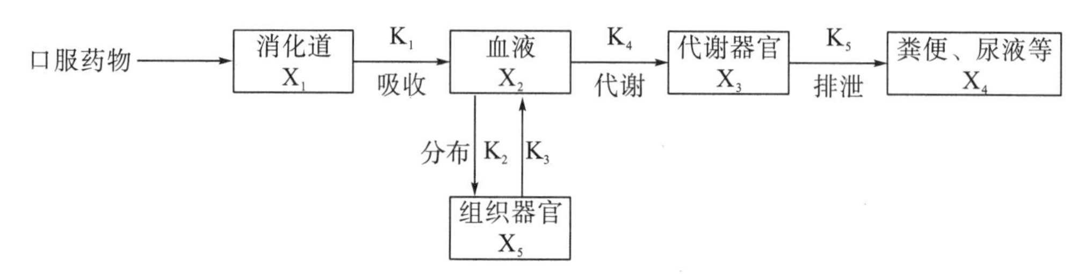

图 6－11 药物的体内过程模块图

为了方便分析和讨论一种药物在体内运动（转运和转化）的动态规律，并用数学方程式加以表示，就需要建立一个假想的数字模型来模拟机体的模型（即动力学模型）。故可以将机体视为一个系统，并将该系统内部按动力学特点分为若干房室（或称隔室，compartment）。也就是说，机体的模型可以认为是由一些房室所构成的，房室是模型的组成单位，而房室也是从动力学（速率）上可以方便区分的药物不同的"暂存间"。

应注意的是，房室的划分主要根据药物在体内转运速率的不同。在实体解剖学上，机体并不存在这种所谓的房室。而在机体中的解剖位置上，即便是不同的组织器官，但只要药物分子在其间的转运速率相同，就会被归纳成为一个房室。当然，实验发现，房室概念还是与体内各组织器官的解剖生理学特性（如血流量、膜通透性等）有某种联系的。

2. 房室模型（compartmental model）

根据药物代谢动力学特性，可以将房室数目分作一室（单室）、二室乃至多室模型。一室模型是指给药后，药物一进入血液循环，即均匀分布至全身，因而可以把整个身体视为一个房室。二室模型是将机体分为二个房室，即中央室与周边（外周）室。这里要注意的是，如果说房室的划分与体内各组织器官的解剖生理学特性的确有相联系的地方，就在于中央室往往是药物首先进入的区域，这些区域除血浆外，通常还有细胞外液以及心、肝、肾、脑等血管比较丰富、血液流畅的组织或器官。在以上组织器官，药物可以在若干分钟内，便迅速分布。药物分子的血浆浓度和这些组织中的浓度可以迅速达到平衡，并且维持于平衡状态之中。而周边室一般是血管比较稀少、血流较缓慢的组织（如脂肪组织、骨组织、非运动状态下的肌肉等），药物进入这些组织比较缓慢。一室和二室模型的血药浓度一时间关系曲线如图 6－12 所示。

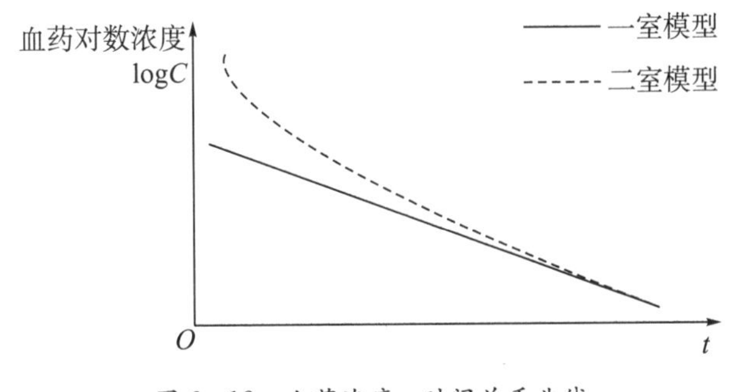

图 6—12 血药浓度—时间关系曲线

那么，针对一种具体药物，到底是属于哪种房室模型，要根据其实验结果（包括血药浓度—时间曲线特征等）来具体分析。

三、表观分布容积

上述房室的大小，通常可以采用表观分布容积（apparent volume of distribution，V_d）来表示。简单地讲，V_d 等于药物在体内的总量与其血药浓度之比。每一种药物都有其自身的固定数值，如果测出血药浓度，再乘以其 V_d 值，就可以得到该药物在测定时间在体内的总量。V_d 是一个重要的药物代谢动力学参数。但其数值并非真正的机体中的真实容积，也就是说，我们不能把它看成机体内的特殊生理空间，而只是一种比例数值或者数学概念。根据某一药物的 V_d 值大小，可以推测它在体液和组织中的摄取、分布情况。例如，V_d 值大，表示其药物分子分布广，或提示药物与生物大分子作用可能有大量结合；V_d 值小，表示药物分子可能分布有限。

V_d 值是根据体内某一时间（t）的药物量（D_t）除以该时间游离的药物血浆浓度（C_t）来计算出来的。

$$V_d = \frac{D_t}{C_t} \text{或} D_t = V_d \times C_t$$

由于成人体液分布有基本规律，以 60kg 体重为例，血浆占体重的 5%左右，容积 3L；细胞外液占体重的 15%，体液容积 8L；细胞内液占体重 40%左右，容积 25L。显然，可将药物的 V_d 值与机体体液的数值进行比较，以推测和分析药物在体内分布的情况。例如，V_d=5L 或者以下，表示该药物大部分分布于血浆；V_d=10～20L，表示药物分布在细胞外液中；V_d=40L，表示药物分布于全身血浆和体液；V_d=100～200L，表示药物大量储存在某一器官或组织，或者药物分子已基本上与组织或血浆蛋白结合。同时，V_d 越小，就说明药物排泄越快，药物在体内储留时间越短；反之，药物排泄越慢，在体内储留时间就越长，药物作用的时间也会越长。

四、转运速率常数及消除速率常数

在药物代谢动力学研究中，经常涉及通过生物膜的药量及其转运速率，其中平衡状态以及达到平衡的速率最具有意义。此外，也可以按照药物转运速率的不同，把机体分为若干房室，并设想房室为一个均匀的系统，药物进入某一房室后，可在该房室内迅速地自由扩散；但在房室之间或房室内外则推测存在着某些屏障，因此其出入必须遵从一定的规律。出入的快慢可用转运速率常数 k 表示，出与入的速率常数也可以不相同。

转运速率常数 k 值，是药物代谢动力学研究中的一项重要参数。既然是常数，它就不随时间变化而发生变化。所以，它可以定量地描述一个药物体内过程的快慢。例如，k 值越大，说明其转运速率越快。因此，k 值也可用于不同药物之间体内过程的比较研究。

事实上，药物在机体内的转运与消除是同时存在的。药物自机体或房室的消除速率也常用消除速率常数（k_e）表示。如何获得一种药物的消除速率常数呢，一般是测定该药物的血药浓度数据后作血药浓度－时间曲线，以确定其房室模型的种类，再按一定公式，就可以计算出来。显然，不同房室模型的药物消除速率常数的计算公式是不同的。

1. 一室（单室）模型被动转运药物消除速率常数的计算

一室模型被动转运的药物消除如图 6－13 所示。

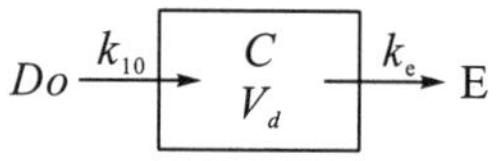

$$Do \xrightarrow{k_{10}} \boxed{\begin{matrix} C \\ V_d \end{matrix}} \xrightarrow{k_e} E$$

图 6－13　一室模型的消除速率常数

其消除速率常数常用 k_{10} 或 k_e 表示。其计算公式为：

$$k_{10}(k_e) = \frac{(\log C_t - \log C_0) \times 2.303}{-t}$$

式中，C_0 为原始血药浓度，C_t 为经过一定时间后的血药浓度，t 为血药浓度由 C_0 变为 C_t 所经过的时间。

例如，静脉注射某药物，其原始血药浓度测得为 0.9mg/L，经 2 小时后再测其血药浓度为 0.7mg/L，则其消除速率常数为：

$$k_{10}(k_e) = \frac{(\log 0.7 - \log 0.9) \times 2.303}{-2} = 0.1256h^{-1}$$

2. 二室模型被动转运药物消除速率常数的计算

二室模型的药物消除如图 6－14 所示。各房室的消除速率常数常用 k_{12}、k_{21}、k_{10}、k_{20} 表示，计算方法同上式，总消除速率常数（k）为各房室的消除速率常数之和。

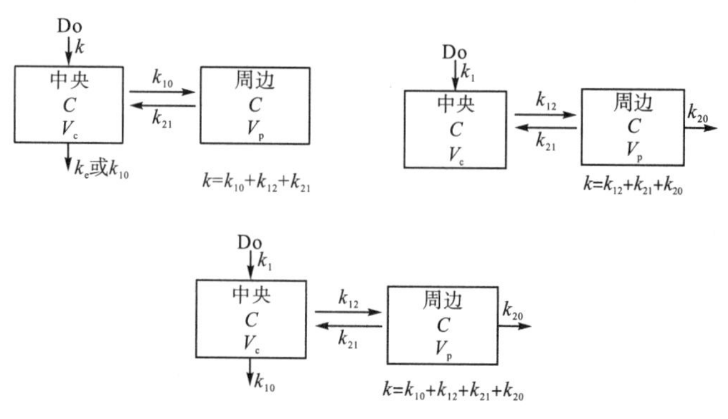

图 6－14　二室模型的消除速率常数

五、生物半衰期

药物自机体内消除一半（常用药物血浆浓度减少50%）所需的时间，即为该药物的生物半衰期（biological half-life，$t_{1/2}$）。

一级动力学（一级速率）的半衰期可从药物血浆浓度及消除速率常数计算得到：

因为

$$\log C_t = \log C_0 - \frac{k}{2.303}t$$

$$\log C_t - \log C_0 = -\frac{k}{2.303}t$$

$$\log \frac{C_t}{C_0} = -\frac{k}{2.303}t$$

当 t 为 $t_{1/2}$ 时，$\frac{C_t}{C_0} = 0.5$，代入上式，得 $\log(0.5) = -\frac{k}{2.303}t_{1/2}$，所以

$$t_{1/2} = \log(0.5) \times \frac{-2.303}{k} = \frac{(-0.3010) \times (-2.303)}{k} = \frac{0.693}{k}$$

$t_{1/2}$与浓度无关，为恒定值。

零级动力学的半衰期可用公式 $t_{1/2} = \frac{0.5C_0}{k_0}$ 计算，其中 k_0 为零级速率常数。

$t_{1/2}$是药物代谢动力学中很重要的、最基本的一个参数。临床上应用它，可推测药物在体内蓄积与排泄的动态关系，制订合理的给药方案或调整给药方案等。常用的几种情形如下：

（1）药物半衰期随时间变化与其在体内蓄积量及其排泄量的大致关系。

可由其 $t_{1/2}$所经过的时间推算出药物的排泄量、存药量（D）以及累积排泄量等数据。如经过第一个 $t_{1/2}$，以上数据依次为50%、$0.5D$ 和50%；经过第二个 $t_{1/2}$，则依次为25%、$0.25D$ 和75%等。

（2）药物在血浆的坪值（或稳态血浓度）和给药后到达坪值的时间。

由于上述的关系，多次给药，如连续恒定速率滴注给药，或按半衰期的间隔时间定时恒量给药，一般经过4或5个半衰期就能到达血浆坪值，后者指药物的血浆浓度相对地稳定在一定的水平，也称为稳态血药浓度（steady-state concentration，C_{ss}）。又可分为C_{ss}（平均稳态血浓度）、C_{ssmax}（稳态血浓度峰值）及C_{ssmin}（稳态血浓度谷值）。如此而来，我们可以知道，当增加用药剂量时，只可以增加血浆药物浓度，并不能缩短到达其血浆坪值的时间。再者，如果单位时间内用药量不变，同时缩短给药间隔，也只能减少血浆药物浓度的波动范围，不能影响坪值和缩短到达坪值的时间。但是如果反复给药的间隔时间为一个半衰期，且首次剂量加倍，则可迅速到达血浆坪值。例如某药物血浆半衰期是36h，每日给药一次，计算得到经过约7d（6.75d）可达到稳定血药浓度。

（3）调整肾功能减退时的给药方案。

一般情况下，药物的消除可有经肾及非经肾两个途径。因此，当肾功能受损或者衰

竭，经肾的消除降到很低甚至为零时，药物仍可存在非经肾或称经肾外的消除。肾功能衰退者，药物的 $t_{1/2}$ 也相应地延长，延长时间的多少与肌酐清除率有一定的关系。对肾功能衰退患者用药可根据其肾功能（内生肌酐清除率或者尿素氮等指标）或药物在该患者体内的 $t_{1/2}$ 制订个体化的用药方案或调整给药方案。

一般当患者肾功能不全时，临床药物的应用可以参考这些原则：①使用的药物应注意其药代谢数据和毒副作用，尽量避免对肾脏的毒性。②可以根据药物血浆半衰期（$t_{1/2}$），决定用药剂量和方法。另一个参数，是内生肌酐清除率（Ccr），是指血中肌酐主要由肾小球滤过清除（肾小管基本不重吸收也不分泌肌酐）。肾功能不全时，肾脏清除肌酐能力下降，肌酐在体内蓄积，内生肌酐水平明显升高。血肌酐含量与肾小球滤过功能呈反比关系，而内生肌酐清除率与肾小球滤过率（功能）呈正比关系。肾功能不全时，一般可根据药物血浆中半衰期和患者内生肌酐清除率的改变，来参考并决定用药剂量和用药方法。另外，由于肾小球毛细血管内皮孔通道大小约为 3.8～4nm，除了蛋白质等大分子物质外，血浆中其他溶质均可通过，而病理条件下，蛋白质可漏出，因此肾脏病患者往往伴有低蛋白血症。由于药物与蛋白质结合率会相应减少，导致游离药物的比例增多，使药物从肾脏排泄的浓度增高，毒性也会显著加大。此外，年龄也是一个常见的影响肾功能的因素。一般人的肾功能随着年龄的增长，肾脏重量减轻，肾实质减少，肾单位数量和体积亦减小。据不完全统计，70 或 80 岁老人会比年轻成人减少1/2～2/3。这是由于肾小球和肾小管基膜增厚，纤维组织增多，纤维化现象以及内膜增厚和玻璃样改变明显所致。这些变化可随年龄增大而加大，在 40 岁以后发生较多。按临床一般统计，正常人平均肾小球滤过率，20 岁时为 122～125ml/min，80 岁以后仅为 60～65ml/min。有研究曾测定多例无肾脏疾病且无高血压的老年人的内生肌酐清除率，结果平均为 53～55ml/min。可见，老年人的血肌酐或许并不能作为衡量肾功能和参考用药的唯一指标。此外，通常血清肌酐与体重之间的关系，也不太适用于老年人。临床发现，老年人全身状况一般与肾功能密切相关。有心血管病、糖尿病的老龄患者，往往会因某种偶然或者意外因素，如器官感染、精神刺激、情绪波动、腹泻脱水、高热、着凉、感冒、误食、误用药、过度劳累、药物过敏或者其他原因，引发和加重其肾功能损害，甚至导致肾功能衰竭。因为大多数药物都在肝脏进行灭活，在肾脏清除，肾功能衰竭或肾功能障碍时若伴有肝功能不全者，则更应该注意用药的安全性，注意减量。

上述这些常见的情形，都可以使用药物的生物半衰期，即 $t_{1/2}$，以及其与体内蓄积和排泄量的规律，结合患者的肝肾功状态等实际情况，拟订比较合理的个体化给药方案，提高用药的安全性和有效性。

六、生物利用度

生物利用度（bioavailability，F）是用以描述药物剂型中能被吸收进入体循环的药物相对分量及速度的药动学重要参数，一般采用吸收百分率或分数来表示。其应用不仅可以判断某种药物自身的药动学性质，而且往往还能够分辨出同种药物因来源或者渠道不同而可能存在的吸收比例以及速率上的差异，后者往往导致药效的不同。最常见的，是同一药物的原料与制剂，由于不同制药企业的制造工艺不同，或是同一药企生产批号不同的同一产品，都会有差异较大的生物利用度。图6－15中曲线阴影部分面积（area under curve，AUC）可量化计算，反映药物在体内的总量。

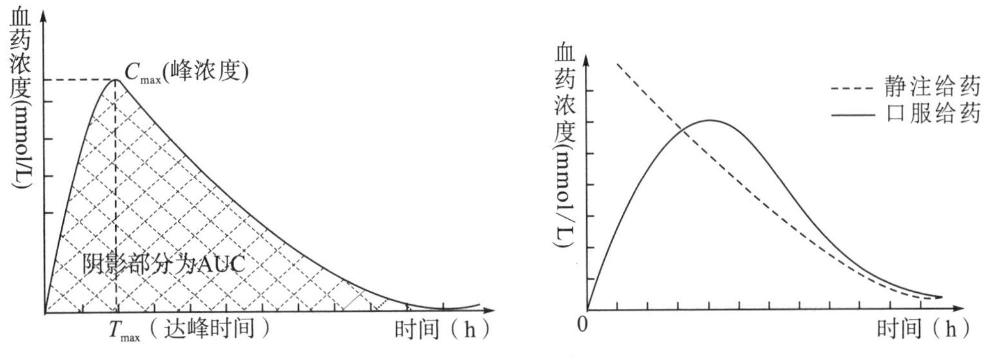

图6－15　AUC与不同给药途径的区别

计算药物进入体循环的相对量的公式如下：

（1）绝对生物利用度：　$F_1=\frac{AUC_{(血管外)}}{AUC_{(静注)}}\times 100\%$

（2）相对生物利用度：　$F_2=\frac{AUC_{(试验制剂)}}{AUC_{(参比制剂)}}\times 100\%$

显然，F_2就可以对不同来源制剂的AUC进行比较。

第三节　什么是药物的吸收

一方面，药物通过给药途径进入机体后，作用于机体并影响某些器官组织的功能；另一方面，药物在机体的影响下，也可以发生一系列的运动和体内过程。药物自用药部位被吸收进入血液循环（静脉注射则直接进入），然后分布于各器官组织、组织间隙，有些药物则在血浆、组织中与蛋白质结合，或在各组织（主要是肝脏）发生化学反应而被代谢。

药物的吸收（absorption）是指药物自体外或给药部位经过细胞组成的屏障膜进入血液循环的过程。如前所述，多数药物都是通过简单扩散（simple diffusion）进入体内的。扩散速度除取决于膜的性质、面积及膜两侧的浓度梯度，还与药物自身的理化性质有关。分子量小（200D以下）、脂溶性大（油水分布系数大）、极性小（不易离子化）的药物较易通过。药物分子大多数是弱酸性或弱碱性有机化合物，其离子化程度受其pK_a（酸性药物解离常数的负对数值）及其所在溶液的环境pH而定。这是影响一个药物跨膜被动转运、吸收分布排泄的一个可变因素。

按亨德森－哈塞尔巴尔赫（Henderson－Hasselbalch）公式：

弱酸性药物：

$HA \rightleftharpoons H^+ + A^-$

$$Ka=\frac{[H^+][A^-]}{[HA]}$$

$$pK_a=pH-\log\frac{[A^-]}{[HA]}$$

$$pH-pK_a=\log\frac{[A^-]}{[HA]}$$

故 $10^{pH-pK_a}=\frac{[HA]}{[A^-]}$（即$\frac{[非离子型]}{[离子型]}$）

当 $pH=pK_a$ 时，$[HA]=[A^-]$

弱碱性药物：

$BH^+ \rightleftharpoons H^+ + B$

$$Ka=\frac{[H^+][B]}{[BH^+]}$$

$$pK_a=pH+\log\frac{[B]}{[BH^+]}$$

$$pK_a-pH=\log\frac{[BH^+]}{[B]}$$

故 $10^{pK_a-pH}=\frac{[BH^+]}{[B]}$（即$\frac{[离子型]}{[非离子型]}$）

当 $pH=pK_a$ 时，$[B]=[BH^+]$

由此可见，不论弱酸性或弱碱性药物的 pK_a，都是该药在溶液中50%离子化时的pH值，不同药物有其固定的 pK_a 值。当 pK_a 与pH的差值以数值增减时，可以直接反映药物的离子型与非离子型浓度的比值。非离子型药物基本上可以自由穿透，而离子型药物就可能被限制在膜的一侧，这种现象也称为离子障碍（ion trapping）。例如，弱酸性药物在胃液中多以非离子型存在，在胃中即可被吸收。弱碱性药物在酸性胃液中离子型多，主要在小肠吸收。碱性较强的药物如胍乙啶（$pK_a=11.4$）及酸性较强的药物如色甘酸钠（$pK_a=2.0$）在胃肠道基本都可完成离子化，但由于离子障碍原因，吸收均较难。

少数与正常代谢物结构比较相似的药物，如5－氟尿嘧啶、甲基多巴等是靠细胞膜上的载体主动转运（active transport）而完成吸收的，这一主动转运机制与药物在体内分布及肾排泄关系比较密切。易化扩散（facilitated diffusion）是靠载体顺浓度梯度进行跨膜转运的方式，如葡萄糖的吸收，吸收速度较快。固体药物不能吸收，片剂、胶囊剂在胃肠道必须先崩解（disintegration）、溶解（dissolution）后才可能被吸收。

1. 胃肠道给药

口服（per os，po）给药是最常用的给药途径。小肠内pH接近中性或弱碱性，黏膜吸收面广，缓慢蠕动可增加药物与黏膜接触机会，是主要的吸收部位。药物吸收后通过门静脉进入肝脏。有些药物首次通过肝脏就会发生转化，产生首过消除（first pass elimination）或首关效应（第四章已讨论）。多数药物口服虽然方便有效，但其缺点是吸收较慢，不完全。不适用于在胃肠易被破坏的、对胃刺激大的，以及首关消除过多的药物，也不适用于昏迷及婴儿等不能口服药物的患者。舌下（sublingual）及直肠（per rectum）给药虽可避免首关消除，吸收也较迅速，但吸收不太规则，应用也相对较少。

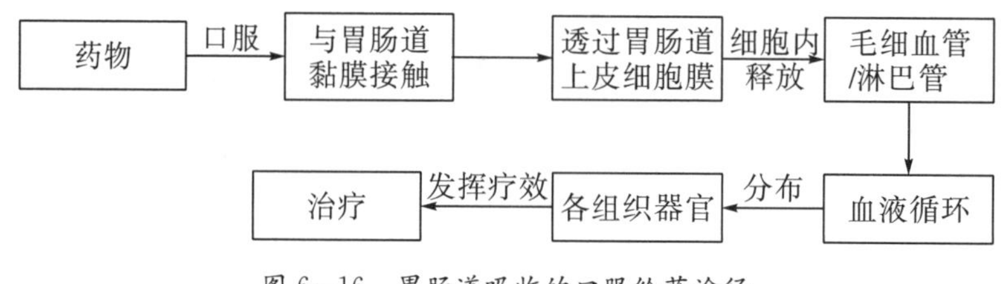

图6－16　胃肠道吸收的口服给药途径

2. 注射给药

静脉注射（intravenous，iv）可使药物迅速而准确地进入体循环，没有吸收过程。肌内注射（intramuscular，im）及皮下注射（subcutaneous，sc）药物也可基本上全部吸收，一般较口服快。吸收速度取决于局部循环，因此，局部热敷或按摩可加速吸收；相反，注射液中如果加入少量缩血管药，则其吸收减慢，可延长药物的局部作用。动脉注射（intra－arterial，ia）还可将药物输送至该动脉分布部位发挥局部疗效以减少全身反应。例如，将溶纤药直接用导管注入冠状动脉以治疗心肌梗死等。注射给药还可将药物注射至身体任何部位发挥作用，如局部麻醉或中药的穴位注射等。

3. 呼吸道给药

肺泡表面积较大（约可达 $200m^2$），与血液只隔肺泡上皮及毛细管内皮等，而且血流量大，药物达到肺泡后，吸收极其迅速，气体及挥发性药物（如全身麻醉药）可直接进入肺泡。一般药物溶液需要经喷雾器分散为微粒，气雾器（aerosol）可将药液雾化为直径 4～6μm 的微粒，直达肺泡而被迅速吸收，如在雾化器及口鼻罩间加用一个气室，则效果可能更好。直径 4～5μm 以下的微粒有可能重新被呼出，直径 10μm 的微粒可在小支气管沉积。后者可作为异丙肾上腺素治疗支气管哮喘的主要方式。较大雾粒的喷雾剂（nebula）就只能用于鼻咽部的局部治疗，如抗菌、消炎、祛痰和疏通鼻塞等。

4. 经皮（transdermal）给药

除汗腺外，皮肤一般不易透水，但脂溶性药物则可以缓慢渗透。很多杀虫药也就是经皮吸收后造成中毒。利用这一原理，也可以采用经皮给药以达到局部或全身用药目的。近年来，有不少促皮吸收剂如氮酮（azone）等，可与药物制成贴皮剂，以达到持久的全身疗效，如硝苯地平贴皮剂。对于容易经皮吸收的硝酸甘油，也可制成缓释贴皮剂预防心绞痛发作，每日只需贴一次。

第四节　体内药物是如何分布的

药物进入循环后首先就会与血浆蛋白结合（plasma protein binding），其中，酸性药物多与清蛋白结合，碱性药物多与 α_1 酸性糖蛋白（AGG）结合，还有少数药物也与球蛋白结合。这种结合和药物与受体蛋白结合的情况比较相似。

一般药物的血浆蛋白结合量受到药物浓度、血浆蛋白的质和量及解离常数影响。不同药物有不同结合率，即指血液中与蛋白结合的药物与总药量的比值，且随剂量增大而减少。专业药理书籍收载的药物的血浆蛋白结合率是在常用剂量范围内对正常人所测定的数值。药物与血浆蛋白的结合一般是可逆的，结合后药理活性会暂时消失，结合物分子变大不能通过毛细管壁，暂时“分布”或“储存”于血液中，具有“暂存”功能。在分布过程中，游离药物穿透毛细管壁进血液后与血浆蛋白结合，有利于吸收。在消除过程中（如肾小管分泌），血中游离药物被除去，有利于消除。由于药物与血浆蛋白结合特异性低，而血浆蛋白结合点有限，可以饱和，两个或多个药物可能竞争结合同一蛋白而发生置换现象。如某药结合率达 99%，当被另一种药置换而下降 1%时，游离型（具有药理活性）药物浓度在理论上将增加至100%，甚至可能导致中毒。但一般药物在被置换过程中，游离型药物多数会被加速消除，血浆中游离型药物浓度难以持续增高。药物也可能与内源性代谢物竞争与血浆蛋白的结合。例如，磺胺药置换胆红素与血浆蛋白结合，可能导致新生儿核黄疸。当患者血浆蛋白过少（如肝硬化等）或变质（如尿毒症等）时，药物血浆蛋白结合率下降，也容易发生毒性反应。（图 6-17）

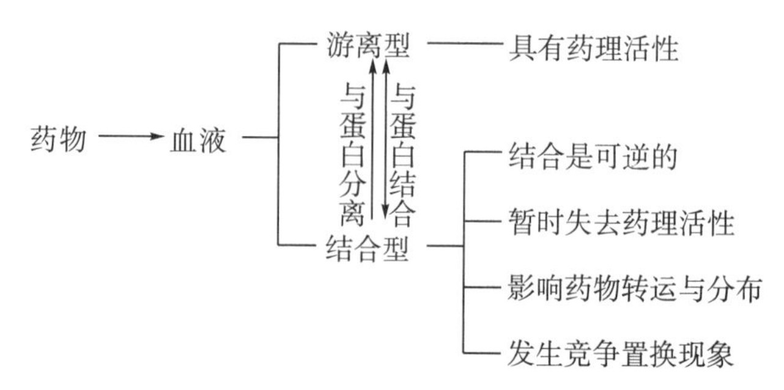

图 6-17　药物与血浆蛋白的结合

吸收的药物通过循环迅速向全身组织输送，首先向血流量大的器官分布（distribution），然后向血流量小的组织转移，这种现象称为再分布（redistribution）。例如前面章节提到的静脉用麻醉药硫喷妥钠（thiopental sodium），该药首先在血流量大的脑中发挥麻醉效应，然后再向脂肪等组织转移，效应会很快消失。经过一段时间后，血药浓度便可趋向“稳定”，分布达到“平衡”。但此时各组织中药物并不均等，血浆药物浓度与组织内浓度也不相等，这是药物与组织蛋白亲和力不同所致。这种“平衡”被称为伪平衡（pseudo equilibrium），这时血浆药物浓度高低可以反映靶器官中药物结合量的多少。药物在靶器官浓度决定药物效应强弱，故测定血浆药物浓度可以推测或估算药物效应强度。某些药物可以分布至脂肪、骨组织等无生理活性组织形成“储池”，或滞留于毛发、指（趾）甲等组织。同上一节相似，药物的 pK_a 及体液 pH 也是决定药物分布的重要因素，细胞内液 pH 值（6.9~7.2）略低于细胞外液 pH 值（7.2~7.6），弱碱性药物在细胞内浓度略高，弱酸性药物则在细胞外液浓度略高。根据这一原理，弱酸性药物如巴比妥类中毒时，用碳酸氢钠碱化血液及尿液可使脑细胞内药物向血浆转移并加速其自尿排泄，这也是重要的救治措施之一。

血脑屏障（blood-brain barrier，BBB）是最常见的几个体内主要的保护性生理屏障之一。脑部是血流量较大的器官，但药物在脑组织浓度一般都比较低，这是由于血脑屏障的保护作用所致。在组织学上，血脑屏障是血-脑、血-脑脊液及脑脊液-脑三种屏障的合称，而实际上能阻碍药物穿透的主要是前两者。因脑毛细血管内皮细胞间存在紧密连接，基底膜外还有一层星状胶质细胞，所以药物分子通常较难穿透。由于脑脊液不含蛋白质，少量未与血浆蛋白结合的脂溶性药物也可以进入脑脊液，只是药物进入静脉的速度较快，所以脑脊液中药物浓度总是低于血浆中药物浓度，这也是大脑自我保护机制之一。为了减少中枢神经不良反应，对于部分生物碱类似物可用其季铵化或盐类以增加其极性。例如，将阿托品季铵化变为甲基阿托品后则不容易通过血脑屏障，即使其不发生中枢兴奋的副作用。

血脑屏障是一个很重要的生理保护性屏障，如果药物要进入大脑内，它们必须要能够通过此屏障。向大脑提供血液的毛细血管紧密且不含有空隙，不存在小孔，与体内其他部位的毛细血管不同。因此，进入大脑的药物必须溶解通过毛细血管的细胞膜，如青霉素等极性药物就不易进入大脑。从药物设计的角度来看，既可以通过提高药物的极性来阻止它通过血脑屏障，也可以设计那些在脑内起作用的药物，使它们能够通过血脑屏障，这就是说，它们必须具有一个很强的非极性基团。某些极性药物可借助载体蛋白的帮助通过血脑屏障。(图 6－18)

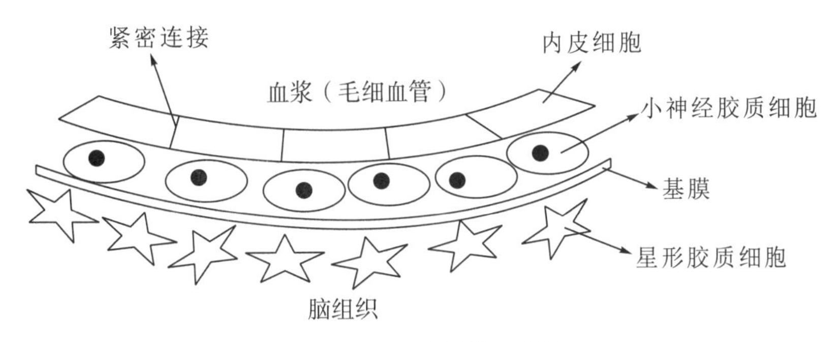

图 6－18 血脑屏障示意图

血眼屏障（blood－eye barrier）指血液与视网膜、血液与房水、血液与玻璃体等屏障的总称。一般认为，脂溶性药物及分子量小于 100 的水溶性药物比较容易通过血眼屏障。而普通的全身给药，药物在眼组织内难以达到有效浓度，所以往往可采用局部滴眼或眼周给药等方式进行治疗。

胎盘屏障（placenta barrier）或血胎屏障是胎盘绒毛与子宫血窦间的生理屏障。这是由于母体与胎儿间交换营养成分与运输代谢废物的需要所“设置”的屏障，由子宫内膜的基蜕膜与胎儿绒毛膜构成，其通透性与一般毛细管并无显著差别，只是到达胎盘的母体血流量较少，进入胎儿循环就更慢一些。有报道称，如果母亲注射磺胺嘧啶，药物浓度需要大约 2 小时后才能与胎儿达到一定的平衡。临床上可以利用这个规律，需要时，在胎儿娩出前短时内给予注射镇静镇痛药，这既可以减轻孕妇分娩时的不适，又可使新生儿不致受到影响。不过，应该注意的是，绝大多数药物都能穿透胎盘屏障进入胚胎循环，所以，在妊娠期间要注意用药的安全性，特别是毒性较大的药物，包括对胎儿发育生长有影响的药物，需要严格禁用。

胎盘屏障将母体的血液和胎儿的血液分开。母亲的血液为胎儿提供必需的营养素并转运出废物。既然食物和废物能够顺利通过胎盘屏障，药物也十分容易通过此屏障。像乙醇、烟碱、可卡因和全麻药等，均能够进入胎儿的血液系统。脂溶性的药物最容易通过此屏障，如巴比妥类的药物在胎儿血液中的浓度和母亲血液中的浓度基本相同。此种浓度可能会给胎儿带来致命的伤害，而极性强的或高度离解的药物如季铵盐（碱）类药物则不易透过。

第五节 药物在体内的消除

药物在体内的消除包含了药物体内过程的两个阶段，即生物转化（代谢）与排泄。从广义的角度来看，这两个阶段是机体对药物这个“外来物”的一种正常消除，只是方式、途径或者时间上有所区别。

一、生物转化

药物分子作为外来活性物质（xenobiotic），机体首先要将之灭活或者称为代谢，同时还要促其自体内排泄消除。过去曾有的观念认为，这种对药物的代谢仅仅是机体的一种自我保护的作用，通过代谢，增加药物的极性，使药物丧失活性，同时也利于其被排出体外。但现在看，临床上为了减少药物的毒副作用或者提高其靶向性，有很多药物都被预先设计成前药或称前体药（prodrug），利用机体的代谢作用，使其从无活性的前药转变成有活性的药物。临床研究结果也发现，不少的药物的代谢物仍然有活性，而部分药物的代谢物还是导致毒性产生的原因之一。所以，情况还是相当复杂的。这些过程有没有规律？实际上是存在一定的规律性的。例如，能被大量吸收进入体内的药物，往往是极性较低的脂溶性分子，它们在排泄过程中又易被再吸收，故不容易被消除。

体内药物在哪里代谢呢？可以说，几乎体内所有的部位都可以对药物进行代谢。举我们熟知的常用抗生素为例，除了肝脏外，肾脏也可以代谢碳青霉烯类抗生素，如亚胺培南西司他丁钠（imipenem－cilastatin sodium hydrate）等，肠壁可代谢头孢类，如头孢孟多酯（cefamandole）、头孢泊肟酯（cefpodoxime proxetil）等，血液、肌肉可以代谢部分长效复方制剂，如普鲁卡因青霉素（procaine penicillin G）等药物，皮肤黏膜等也能参与药物的代谢等。（图 6－19）但是，最重要、最主要的代谢部位还是肝脏。绝大多数药物都在肝脏组织中进行生物转化（biotransformation）而失去药理活性，并转化为极性相对较高的水溶性代谢物，后者利于经尿等方式排出体外。生物转化与排泄也可统称为消除（elimination）。

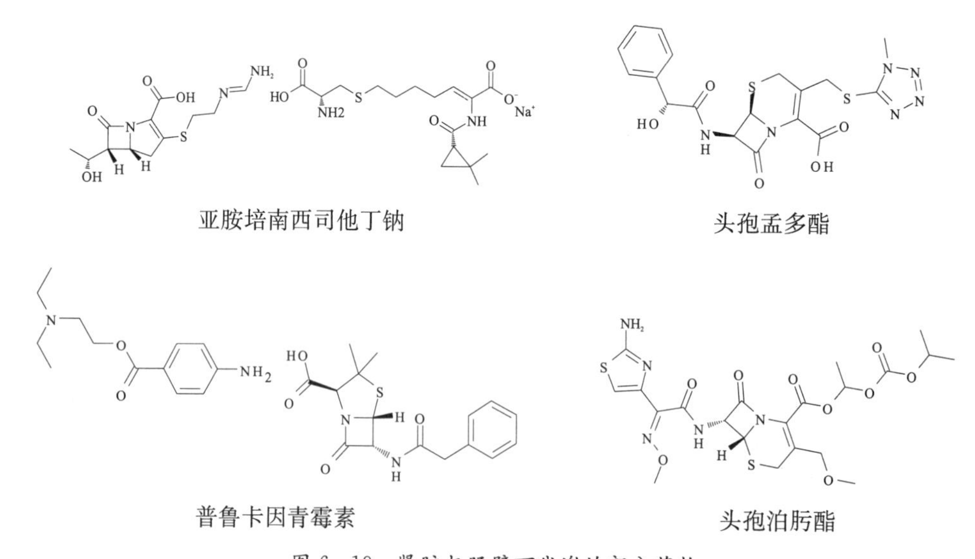

图 6－19　肾脏与肠壁可代谢的部分药物

生物转化过程一般可分两步进行，第一步多为氧化、还原或水解反应等，第二步常为结合反应。一般第一步反应可使多数药物灭活，但也有少数药物例外，反而被活化，故生物转化不能被简单地称为解毒过程。第二步药物与体内物质结合，通常使药物活性进一步降低、灭活，并使其极性增加。当然，不同种类药物在体内转化过程与步骤是不同的，有的只需经一步反应就可完成代谢，有的则完全不变自肾排出（又称其为原型排除），还有的药物代谢则需要经多步转化反应并生成多个代谢产物。

接下来的问题是，这些药物代谢是依靠什么进行的呢？实质上，代谢也是一类化学反应。在实验室，要使得一个化学反应顺利进行，促进反应的手段和方法很多，比如加温、加压、加催化剂或者调整底物比例或者移除产物等。但在机体内，这些化学反应代谢反应，就只有依靠“酶”这种生物催化剂来促进了。这些酶被称为药物代谢酶（drug metabolism enzymes，药代酶）。这些药代酶广泛存在于体内各个部位，如上述的皮肤、黏膜、血液、肌肉和肠壁等部位，主要是一些非特异性酶（non－specific）。而肝脏则是一个众多药代酶存在和集聚的重要器官，而且功能强大且具有多功能的特点。其中最重要的就是细胞色素 P450 酶系统，其为一种在 450nm 处有最大吸收峰的细胞色素，P 指“Pigment”，即颜料、色素。

细胞色素 P450 酶系统是一大类药代酶的总称，是药物代谢过程中的关键酶，可以分成很多的家族与亚型，其中最重要的是 cyp3a4 亚族，约参与该酶系中全部药物代谢反应的 50%以上。这类酶被认为已存在了 350 万年以上，自然界中细菌、真菌及动植物中均可发现其存在。现在已经比较清楚，人体细胞色素酶能参与外源性物质（如药物、农药、添加剂、乙醇、抗氧化剂、溶剂、毒品、染料、环境污染物和精化制品等）的代谢，有时所产生的代谢产物还可能有毒性、致癌或致畸作用。虽然在大量的组织内，如小肠、胰、脑、肺、肾上腺、肾、骨髓、肥大细胞、皮肤、卵巢及睾丸等组织里均发现有其他的细胞色素 P450，但 P450 酶还是主要集中并存活在肝脏中，并主要集中在其微粒体和线粒体中。肝脏微粒体的细胞色素 P450 酶系统，就是促进药物生物转化或者代谢的主要酶系统，故又称混合功能肝药酶（mixed function enzyme），现已分离出 70 多种类型。该酶系统的基本作用是从辅酶Ⅱ及细胞色素 b5（cytochrome b5），存于高等动物内质网膜的一种细胞色素获得两个氢离子（H^+），另外接受一个氧分子，其中一个氧原子可使药物发生羟基化反应，另一个氧原子与两个 H^+ 结合成水。其反应公式如下：

$$RH + NADPH + O_2 + 2H^+ \rightarrow ROH + NADP^+ + H_2O$$

式中，RH 为药物（底物），ROH 是药物被羟基化后的产物。

上式中由于没有相应的还原产物，故该酶又名单加氧酶（monooxygenase），可以催化数以千计的药物发生反应。反应的类型较多，包括氧化或环氧化反应、N－去烷基化、O－去烷基化、S－氧化及脂肪族和芳香族残基的羟化反应等，反应结果是化合物激活或失活。但该酶系统活性有限，而且在药物间容易发生竞争性抑制，不稳定，个体差异也较大，同时还比较敏感，易受到其他外来物的诱导或抑制。当然，也会受遗传、年龄、性别、机体状态、营养水平、疾患、吸烟、饮酒、怀孕生育甚至情绪等各种因素的影响，尤其是药物，更能够显著影响药酶的活性。例如特非那定（terfenadine）为前体药物，主要由细胞色素 P450 的亚型 cyp3a4 代谢为非索非那定（fexofenadine）后发挥抗组胺作用，而非索非那定对心脏的毒性要远比特非那定低。（图 6－20）

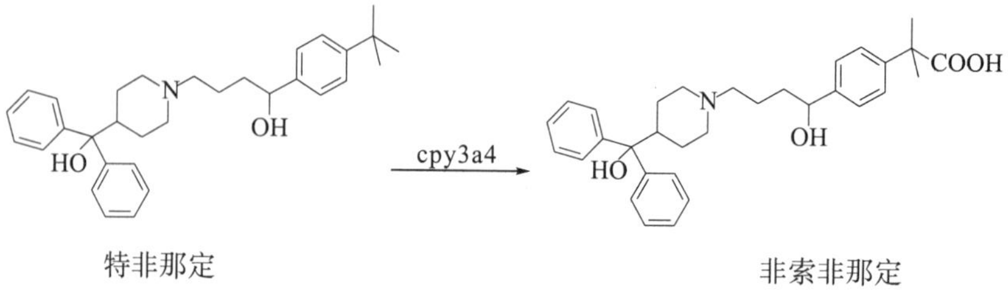

cpy3a4

特非那定　　　　非索非那定

图 6－20　特非那定和非索非那定

苯巴比妥（phenobarbital）等能促进光面肌浆网的增生，内质网（endoplasmic reticulum，ER）是在真核生物细胞中由膜围成的隧道系统，为细胞中的重要细胞器。实际上，其是膜折叠成的一个扁囊或细管状构造，可分为粗糙内质网（rough endoplasmic reticulum，rER）和光面内质网（smooth endoplasmic reticulum，SER）两种。肌浆网（sarcoplasmic reticulum），又称为肌质网，是肌纤维内特化的光面内质网；心肌细胞的光面内质网即肌浆网，有贮钙和调节肌浆中 Ca^{2+} 浓度的功能。使其中 P450 酶系统活性增加，加速药物的生物转化，这是其自身耐受性及与其他药物交叉耐受性改变的原因。又如西咪替丁（cimetidine），分子结构中含有咪唑环，与 P450 有较强的亲和力，是一类非选择性的药酶抑制剂。西咪替丁抑制 P450 酶系统活性，也可使其他药物效应增强或提升。文拉法辛（venlafaxine）对 P450 的抑制作用最弱，与抗抑郁药合用时文拉法辛最安全。此外，P450 酶系统在缺氧条件下可对偶氮及芳香硝基化合物产生还原反应，生成氨基化合物。当然，微粒体内还存在水解酶及葡萄糖醛酸转移酶等。

生物转化的第二步反应通常称为结合。很多药物经过氧化反应后再经肝微粒体的葡萄糖醛酸转移酶作用与葡萄糖醛酸结合，达到降毒的目的。

再总结一下，药物进入机体后，发生化学结构的改变称为药物代谢或生物转化，肝脏是药物代谢的主要器官。而代谢过程通常分为两个时相。Ⅰ相：包括氧化、还原、水解，在药物分子结构中引入极性基团，如羟基、羧基、巯基、氨基等。①氧化：脂肪族羟化（R→ROH）、芳香族羟化（Ar→ArOH）、N 去烷基、O 去烷基、去硫、去卤、环氧化、醇类氧化、醛类氧化、胺类氧化和嘌呤氧化等多种形式；②还原：硝基还原、偶氮还原、醛类和酮类还原等官能团的还原；③水解：主要是酰胺键水解和酯键水解等。Ⅱ相通常是为结合反应，即将药物分子结构中的极性基团与体内的 UDP－葡萄糖醛酸（葡萄糖醛酸）、甘氨酸、谷胱甘肽和乙酰辅酶 A 等，经共价键结合，生成极性大、易溶于水的结合物并排出体外。在这个过程中，药酶起着关键的作用，特别是肝药酶即肝脏微粒体细胞色素 P450 酶系，在药物的代谢过程中起着重要作用。

就药物而言，根据它们对药酶活性的影响不同也可以分成两类：①酶活性诱导剂，指能使酶活性增强，如利福平、利福喷汀、卡马西平、泰利霉素、苯巴比妥、苯妥英钠和地塞米松等，它们能诱导 P450 酶的活性增加，加速该药物自身或其他药物的代谢，从而使药物效应相应减弱。②酶活性抑制剂，即能使酶活性减弱的一类药物，如茶碱、咖啡因、西咪替丁、别嘌醇、酮康唑、异烟肼和吩噻嗪类等，它们能抑制 P450 酶的活性，减缓或延迟其他药物的代谢，从而使药物效应得到增强。当然，后一种情形下，有时候毒副作用也会明显增强。

二、排泄

药物在体内最后的过程，就是排泄（Excretion）。从途径上看，药物或其代谢物在体内可以经过呼吸道、汗腺、乳汁、唾液、尿液和粪便等多种途径排出体外。

肾脏应该是药物最主要的排泄器官。肾排泄的机理简单讲主要是肾小球滤过和肾小管分泌。即游离的药物能够通过肾小球过滤进入肾小管。同时随着原尿水分的回收，药物浓度开始上升，当超过血浆浓度时，那些极性低、脂溶性较大的药物开始反向向血浆扩散（即再吸收或重吸收过程），排泄较少也比较缓慢。而那些经过了生物代谢的极性较高、水溶性较强的代谢物，不再被吸收而被顺利排出体外。也有些药物在近曲小管可由载体主动转运进入肾小管，排泄也比较快。在这个部位还有两个主性动分泌通道，即弱酸类通道和弱碱类通道，分别由两类载体转运，而同类药物之间就可能有竞争性分泌或排泄抑制。最有名的例子还是丙磺舒，作为常见的增效剂，其可以抑制青霉素的主动分泌，使其排泄减少减慢，相应延长药效，达到增强其药效的目的。

当然，常用的药物解毒方法，也是利用了酸碱调节 pH 的原理，使药物的极性改变来影响药物的再吸收过程与程度。比如肾小管酸中毒常用枸橼酸合剂来纠正酸中毒，还能减少特别是由于痛风引起的肾结石及钙化形成。事实上，这是一种碱性利尿剂，主要成分是枸橼酸及其组合盐，除了直接的中和尿酸等酸性物质外，由于其构成类似于一个缓冲液系统，故能发挥调节 pH 即酸碱平衡的作用，并预防或减少尿路结石的生成。从一般原理上讲，碱化尿液可使酸性药物在尿液中的离子化浓度或者比例增大，酸化尿液也可使碱性药物在尿液中离子浓度增大，利用极性的改变来影响或阻止药物重吸收，就加大了其排泄的比例和速率。尿液酸碱度对阿司匹林和金刚乙胺在肾小管内重吸收的影响见图 6－21。

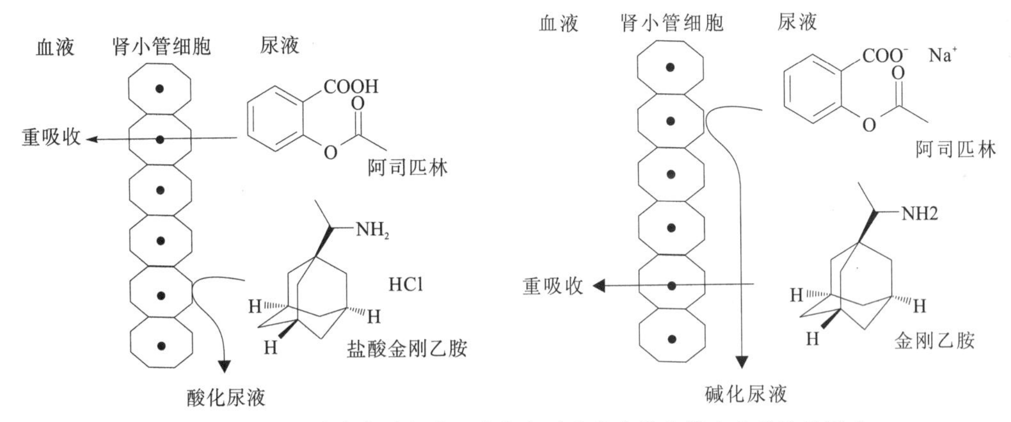

图 6－21 尿液酸碱度对阿司匹林和金刚乙胺在肾小管内重吸收的影响

药物自胆汁排泄，属于经粪便排泄的渠道。其原理与肾排泄有些相似，但不是药物排泄的主要途径。一般认为，药物自胆排泄有酸性、碱性及中性三个主动排泄通道。要强调的是，这里还存在一个重要的生物循环过程，即肝肠循环或称为肠肝循环（enterohepatic cycle or hepato－enteral circulation）。这是指某些经胆汁或部分经胆汁排入肠道的药物，在肠道中又有部分会被肠黏膜上皮细胞重新吸收，经门静脉再返回肝脏的现象。该循环主要发生在经胆汁排泄的药物中，也有些由胆汁排入肠道的原型药物如毒毛花苷 G，属多羟基糖苷结构，极性高，很少能再从肠道吸收，因而大部分从粪便排出。有些药物如红霉素、阿奇霉素、氨苄西林、氯霉素和酚酞等在肝内或以活性原型聚集或与葡萄糖醛酸结合，经胆总管排出胆汁进入肠道，部分在肠道细菌作用下水解释放出原型药物，后者又被肠道吸收进入肝脏，如氯米芬（clomiphene）在肝内代谢，并随胆汁进入肠道，然后部分自粪便排除，部分经肝肠循环再吸收。显然，具有肝肠循环的药物其作用时间一般会更长些，这是由于可以保持药物在作用部位有较高的浓度。这对治疗敏感菌引起的胆道及其他感染的抗生素而言还是十分有利的。当然肝肠循环能延缓药物排泄，自然也可能引起药物在体内蓄积而中毒，这正好是它的另一面。有文献报道[41]，神经系统药物氯丙嗪的半衰期原本为 6～9 小时，而最终消除时间却在 3 周以上，其作用还可延续几天到数周；长期服药者停药半年后，仍可在尿液中测到其各种代谢物。其原因除该药吸收后先期储存于体内脂肪组织，然后再进行重分布等因素外，其代谢参与肝肠循环也应是重要原因。再如强心药物洋地黄毒苷，临床使用片剂，规格 0.1mg 或 0.2mg。主要经肝微粒体酶代谢消除，消除半衰期一般为 4～7 天，由胆汁排出，再循环后，最终由尿排出。可见容易发生过量或蓄积性中毒，当其中毒时，如果能阻断该药物的肝肠循环，则能通过加速该药物的排泄来解毒。通常可以用考来烯胺（cholestyramine）来解毒，后者可在肠中与之结合，从而阻止其重吸收。实际上，考来烯胺是一种降血脂药，为口服不被吸收的高分子阴离子交换树脂，其在肠道内与某些药物易形成不被吸收的络合物，中断其“肝肠循环”，以便促进该类药物的排泄。也有些由胆汁排入肠道的原型药物，由于分子极性较高，很少能再从肠道吸收，而大部分也可随粪便排出。当然那些明显不被肠道吸收的药物如聚乙二醇类，就更少有肝肠循环了。

到底哪些药物倾向于肝肠循环，哪些没有或者较少，目前就分子结构要素而言，尚无准确的结论。尽管有观点认为，药物是否参与肝肠循环，可根据其分子量、极性大小及其在胆汁中的浓度等因素来确定，如一般分子量大于 300 者，或在胆汁中含量较高的药物均可能有肝肠循环。但还需要更深入研究的数据来支持并确定其中的关系。

此外，乳汁的 pH 值略低于血浆，某些碱性药物也可以自乳汁排泄，如吗啡、阿托品、麦角生物碱等，故需要留意，因为哺乳婴儿可能会受到影响。比较容易理解的是，肺是某些挥发性药物的主要排泄途径，这与某些呼吸道给药的原理正好相对应。日常生活中，检测驾驶者呼出气体中的乙醇含量，就是判断酒后驾车的快速简便的方法。

第七章　什么是手性药物

第一节　历史上的海豹儿事件

1953 年，瑞士的一家制药厂设计并合成了一种名为沙利度胺（Thalidomide，酞胺哌啶酮）的化合物，其化学名为（±）－α－苯酞茂二酰亚胺或 α－(邻苯二甲酰亚胺)－N－戊二酰亚胺，也有将其命名为（±）－N－（2,6－二氧代－3－哌啶基）－邻苯二甲酰亚胺。由于该化合物当时并无明确的临床疗效，如抗菌或抑菌的活性等，因而便放弃了对此药的开发。然而另一家公司却将此化合物用作抗惊厥药物，尝试将其用作抗过敏药物开发，虽然试验结果不理想。但研究中发现，该化合物具有一定的镇静催眠作用，特别是可以抑制孕妇怀孕早期的妊娠反应，如呕吐等。接着，研究者在鼠、兔和犬等动物实验中似乎也没有发现该化合物有明显的毒副作用。于是，该公司 1957 年 10 月便将这个称为“反应停”（图 7－1）的药物正式投放到临床使用。后据调查证实，这些动物服药的时间，可能并不是该化合物作用的敏感期，特别是不在动物的孕期中。

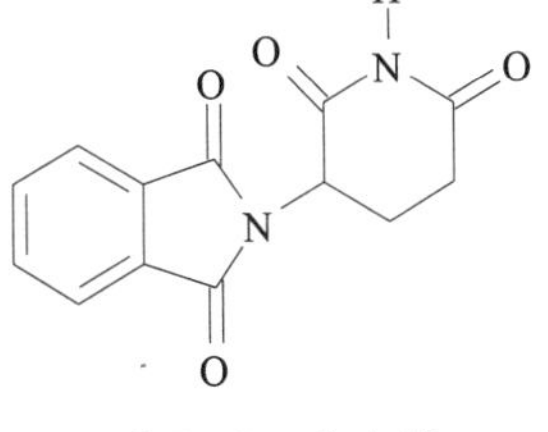

图 7－1　反应停

反应停具有较强的镇静效果，且低毒、无依赖性，甚至克服了当时巴比妥类药物可能引起患者自杀倾向的缺点。更重要的是，其可以显著减轻孕妇在怀孕初期出现的呕吐反应。随后，反应停便在欧洲、亚洲（如日本等）、非洲、澳洲和南美洲等被医生大量处方给孕妇以治疗妊娠呕吐。根据资料数据，到 1959 年，仅在德国就有近百万人服用过反应停，反应停的每月原料药产量甚至已达到了吨位级。在德国某些州，患者甚至不需要医生处方就能轻易购买到反应停。资料揭示，1960 年美国梅里尔公司（Richardson Merrell）曾获得许可，打算将其引入美国市场并代理销售。只是在美国，因为有报道称，猴子在怀孕期间服用反应停会导致其胎儿的出生缺陷，加上 FDA 的评审专家认为实验数据不够充分，例如个人证词多于实验证据等，且研究时间尚不足一年，故 FDA 没有批准该药物在美国的临床使用，而是要求再对其进行更深入的临床研究。

后来，德国各地出生了不少手脚异常的畸形婴儿，同时期欧洲地区畸形婴儿的出生率也明显上升。1961年，澳大利亚发现，数名患儿的“海豹样”肢体畸形可能与其母亲在怀孕期间服用过反应停有关。这种所谓的海豹肢症（phocomelia），指婴儿手、脚或其手指、脚趾等可以直接从躯干上长出来，外形上短得像海豹的鳍足，而且往往伴随肛门、耳、眼缺如或者没有贯通的肠道等畸形。同年，医学杂志《柳叶刀》（*The Lancet*）上发表了一篇质疑文章。文中称这种新生儿先天性缺陷可能与其母亲在怀孕期间服用一种商品名叫作迪斯他汀（distaval）的药物，这个药物的主要成分就是反应停。

不久，德国汉堡大学总结临床观察结果，发出警示，提出反应停极可能具有较强致畸胎性。据悉，在接下来的时间里，药厂、政府卫生部门以及各方专家等，对这一问题进行了激烈的讨论。最后，由于出现了越来越多类似的临床病例与警示报告，于1961年11月底将反应停从市场上召回。但此时已有上万名母亲因怀孕期间服用反应停而分娩出存在先天畸形的婴儿。更严重的是，在爱尔兰、荷兰、瑞典、比利时、意大利、巴西、加拿大和日本等国家，反应停仍在使用，也就导致了更多畸形婴儿的出生。据报道，当时我国台湾地区也未能幸免，至少有60余例畸胎儿出生。

后来研究结果证实，在怀孕前两个月内如果服用反应停，便极有可能会生出存在海豹样肢体畸形婴儿，或者存在不同畸形的婴儿。在正常情况下，手脚的长度、手指数量与形态等都应当按照生物遗传信息有规律地形成，可是反应停能使这种生物遗传信息的传递在某一环节遭到阻断和干扰，引起畸形儿的出生。尽管后来的研究结果显示，反应停对人与动物的一般毒性都是比较低的，即使服用十多克也并不致人死亡，但其的确可以选择性地作用于胚胎，对胚胎的毒性明显大于母体，其对胎儿的致畸作用可高达80%，其对人胚胎的致畸剂量仅需要1mg/kg，就能造成不可挽回的严重后果。

“沙利度胺事件”是人类临床用药史上一次惨痛的教训。它提醒我们，任何新药在用于临床前必须经过彻底的生物学检验，尤其是用于孕妇的药物，更需要高度警惕。反应停是第一个明确对人类（包含灵长目类动物）致畸的药物。该事件对人们认识药物不良反应以及建立完善的药品审批和不良反应检测制度起到了至关重要的推动作用。此后，世界各国都纷纷重视并开展了大规模的药物致畸研究，结果发现的确有不少药物有不同程度的致畸作用。

随着科学技术的不断进步，经过大量谨慎而客观的实验观察，临床逐渐发现，反应停对结核、系统性红斑狼疮、艾滋病导致的极度虚弱和卡波西肉瘤、骨髓移植时发生的排异反应以及多发性骨髓瘤等多种疾病都有一定的疗效。人们对反应停的认识开始发生了变化，重新评价了反应停。1998年，沙利度胺被批准可用于麻风杆菌、红斑狼疮（ENL）的治疗[42]，2006年，批准其可与激素地塞米松（dexamethasone）联合用于治疗多发性骨髓瘤等疾病。[43]据报道，在过去的几年里，已经有数万美国人接受过沙利度胺的治疗，其中绝大多数是癌症患者。在我国，沙利度胺（片剂，25mg/s）被再度用于临床治疗。这也是一个药物重新定位（drug repositioning）与重新研究的经典例子。2010年日本人Takumi等[44]发现反应停致畸作用可能是与一种名为cerblon（CRBN）的关键蛋白质相结合，并抑制了CRBN的酶活性及其对胎儿肢体的生长发育的促进作用。

回首沙利度胺事件，掩卷长思，是什么原因导致了这个悲剧呢？答案或许就在我们即将讨论的下一节里。

第二节　立体化学和手性

一、物质的旋光现象

旋光性是物质的一种重要物理性质。就像可以将所有物质用颜色、形态或者其他物理性质进行区别与分类一样，我们也可以将物质分为有旋光活性和无旋光活性两类。医学专业有一门医学物理课，其中的一项必修实验课就是化合物或药物的比旋度测定。当一种偏振光通过某些物质，如水、乙醇、丙酮等时，偏振光振动平面不会发生改变。如果在这些物质后面放入一个尼科棱镜（Nicol prism），仍可见到最大强度的光。但若偏振光通过乳酸、酒石酸、丙氨酸和葡萄糖溶液等物质时，在尼科棱镜后，我们可以发现，光的强度会发生改变，即不能够见到最大强度的光。这个现象表明这些物质使透射的偏振光振动平面发生了旋转。化合物的这种能使偏振光的振动平面发生旋转的性质，称为旋光性。具有这种性质的物质，称为旋光性物质或光学活性物质。反之，称为非旋光性物质或非光学活性物质。（图 7－2）

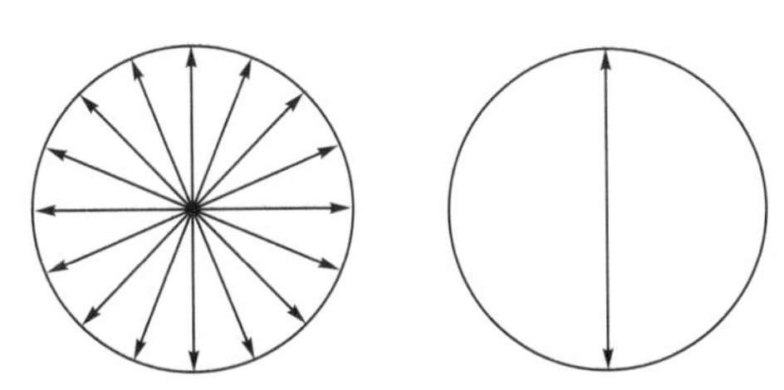

图 7－2　普通光和平面偏振光

什么是偏振光？什么又是尼科棱镜呢？

尼科棱镜最初是由英格兰人尼科（W. Nicol）用冰洲石制成的偏光镜或多面棱柱，虽然现在已经普遍使用偏光玻璃（polaroid glass）来生产偏光棱镜或者起偏器，但原有的名称仍沿用至今。光是一种电磁波，光波振动的方向是与光的前进方向相互垂直的，而振动方向与前进方向所构成的平面就叫偏振面。普通光即复色光的光波可以在各个不同的方向上振动，但如果让其通过一个尼科棱镜或其他起偏器，则透过的光就只在一个方向（偏振面）上振动，这种光就是平面偏振光（plane－polarized light）。

旋光仪（polarimeter）就是利用平面偏振光在一定条件下（如温度、浓度等），通过含有某些光学活性物质（如含有不对称碳原子的药物）的液体或溶液时发生的旋光现象来测量这些物质的旋光度，同时也可以通过对已知样品旋光度的测量，分析和确定物质的浓度、含量及纯度等指标数据，计算公式如下：

$$[\alpha]_{\lambda}^{t}=\frac{\alpha}{\rho_{B}\times l}$$

左旋体：能使偏振光向左旋转（逆时针）的化合物，用“－”或“l”（即拉丁文 *leavo*，“左”的首写字母）表示；

右旋体：能使偏振光向右旋转（顺时针）的化合物，用“+”或“d”（即拉丁文 *dextro*，“右”的首写字母）表示；

外消旋体：等量的左旋体和右旋体的混合物，其旋光性因这些分子间的作用而相互抵消，用（“±”或“dl−”）表示；

旋光度：偏振光旋转的角度，α；

比旋光度：单位浓度和单位长度下的旋光度，一般用 $[\alpha]$ 表示；

t：测定时的温度（一般为 20℃）；

λ：旋光仪光源钠光的 D 线波长，$\lambda=589nm$；

ρ：溶液质量浓度（$g \cdot ml^{-1}$），纯液体用密度表示；

l：测定管的长度（dm）。

其实，物质具有的这种旋光性质很早就已经被发现了。石英晶体等无机化合物晶体的旋光性早已被人们所熟知。只是对有机化合物旋光性的认识则相对比较晚。据报道，1815 年法国人比奥（Biot）就发现了松节油、樟脑和酒石酸等化合物都具有旋光性。1848 年，路易·巴斯德（Louis Pasteur）指出酒石酸钠铵和葡萄酸钠铵的结晶有相同晶型，相似的化学性质，但其旋光性质不同。前者可使偏振面向右旋，后者则有的向左，有的向右。而将左、右旋酒石酸等量混合后，即可得到没有旋光性的葡萄酸。不过这里的葡萄酸并不是葡萄糖酸（gluconic acid），只是一种俗称而已。这些重要的发现与成果，为旋光异构现象，即对映异构现象及其研究奠定了重要基础。

1874 年，荷兰人雅可比·亨利克·范霍夫（Jacobus Hendricus vant Hoff）提出了碳的正四面体构型学说（carbon tetrahedral configuration theory）。其认为，当一个碳原子上连接 4 个不同原子或基团，这 4 个原子或基团在碳原子周围就会存在两种不同的排列形式，即两种不同的四面体空间构型。它们互为镜像，就像左右手的关系一样，外形相似却不能重合。这个学说是一个具有划时代意义的标杆，因为其首次建立了分子的立体概念。

那么，什么又是对映异构呢？

我们先从概念上来试着理解一下。对映异构是有机化合物或者药物构型异构的另一种类型，主要是从三维空间来揭示具有相同构造式的分子存在的另外一类立体异构形象。值得注意的是，这类异构体在结构上的差异虽小，但生物活性和药理作用却明显不同。这个特性，对药物而言，重要意义非同一般。总体来说，对映异构体的熔点、沸点、溶解度等很多物理性质都相同，甚至它们的旋光能力也相同，仅仅是旋光方向相反。所以，对映异构也称旋光异构。这样，我们就把两者联系起来了。

为什么要研究对映异构或者旋光异构呢？

原因如下：①很多天然有机化合物和药物大多具有旋光现象；②药物的旋光性与药物的疗效有关（例如左旋维生素 C 可治维生素 C 缺乏症，而 d 型维 C 则不能等）；③常常用于研究药物作用的机制和有机反应的机理。

二、对映异构体和手性

任何物体都有它的镜像。人照镜子，在镜子里会出现相应的镜像。有机化合物和药物分子也一样，即有一种物质的存在，就会有其相应的镜像。如图 7—3 所示。

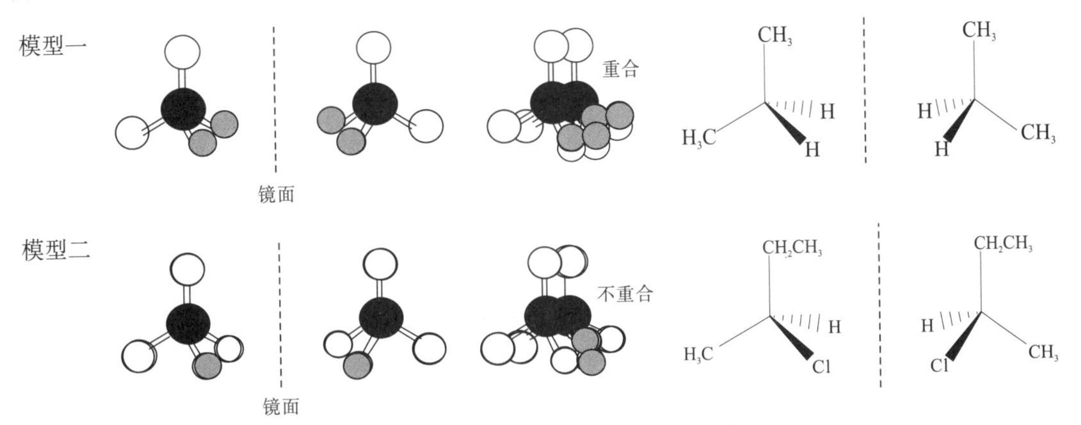

图 7—3 丙烷和 2—氯丁烷镜面示意图

分析对比上述化合物及其模型，可以知道，模型一、二的共同点是都存在实物与镜像关系；不同点是模型一中的实物与镜像可以完全重合，说明这两种分子模型代表的是同一物质，模型二也是实物与镜像关系，但却不能完全重合，说明是结构不同的两个分子。注意，这里的重合概念，不是一般所说的重合或者重叠的意思，是指在相同方向上的重合行为。以双手为例，是需要左手心与右手心都朝着相同方向去重合，而不是左手心对右手心的相向方向，后者则被称为对映关系。故这种互为物象（实物与镜像）又不能重合的异构现象称为对映异构现象（enantiomerism）。互为对映关系的分子或物体则称为对映异构体，简称对映体（enantiomer）。对映异构及其对映异构体现象在日常生活中也很常见，例如人的手、手套、鞋等。（图 7—4）

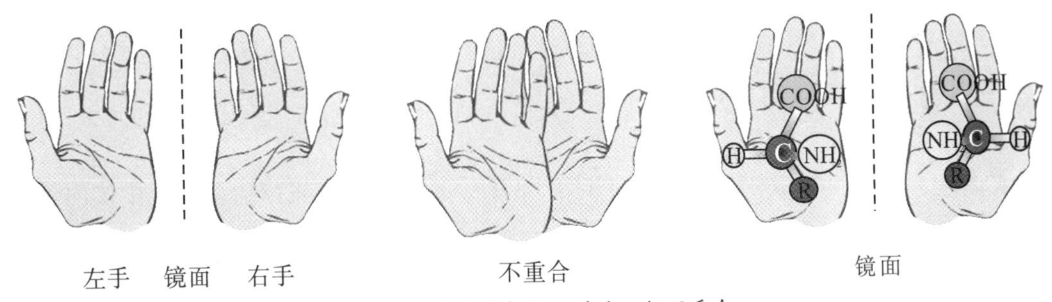

图 7—4 左右手相似、对映，但不重合

就如左手和右手互为物象关系，但不能重合，专业上将这种性质称为手征性或手性（chirality），该英文词源自希腊文“*cheir*”，用以表达物质或化合物结构不对称。显然，具有手性的分子就叫手性分子（chiral molecules）。

手性或许也是自然界的一种本质属性之一。有人认为，由于长期宇宙作用力的不对称性，使物质在存在形态及其运动方式上都有“左撇子”和“右撇子”现象，也使生物界与生物体中蕴藏着大量手性分子，如氨基酸、多糖、激素、核酸和蛋白质等，还有绝大多数的植物信息素、昆虫信息素等天然活性成分。这些作为生命活动重要基础的生物大分子，几乎全是手性分子，并且在生物体内往往具有十分重要的生理功能。可以说，手性是生命过程的基本特征之一。构成生命体的有机分子也绝大多数都是手性分子。也就是说，生命中最基本的东西或许就是有左右之分的。氨基酸作为生命的基本结构单位，它们基本上也是一种手性分子，除了结构最简单的甘氨酸。诚如上述，手性是两种分子在结构上像左、右手一样呈物像对映或对称，却无论怎样旋转也不会实现（同一方向）重合。尽管它们的化学性质几乎完全相同，只是在微观上分子结构呈手性，在宏观上它们的结晶体也多数呈现手性特质。已经发现的α－氨基酸有 20 多个种类，其中除最简单的甘氨酸，几乎所有的氨基酸都是手性的。而且通过偏振光检验，发现除了少数动物或昆虫的特定器官内含有少量的右旋氨基酸外，组成地球生命体的几乎全是左旋氨基酸。所以甚至有了这样的说法，“地球生命向左转”。当然，这只是一种表达而已，而准确一点，可能还是“生命是手性的”这种观点或许更加客观与理性一些。正如有人说，“生物分子中存在着手性，如左旋氨基酸和右旋糖类，这是识别不同分子的一个重要性质，也是生命的先决条件之一”。尽管右旋氨基酸的生命形式也有可能运转良好，但它们不能与左旋体混合，“混合了左旋和右旋氨基酸的人工蛋白质，是无法运转的”。还有人认为，右旋分子似乎是人体生命的克星，因为人是由左旋氨基酸组成的生命体，因此可能就无法很好地代谢右旋分子，所以食用的含有右旋分子的化合物或者药物就很可能会成为机体的负担，甚至造成对生命体的损害。这样的说法对不对呢？可能还是需要进一步的实验研究才能确认。

然而，如果采用一般人工方法合成的氨基酸，在没有刻意设置或借助的手性条件下，都会产生等量的左旋和右旋体。因此有人推测，可能在地球生命起源以前，左旋分子和右旋分子都是等量混合的。但这种状态为何逐渐演变成了绝大多数只存留了一种手性的分子，地球生命的左旋化现象是由于什么原因，又是怎样开始的？这些也都是尚在研究与探索中的重要课题。客观上讲，这种手性规律是如何默默地深刻地影响着自然界，至少今天我们尚无法知晓。

不过，通过上面的分析，我们似乎已经能够得到这样的结论，即手性分子是产生对映异构现象以及对映异构体的根本原因。

三、分子的手性和对称性

乳酸（lactic acid，α－羟基丙酸，$CH_3CHOHCOOH$）是在机体运动过程中体内葡萄糖代谢产生的小分子中间产物，其分子就是一个手性分子，有两种构型，它们互为物象对映关系，但不能重合一。（图 7－5）

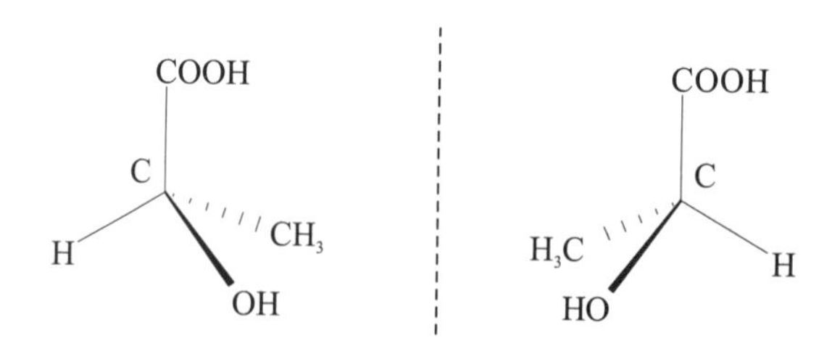

图 7－5　互为对映异构体的乳酸分子

在乳酸分子中，C2 与四个不同的原子或基团相连。这种连有四个不同原子或基团的碳原子被称为手性碳原子（chiral carbonatom）或手性中心（chiral center），用“*C”标示，如 2－丁醇（$CH_3CH_2{}^*CHOHCH_3$）和 2－氯丙酸（$CH_3{}^*CHClCOOH$）。上述化合物分子中都只含有一个手性碳原子，其所连的四个不同原子或基团在空间的取向或者形态有两种，可形成一对对映体。所以含一个手性碳原子的化合物，应有两个互为对映关系的异构体，即有两种不同的构型。当然，手性碳原子只是手性原子中的一种。此外还有手性氮、磷和硫原子等，分子中存在有手性氮、磷和硫原子的分子也有对映异构体。

从另外一个角度看，可以总结一下，判断一个化合物是否是手性分子，并非一定要从做旋光性实验，考察它的物与象是否重合，结构中是否含有手性碳入手；因为某些结构复杂的大分子化合物，很难直观判断出其与镜像的重合情况。那么还有什么方法呢？从分子的内部结构来看，分子的手性与分子中存在的对称因素有关。因此也常常可以通过研究分子内有无对称因素来判断其是否是手性分子。无对称因素的分子即为手性分子，反之为非手性分子。其中应用在药物分子方面，最方便简单且适用的就是考察药物分子中是否存在对称面或对称中心。

如图 7－6 所示，模型中丙烷分子 2 号碳原子上连有四个原子。若通过 $H-C_2-H$ 或 $CH_3-C_2-CH_3$ 作一平面，就可以平分 $H-C_2-H$ 或 $CH_3-C_2-CH_3$，从而将分子分成两个完全相同，互为实物和镜像的两个部分，这个平面就称为该分子的对称平面或对称面（symmetrical plane）。可以肯定，凡是存在对称面的分子，其实物和镜像可以完全重合，就没有对映异构体。

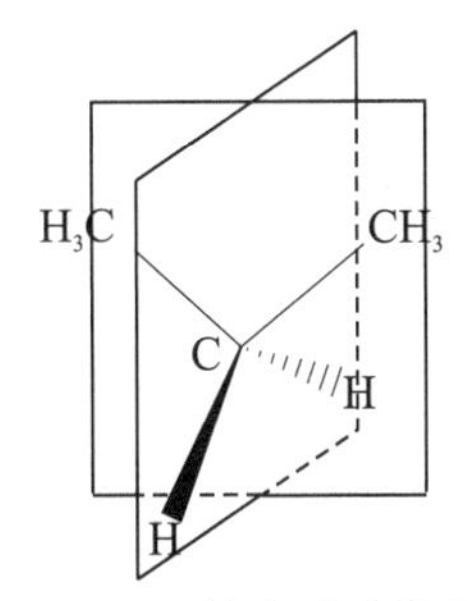

图 7－6　丙烷中的对称平面

图 7－7 中，由于分子中存在着一个通过 sp^2 杂化碳原子所连接的原子（或基团）所在平面的对称面，Z－1－氯丙烯即为一对称分子。同样，在 1,1－二氯乙烷分子中，也有一个沿 CH_3、H 并通过中心碳原子、平分 Cl－C－Cl 的对称面，故该分子也是一对称分子。再如丙酸、顺 1,3－二甲基环丁烷等分子，也都能在分子中找到对称面，故为对称分子。此外，通过药物分子中一个假想点连一直线，若在假想点相反方向、等距离处均具有相同的原子（或基团），则此结构中的假想点或中心称为该分子的对称中心（symmetrical center），如 2,4－二氯－1,3－二氟环丁烷，就是一个具有对称中心的非手性分子。（图 7－8）

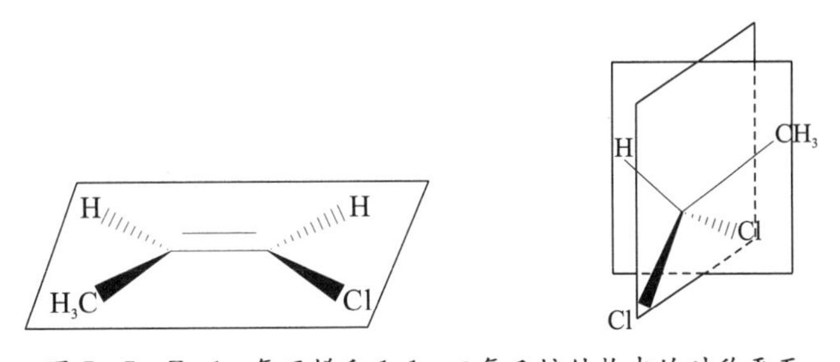

图 7－7　Z－1－氯丙烯和 1,1－二氯乙烷结构中的对称平面

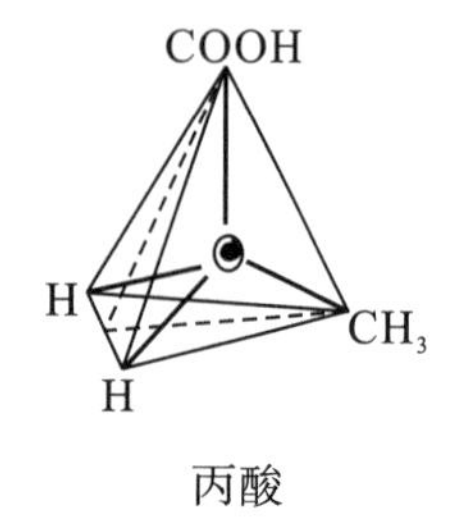

丙酸

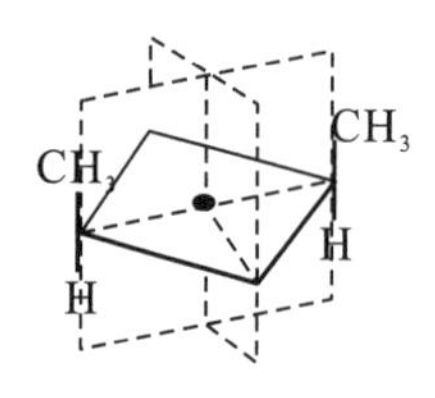

顺 1,3-二甲基环丁烷

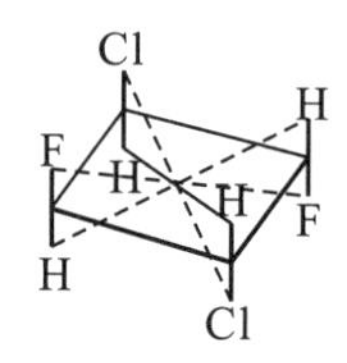

2,4-二氯-1,3-二氟环丁烷

图 7-8 对称平面与对称中心

综上所述，凡具有对称面、对称中心或二者都有的分子，就没有手性，为非手性分子，没有对映异构体；凡不具有上述对称因素的分子就是手性分子。

四、无手性碳原子的对映异构体

实践中还发现，有的化合物分子中虽然没有手性碳原子，却仍是手性分子。这说明一个分子中手性碳原子的有无，并不是产生对映异构的必备条件，根本原因在于分子中有无对称因素存在。例如以下几种类型：

（一）丙二烯型化合物

丙二烯结构的特点是中间碳原子即 C2 按 sp 杂化，即线性杂环的方式，分别与 C1 和 C3 形成两个 π 键，即形成两个 sp^2 平面，且两个平面相互垂直，是典型的联烯结构。当 C_1 和 C_3 上连有相同的原子或基团时，或其中一个碳原子连有相同原子或者基团（图 7-9 式Ⅰ）结构中就会有一个对称面，无旋光性，为非手性分子。但当 C1 和 C3 上分别连有两个不同的原子或取代基时（图 7-9 式Ⅱ）分子内就没有对称因素，因此即为手性分子，就有一对对映体。

式Ⅰ：

$$\mathrm{H_2C{=}C{=}CH_2} \quad 或 \quad \mathrm{a_2C{=}C{=}Cb_2} \quad 或 \quad \mathrm{a_2C{=}C{=}C(b)(c)}$$

式Ⅱ：

$$\underset{sp^2}{\mathrm{(H)(H_3C)C}}{=}\underset{sp}{\mathrm{C}}{=}\underset{sp^2}{\mathrm{C(H)(CH_3)}} \equiv \mathrm{(H)(H_3C)C{=}C{=}C(H)(CH_3)}$$

图 7-9 丙二烯型化合物

同理，分别连有苯环与萘环的联烯化合物由于没有任何对称因素，尽管没有手性碳，但分子仍然具有手性。（图 7-10）

$$\mathrm{(C_6H_5)(C_{10}H_7)C{=}C{=}C(C_6H_5)(C_{10}H_7)} \quad (\mathrm{C_{10}H_7} = \text{萘基})$$

图 7-10 联烯化合物

（二）联苯型化合物

联苯型化合物由于连接两个苯环的 σ 键可以自由旋转，两个苯环相互之间形成的夹角可以任意变化，也可以形成相互垂直或相互平行的平面结构，所以可以找到对称平面等对称因素，但当联苯的 2、2'、6、6' 位连有体积较大的不同原子或者不对称基团时，由于空间位阻太大，σ 键旋转受阻，使两个苯环不能处于同一平面，分子中没有对称因素而只有手性因素，故也有一对对映异构体。（图 7－11）

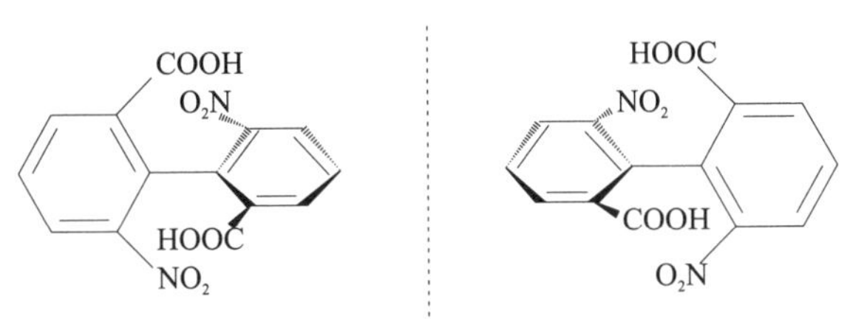

图 7－11 联苯型化合物

（三）螺旋型化合物

常见有螺苯类化合物，是由若干个苯环通过两个相邻环碳原子相互稠合而构成的螺旋型化合物，分子中也找不到对称因素。一般情况下需要五个或以上苯环稠合才能形成手性螺旋型化合物。除非有特殊的结构因素，如连有的取代基之间相互排斥等，三个苯环形成的菲环结构也有可能具有光学活性。（图 7－12）

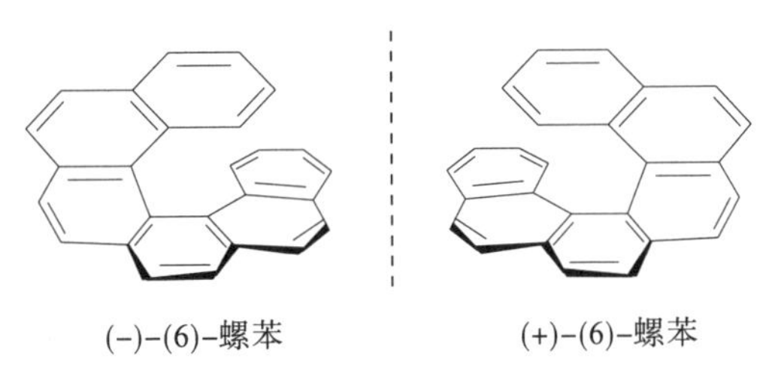

图 7－12 螺苯型化合物结构

五、对映异构体的表示方法

旋光性药物或化合物中最简单的是含一个手性碳原子的开链化合物，如图 7－13 所示的乳酸分子。由其空间排布模型可见，分子中手性碳原子上连接的四个基团有两种不同的空间排布，即两种构型。两者互为物像关系，为一对不能重叠或重合的对映体。其旋光性能与二者旋转度数相同，方向相反。不过如何在二维的平面上表达出二者的异构是个问题，因为对映体的构型用一般的平面结构式是无法准确表达出基团在空间的相对位置的，必须用特殊的形式来描述。用模型或透视式表示

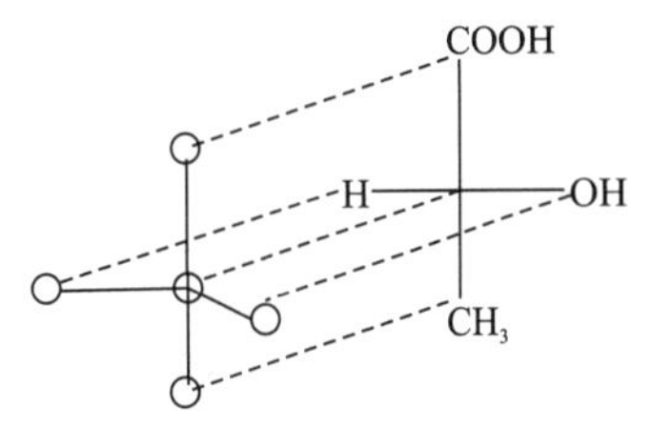

图 7－13 乳酸分子投影式

构型虽然比较直观，但书写很麻烦，特别是对结构复杂的分子。

1891 年，德国人费歇尔（Emil Fischer）提出了著名的平面投影法，被称为费歇尔（Fischer）投影式。费歇尔投影式是在纸平面上将三维立体结构按照约定规则改写成二维结构的一种方法。即先将模型放置成两个横键指向纸平面的前方，两个竖键指向纸平面的后方，然后将光线从前向后照射，则得投影式。可见标准的费歇尔投影式是将手性碳原子放在纸平面上，主链用竖立的键表示，最小编号的碳原子位于竖链的顶端，伸向纸平面的后方。手性碳上的另两个基团处于横向位置，伸向纸平面前方，而手性碳则恰好处于纸平面上，如图 7−14 所示。

图 7−14 右边为肌肉过度疲劳产生的 L−乳酸，比旋光度为 $[\alpha]_D^{20}=+3.8°$；左边为葡萄糖发酵产生的 D−乳酸，比旋光度为 $[\alpha]_D^{20}=-3.8°$。

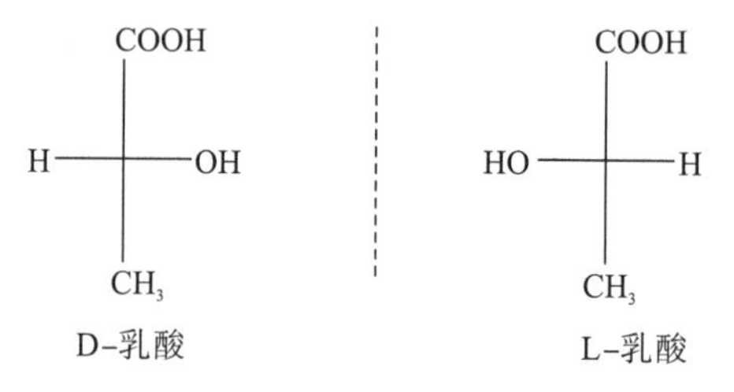

图 7−14　乳酸的费歇尔投影式

如上所述，一般表示药物或有机化合物的空间结构，常见有五种形式，即模型、透视图、楔形式、纽曼投影式和费歇尔投影式。仍以 D−乳酸为例，这五种空间结构的表达形式如图 7−15 所示。

模型　透视图　楔形式

纽曼投影式　费歇尔投影式

图 7−15　D−乳酸分子的五种空间结构形式

同时，应该正确而熟练掌握五种形式相互之间的转换。例如模型、楔形式和费歇尔投影式三者之间的相互转换。因为不同的表示方法各有其特点（图 7−16）。

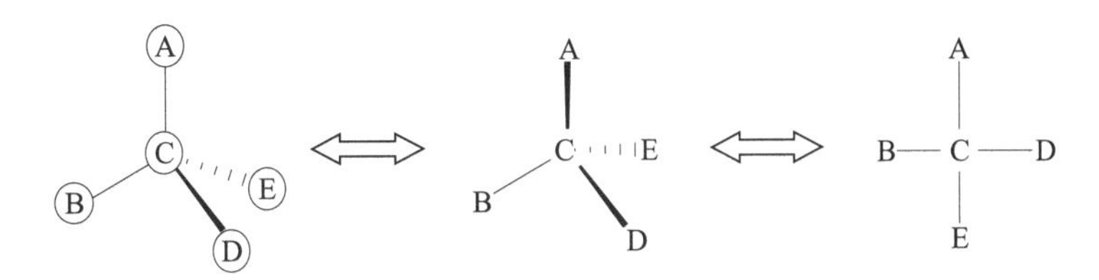

图 7—16　模型、楔形式和费歇尔投影式之间的转换

六、构型的标记

对映异构体之间的差异在于手性碳原子构型的不同，如何明确描述各自的构型非常重要。目前表示或标记对映异构体构型主要有两种方法，即 D/L 相对构型标记法和 R/S 绝对构型标记法。

（一）D/L 标记法

旋光性物质的旋光方向、旋光角度可通过旋光仪测定。但对于分子中手性碳原子上所连接原子或基团的空间取向，至少在 1951 年前还无法确定。为了避免对映体命名上的混淆，费歇尔提出以甘油醛作为标准化合物，并人为规定：（+）—甘油醛以化合物Ⅰ表示，定为 D—型；（—）—甘油醛以化合物Ⅱ表示，定为 L—型。（图 7—17）

即碳链直立，甘油醛手性碳原子上的羟基在右边为 D 型，在左边为 L 型。因此，当需要确定其他含一个手性碳的化合物的构型时，可以与甘油醛做比较。若手性碳原子上的取代基在碳链右边，则为 D 型；反之，则为 L 型。

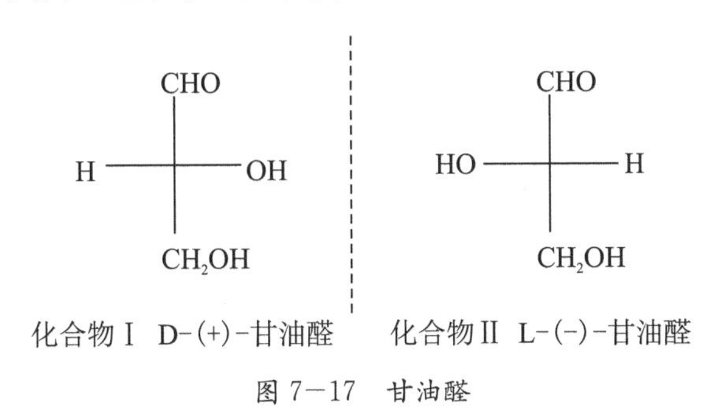

图 7—17　甘油醛

由于这一标记法是人为规定的，并非实际测定所得，因此也称为相对构型标记法。在一对对映体中，一个 D 构型必有对应的 L 构型。1951 年毕琼特（J.　M.　Bijvoet）用 X—衍射技术确定了（+）—酒石酸铷钾盐的真实构型（绝对构型），恰好验证了这种相对构型的正确性，也就是说，D—（+）—甘油醛的真实构型恰好就是费歇尔人为规定的相对构型。（图 7—18）

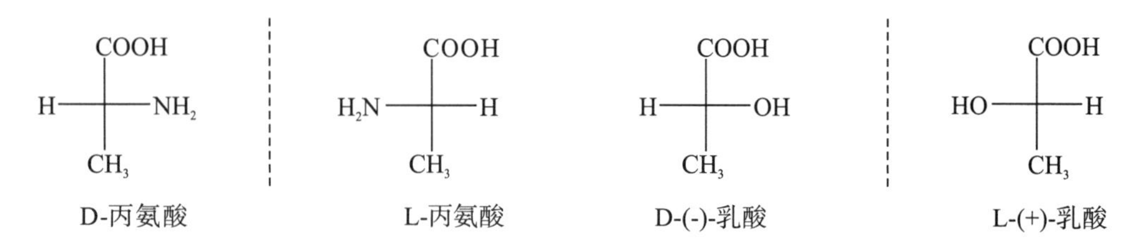

图 7－18　丙氨酸和乳酸不同构型

显然，D/L 标记法主要适用于结构比较简单的化合物。不过由于习惯，在糖、氨基酸化学中仍沿用至今。由于 D/L 标记法是以甘油醛作为比较标准，对于结构比较复杂或含有多个手性碳原子的化合物则难与甘油醛构型相联系。例如图 7－19 所示的两个化合物。

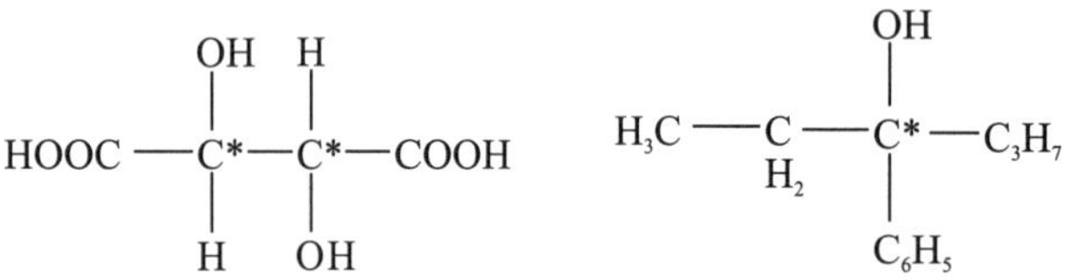

HOOC—C*(OH)(H)—C*(H)(OH)—COOH　　H_3C—CH_2—C*(OH)(C_6H_5)—C_3H_7

图 7－19　多个手性碳或复杂化合物结构

所以，D/L 标记法还是具有一定的局限性。因此，1964 年英戈德（C. K. Ingold）、凯恩（R. S. Cahn）和普雷洛格（V. Prelog）提出了另一个更有效的方法来标记手性化合物的构型，并于 1979 年被 IUPAC 采纳应用。即经物理方法实际测定，找出实验数据与分子真实构型相关性的规律，从而发展出今天的 R/S 标记法。

（二）R/S 标记法

R/S 标记法不需要标准化合物作为参照，只需遵循次序规则及按照一定的规定，即可得出某一化合物手性碳原子上各基团在空间的取向。所以用 R/S 标记的构型又称为绝对构型。

R/S 标记法规则可表述如下：①将连于手性碳原子上的四个原子或基团按前述“次序规则”由大到小排列成序。②将最低序次的原子或基团置于观察者视线最远的位置，然后观察其余三个原子或基团由大到小的序次，顺时针方向旋转的定为 R 构型，反时针方向旋转的定为 S 构型。如图 7－20 中的分子：Br>Cl>CH_3>H，OH>CHO>CH_2OH>H。

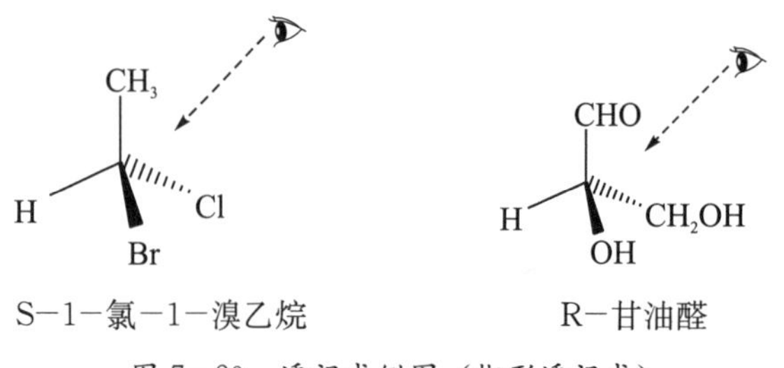

图 7－20　透视式例图（楔形透视式）

当然，也可直接用费歇尔投影式来确定其 R、S 构型。在费歇尔投影式中，若最低序次的原子或基团位于竖键（即远离观察者），其余三个原子或基团次序由高到低在纸平面上以顺时针排列的为 R 型，反时针排列即为 S 型；若最低序次的原子或基团位于横键（即面对观察者），其余原子或基团序次由高到低在纸平面上以顺时针排列的为 S 型，反时针排列的为 R 型。如图 7－21 所示：当 a>b>c>d 时。

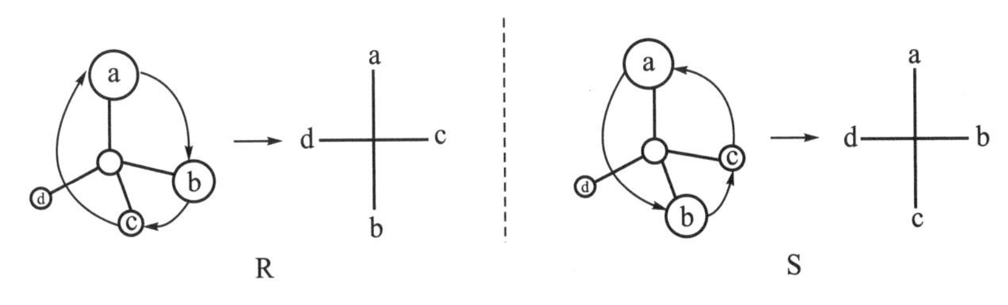

图 7－21　模型及费歇尔式 R，S 构型确定方式

含有两个或两个以上手性碳原子的化合物构型的标记同样遵循上述原则，只不过既要标记手性碳原子的构型，又要注明该碳原子在分子中的编号位次。如图 7－22 所示。

HOOC—C2(OH)(H)—C3(H)(OH)—COOH

C_2：OH > COOH > CH(OH)COOH > H

C_3：OH > COOH > CH(OH)COOH > H

2R,3R－（+）酒石酸

C_6H_5—C1(H)(Cl)—C2(H)(Br)—CH_3

C_1：Cl > $CHBrCH_3$ > C_6H_5 > H

C_2：Br > $CHClC_6H_5$ > CH_3 > H

1R,25－1－苯基－1－氯－2－溴乙烷

图 7－22　含多个手性碳化合物的构型确定

这里需要注意的是，D/L、R/S 这种构型的标记方法与手性药物分子具体的旋光方向 d（+）或 l（－），即右旋或是左旋之间没有直接联系，D 型药物可以是右旋体，也可以是左旋体。如图 7－23。

CHO H—+—OH CH_2OH	CHO HO—+—H CH_2OH	COOH H—+—OH CH_3	COOH H_2N—+—H CH_2OH
D－(+)－甘油醛	L－(+)－甘油醛	D－(－)－乳酸	L－(－)－丝氨酸

图 7－23　旋光方向与构型

七、对映异构体、非对映异构体和内消旋体

药物分子中随着手性碳原子数目的增加，立体异构现象也会变得更加复杂，异构体数目也会愈多。若分子中含有两个不相同的手性碳原子，如 2－羟基－3－氯丁二酸中* C2 连有 COOH、OH、H、CHClCOOH；* C3 连有 COOH、Cl、H、CHOHCOOH，其空间排布如图 7－24 所示。

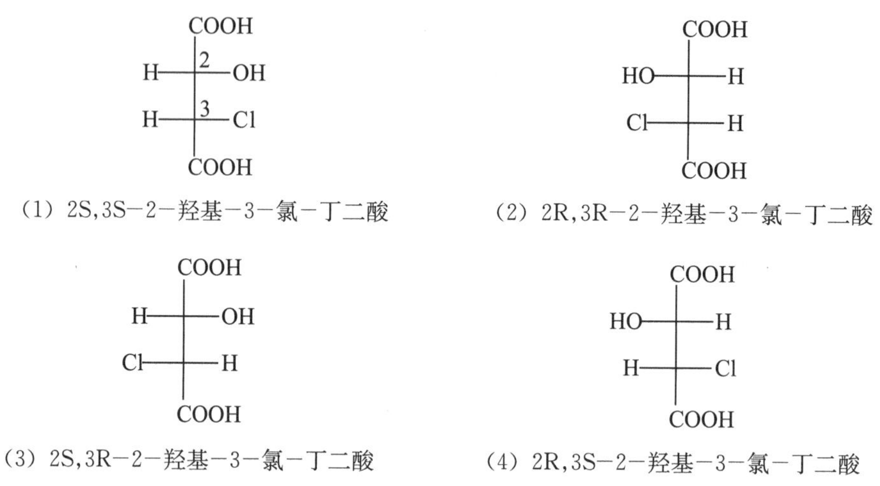

(1) 2S,3S－2－羟基－3－氯－丁二酸　(2) 2R,3R－2－羟基－3－氯－丁二酸

(3) 2S,3R－2－羟基－3－氯－丁二酸　(4) 2R,3S－2－羟基－3－氯－丁二酸

图 7－24　2－羟基－3－氯丁二酸的对映异构体

其中化合物（1）和（2）、（3）和（4）互为物象关系，不能重叠，互为一对对映体；而（1）和（3）、（4），（2）和（3）、（4）之间则不存在物象关系。这种不存在物象关系的立体异构体称为非对映异构体（diastereoisomer）。或者从手性碳构型角度看，就是含多个手性碳不能够一一对映，如 R 与 S 对映等，则化合物异构体之间，就是非对映异构体关系。所以，2－羟基－3－氯丁二酸有四种不同的空间取向，即四个旋光异构体。由此，也可以得出结论，含多个手性碳的化合物的旋光异构体最多可为 2^n 个，n 代表手性碳原子数。

酒石酸（HOOC－CHOH－CHOH－COOH）分子中含有两个手性碳原子，（* C2：OH、COOH、H、CHOHCOOH；* C3：OH、COOH、H、CHOHCOOH），按照 2^n 规则，应该有 4 个旋光异构体，而实际上酒石酸却只有 3 个旋光异构体，即一对对映体和一个内消旋体。其构型如图 7－25 所示。

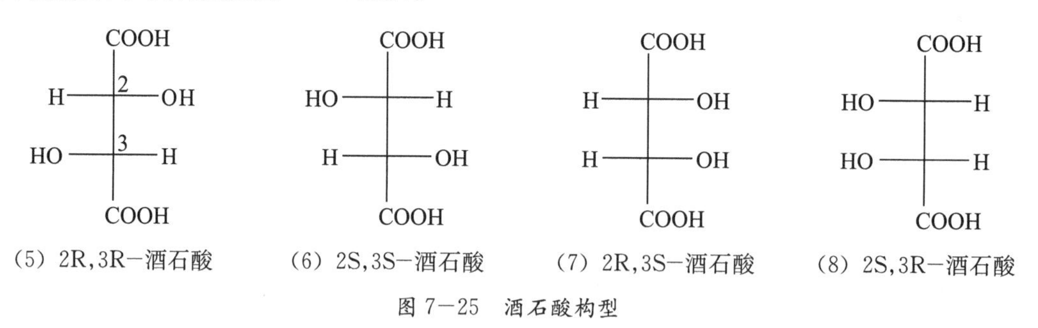

(5) 2R,3R－酒石酸　(6) 2S,3S－酒石酸　(7) 2R,3S－酒石酸　(8) 2S,3R－酒石酸

图 7－25　酒石酸构型

以上化合物（5）和（6）互为物象关系，不能重叠，是一对对映体；化合物（7）和（8）也呈物象关系，但若将（7）或（8）旋转 180°，则（7）与（8）能够完全重叠，即（7）、（8）代表的应该是同一物质。若仔细观察（7）和（8）就会发现，其分子内部存在一个对称平面，该平面恰好将分子分成完全相同的两半，互为物象，完全重叠，因此是一个对称分子。当然，化合物（5）和（7）、（8）；（6）和（7）、（8）之间也是非对映体关系，故酒石酸就只有 3 个旋光异构体。

通过实验测定，结果证实由化合物（7）、（8）所代表的酒石酸的确不具有旋光性。因此，把分子中含有多个手性碳原子，而分子内部又有一个对称面，可将偏振光的影响相互抵消而表现出无光学活性的化合物称为内消旋体（mesomer）。从 2R、3S 和 2S、3R 酒石酸分子内两个手性碳原子的构型符号也不难看出，它们应具有相反的构型。左、右旋体与内消旋体之间不呈物象关系，为非对映体，内消旋体无旋光性。酒石酸内消旋体的例子，也可以进一步说明，除含一个手性碳原子化合物是手性分子外，手性碳的存在并不是药物分子具有手性的充分条件。（图 7－26）

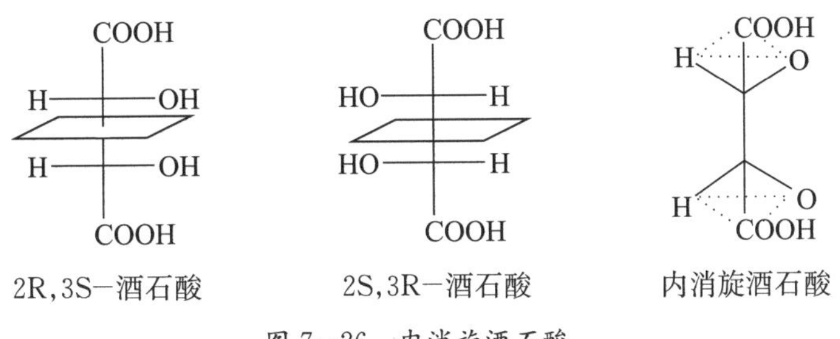

COOH
H OH
H OH
COOH
2R,3S－酒石酸
COOH
HO H
HO H
COOH
2S,3R－酒石酸
COOH
H O
H O
COOH
内消旋酒石酸

图 7－26 内消旋酒石酸

八、外消旋体和外消旋体的拆分

若把上述的化合物（1）和（2），（3）和（4），（5）和（6）各对对映异构体等量混合，结果是其混合物没有旋光活性，旋光度为零。我们将这种含有等量右旋和左旋异构体的混合物，称为外消旋体（racemate），用 dl 或（±）表示。由于等量右旋体和左旋体旋光度相等，方向相反，正好将偏振光的影响完全抵消，所以外消旋体无旋光性。

在合成某种手性药物或者化合物时，如果没有构型的诱导或不对称条件的影响，往往得到的产物多是外消旋体。而医学上，对映异构体极为重要的区别则是生物活性或药理作用截然不同。例如，氯霉素有两个手性碳，四个对映异构体，而具有抗菌作用的却只有（2R，3R）左旋氯霉素（图 7－27），其他异构体则均无效。因此需要分离相应的其他异构体。

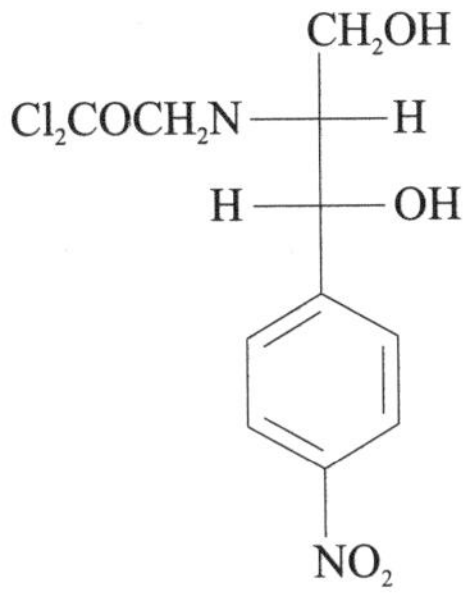

CH2OH
Cl2COCH2N H
H OH
NO2

图 7－27 2R,3R－（－）氯霉素

将外消旋体进行分离，得到一个左旋体和一个右旋体的过程称为外消旋体的拆分（析解）。

第三节　药物的对映异构体

什么是手性药物（chiral drugs）？现在我们回过头来看，前面提到的沙利度胺就是一种手性分子（chiral molecules）或者手性药物。也就是说，它的分子是不对称的，有左旋和右旋两种构型。一般而言，任何生物体内的反应都往往只能利用手性物质中的一种构型。比如人体内的糖都是D型的，氨基酸、蛋白质都是L型的等。而当时的欧洲只证明了沙利度胺的一种构型确实具有减缓妊娠反应的作用，却忽略或者没有证明另一种构型（S−异构体）是否对人体无害。结果，该药投放市场后，短短几年内就有大量的缺陷新生儿出生。后来证明，正是该药的另一种构型，即（S）−（−）异构体有强烈的致畸作用。究其原因，可能主要是其S−对映体能高度立体选择性地与体内某种代谢关键酶（如前述的CRBN蛋白）结合，引发相关的抑酶反应。从分子机制上看，可能诱使其分子中的敏感结构环戊二酰亚胺发生开环水解，生成相应的产物2−N−邻苯二甲酰亚胺基戊二酸等中间体。后者能够穿透孕妇血胎屏障，渗入胎盘，阻断胎儿谷氨酸类物质转变为叶酸的正常生化途径，从而干扰胎儿的正常发育，造成畸胎。而反应停的（R）−（+）异构体则不与该类代谢酶结合，因而不会产生相应有毒的代谢产物。（图7−28）

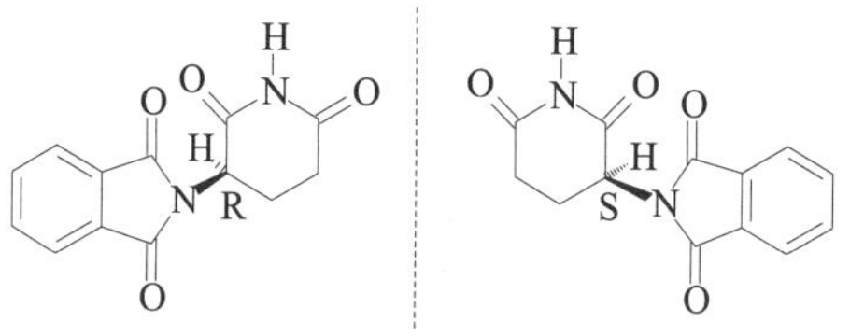

镇静作用　　强烈致畸作用

图7−28　沙利度胺的左右旋体

随着科学的不断进步，并经过大量谨慎而客观的临床实验观察，临床也逐渐发现，沙利度胺对结核、系统性红斑狼疮、艾滋病导致的极度虚弱症和卡波西肉瘤、骨髓移植时发生的排异反应以及多发性骨髓瘤等多种疾病均具有一定的疗效。因此对沙利度胺的认识开始发生了变化，重新对沙利度胺进行了评价。尽管沙利度胺在历史上声名狼藉，但世界各国对其的研究却从未停止。其中的一个新用途就是沙利度胺可用于治疗晚期肿瘤，并有效延长肿瘤患者存活期。

可见，对于某个手性药物而言，虽然一个异构体可能是有效的，而另一个异构体却可能是无效甚至是有害的。手性药物的发展，就是基于化合物的这种光学与生物活性原理，逐步开发出药效高、副作用小的药物。在临床治疗方面，理论上讲，服用一个单一对映体的手性药物不仅可以排除由于无效（不良）对映体所引起的毒副作用，还能减少药剂量和人体对无效对映体的代谢负担，以便对药物动力学及剂量有更好的控制。既提升了药物的安全性，又提高药物的专一性，具有十分重要的意义。据不完全统计，目前世界上已经使用的药物中总共有1900～2000种手性药物，在临床最常用的200～230种药物中，手性药物约有120种。其中最常见的临床应用的手性药物有哪些呢？左旋氨氯地平、右佐匹克隆、紫杉醇、青蒿素、沙丁胺醇和萘普生等都是手性药物。

色氨酸、麦角酸二乙酰胺、钩藤碱、螺环吲哚二酮哌嗪 A、长春新碱、环维黄杨星 D 等常见生物碱类化合物也是天然手性化合物，其化学式见图 7－29。

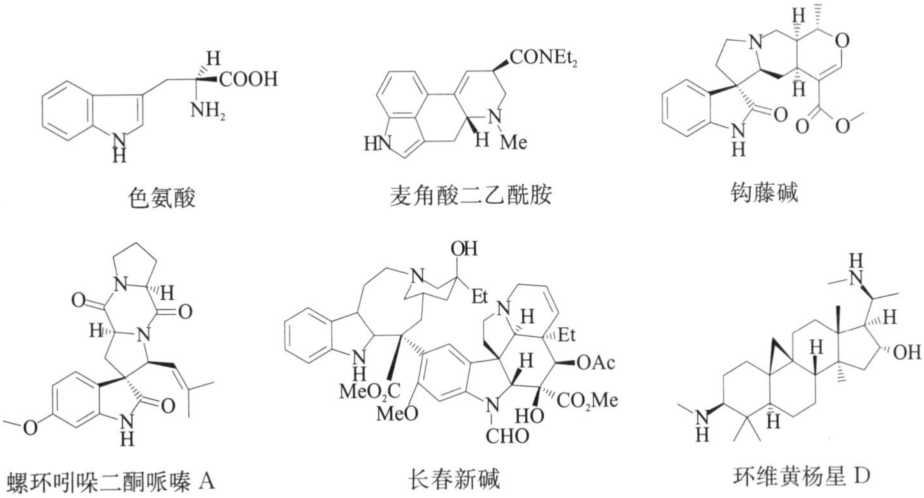

色氨酸　　麦角酸二乙酰胺　　钩藤碱

螺环吲哚二酮哌嗪 A　　长春新碱　　环维黄杨星 D

图 7－29　常见生物碱类手性化合物

不同药物的 R 或 S 构型异构体还往往具有较严重的毒副作用，除了上述沙利度胺的例子外，很多药物也是如此，具体可参见表 7－1。如此，我们基本上有了手性药物的概念。在实践中，这是具有重要的理论与现实意义的。也就是说，不仅药物，还包括自然界本身，有一种偏好的趋势，都显示出一种手性的有择性质。如前所述，构成蛋白质的氨基酸都是 L 型的氨基酸，构成多糖或者核糖的单糖都是 D 型糖等。自然，这种手性的有择性也可以充分表现在生物体内。例如，酶催化生物反应只能在特定手性的某种底物上进行，而非特定手性或其对应结构则不敏感，甚至产生失活。这些特定手性的底物或化合物，包含那些重要的内源性生物活性物质，如神经递质、多肽、激素和各类调节因子等。甚至它们的高级结构如空间的手性构型，都表现出或者迎合这种手性的有择性。

在上述内容中，我们从化合物的理化特性与分子结构上的差异等方面入手，讨论了手性药物。那么，又如何从药物的应用角度来理解呢？一般来说，主要可以从三个方面来看待这个问题。第一，药物的药理作用或者毒理作用，都是通过与生物体内的靶点大分子之间严格的生物识别或者匹配来实现的，其中手性识别也是最重要的生物识别之一，或者是药物发挥药效最重要的空间构型因素。第二，药物的手性特征也会显著影响其动力学性质。表现为药物在体内吸收、转运、分布、代谢和排泄等过程中的明显差异。第三，就是可能在药物生产、质控甚至物流储运等商业环节，也会有不同的对应处置办法，以保证或满足作为单一对映体药物的要求。

手性药物是如何分类的呢？

由于毕竟这还是一个正在走向成熟的研究领域。虽然从理论上讲，具有手性但目前仍以消旋体形式应用于临床的药物，占全部药物的百分比仍然很大，以单一对映体入药的化合物确实还是很有限，还有很多的药物正等待着“单一对映体化”的过程。特别是拥有多个手性碳的复杂结构的药物分子，其对映体与对映体之间或与其非对映体之间的差别更趋于复杂烦琐。所以，其分类通常还是比较简单地按照对映体之间的药理活性差异为主进行的。以下几种情形具有典型意义。

第一种情形，对映异构体具有相同的药理药效，而且作用的强度相接近。这种情形和例子有很多。如盐酸索他洛尔（sotalol hydrochloride），化学名为4′－（1－羟基－2－异丙氨乙基）甲磺酰苯胺盐酸盐，口服剂量80mg/s的处方药物，全国医保工伤用药，交感神经抑制剂，是具有Ⅱ类与Ⅲ类抗心律失常药物延长动作电位时程，兼有β_1、β_2受体阻滞作用的广谱抗心律失常药物。对各种危及生命的室性快速型心律失常等临床急症均有较好的疗效。盐酸索他洛尔的d和l型异构体具有相似的Ⅲ类抗心律失常作用，且强度差异并不太大。尽管β受体阻断作用实际上是l型异构体更强，口服25mg就可引起明显的β受体阻断作用。该药物应用时仍为d型和l型盐酸索他洛尔的外消旋混合物居多。常用抗组胺药物盐酸异丙嗪（promethazine hydrochloride），注射剂，可用于抗过敏、镇吐、抗晕动以及镇静催眠等，也是一个相似的例子，临床上还是使用其外消旋体的混合物。喹诺酮类抗菌药物加替沙星（gatifloxacin）也是外消旋体，结构上两种旋光异构体均属于8－甲氧基氟喹诺酮类化合物，而且其（R）和（S）对映异构体的抗菌活性也是相同的。盐酸索他洛尔、盐酸异丙嗪、加替沙星的化学结构式见图7－30。

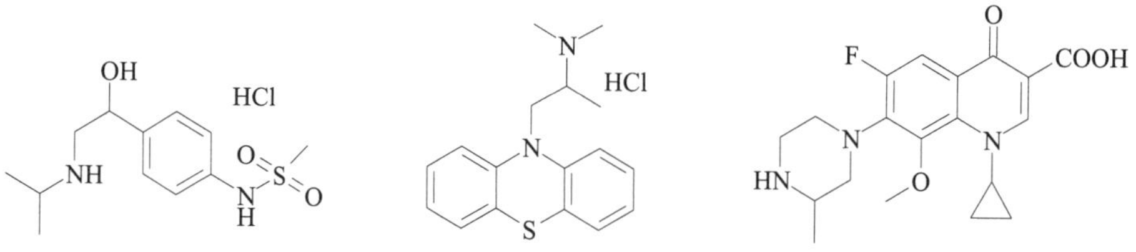

盐酸索他洛尔　　盐酸异丙嗪　　加替沙星

图7－30　具有相同的药理药效对映异构体

第二种情形，对映异构体虽然具有相同或相似的药理药效，但不同异构体的作用强度相差较大。这样的情形也比较多见。其原因可能还是归咎于药物作用受体或者靶点对空间构型的契合要求较高，因而表现出药理活性上的明显差异。其中，可将对受体或者靶点具有较高亲和力的一种对映体称为药效优势对映体或者高活性异构体（eutomer），较差亲和力的一种对映体称为非药效优势对映体或者低活性异构体（distomer）。必要时，还可以用两者的比率，即优势体与非优势体之比（确切讲是对映体之比，与是否活性优势体并无关）ER（enantio ratio），来描述药物中各对映体的含量比例。比如用于类风湿关节炎、痛风治疗的非甾体类抗炎药萘普生（naproxen），即（＋）－α－甲基－6－甲氧基－2－萘乙酸，虽然它的ER值常为35，但目前主要还是多以单一对映体用于临床的。常用抗生素氧氟沙星（ofloxacin），一般常用外消旋体混合物。而左氧氟沙星（levofloxacin hydrochloride）为氧氟沙星的左旋体，其体外抗菌活性约为氧氟沙星的两倍，其作用机制是通过抑制细菌DNA旋转酶的活性，阻止细菌DNA的合成和复制而导致细菌死亡。萘普生与左氧氟沙星化学结构式见图7－31。

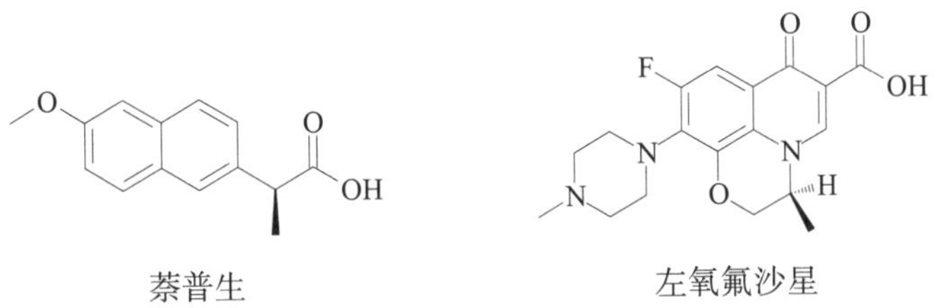

萘普生　　左氧氟沙星

图 7-31 萘普生和左氧氟沙星

第三种情形，对映体中一种有药理活性，另一种却没有活性。这种情况最为常见，可以说绝大多数旋光活性药物都是如此。最普通的例子如前述的氯霉素，最初临床使用的是其混消旋体即外消旋体，被称为消旋氯霉素或者合霉素（dl－chloramphenicol），因而毒副作用不少。后来经过拆分得到了单一的对映体，并且通过药理活性筛选确认了只有左旋（l）或者（－）对映体才具有药理活性，而右旋的则基本上没有活性，故只能弃用。再如艾司奥美拉唑（esomeprazole），又称埃索美拉唑或者埃索奥美拉唑盐，实际上就是消旋体奥美拉唑的 S－异构体，它是全球首个旋光异构体质子泵抑制剂（PPI）。其可特异性抑制胃壁细胞质子泵以减少胃酸分泌。经大量临床实验和药物研究证实，其维持胃内 pH 值大于 4 的时间更长，抑酸效率更高，疗效明显优于前两代 PPI，而且个体差异较小。作为新一代 PPI，现已广泛应用于临床治疗相关疾病，而其对映体 R－异构体则没有明显的药理活性。还有临床用于治疗心绞痛、高血压的一线药物氨氯地平（Amlodipine），也是比较经典的例子。原研药厂的络活喜（norvasc，苯磺酸氨氯地平片），实际上是氨氯地平的外消旋体混合物，而实际发挥作用的只是其中的左旋异构体，故后有人又发展了左旋氨氯地平［（S）－（－）－Amlodipine］，并证实了只有左旋氨氯地平才具有药理活性。艾司奥美拉唑、氨氯地平、左旋苯磺酸氨氯地平的化学结构式见图 7-32。

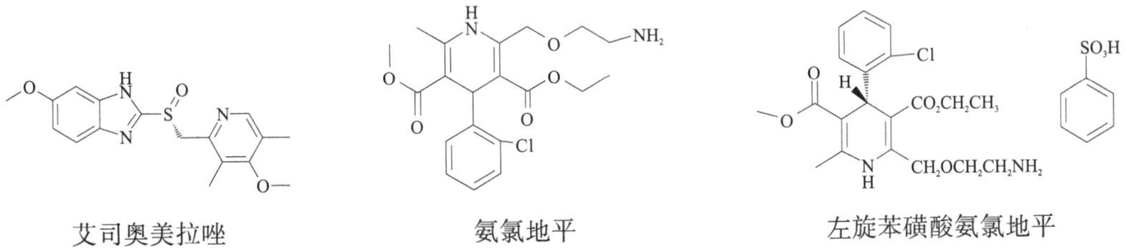

艾司奥美拉唑　　氨氯地平　　左旋苯磺酸氨氯地平

图 7-32 艾司奥美拉唑与氨氯地平

第四种情形，即一对对映体，其中之一的单一对映体具有显著的药理活性，而另一个异构体不仅没有相同的药理活性，反而具有比较明显的毒性、不良反应等副作用。如表 7-1 所示。这样的情形也是比较多的，包括在第一节中介绍的沙利度胺，也属于这一类型。

表 7-1 部分异构体药物药理活性

药物名称	剂量	治疗作用的对映体	毒副作用的对映体
西替利嗪（cetirizine）	10mg/s	(R)－体，抗过敏	(S)－体，中枢神经毒素

续表

药物名称	剂量	治疗作用的对映体	毒副作用的对映体
左羟丙哌嗪（levodropropizine）	60mg/s	(S)－体，镇咳	(R)－体，嗜睡
氯胺酮（ketamine）	100mg/ml	(S)－体，安眠镇痛	(R)－体，术后幻觉
青霉胺（penicillamine）	125mg/s	(－)－体，免疫抑制，抗风湿	(＋)－体，致癌
四咪唑（tetramisole）	25mg/s	(S)－体，广谱抗虫	(R)－体，呕吐
芬氟拉明（fenfluramine）	20mg/s	(S)－体，减肥	(R)－体，头晕，催眠
丁哌卡因（bupivacaine）	37.5mg/s	(S)－体，局部麻醉	(R)－体，对心脏毒性较大
乙胺丁醇（ethambutol）	250mg/s	(S,S)－体，抗结核	(R,R)－体，失明
米安色林（mianserin）	30mg/s	(S)－体，抗忧郁	(R)－体，细胞毒性
多巴（levodopa）	250mg/s	(S)－体，帕金森	(R)－体，白细胞减少
普萘洛尔（propranolol）	10mg/s	(S)－体，抗心律失常	(R)－体，半衰期短，且心动过缓等
布洛芬（ibuprofen）	100mg/s	(S)－体，消炎镇痛	(R)－体，增加代谢负担

第五种情形，一对对映异构体，异构体之间药理效应与活性均不相同。有时候异构体效应虽然不相同，但是从联合用药的角度考虑，还可以用作有益的互补，或者可以相互配合。最常见的例子就是抗高血压药物茚达立酮（indacrinone）。尽管其具体如何使用，比较适用于哪一类高血压患者，还需临床医生根据患者的实际情况进行选择。但有意思的是，其（R）－异构体除具有利尿作用外，还有明显增加血中尿酸浓度的副作用，但（S）－异构体却因为有促进尿酸排泄的作用，可以有效降低（R）－异构体提升血液中尿酸浓度的副作用。因此这一对对映体若合用，则有利于在发挥药理作用的同时减弱或者消除其副作用。深入研究的结果表明，其对映体比例以（R）/（S）为 4∶1 或者 8∶1 时临床使用效果较好。再如曲马多（tramadol），化学名(±)－E－2－[(二甲氨基)甲基]－1－(3－甲氧基苯基）环己醇盐酸盐，临床用其反式 E 型异构体的外消旋体。其反式异构体的（＋）右旋体可抑制 5－羟色胺（5－HT）再摄取，并加强 5－HT 的释放；而其（－）左旋体可抑制去甲肾上腺素（NA）的再摄取并刺激 NA 的释放，二者的联合应用具有协同的镇痛作用。茚达立酮和曲马多的化学结构式见图 7－33。

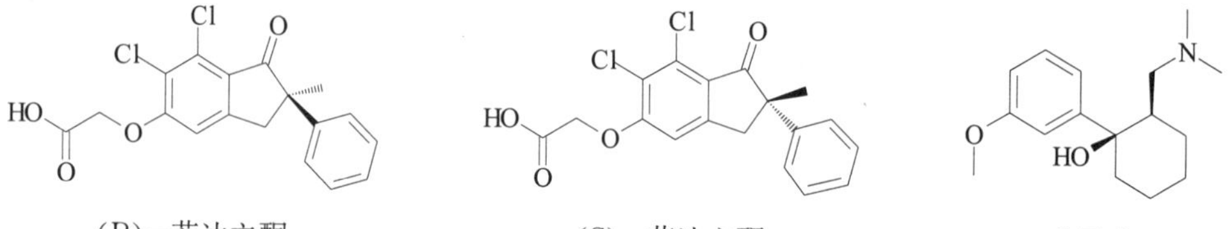

(R)－茚达立酮　　(S)－茚达立酮　　曲马多

图 7－33　茚达立酮和曲马多

当然，有时候利用一对对映体的这种不同的药理效应，还可以发展成有不同适应证的药物。比如常用镇痛药右丙氧芬（dextropropoxyphene）和其左旋对映体左丙氧芬

（levopropoxyphene），后者是一种非成瘾性中枢镇咳药，药效平缓温和，且无抑制呼吸等副作用（图 7－34）。这类情形还有甲状腺激素（Thyroxine），L－（－）－甲状腺素（左旋体）可用于甲状腺功能减退替代治疗；而 D－（＋）－甲状腺素（右旋体）有明显的降血脂作用。左旋咪唑的 L－（－）－异构体是驱虫和免疫调节剂，而其 D 型右旋对映体则可用于抗抑郁的治疗。（图 7－35）

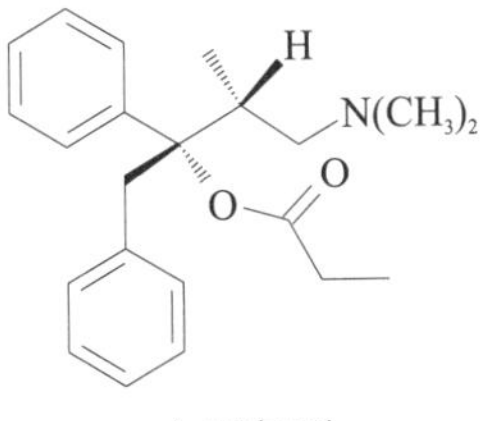

右丙氧酚

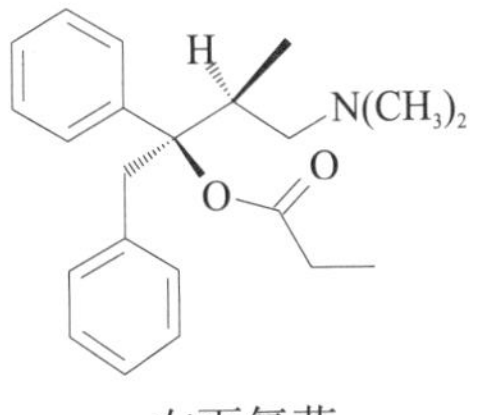

左丙氧芬

图 7－34 右丙氧酚和左丙氧芬

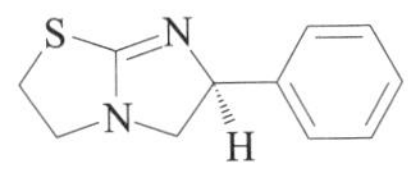

左旋咪唑

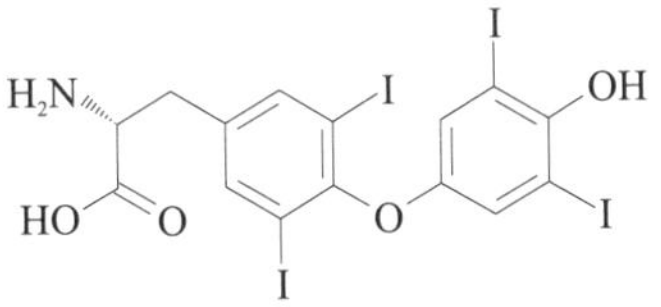

(R)－甲状腺素

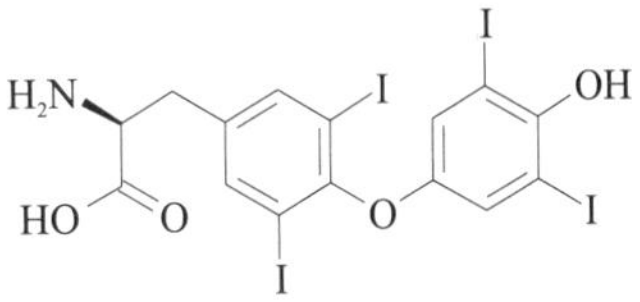

(S)－甲状腺素

图 7－35 左旋咪唑和甲状腺素

第六种情形是对映体之间的药理活性不仅不同，而且作用正好相反。这样的情形虽并不多见，但确实也存在。例如芳基哌啶类镇痛药物哌西那朵（Picenadol），其（＋）右旋体属阿片受体的激动剂，而它的（－）左旋体则是阿片受体的拮抗剂；临床常用药物依托唑啉（Etozolin），用于利尿、高血压和慢性肾衰等，作用类似呋塞米（furosemide）。不过发挥利尿作用的只是其（R)－异构体，而（S)－异构体却具有相反的药理活性，即抗利尿作用。还有异丙肾上腺素（Isoproterenol），其 R－(－)－对映体是 β 受体强大激动剂，使心肌收缩增强，心率加快，传导加速，用于支气管哮喘及心脏房室传导阻滞等急症。而其 S－(＋)－异构体则正好是前者的竞争性拮抗剂，而且前者的药效几乎是后者右旋体的 800 倍。（图 7－36）

（－）－哌西那朵

（＋）－哌西那朵

(R)－依托唑啉

(S)－依托唑啉

S－(＋)－异丙肾上腺素

R－(－)－异丙肾上腺素

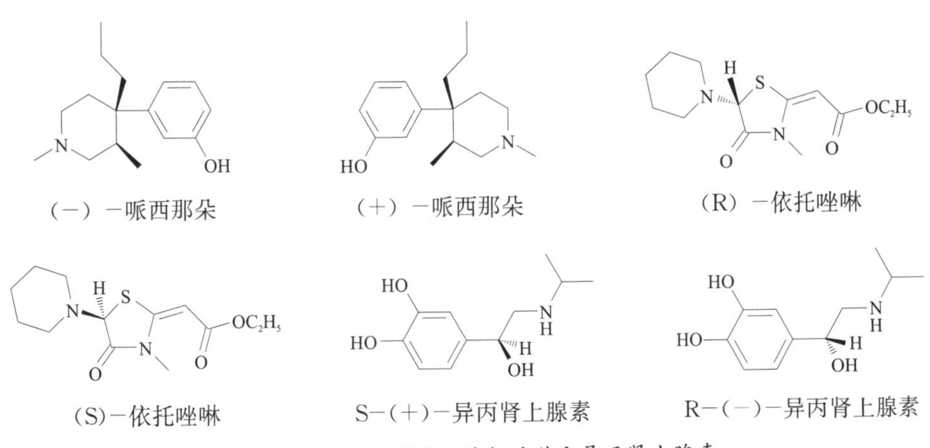

图 7－36 哌西那朵、依托唑啉和异丙肾上腺素

第四节　获得手性药物的途径

因为手性药物的特点以及它们在临床应用中所取得的越来越多肯定的良好疗效，手性药物或者说药物的手性问题，已经引起各国医学界更多的关注，也逐渐成为当前药物研发的重点和热点之一。欧洲、美国、日本和我国 CFDA 等药政部门均做出相关的规定，对于具有手性因素的药物，必须对不同的异构体分别给出药理、毒性等方面的数据。并在相关政策中明显倾向于认同以单一异构体上市和供应临床。近年来，以单一对映异构体形式进入市场的手性药物的种类和销售额剧增。自然，如何高效率、低成本地获得手性药物，已经吸引了学术界、工业界的广泛注意。

从大的方面来看，获得手性药物的途径，无非是自然界摄取与人工合成两种途径。具体而言，主要有天然产物提取分离、外消旋体拆分、色谱层析、生物合成以及化学合成等方法，本节分别简单概述如下。

1. 天然产物提取分离

天然产物提取分离是获得手性药物的最基本方法之一。这种情形在药物中是很普遍的，特别是获取其手性母核或以其作为起始原料，包括很多的抗癌药、抗生素和神经系统药物。不过使用天然的原料也有缺陷：一是提取和制纯成本通常较高，工艺过程也比较烦琐和复杂；二是有效成分含量偏低，自然储量有限，不能够获得大量的低价药物或其先导物，影响其“量产”。实践中例子太多，举不胜举。例如，在某些生物体中含有具备某种生理活性的天然产物，可采用适当的方法提取而得到手性化合物。而部分手性药物就是直接从动植物中提取的氨基酸、萜类化合物和生物碱等化合物。耳熟能详的具有较强抗癌活性的紫杉醇（paclitaxel，结构见图 2－24），最初就是从紫杉树树皮中发现和提取得到的，其结构中就有 11 个手性碳。

紫杉醇是 1963 年美国人首次从一种生长在美国西部大森林中的太平洋红豆杉（pacific yew）树皮和木材中分离得到的活性成分。通常，红豆杉树成材需要 50～250 年，而 1kg 一百年左右树龄的树皮，仅仅能提取获得 50～100mg 的紫杉醇。可见紫杉醇在红豆杉树皮中的自然存量极低，加上紫杉醇自身的溶解性很差，提取物含量或纯度受工艺影响也较大，提取的成本就更高了。以至于后来才有了各种各样的其他方法，如化学全合成、半合成、细胞培养、内生真菌提取培养及其代谢工程等多种途径。

这种获取手性药物的方式，对于那些分子量较大、结构较复杂的及人工合成较困难的药物而言，是一种切实可行的方法。再如长春新碱（vincristine）、齐墩果酸（oleanic acid）以及博来霉素（bleomycin sulfate，图 7－37）等药物，这样的具有天然活性的手性药物，如果想采用单纯的人工有机合成的方式，在今天的技术水平看来恐怕仅仅只有一些学术性意义。

图 7−37　博来霉素

2. 外消旋体拆分法

拆分外消旋体是手性药物的获取方法中最常用的一种方法。而且各类具体方式层出不穷。目前，见诸文献与专利的拆分方法就有机械拆分法、化学拆分法、微生物拆分法、色谱拆分法和晶种结晶法等。其原理主要是利用非对映异构体理化性质的差异，其中化学拆分法是最常用和最基本的有效方法。首先，可将等量左旋和右旋体所组成的外消旋体与另一种纯的光学异构体（左旋体或者右旋体）作用，生成两个理化性质有所不同的非对映体，然后利用其物理性质，如溶解性不同，一种溶解而另一种结晶不溶解，采用过滤等手段将其分开，再用结晶−重结晶手段将其制纯和精制，就能得到纯的左旋体或右旋体药物。例如，天然药用的肾上腺素为含一个手性碳原子的左旋异构体。而人工合成的终产物则是外消旋体，必须经过拆分才能获得所需产品。拆分剂是（+）酒石酸，溶剂系统是甲醇。外消旋肾上腺素化学拆分工艺流程见图 7−38。

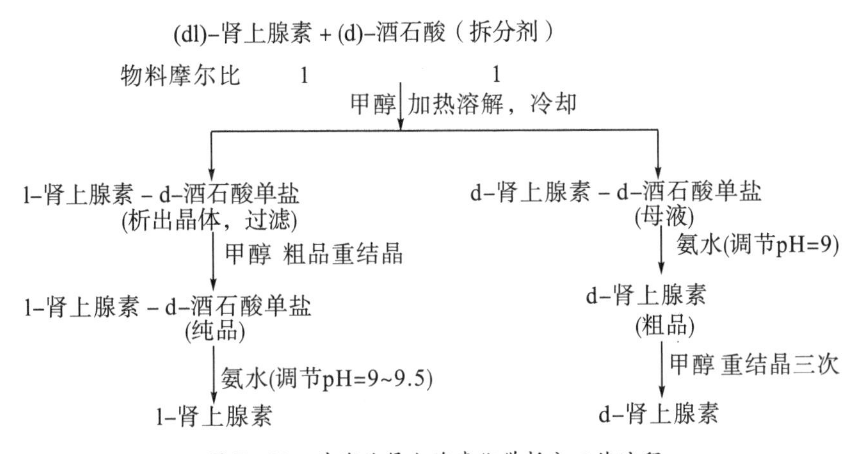

图 7−38　外消旋肾上腺素化学拆分工艺流程

再如麻黄碱（ephedrine，左旋体）与伪麻黄碱（pseudoephedrine，右旋体）的分离（图 7−39）。利用麻黄碱和伪麻黄碱均易溶于有机溶剂的性质，将麻黄的水浸出液用甲苯或其他有机溶剂萃取，将甲苯液流经草酸溶液或双相提取，使它们均转变为相应的草酸盐。由于草酸麻黄碱在水中溶解度比草酸伪麻黄碱小，借此可将二者分离。尽管它们之间并非标准的对映异构体，但原理与上述相似，所以提取时借用了非对映异构体之间的理化性质的差异性。

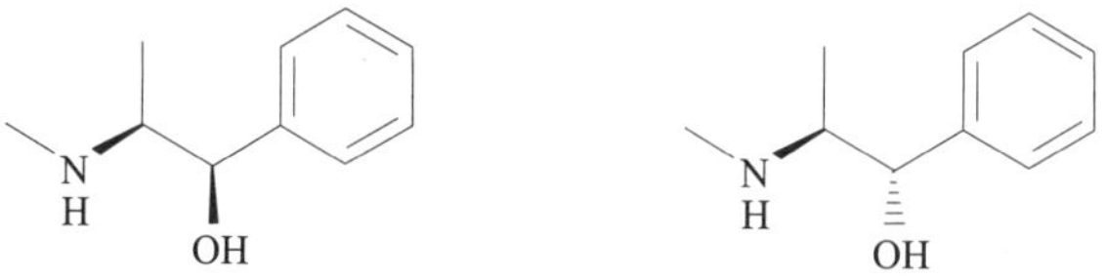

麻黄碱　　伪麻黄碱

图 7－39　麻黄碱与伪麻黄碱

3. 色谱拆分法

（1）色谱拆分（chromatographic resolution）法：是常见的方法，特别是制备性拆分。简单地讲，就是采用手性的物质，如淀粉、蔗糖粉及某些人工合成的手性大分子聚合物作为柱层析的固定相或者吸附剂，当外消旋体物质通过层析柱时，可产生非对映异构的两种吸附物。由于它们被吸附的程度（理化性质改变）不同，因此在用流动相溶剂洗脱时，就会按先后顺序被洗脱下来，从而达到分离目的。这也是手性药物拆分方法中应用最广泛的一种，近年来发展很快。当然，色谱拆分也分成以下几种类型。

高效液相色谱法（high performance liquid chromatography，HPLC）：一般可分为间接法和直接法两种。前者称为手性衍生化试剂（chiral derivatization reagent，CDR）法，后者还可分为手性流动相添加剂（chiral mobile phase additives，CMPA）法和手性固定相（chiral stationary phase，CSP）法。

CDR 法是将药物外消旋体先与高光学纯度衍生化试剂反应形成相应的非对映异构体，因后者理化性质与对映异构体差别较大，可进行色谱分离与纯化。这个方法适用于结构中有可以进行衍化反应的官能团，手性试剂和反应产物在进行衍化反应和色谱分离的条件下均不会发生新的消旋化反应，而且反应产物还能够被有效分离的情况。这种方法的优点之一，就是衍化后反应产物可用一般的非手性柱进行分离，成本优势非常明显。一般常用的手性衍化试剂主要有光学活性氨基酸类、小分子肽类、羧酸衍生物类、异硫氰酸酯与异氰酸酯类、萘衍生物类以及取代胺类等。该办法分离效果较好，条件简便。

CMPA 法则是将某种手性试剂或选择剂直接添加到流动相中，利用手性试剂与消旋体中各对映体之间相互作用形成的结合物的不同稳定性，以及药物或生成的结合物在固定相上分配占比的差异，来实现对消旋体的拆分。也就是说，可以在流动相中直接加入手性源试剂来进行分离。常见手性源有金属配合物（如与氨基酸、短肽及其衍生物等配合物）、环糊精（Cyclodextrin，CD）及其衍生物、蛋白质、大分子抗生素和手性离子对试剂等。例如，采用 β－环糊精手性流动相添加剂法拆分镇静催眠药物佐匹克隆对映体的方法，该方法可以达到基线分离，且操作简便，相对比手性柱法更加经济和实用。

CSP 法的研究始于 20 世纪 70 年代后期，由于大量新型 CSP 材料研制成功并得以推广，使其得到了广泛的应用。其中，多糖类及其衍生物和蛋白质类手性固定相是应用最普通、拆分能力也最强的两类材料。一般认为，有 80％～85％的药物对映体可在这类手性固定相上进行顺利拆分。例如，常用的纤维素三苯甲酸酯及其衍生物，有较高的手性识别能力，其结构上主要基于酰胺（－NHCO－）等基团，而且材料分子骨架中苯环上的取代基种类、数目及位置等结构因素对被分离的手性药物的效果影响较大。这个方法的原理是通过手性试剂预先反应将试剂键合到固定相中，新生成固定相再与药物中一对对映体形成结合物，而后再因为各复合物的稳定性不相同而获得拆分。例如，在卵类黏蛋白手性柱上可以顺利拆分药物对映体西替利嗪。

（2）气相色谱法（gas chromatography，GC）：其原理与CDR相似，常见化合物如氨基酸与短肽衍生物、苷类和糖类衍生物等用此法进行拆分。

（3）超临界流体色谱法（supercritical fluid chromatography，SFC）：是一种以超临界流体作为流动相的较新的色谱法。这个方法具有周期短、快速、操作简单等特点，因此在光学纯药物的制备方面有独特的优势。该方法通常采用超临界状态的二氧化碳作为流动相，后者由于对药物消旋体有较强的溶解能力，就可以很快地将产物洗脱，适合于挥发性差、相对热稳定性也差的药物分离。加上二氧化碳无毒，几无残留，对环境污染小，价格便宜，成本较低，故优势也较明显。

（4）毛细管电泳法（capillary electrophoresis，CE）：是另一种高效分离的技术，其以高压电场驱动，毛细管作为分离通道，依据消旋样品中各组分不同的迁移率和分配行为来进行分离。毛细管电泳具有高效、简便和用量小等特点，主要适用于实验室研究。不过也有其局限性，如检测灵敏度不足、载药量少等缺陷。

（5）高效电分离微柱液相色谱法（CEC）：是结合了高效液相层析法和毛细管电泳法的优势而衍生出来的一种微柱液相色谱技术。它克服了毛细管电泳选择性较差和分离中性物质困难等缺陷，发展出一种高效微量分离技术。不过，这种方法还是多用于研究性课题。当然，其他的色谱方法还包括薄层色谱法（thin—layer chromatography，TLC）和模拟流动床色谱法（simulated moving bed，SMB）等。

怎么通俗地理解色谱手性拆分的原理呢？为了揭示其光学拆分原理，学者们已经提出过很多种手性识别的模型。不过这些工作模型大多基于达格列希（dalgliesh）在1952年提出的“三点相互作用（three—point interaction）”工作理论[45]。三点相互作用模型示意图见图7—40。根据这一理论，在一对对映体和手性试剂或（固定相）选择剂之间，为了形成稳定性不同的非对映体分子结合物（molecule associates），可能至少需要三种同时发生在这些分子之间的相互作用力起作用。而且，这三种作用力中至少有一种应该是立体化学所需要的相互作用。当然，“三点相互作用”的要求，自然就要从对映体分子三维空间结构来考虑相互之间的手性识别。为了识别混合物或消旋体中两个不同的旋光对映体，手性相会与其中一种对映体进入一个立体依赖性的三点或以上相互作用的稳定状态，以便形成较牢固的结合物，而另一个对映体则可能只能以两点或一点作用而形成稳定性较差的结合物状态。

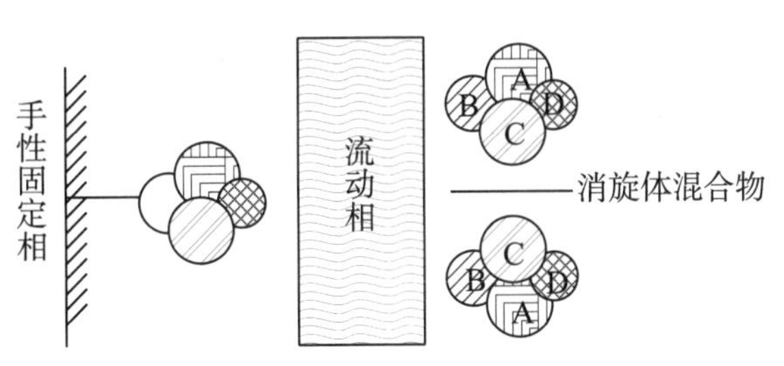

图7—40　三点相互作用模型示意图

4. 不对称合成

除了以上的天然产物提取分离、外消旋体拆分以及色谱层析等方法，就是人工不对称合成（asymmetric synthesis）的途径了，其中合成又分成生物合成和化学合成两个大类，近年来均发展较快。

生物合成法指生物催化的不对称合成法，是以微生物或酶作为催化剂，以立体选择性控制合成手性化合物的方法。其中，用酶作为催化剂是很常见的，酶的高反应活性和高度的立体选择性一直为业界所认可。因此，有机药物合成以及精细化工产业也越来越多地利用生物催化剂转化天然或人工合成的底物，以便获得有用的手性中间体或产物。常用生物催化反应有机合成反应类型包括水解反应、酯化反应、还原反应和氧化反应等。目前已成功地用于合成β－内酰胺类抗生素母核（如6－氨基青霉烷酸，缩写6－APA）、维生素C、L－肉毒碱、D－泛酸手性前体药物、旋光活性氨基酸、非甾体类抗炎药物［如（S）－（＋）－萘普生、（R）－酮洛芬等］以及前列腺素等。（图7－41）

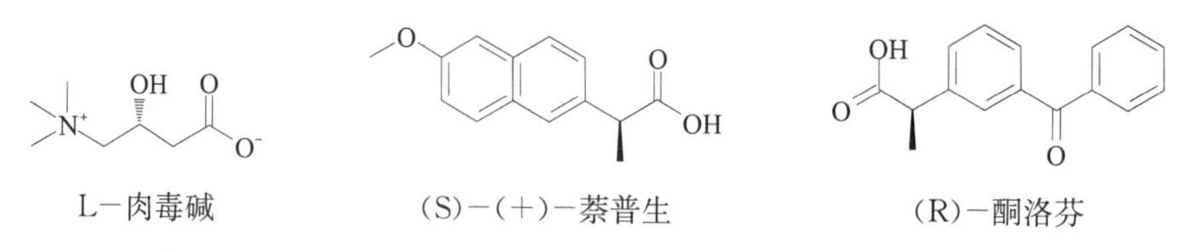

图7－41　生物合成法合成药物或中间体

化学合成法是通过不对称反应立体定向合成其中一种对映体的方法，也是获得手性药物最直接的方法。依据原料、助剂、媒介以及催化剂类型等的不同，可划分为手性源合成法、手性助剂法、手性试剂法和不对称催化合成法等。

（1）手性源合成法：以天然手性产物为原料，经构型保持或构型转化等化学反应条件或途径的控制来合成新的手性物质。在多步骤手性源合成过程中，要求所有的合成转变都是具有高度选择性的，并通过这些反应一步步最终将手性源分子成功转变成目标手性分子。天然的糖及糖苷、有机酸碱、氨基酸及短肽、甾体以及萜类等化合物，都是很有用的手性源合成起始原料，并往往可用于复杂手性分子的合成制备。

（2）手性助剂法：利用手性辅助试剂（chiral auxiliary reagent）和底物作用，先生成手性中间体，后者再经不对称反应得到新的反应中间体，继续反应并回收手性助剂，即可得到目标手性产物。上述的（S）－萘普生也是可以以酮类化合物为原料利用手性助剂－酒石酸酯进行化学合成的。非甾体雄激素拮抗剂（R）－比卡鲁胺［（R）－bicalutamide］的制备也是借助手性助剂D－脯氨酸（D－pyrrolidine－2－carboxylic acid）反应进行的。再有就是降血脂、降胆固醇一线药物阿托伐他汀（atorvastatin），其结构中含有两个手性碳，其合成也是借助手性助剂，即采用一种手性乙酸酯来建立醇羟基的一个关键手性中心合成的。（图7－42）

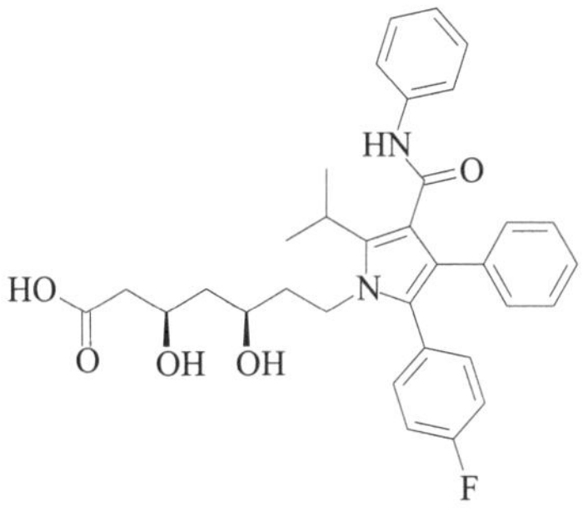

(3R,5R)－阿托伐他汀 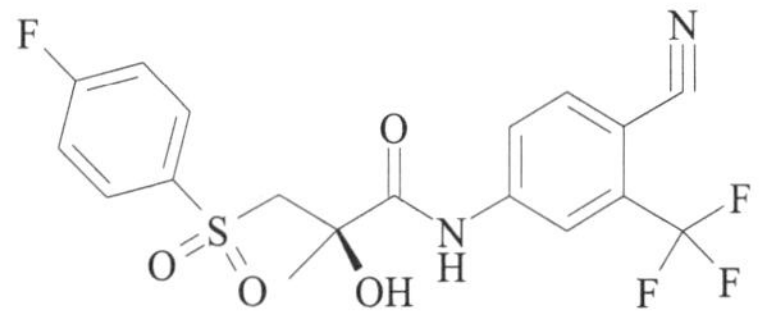　　(R)－比卡鲁胺

图 7－42　(3R,5R)－阿托伐他汀和 (R)－比卡鲁胺

(3) 手性试剂 (chiral reagent) 法：指利用手性试剂和前手性底物作用生成光学活性产物的方法。常见手性试剂有很多，如氨苯氨酸 (4－aminophenylacetic acid)、环氧氯丙烷 (epichlorohydrin)、(±) 扁桃酸甲酯 (methyl DL－mandelate) 和苯乙胺 (phenethylamine) 等。目前，手性试剂诱导已经成为化学方法中最常用、最普遍的方法之一。例如，由 α－蒎烯获得的手性硼烷基化试剂已用于前列腺素中间体的制备；地诺帕明 [R (－) －denopamine]、沙美特罗 (Salmeterol) 等 β－肾上腺素受体激动剂 R－型对映体的合成，大都采用了手性试剂手性噁唑硼烷。

(4) 不对称催化合成 (asymmetric synthesis)：这是在不对称合成的各种方法中比较理想的一种合成方法，具有手性程度高、对映选择性高和易于实现产业化等优点。其使用的手性化合物仅为催化量大小，而且可以是简单的化学催化剂或生物催化剂。其中不对称催化氢化反应是最常见的反应之一。这是指在手性催化剂存在下，用氢分子将含有碳碳、碳氮和碳氧重键的烯烃、炔烃、亚胺和酮类等 sp^2 平面杂化的前手性底物加成转化为手性中心的产物。采用这种方法合成手性药物的实例很多，如帕金森病药物左旋多巴 (L－DOPA) 的合成。据悉，这是历史上第一个通过不对称催化反应合成的药物，采用了由手性膦铑络合物 [Rh (R, R) －DIPAMP]$^+$ BF_4^- 为催化剂，并以一个非手性的 N－乙酰化烯胺为起始原料，经过一步催化不对称氢化反应和一步普通酸水解反应，就可以方便地得到终产物左旋多巴。不对称催化羰基合成反应也可用来合成手性药物，如解热镇痛药布洛芬。另外，不对称催化氧化反应，如双键不对称催化氧化反应也在手性药物生产中具有重要地位，其他常见的手性药物制备还有 (S)－普萘洛尔、西司他丁 (cilastatin)、(S)－(－)－阿替洛尔 [S (－)－atenolol]、盐酸舍曲林 (sertraline hydrochloride) 和氟西汀 (Fluoxetine) 等。

手性药物的主要获取途径如图 7－43 所示：

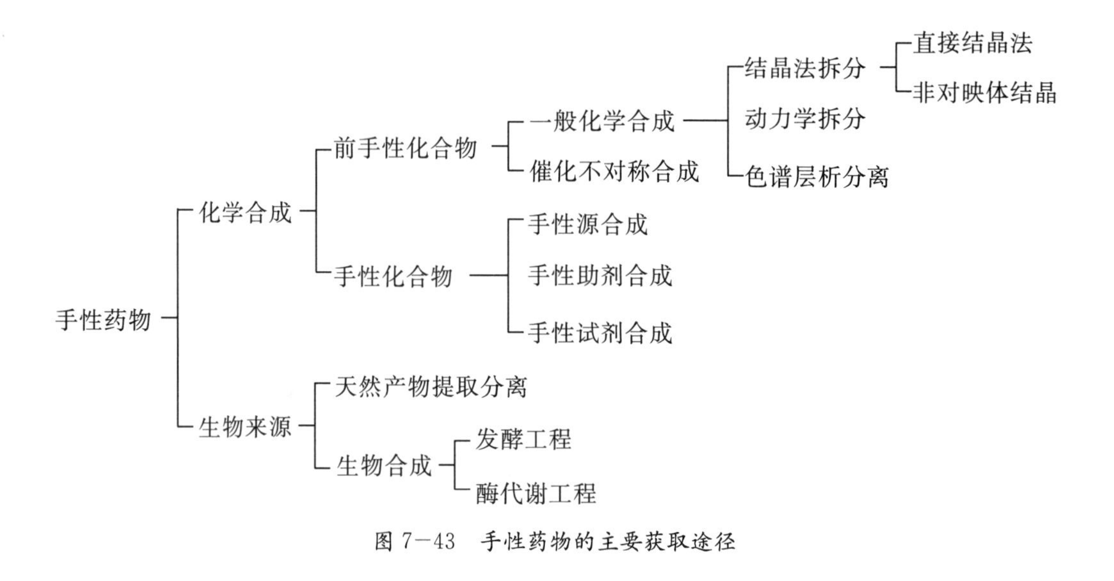

图 7-43　手性药物的主要获取途径

第八章　药物设计：新药发明的一种途径

前面的章节中，我们已经讨论了不少涉及药物发现的方法和例子，为什么还要在这一章安排专门的内容呢？这是因为药物的发现，或者说是新药的设计，对于满足临床的需求，战胜给人类健康带来危害和威胁的各种疾患，实在是太重要了。随着现代科技日新月异的发展，如理化工具、计算机数理分析以及生物技术等取得的重要成果，药物设计也走到了一个崭新的层面上，尽管现在看来还是在不断地探索，但总是在进步中。确切地说，药物设计是为了确保药物的安全性、有效性和可控性，降低新药研发的成本，缩短新药研发的周期，因而在创制新药的过程中，减少盲目性，提高成功率，将研制新药建立在科学和合理的基础上。具体包括新药的结构、构效关系、药理活性、药代动力学性质和毒理性质等方面的研究。

第一节　药物的分子结构是决定药效的根据

什么是药物的分子结构？我们都知道，药物的性质和功能与其分子结构之间有着密切的关系，所以，可以理解，药物的分子结构是决定药效的物质根据或者根基。下面为国内常见的一道执业药师选择试题：

吗啡是一种天然麻醉剂，因其分子结构比较复杂，较难人工合成。后来参考其结构特点，设计并合成了杜冷丁（哌替啶），该分子包含了 a、b、c、d、e、f 等结构单元（图 8−1）。杜冷丁分子中的结构单元________（用图中的字母标号表示）与吗啡分子中的某些结构单元相似，因而两者具有类似的生物活性（如麻醉作用等）。

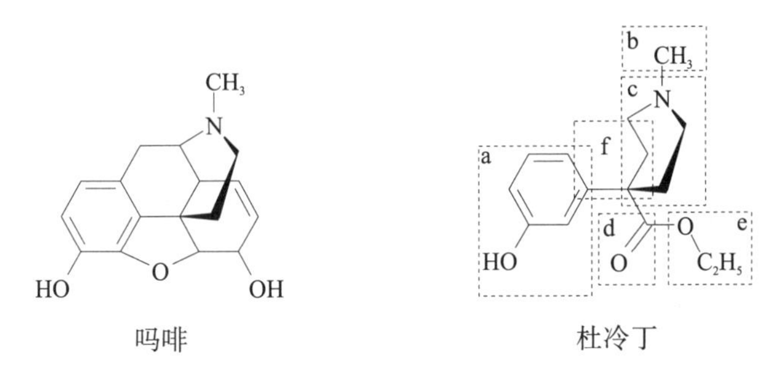

图 8−1　吗啡和杜冷丁

此题的标准答案是 a、b、c、f。也就是说，这几个结构单元是药物显效的物质基础，它们决定了药物所具备的药理活性。

既然谈到了药物的分子结构，我们也需要回顾一下相关的一些概念。比如什么是分子？什么是原子？怎么理解药物的分子结构？

我们知道，大千世界，林林总总，人、动物、自然和机器等，各色各样，品种繁杂。但实际上，这一切的一切都是由物质所组成的，譬如氧气、水、二氧化碳、粮食、金、银、铜、铁、铝、水泥、玻璃和塑料等都是物质。而这一切物质，都是由分子所组成的。当然，分子又都是由一些更小的“微粒”，即原子所组成的。原子（atom）是化学反应不可再分的基本微粒，即指原子在化学反应中具有不可分割性。不过站在物理学角度上还是可以分割的，因为原子又是由原子核和绕核运动的电子所组成的。原子构成了一般物质的最小单位，我们也称其为元素。已知的元素有 119 种，还在不断被发现和增加。原子是一种元素能保持其化学性质的最小单位。一个原子包含有一个原子核及若干围绕在原子核周围带负电的电子。原子的原子核由带正电的质子和电中性的中子组成。当质子数与电子数相同时，这个原子就是电中性的；否则，就是带有正电荷或者负电荷的离子。根据质子和中子数量的不同，原子的类型也不同，质子数决定了该原子属于哪一种元素，而中子数则确定了该原子是该元素的哪一个同位素。原子构成分子，而在分子组成的物质中同种电荷相互排斥，不同种电荷相互吸引，或者说原子是通过一定的作用力，以一定的次序和排列方式结合而形成分子的。(图 8－2)

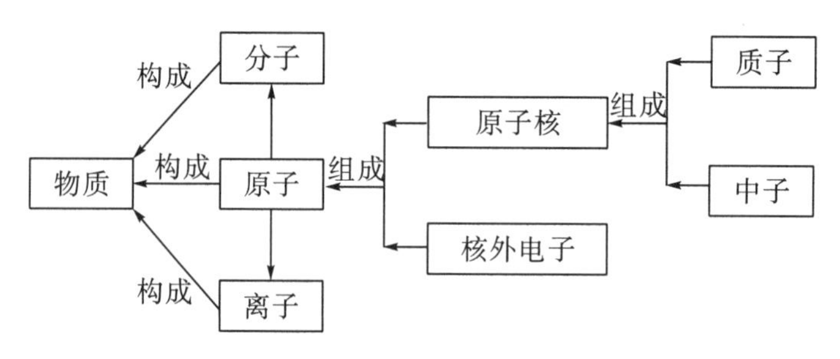

图 8－2　物质构成示意图

分子（Molecular）是可以独立存在且可组成物质并保持物质化学性质的最小微粒或粒子。分子有一定的大小和质量，分子间也有一定的间隔，分子在进行不停的非规则运动，分子间有一定的作用力，分子可以构成物质。分子可以随着温度的变化，在三种相态中互相转换。同种分子性质相同，不同种类的分子性质不同。其中，最小的分子是氢分子的同位素，是没有中子的氢分子，称为氕（piē），其质量为 1。大的分子其相对分子质量可高达几百万以上，相对分子质量在数千以上的分子叫作高分子，只是它们更多时候是很多相对分子量不同的同系混合物。

显然，有了上述基础知识，我们就能够理解什么是分子结构了。分子结构的一般概念是反映分子中原子的种类及其连接次序，而更深的层次上，就涉及分子的立体结构、分子形状、分子几何等分子中原子的三维排列方式，即包含了构型、构象以及三维高级结构等。可以说，分子结构在很大程度上影响或者决定了某种化学物质的反应性、极性、相态、颜色、磁性和生物活性等重要性质。同理，药物的分子结构，自然也扮演同样重要的角色，而且更加注重显示出药理活性的特征结构，后者决定了药物效能的物质根据或者物质本源。也可以理解为这样的药物分子结构涉及结构中原子在空间中的位置，并与其键合的化学键种类及其性质有关，包括键长、键能、键角以及相邻三个键之间的二面角等。再直观一些看看药物分子结构（表 8－1），可以让我们有感性的认识。

表 8－1　部分神经系统药物分子结构

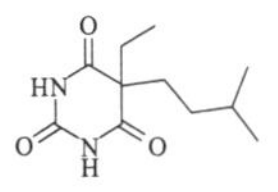 异戊巴比妥 5,5－双取代， 环丙二酰脲结构	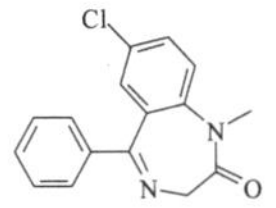 地西泮 苯并氮䓬母核	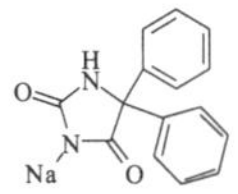 苯妥英钠 乙内酰脲类	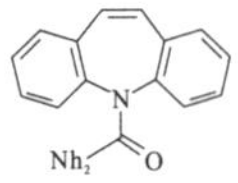 卡马西平 二苯并氮䓬类	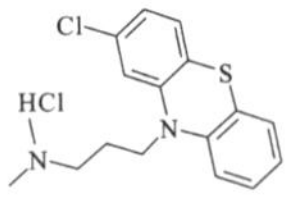 盐酸氯丙嗪 吩噻嗪类	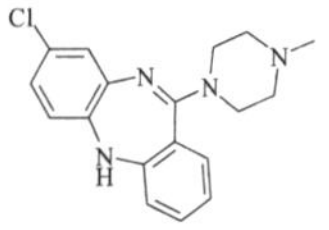 氯氮平 二苯并氮䓬类
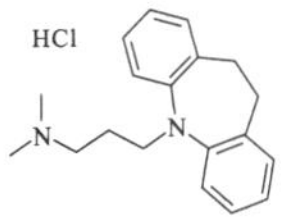	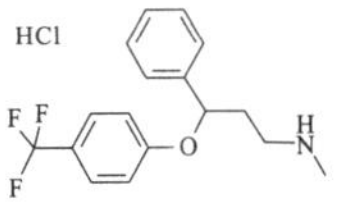	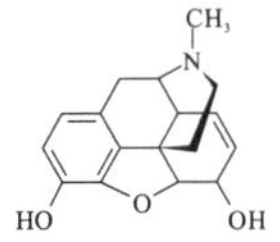	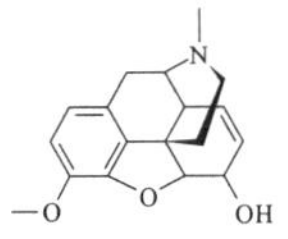	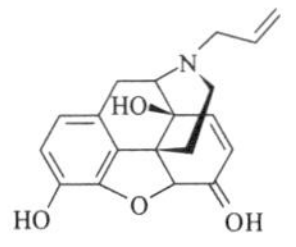	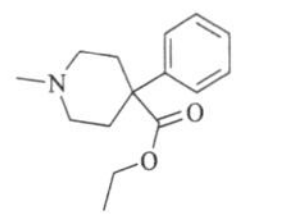
盐酸丙咪嗪	盐酸氟西汀	吗啡	可待因	纳洛酮	盐酸哌替啶

分析上表中的结构，我们知道这些药物所具有的分子结构，决定了它们的药理特性及其活性强度，即神经系统药理活性。它们都是临床上治疗神经系统疾病的常用药物。反过来讲，如果某些物质的分子结构中有类似的特征结构，我们也可以推测这些物质或者化合物可能具备类似的药理活性，甚至有潜在的发展成为候选药物（candidate drug）的可能性。

大多数直接使用药物的临床医生对药物的分子结构或许都没有太多的概念，当然这也不是那么必要。实际上，即使是专门的药物化学家也不一定清楚每一个药物的化学结构。曾有研究对 FDA 历年来批准用于临床的所有药物进行了统计分析[46]，分析了那些上市药物在分子结构上的母体结构的特征、多样性和取代模式，特别是含氮原子杂环结构片段和有效化合物的比例。该项研究的结果提示，约有 59％的药物分子含有至少一个氮杂环结构，不管是几个氮原子或是几元杂环。并且筛选出了最常见的 25 个氮杂环化合物或者说是结构片段。他们统计分析了 FDA 自成立以来到 2012 年批准上临床的 1994 个上市药物。由于小分子结构更便于研究，效率也更高，因此排除了其中 146 个生化药物、253 个复方制剂、23 个多肽类药物以及另有的 537 个重复的分子结构。如此所剩下的新小分子实体（NME）药物就只有 1086 个。而这些化合物结构中有 613～640 个含有至少一个氮杂环，占上市药物总数的 59％。（图 8－3）

在这些最常见的 25 个氮杂环化合物中，占比最高的是哌啶环（piperidine），共计 72 个药物含有这个特征结构；吡啶环（pyridine）和哌嗪环（piperazine），依次位列第二和第三，各有 62 和 59 个药物；再次是 β－内酰胺头孢霉素核或头孢烷酸（cephem），有 41 个药物，吡咯烷（pyrrolidine）有 37 个。而其他常见的杂环依次为噻唑（thiazole）、咪唑（imidazole）、青霉烷（penam）、吲哚（indole）、四唑（tetrazole）和噻嗪（phenothiazine）等，详见表 8－2 和图 8－3。

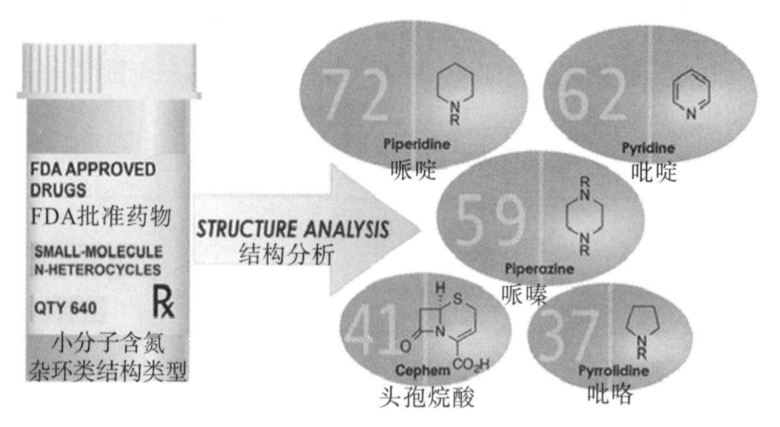

图 8-3　占比最大的含氮杂环小分子药物[46]

表 8-2　常见的五类含氮杂环药物

名称	特征结构	药物举例		
哌啶环	哌啶	哌替啶	噻氯匹定	盐酸多奈哌齐
吡啶环	吡啶	异烟肼	异烟腙	硝苯地平
哌嗪环	哌嗪	左羟基丙哌嗪	奥氮平	磷酸西他列汀
头孢烷酸	7-ACA	头孢拉定	头孢克洛	头孢曲松
吡咯环	吡咯（烷）	吡拉西坦	奥拉西坦	氟康唑

从上面的例子可以知道，药物的分子结构对于其药物效应是十分重要的。理论上讲，一个药物，有什么样的分子结构，就会有什么样的生物活性或者药理活性。这样的结论或许太过简明扼要，因为在实际的应用中，情况不是这么简单的。其原因和难度或许并不在

于弄清楚药物的分子结构本身，主要还是由于药物与生物体大分子相互作用的机理相当复杂。正因为如此，弄清楚药物的分子结构与其药理效应之间存在的因果关系，寻找两者之间的内在联系，用专业的手段与术语研究药物的构效规律，一直都是药学研究的焦点和重要的课题之一。

第二节　药物的构效关系

什么是药物的构效关系（structure activity relationships，SAR）？构效关系反映药物的化学结构与其药理和生理活性之间的关系，体现结构与活性之间的内在联系。由于药物一般是通过化学反应而引起药理效应的，从这个角度看，药理效应的特异性就取决于化学反应的专一性，而后者又必然取决于药物分子的化学结构（包括基本母核或骨架、空间构型、活性基团及重要侧链等因素），这也就是构效关系。

通过上一节内容，我们已经知道了药物构效关系的重要性，因为结构相似的药物，药理作用也是大致相似的。一般而言，在构效关系的研究过程中，我们习惯首先去找出分子结构中最相同或者最相似的部分，并将其称为“基本结构（basic structure)”或者“母核结构（skeleton structure)”；然后再去发现有哪些原子和基团会对药效产生影响。也有人认为，一个药物的药理作用或者毒性，是由于结构上存在某些特定的化学活性基团所致，用“药效团（pharmacophore)”的概念来诠释药物的药理作用，并分析其构效关系。不过现在看来，仅仅用药效团来解释一个药物的药理作用，是远远不够的。如前所述，我们可以根据药物的化学结构对药理或生物活性的依赖程度或者影响程度，大致将药物分为结构非特异性药物（structurally nonspecific drugs）和结构特异性药物（structurally specific drugs）两大类别。前者的药理活性与分子结构的关系不大，主要是由这些药物分子特定的理化性质所决定的。这类药物在临床上种类不多，主要为一些神经系统的药物，如部分麻醉药、镇静催眠药等，以及作为表面活性剂发挥作用的杀菌剂，如苯扎溴铵（benzylkonium Bromide，新洁尔灭）等季铵盐类。绝大多数的药物的活性不仅与其分子的理化性质相互关联，更是与其特定的结构紧密相关，这类药物一般是通过与机体细胞上的受体靶点（如酶、蛋白质等）结合然后发挥药效，这类药物的母核结构、官能团分布、分子的外形和大小、立体异构以及表现出来的化学反应性等，都必须与受体相适应。其药理活性对其分子结构依赖性很高，如果对其结构有所改变，则药理活性会明显改变。如前述的肾上腺素和异丙肾上腺素，两者在结构上的差别虽然很小，即在保持基本结构或者母核的基础上，只是取代基的链长不一样，但这两种药不仅活性强度不同，甚至改变了某些药理作用的性质，肾上腺素可用于升压的急救药物，异丙肾上腺素用于患者的支气管扩张。当然，前面章节中已经讨论过的，众多因为光学异构产生的对映体药物之间不同的药理性质的现象。

显然，结构特异性药物也是药物设计研究的重点。

应该说，早期的构效关系研究比较简单粗糙，常常以直观比对的方式来大致或者定性推测药物或者候选药物的分子结构与其活性的关系，从而进一步推测与靶酶活性位点结合的可能结构，以此作为设计新药分子的参考。随着近现代理化领域，特别是信息技术的快速发展，以计算机为辅助工具的定量构效关系，也渐渐成为构效关系研究的主要方向，定量构效关系也成了合理药物设计的重要方法之一。

定量构效关系（quantitative structure－activity relationship，QSAR）是在传统构效关系研究原理的基础上发展起来的，一种借助药物分子的理化性质常数或结构参数，采用数学和数理统计学原理，来定量描述与研究药物小分子与生物大分子之间的相互作用，包括药物小分子在机体内的吸收、分布、代谢与排泄等相关性质，以寻找结构与药效之间相关关系的方法。这种方法已经广泛应用于药物等生物活性分子的合理设计。早期的药物设计中，定量构效关系方法曾占据过主导地位。笔者在20世纪80年代在成都华西药学院读本科期间，当时所用的药物设计的QSAR教材就是现编现用的教材，虽然简陋甚至部分内容还是手刻油印的，或许是国内最早的讲述药物定量构效的专著之一。后来随着计算机计算能力与速度的提高，以及分子生物学与理化方法的进步，很多受体、靶酶等生物大分子药理角色和多维结构的准确测定，基于结构的合理药物设计也在药物设计领域中越来越占主导地位。不过，QSAR研究在药物设计中仍然在不断发展，并发挥着非常重要的作用。

定量构效原理最初是在物理化学常用的经验方程的数学方法基础上发展起来的，如克朗－布朗（crum－brown）方程，其认为某种化合物的生理活性可以用其分子的化学结构的函数来表示，只不过当时并未建立起明确的函数模型。还有后来可以实施定量构效关系方法的汉斯方程（Hansch方程），是美国人Hansch在1962年提出来的。汉斯方程源于哈密顿（Hamilton）方程，这是20世纪30年代英国人哈密顿提出的方程，以及再后来改进的塔夫托（Taft equation）方程。后者是一个计算脂肪酸类化合物水解反应速率常数的经验方程。这个方程在取代苯甲酸解离常数的对数值与其取代原子或基团的电性参数之间建立了相关性很好的线性关系的哈密顿方程等，这应该算是QSAR原理及其应用的最早的雏形之一。

汉斯方程在形式上以一类具有生理活性物质的半数有效量（相当于ED_{50}）作为活性参数，将分子结构拆解为可以用数学来定量描述的数据，如电性参数、立体参数和疏水参数等结构参数，并以其作为线性回归分析的变量。而且可以根据研究的目的与体系的不同选择不同的活性参数，常见的活性参数有半数有效量、半数有效浓度、半数抑菌浓度、半数致死量和最小抑菌浓度等。同时，为了获得较好的数学模型，活性参数在这类定量构效关系中一般取负对数后再进行统计分析。当然，结构参数更是构成定量构效关系的一大要素，这个要素就是分子结构表征（molecular structural characterization，MSC），即用一个或一组变量或参数来表达或描述药物分子的结构。这些变量或参数可以直接来自药物的结构参数化变量，也可以是一组经各种物理、化学和生物学实验获得的其他实验参数。当然，即便是在大数据时代的今天，将几何的或多维的结构及其参数，通过程序处理，合理真实地反映和描绘成数据，仍是难点之一。常见的药物结构参数有疏水参数或者油水分配系数、电性参数、立体参数、几何参数、拓扑参数和理化性质参数等。

这些常见的参数具备什么意义呢？

以疏水参数（hydrophobic parameter）或者油水分配系数举例。一个药物在机体内吸收和分布的过程与其分子疏水性即油水分配系数密切相关，因而疏水性是影响该药物生理活性的一个重要性质。常常采用的疏水参数是脂水或者油水分配系数，其最初的获得来源于实验，由某药物分子在正辛醇与水两相媒介中分配的比例构成。由于同种分子母核上的原子与取代基，其脂水分配系数的对数值具有加和性，因此，也可以通过简单的计算去获得某一取代结构或片段的疏水参数，常见的如分配系数 $\log P$、取代基疏水常数 π 等。

如何去理解这类参数对药物作用的相关性呢？我们知道，水是生物机体内的基本溶媒，也是基本组成。药物通过吸收、转运扩散到体液或血液，都需要药物分子具有一定的水溶性或者亲水性；而当其到达靶器官和靶标时，要顺利通过脂质的生物膜屏障，又需要药物具有一定的脂溶性或者亲脂性；可见适当的亲水亲脂性也是一种药物必需的分子特性。每一种药物的水溶性和脂溶性的相对大小，一般都可以其油水或称脂水分配系数来描述。换句话说，这个分配系数就是该药物在生物相或有机相中的平衡浓度与其在水相中的平衡浓度之比。即分配系数 P 为该药物在非水相和水相中溶解分配达到平衡之后，在非水相（organic）中的浓度 C_o 和水相（water）中的浓度 C_w 的比值：

$$P = \frac{C_o}{C_w}$$

电性参数（electric parameter）：是描述药物分子结构中电性效应的参数，后者可以简单理解为分子中电子密度分布对分子性质的影响。由于不同分子结构的电性特征及其效应不相同，故其成为药物分子结构中的一种特征参数。一般分成诱导电子效应（inductive effect）和共轭电子效应（conjugated effect），而且具有矢量加合的性质，其数值对于取代基而言也具有加和性，故可以用来表征不同取代基团对分子整体电子分布的影响。常见的如 Hammett σ 常数、场效应参数 F、共振电性效应 R、偶极矩 μ、最高占有轨道 Homo、最低空轨道 Lumo 和紫外吸收光谱 λ_{max}等。

立体参数（steric parameter）：立体参数相对要复杂一些，因为不仅涉及骨架异构，还涉及构型、构象以及基团异构等。如果是生物大分子药物（如蛋白质药物、基因药物等），还会涉及不少亚型的高级空间异构。这类参数可以描述药物分子内部由于各个基团相互作用对药效所需要的构型构象等产生的立体效应影响，以及对该药物和生物大分子靶标结合模式产生的影响。常用的立体参数有 Taft 立体参数 Es（塔夫托）、摩尔折射率和范德华半径等。几何参数或称空间参数（spatial parameter），也是立体参数类型。几何参数是直接与药物分子构象相关的立体参数，这类参数常常在定量构效关系研究中表现突出，因而有时也将其与立体参数分开考虑。常见的几何参数有分子表面积、溶剂可及化表面积、多维立体参数、分子空间投影参数、Jurs 分子局部电荷表面参数、分子体积和分子密度等。拓扑参数（topological parameter），是在分子连接性方法中通常使用的结构参数，实际上也是一种几何或空间参数，不同的是关注点不相同。拓扑参数根据分子的拓扑结构将各个原子编码，并采用以此形成的代码或距离矩阵来表征分子结构。常见的如分子柔性指数、分子形状指数、子图形参数和连接指数等。理化性质参数（physicochemical parameter）广义地看，与上述部分参数会有重叠，如密度、熔点、比旋度、燃烧热、分子偶极矩、分子光谱数据、前线轨道能级、酸或碱解离常数等理化性质参数。

就理化性质而言，前面已经提到过药物的解离度，这里可以再加深一下印象。临床上有很多药物都是弱酸、弱碱或其盐类，进入机体后在体液中开始解离，通常是离子型和非离子型（即未发生解离的分子型）同时存在。大多数情形下，药物都是以非离子型通过生物膜，然后在膜内的介质中（通常是水）又解离形成离子型，再发挥药效。所以，药物需要具备适宜的解离度。不同药物，由于分子结构或者部分结构不同，各自的解离度不同，自然药效也不同，故也影响其构效关系。例如，胃肠道各个部分的 pH 是不同的，如前述。可以想象，不同 pK_a 或者 pK_b 的药物在消化道各部分的吸收情况也就有不同，疗效自然也就不同了。

记得当时在学习 Hansch 方程的同时，也学习了 Free 等创建的 Free－Wilson 方法，可见它们基本上是同时代的。这种方法干脆直接以分子结构作为变量对物质表现的生理活性进行回归分析。不过诸如 Hansch 方法、Free－Wilson 方法和分子连接性方法等，其研究思想基本上还是将药物分子作为一个平面整体考虑其性质，并没有考虑药物分子的三维或者多维结构与生理活性之间的联系，所以又被称二维定量构效关系研究（MLR），比较著名的例子是成功地设计了诺氟沙星等喹诺酮类抗菌药物。二维定量构效关系中最常见的数学模型是线性回归分析，Hansch 方程和 Free－Wilson 方法均采用了回归分析。此外，遗传算法、人工神经网络、偏最小二乘回归分析和模式识别等统计分析方法也有应用。目前，二维定量构效关系的研究热点，主要集中在两个方向，即结构数据的改良和统计方法的优化。例如，大多数药物的体内活性会随着 $\lg P$ 的增加而有所增加，这就是通常说的增加亲脂性会使药物更容易穿透细胞膜到达其靶点，当然，上述 $\lg P$ 是具有一定范围的，超过或低于这个范围，活性自然会降低。

$$\lg P_x = \lg Ph + \sum \pi x$$

式中，π 为该药物分子或片段的疏水参数，h 为分子母核，x 为分子母核上的取代基，P_x 为其分子脂水分配系数。这显示了 $\lg P$ 具加和性与构成性。

显然，由于上述方法并不能精确地描述药物分子三维结构与生理活性之间的关系，人们开始基于分子构象的三维定量构效关系的一系列研究，并取得了不少成果。包括之后克瑞彭（Crippen）提出的“三维几何学的 3D－QSAR”、荷费格（Hopfinger）等的“分子形状分析法”，以及克瑞默（Cramer）等的“比较分子场方法（CoMFA）”等。其中影响力最大的是 CoMFA，曾很快成为药物设计中应用最广泛的基于定量构效关系的设计方法。再后来，又出现了在比较分子场方法基础上改进的“比较分子相似性方法（CoMSIA）”以及“虚拟受体方法”等新的三维定量构效关系方法，对之前的方法进行了优化和修改。

三维定量构效关系（3D－QSAR）的突出优势，就是引入了药物分子三维结构的信息进行定量构效关系研究。这种方法更贴近药物以及药物作用的真实性，从而间接地反映了药物分子与大分子相互作用过程中两者键合与非键合相互作用的特征。自然，相对于二维定量构效关系，具有更加明确的结构物理意义和更丰富的结构信息量。因而三维定量构效关系逐渐取代了二维定量构效关系，成为基于机理的合理药物设计的主要方法之一。现在应用得比较广泛的三维定量构效关系方法，除了有 CoMFA 和 CoMSIA，还有 DG 3D－QSAR、MSA、GERM 等其他方法。CoMFA 和 CoMSIA 方法均认为，药物分子与受体或者靶标间的相互作用主要取决于化合物周围分子场的不同，故以定量化的分子场参数作为变量，针对药物活性数据进行回归分析，以期望就此可以寻找到药物分子与生物大分子靶标之间的相互作用模式，有利于为正确地设计新药提供参考。

简单地讲，CoMFA 即比较分子场方法，是设想将药物分子或者先导物定位在一个立体方格中，作为探针的粒子，即具有靶标或靶标端基片段结构特征的化合物，可在在格子中移动游走；还可将具有相同或相似结构母环的分子在空间中进行叠合，并使其空间取向尽量一致，计算并记录下空间不同坐标中粒子与药物分子相互作用的能量值，从而获得分子场数据，用以反映和描述探针粒子与药物分子之间的相互作用。显然，不同的探针粒子可以探测药物分子周围不同性质的分子场。实际上，CoMFA 的基本原理认为，在分子水平上，影响药物生物活性的，主要是非共价性的立体或静电效应等相互作用。如此，一个系列结构的相似化合物以同种方式作用于同一个受体，它们之间的活性差别就取决于每个化合物自身周围分子场的差别。由于分子场信息数据量很大，因而需要数据降维，最常用的方式是偏最小二乘回归。随着计算机技术的快速发展，这样的统计分析结果，已经可以图形化地输出在分子表面，用以形象化地提示如何有选择地对先导化合物进行结构改造。而 CoMSIA 是对 CoMFA 方法的一种改进，优化了探针粒子与药物分子相互作用能量的计算公式，从而可以获得更好的分子场参数。

此外，还有距离几何学三维定量构效关系（DG 3D−QSAR）、分子形状分析（MSA）和虚拟受体（FR）等方法。比如，距离几何学三维定量构效关系，是先将药物分子划分为若干假定功能区块来定义药物分子的若干活性位点，再计算低能构象时各个活性位点之间的距离，搭建和形成距离矩阵；同时定义受体分子的结合位点，获得相应结合位点的距离矩阵，通过活性位点和结合位点的匹配，为每个分子生成相应复合的结构参数，再结合生理活性数据进行统计分析。分子形状分析主要认为药物分子的药效构象是决定药物活性的关键因素之一。故对作用机理相同的药物分子的形状进行比较，采用各分子间重叠体积等数据作为结构参数，再进行统计分析可以获得构效关系模型。

再后来，针对 3D−QSAR 存在的局限性，又陆续提出了四维、五维，甚至六维定量构效关系，其目的还是提高模型（相关关系）的准确性。在 4D−QSAR 中基本上可以模拟药物分子全部的构象，即分子排列与构象选择方法，而 5D−QSAR 则期望可以较完整地模拟诱导契合的药物配体−受体的结合过程。可以说，定量构效关系研究在早期甚至在今天的药物设计研究中的确发挥了重要的作用，具有较直观、计算量小且预测能力较好等优点。特别是在靶标、受体结构不明的情况下，定量构效关系方法更是药物设计最有效的方法之一。但是不能诠释给出回归方程或者某些组合参数的物理意义，是 QSAR 方法最主要的缺陷之一，尽管都具有方法学上的检验和验证等手段。另外，由于在定量构效关系研究中大量使用了实验数据和统计分析方法，因而其预测能力很大程度上也受到试验数据准确度与精度的限制。

当然，随着结构参数（变量）的发掘越来越多，计算方法也越来越复杂，很多计算都是要依靠计算机来完成的。所以，当前的 QSAR 除了经验规律之外，计算机辅助药物设计（CADD）也成为最重要的手段和组成部分。

CADD 的一般原理是借助 X−单晶衍射等技术，分析并获得受体大分子结合部位的结构信息，配合与应用分子模拟软件分析结合部位的理化性质及其参数，如分子场、静电场、疏水场、氢键与范德华力作用位点及其分布等信息。之后通常再运用数据库搜索或采用全新药物设计方法，识别并拟定分子形态和理化参数与选定受体作用位点相匹配的分子结构，作为准先导化合物的设计起点，经过合成、测试生物活性的反复筛选，最终可以发现并确定一种新的先导化合物或者候选药物。

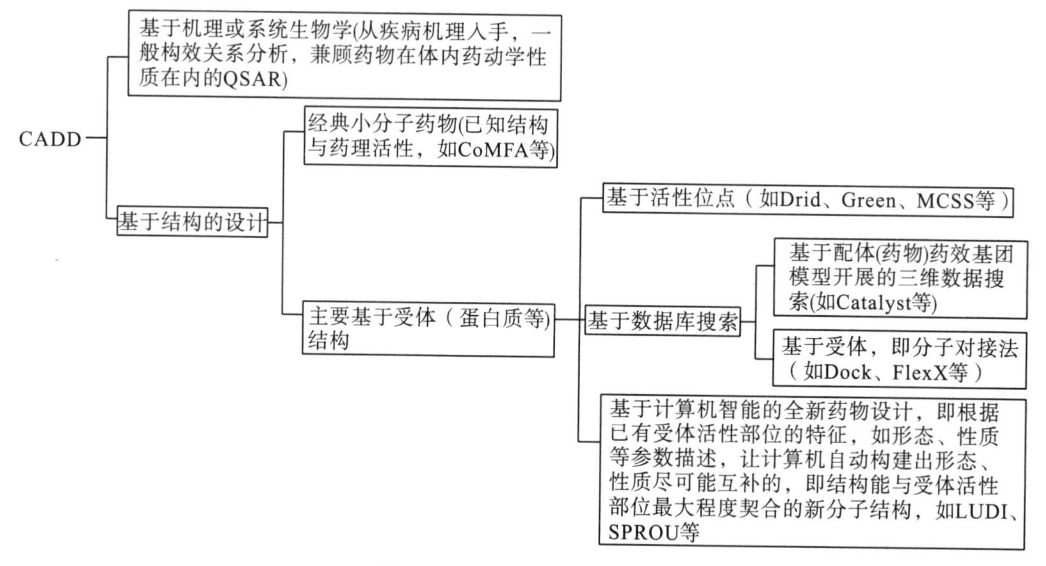

图 8－4　CADD 的一般方法

实际上，药物的分子结构与药效之间存在的一般规律有哪些呢？因为即便是今天，在工作中也还是经验规律占多数。如何理解呢？先看看从理化性质或者从特殊官能团与子结构角度出发，分子中原子或者基团之间的距离等参数会对构效关系研究产生什么影响。首先，可以归纳一下，药物常见的部分理化性质或特殊结构在构效关系研究中获得的经验规律。(表 8－3)

表 8－3　药物部分理化性质对构效关系的影响

理化性质	特点	举例
溶解度与分配系数	药物分子通过生物膜到达靶点的速率与其分配系数有关系，而后者又取决于结构上的不同，$P=C_o/C_w$，其中 P 值为药物脂溶性大小，常用 $\lg P$ 来表示	吸入麻醉药异氟醚与地氟醚，其脂/血分配系数依次为 52、30，故其作用强度为异氟醚>地氟醚（图 8－5）
酸碱性与解离度	不同分子结构有不同酸碱性以及在生物膜内外不同的浓度，所以不同的 pK_a 或 pK_b 在周围介质 pH 中的解离度也不同，$[A]_1^+ + [B]_1^- \rightarrow$ ｜生物膜｜$\rightarrow AB \rightleftharpoons [A]_2^+ + [B]_2^-$	异戊巴比妥为弱酸，在胃液中主要呈非解离态，故主要在胃里吸收，阿司匹林在胃中吸收良好，可达 35％以上
原子间距离	药物分子中原子间或原子与基团间的距离，往往也是构效关系中重要的结构特征，除了前述磺胺与对氨基苯甲酸原子间距离相似而竞争外，肽键两个螺旋间距离大约为 0.538nm，且正常相邻肽链间为 0.361nm，某些药物结构中两个原子或基团间距签好相近或为其倍数，故易形成复合物	抗组胺药苯海拉明、止血药反式氨环甲酸以及麻醉辅助药十烃溴铵（图 8－6）

续表

理化性质	特点	举例
顺反等几何异构	药物结构存在顺反异构体，理化性质与药理活性均不相同	顺、反已烯雌酚与雌二醇的结构比较，反式（E个体活性是顺式体10倍或以上）
光学（旋光）异构	主要表现出同种结构或构成的药物分子，因手性因素而成为不对称分子结构，具有不同的药理活性	抗过敏药物氯苯那敏，其右旋（+）体活性强于左旋（−）体，右丙氧芬为镇痛药，而左丙氧芬用于镇咳
构象（优势）异构	因为σ−单键旋转所发生的动态立体异构，其中优势构象是药物分子结构的一种更稳定的构象，但药理活性不一定最强，而那些能够为受体所识别或与其结构发生互补契合并产生药效的构象才是所谓的“药效构象”	多巴胺的药效构象以及哌替啶与吗啡之间相同的药效构象（图8−7）
电子云密度与分布	不同结构中电子云密度及其分布的特征不相同，与靶酶分子电荷分布对应，程度和强度不相同，相应药理活性也不相同	具有局麻作用的苯甲酸酯类药物例子：硝基取代<无取代<对氨基取代（图8−8）
结构中存在氢键	常见和经典的结构因素，分子中含有O、N、S、F和Cl等原子可与C−H、N−H、O−H和F−H等共价键中的H原子形成氢键，不论是药物分子内或分子间形成氢键，多数是亲水性降低，亲脂性增强，药效也可增强	水杨酸甲酯由于可形成分子内氢键，较稳定，且具有镇痛作用，而对羟基苯甲酸甲酯无此性质，只有抑菌作用（图8−9）
螯合物存在	结构中有螯合物，其配位体与金属离子均有比较特殊的生物效应或药理活性，而且不同螯合物药理特性不相同	抗癌药物卡铂、治疗糖尿病与血吸虫病的酒石酸锑钾以及常用解毒剂二巯丙醇等（图8−10）
电子转移复合物或电荷迁移配合物	也是一种分子键络合物，性质比较稳定，药物分子中存在这种由于电子转移而形成的复合物，一般可增强药物分子稳定性，有助于药物与受体的结合，可增强药效。一般在电子（密度）相对丰富的分子与电子（密度）相对缺乏或电区性的分子间产生	抗疟药氯喹可嵌入疟原虫DNA双螺旋部分碱基对之间形成CTC

异氟醚　　地氟醚

图8−5　异氟醚与地氟醚

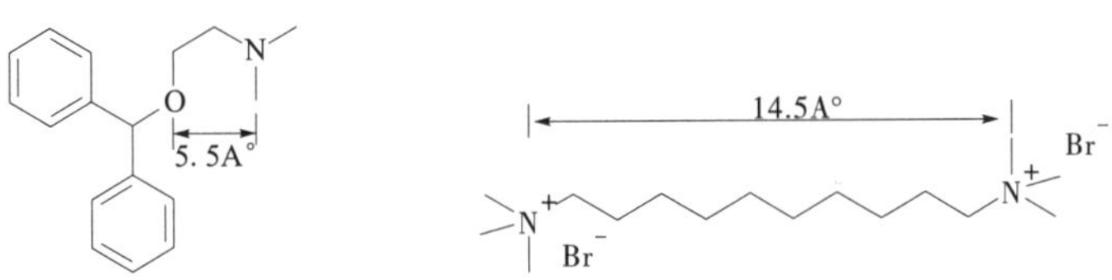

5.5A°　　14.5A°

苯海拉明　　十烃溴铵

图8−6　苯海拉明和十烃溴铵原子间距对比

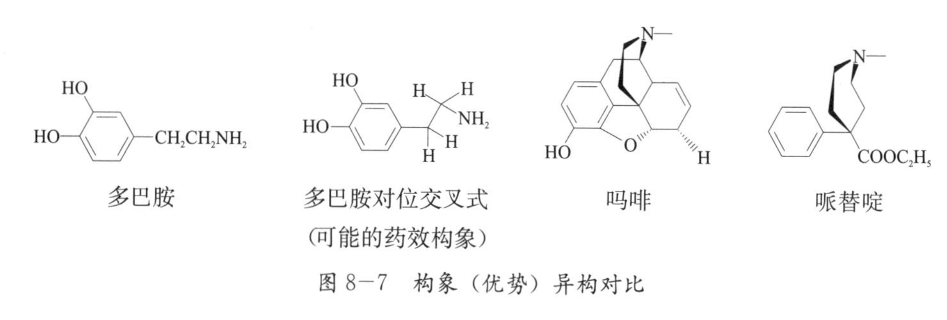

多巴胺

多巴胺对位交叉式
(可能的药效构象)

吗啡

哌替啶

图 8−7 构象(优势)异构对比

苯甲酸乙酯

普鲁卡因

对硝基苯甲酸乙酯

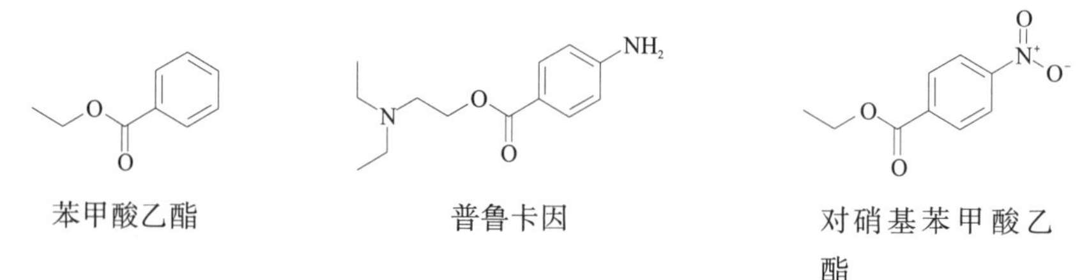

图 8−8 苯甲酸酯类部分不同取代基团药物

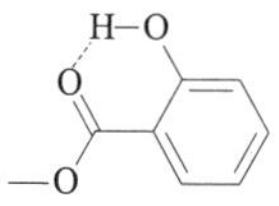

水杨酸甲酯

对羟基苯甲酸甲酯

图 8−9 水杨酸甲酯和对羟基苯甲酸甲酯

卡铂

酒石酸锑钾

二巯基丙醇与汞形成螯合物

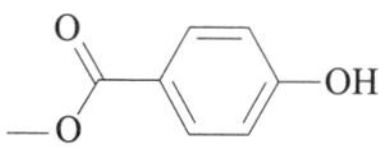

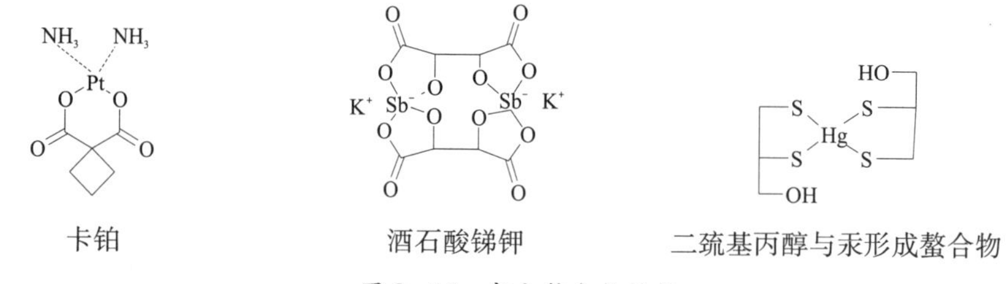

图 8−10 部分螯合物结构

分子中不同官能团在药物构效关系研究中获得的一些经验性规律见表 8−4。

表 8−4 常见官能团对母体药效关系的影响

官能团	对药效的影响
烃基	改变离解度、溶解度,增加疏水性,增大脂溶性和膜透过率,有时还因位阻增大而适度提高了稳定性
卤素	提高或增强−I效应,改变电荷分布状态,改变分子极性,多数可增大脂溶性,增强药效,有时也会增加毒性
羟基和巯基	形成氢键,增加水溶性,并可增强与受体的结合力,改变化学反应性与生物活性;巯基比醇易于吸收,易被氧化形成二硫键,并易与一些酶生成复合物,因此对药物代谢有影响
醚和硫醚	氧的孤对电子能与质子形成氢键,有亲水性,烃基则有亲脂性,故醚类、硫醚类化合物易通过生物膜,有利于药物在体内的转运

续表

官能团	对药效的影响
砜和亚砜类	一般可由硫醚氧化形成，其特点为亲脂性增加，由于硫原子的不等性杂化原因，很多具有手性，同时砜类官能团也是抑制麻风杆菌等药物的活性基团
醛、酮	亲脂性强，但能表现出极性，特别在小分子或短脂肪链结构条件下，通常具有共轭体系，能增强药效，并能为进一步结构改变或优化提供结构基础，在体内也能与多种受体结合
醌	弱极性官能团，共轭双羰基结构，有苯、萘、蒽和菲等类型，一般是增加药物效果，且性质比较稳，常见有止血药、抗肿瘤药物等
磺酸、羧酸和酯	磺酸和羧酸的水溶性和电离度比较大，尤其相应的盐类，可显著增加其水溶性，也明显影响其生物活性；解离度较小的羧酸与受体的某些碱性基团相互作用，能提高生物活性。羧酸成酯，解离度下降，脂溶性明显增大，改善吸收，往往也增强药效
酰胺	可与生物大分子形成氢键，增强其与受体的结合，常显示出结构特异性，还可参与机体或病原体的酰化反应，同时，酰胺是羧酸衍生物中稳定性较高的化合物，对药物性质稳定及药效的保障具有重要作用
氨基	胺类具碱性，易与核酸或蛋白质等靶酶中的酸性基团发生作用，在生理环境下胺还可形成季铵正离子，因此也可与受体的负电部位静电相互作用，还可参与氢键形成，易与多种受体部位结合
磺酰胺基	特殊酰胺基团，亲脂性增加，水溶性下降，如果采用双磺酰伯氨基则可使其形成钠钾盐，明显提高其水溶性
硝基	具有一定亲脂性，增加药物脂溶性，可降低 pK_a，使水溶解度降低

我们也要小结或归纳一下各类药物的构效关系，其实，各类药物的构效关系还是研究得比较多的，也有很多的经验规律可循，可作为参考。部分类别的药物及其构效关系规律如表 8−5。

表 8−5　部分类别药物及其构效关系规律

类别	结构特征	结构通式	基本构效关系
青霉素类抗生素	①四元环 β−内酰胺，且与另一含杂原子如硫原子的五或六环稠合，但非共平面；②含有羧酸；③内酰胺 α 碳上连接有酰胺基侧链	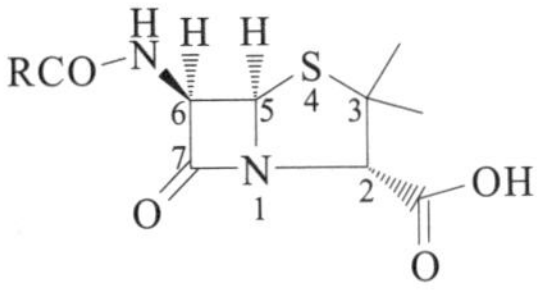 RCO−NH（6位）H H S 6 5 4 3 7 N 1 2 O OH O	①羧酸酯化等可作前药，但失去活性； ②3 位上两个甲基非活性必需； ③三个手性碳与药理活性密切相关，构型改变，活性下降； ④内酰胺环断裂开环，药物失去活性； ⑤6 位酰胺侧链对抗菌谱、耐酸碱、耐酶和亲脂亲水性等相关，例如阿莫西林等，可引入 NH_2、COOH、SO_3H 等亲水性基团； ⑥6 位上氢原子被烷基或烷氧基取代，活性降低

续表

类别	结构特征	结构通式	基本构效关系
β-受体阻断剂	芳基（可以是苯、萘、杂环、稠环等）与氨基丙二醇侧链，以烃-氧连接形成的特殊结构，且α-丙醇羟基一般为S型（左旋体），也有右旋体，但通常用消旋体	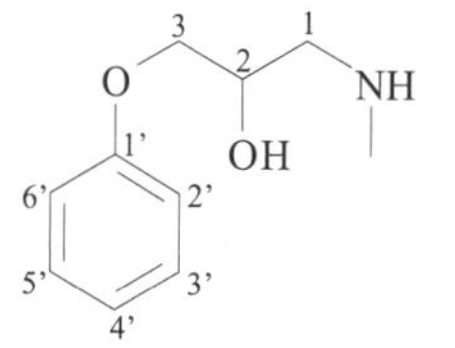 3 1 O 2 NH 1' OH 6' 2' 5' 3' 4'	①1位氮原子上取代对活性影响大，以异丙基和叔丁基活性最好，烷基碳少于3或N，N-双取代，活性下降； ②芳基连接的氧原子，若用S、CH_2或N-R基替换，药理活性降低； ③芳基上可连有甲基、氯、甲氧基、硝基等取代基，以2'、4'或2'、3'、6'多取代产物活性最高； ④苯环上4-取代，一般增强活性
喹诺酮类	母核为苯（芳）并4-氧代吡啶环、3-羧基必备，与4-羰基形成1，3-二羰基结构，为药理活性所必需	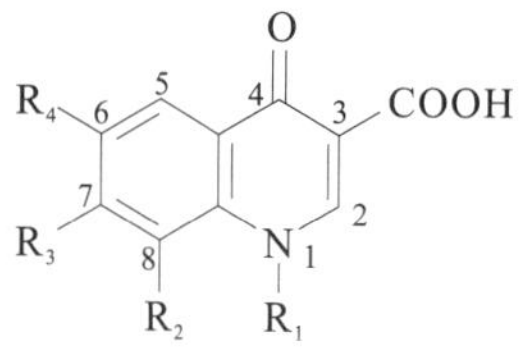 O R_4 6 5 4 3 COOH 7 2 R_3 8 N 1 R_2 R_1	①1位引入烃基、环烃基活性增强； ②2位有取代基、活性消失或减弱； ③5位由NH_2或CH_3取代，药理活性增强； ④6位取代基对活性影响较大，其中氟原子可提高活性30倍以上； ⑤7位有环氮基如哌嗪环等取代，增加抗革兰阳性菌活性； ⑥8位引入卤素或烃氧基，可增强活性
巴比妥类	丙二酰脲为其特征母核，可结构互变产生酰亚胺醇-内酰胺异构，弱酸性，脂水分配系数与药理活性密切相关	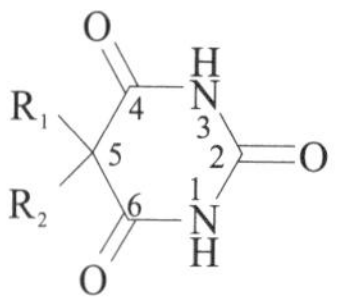 O H N R_1 4 3 5 2 O R_2 6 1 N H O	①5位取代基决定活性，如$R_1=R_2=H$则无活性； ②5位烃基大小以总碳原子4～8个较好； ③5位引入不饱和键，如双键，则作用时间短； ④2位氧原子被硫原子取代，起效快，活性好； ⑤5位引入卤素，活性增加，引入OH、NH_2、NHR、CO、CO_2H、SO_3H等极性基团，则活性下降； ⑥N原子上引入烃基如甲基，一般活性增加

此外，最近十年来总结出的共价抑制剂（covalent inhibitors）和非共价抑制剂等概念，也是药物构效关系研究的一部分。共价抑制剂也称不可逆抑制剂（irreversible inhibitors），虽然可逆性共价抑制剂研究及其成果不断涌现出来，但定义上还是不够准确的，何况不少情况下，药物共价键的形成与断裂也是可逆的。共价抑制剂通过有机共价键与靶标或靶蛋白残基发生一种化学不可逆结合反应，从而发挥其药物学功能。非共价键是指离子键、金属键和分子间作用力，特别是分子间作用力，包括广义上氢键、静电引力、范德华力以及π-π作用、疏水作用和芳环堆积作用等。非共价键类的蛋白酶抑制剂往往以共价键与调节靶结合，又同时与活性位点旁的特殊基团或者结构片段发生非共价作用。当然，共价抑制剂类药物在过去的历史里已对人类健康做出了重要贡献。耳熟能详的阿司匹林（aspirin）、青霉素（penicillin）和奥美拉唑（omeprazole）等均被认为是共价抑制剂药物中的经典代表。

我们在这里讨论一下药物分子设计中广泛涉及的“类药五原则”。其可以说是一种构效关系总结出来的经验规律。先来看看药物设计与开发的大致过程。一般认为，新药研究最初的启动可以是针对某种疾病或者解决某种临床疑难问题，去寻找一种或几种可能成为先导化合物的一类或几类化合物，称之为苗头化合物（hit），然后筛选出先导化合物。当确定了先导化合物之后，要经过以药效为参考标准的一个结构优化的过程，从中找到最好的一个或者几个化合物作为类药性的化合物。这里有个类药性的概念。类药性（drug-like，lead-like），也被称为象药性或似药性，是指化合物初步具有药物的特性或类似的性质。这种具有类药性的化合物可以说是优秀的或者高质量的先导化合物。后者还要再经过一个以药代动力学参数为主要考察指标的过程，即成药性的考察。即指考察类药性分子是否具有足以使活性化合物能够进入临床Ⅰ期试验的 ADME（吸收、分布、代谢和排泄等）好的性质和安全性。成药性（druggability）就是指对化合物进行初步药效、药代和安全性的早期评价之后，其最终成为药物的可能性，结果就是获得真正的候选药物。其中，一个较有名气的有关类药性评价的参考规则，就是利平斯基（Lipinski）从众多口服吸收药物结构中归纳出的经验性规则，即类药五原则，也称为五规则（rules of five）[47]。其立足点是一个药物应该考虑的吸收、分布、代谢、排泄和毒性（ADME/TOX）等问题，描述了药物与机体的生物相容性。其对 2287 个口服固体药物进行了比较系统的结构特征分析，而这些药物当时都通过了Ⅰ期临床试验。结果表明，如果一个药物具有良好的穿透性和吸收性，就应当满足下面几个条件：①分子量 < 500；②脂水分布系数 $\mathrm{Clog}P < 5$；③氢键给体（连接在 N 原子上和 O 原子上的氢原子数）> 5；④氢键接受体（分子中的 N 原子数和 O 原子数）<10（5 的倍数）；⑤结构中可旋转键的数量不超过 10。否则很难成为口服药物。当然，这也只是经验规则，是类药的一个参考标准。此外，还有很多的研究药物构效关系的课题，也取得了不少具有重要参考价值的成果。特别是不同类别的药物自身具备的构效关系的规律，也在不断地被发掘出来，为新药开发发挥了有益的指导作用。由此可见，药物的构效关系研究，直到今天，也仍然没有停止。

第三节　药物作用的靶标或受体

大多数药物都是通过与器官、组织或细胞上的靶点作用，影响和改变机体的功能，产生药理效应。由于药物结构类型千差万别，因而呈现出诸多作用靶点。有些药物只能作用在单一靶点上，有些药物可以作用在多个靶点上。随着生物化学和理化技术的不断进步，药物作用于机体的位点“受体”（receptors）或者靶标（drug targets）现在已越来越被人类所熟悉。严格地讲，靶标或者靶点的含义是宽泛的，应该包含了受体在内。这里的靶标或靶点是指药物大分子在机体体内的作用结合的位点，包括基因位点、受体、酶、类脂、糖、细胞膜离子通道和核酸等生物分子。可见这些蛋白质、核酸、酶、受体等生物大分子不仅是生命活动的基础物质，有些也是药物的作用靶点。因此，现代新药研究与开发的关键首先就是寻找、筛选、确定和制备药物靶标，这也是新药开发的首要任务之一。据报道，迄今发现的作为治疗药物靶点总数为 500～600。其中 G-蛋白偶联受体（GPCR）靶点占绝大多数，另外还有酶、DNA、糖蛋白等，以及抗菌抑菌、抗病毒和抗寄生虫药等的作用靶点。这一节我们将简单讨论一下这些重要的靶点。

一、受体

受体（receptor）是位于细胞膜或细胞内的一类蛋白质，其能与体内神经传导递质、激素及其他内源性活性因子等物质或药物相结合，从而引起一系列生化反应，产生药物效应。受体具有高度的特异性。或者也可以说，受体就是化学信使结合的位点或靶标。现有临床药物中，据不完全统计，以受体为作用靶点的药物可能超过50%，因此是最主要和最重要的作用靶点。以酶为作用靶点的药物占20%以上，特别是酶抑制剂，所以在临床用药中也具有特殊地位；以离子通道为作用靶点的药物约占5%；以核酸为作用靶点的药物可以占到4%；其余约20%药物的作用靶点尚待研究发现。当然也包括了参与或干扰生化代谢（如代谢拮抗原理、致死合成的应用等抗病毒、抗肿瘤药物）、改变细胞环境周围的理化性质（如抗酸抗溃疡药物）、影响生理物质转运（如噻嗪类利尿药）、影响免疫机制（如免疫增强剂左旋咪唑等）和非特异性作用（如局麻药、表面活性剂和消毒防腐剂等）其他药物。

大多数的受体是跨膜蛋白，故称膜键合受体类型。其结合位点大多存在细胞外的区域。一种化学信使的键合可引起受体改变其形状，随即启动一个使靶点能接收到信息的过程。这些化学信使，就是些神经递质或激素，也可能就是药物。神经元释放神经递质再与特定的靶细胞结合，尽管这些神经递质的存在时间很短。由腺体释放的激素，还可以向全身传递，即可以与所有能够识别它们的受体相结合。

已知的膜键合受体可大致分为以下四种类型：①配体门控离子通道受体；②激酶连接受体G－蛋白偶联受体；③G－蛋白偶联受体；④细胞内受体。

我们都知道，细胞膜由经典磷脂双分子层所组成。水、离子等只能借助离子通道才能通过这个屏障，但这一过程是被受体所控制的。极性分子往往只能通过载体蛋白进行转运。结果，不同的离子和极性分子都可以在细胞膜的内外形成浓度梯度。这些浓度梯度的存在，对诸如神经信号传导等一些重要的生理生化功能是非常必要的。对于一些倾向作用于细胞内靶点的药物，细胞膜是阻滞它们的天然屏障。为了通过细胞膜，药物必须有足够的疏水性或者适合的脂水分布系数才能通过细胞膜，或者由通道载体运输或被设计成能够被载体蛋白接受的形式。

配体门控离子通道受体（ion channel receptor）被称为离子通道，有的观点是将离子通道单独列出来进行分类和讨论，因为这类离子通道本身对肌肉收缩、感觉传导、内分泌和外分泌等正常生理功能是必不可少的，包括 Na^+ 离子通道、Ca^{2+} 离子通道、K^+ 离子通道和 Cl^- 离子通道等。一般这类受体主要存在于快速反应细胞膜上。这样的离子通道是细胞膜上的蛋白质小孔，具有离子泵的作用，可选择性地允许某种离子出入。当配体（如药物）与受体键合时，产生诱导适合并引起离子通道开放，离子通道（ion channel）一开放，离子就会由通道出入，细胞膜发生去极化或超极化，引起兴奋或抑制。（图 8－11）

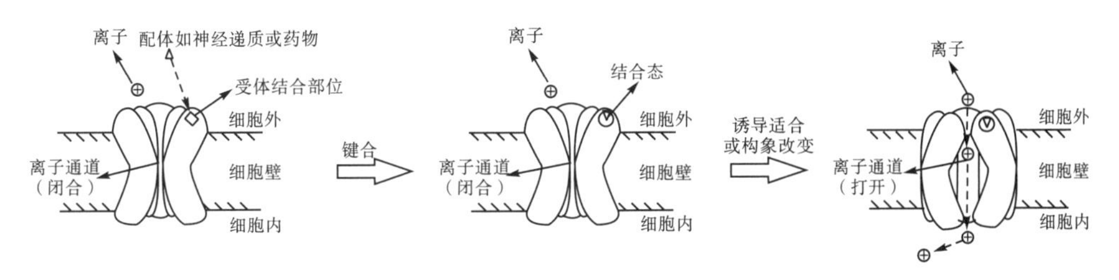

图 8－11　配体门控离子通道受体

离子通道还可分为：①配体门控离子通道（或称受体控制性通道）；②电压门控离子通道（或称电压依赖性通道），这种离子通道的开关一方面由膜电位决定，另一方面与电位变化的时间有关（时间依赖性）；③环核苷酸门控（CNG）通道，这类通道在视觉和嗅觉方面的信号传导中相当重要；④机械力敏感的离子通道，即当细胞受各种各样的机械力刺激时开启的离子通道。

离子通道是跨膜并形成通道的蛋白复合物，离子通道的作用是允许离子通过细胞膜。特定的离子通道有钠、钾、钙和氯离子等通道。因为许多酶催化反应依赖于离子的浓度，没有离子通道，离子就不能通过脂溶性的细胞膜，这将对细胞的化学过程产生损坏作用。然而离子通道又不能永久性地开放，因为任意地让离子通过细胞膜可能会产生与无任何离子通过细胞膜一样的破坏作用。在静止状态下，离子通道是关闭的，受体的结合位点未被占据。开启离子通道的信号来自化学信使，化学信使与受体结合，如同先前所描述的那样引起受体形状的改变。组成离子通道的蛋白通常处于可将离子通道关闭或隐藏起来的位置，其功效也处于停止状态。而一旦信使与受体结合，蛋白质会改变它们彼此间的相对位置及其相互作用的强度，导致通道的开放。然后，离子便可以经通道流入。当化学信使或药物与受体解离时，受体和离子通道又恢复原来的形状，从而阻断离子的流动。可见此过程是由化学信使（配体）引发的，其作用是打开隐藏或关闭状态离子通道的开关或者大门。离子经过通道内流或外流完成跨膜转运，产生和传输信息，成为生命活动的重要环节，以此调节多种生理功能。故这种受体也被称作配体门控离子通道受体。由于受体是离子通道的整体部分，受体与信使结合所产生的作用在离子通过通道时会被细胞立即感受到。下面我们大致盘点一下几类以离子通道作为作用靶点的药物。

以钙离子通道为作用靶点的药物，基本上是循环系统的药物，是一大类常见药物。其中主要是抗高血压药。如临床上的 Ca^{2+} 通道阻滞剂（或钙拮抗剂）。其作用机制简单讲，就是抑制细胞外 Ca^{2+} 跨膜内流。按照世卫组织的分类，可分成选择性 Ca^{2+} 通道阻滞剂和非选择性 Ca^{2+} 通道阻滞剂两类。前者有苯烷胺类（PAAs），如维拉帕米、噻帕米和加洛帕米等；二氢吡啶类（DHPs），如氨氯地平、硝苯地平、尼莫地平、尼伐地平、非洛地平和尼群地平等；还有苯硫卓类，如地尔硫卓、克仑硫卓和二氯呋利等。非选择性 Ca^{2+} 通道阻滞剂有二苯哌嗪类，如桂利嗪、氟桂利嗪等，以及普尼拉明类与其他药物，如普尼拉明、哌克昔林等。

以钾离子通道为作用靶点的药物，基本上是 K^{+}－ATP 通道激活剂和拮抗剂。激活剂也被称为 K^{+} 通道开放药，其典型作用机制是通过 K^{+} 钾离子通道的开放，致使 K^{+} 外流增加，使细胞膜超极化，阻止 Ca^{2+} 内流，并增加钙贮池中的膜结合 Ca^{2+} 浓度，最终使细胞

内的 Ca^{2+} 浓度降低，产生相应的松弛血管平滑肌、减少外周阻力等作用，使血压下降。如降压药中的血管扩张剂尼可地尔、吡那地尔和色满卡林等。而 K^+ 通道拮抗剂也称 K^+ 通道阻滞药，其通过抑制 K^+ 外流，延长心肌动作电位时程（APD）和有效不应期（ERP），如抗心律失常药胺碘酮、索他洛尔、N－乙酰普鲁卡因胺、氯非铵、多非利特、溴苄胺和司美利特等。还有，针对 2 型糖尿病的口服降糖药磺酰脲类药物，如甲苯磺丁脲和格列苯脲等也都是钾离子通道拮抗剂。

以氯阴离子通道为作用靶点的药物，主要以神经系统的调节剂为多。这类药物包括苯二氮䓬类药物（benzodiazepines），如地西泮、硝西泮、氟西泮、三唑仑、艾司唑仑和氟硝西泮等。

以钠离子通道为作用靶点的药物，主要也是一大类抗心律失常或调节心律的药物，以及部分局麻药。根据作用强度的不同，Na^+ 通道阻滞剂可被分为 A、B、C 三个亚类。A 类阻滞钠离子的强度中等，代表药物有奎尼丁、普鲁卡因胺等；B 类阻滞 Na^+ 强度稍弱，但加速复极，如利多卡因、苯妥英钠等；C 类为重度阻滞剂，其药物如氟卡尼、普罗帕酮等。

酪氨酸激酶连接受体（RTKs）是一种既可作为受体又可以作为酶的蛋白质。化学信使的键合激活了处于蛋白分子区域间的激酶，进而可致酪氨酸残基磷酸化。常见的激活剂，有上皮生长因子、血小板生长因子和一些淋巴因子等。激活酪氨酸激酶耦联受体的化学信使也有激素（如胰岛素）、生长因子和细胞因子等。

G 蛋白偶联受体是鸟苷酸（G）结合调节蛋白，大多数受体都属于这种类型，简称 G 蛋白偶联受体。很多神经递质和激素受体都需要 G 蛋白介导细胞作用，例如 M 型乙酰胆碱、肾上腺素、多巴胺、5－羟色胺、嘌呤类、阿片类、前列腺素和多肽激素等。一般的激活过程，是 G 蛋白的片段释放一个可与腺苷酸环化酶结合的亚基。此酶被激活或失活由初始 G 蛋白的特性所决定，并且此酶催化 ATP 转化为环 AMP 并作为一种第二信使，引起细胞内的信号关联。G－蛋白由三种亚基组成（a 、β 和 γ），可以自由地通过细胞膜。它也有一个结合位点，可以与被称为二磷酸鸟苷（GDP）的核苷酸结合。（图 8－12）

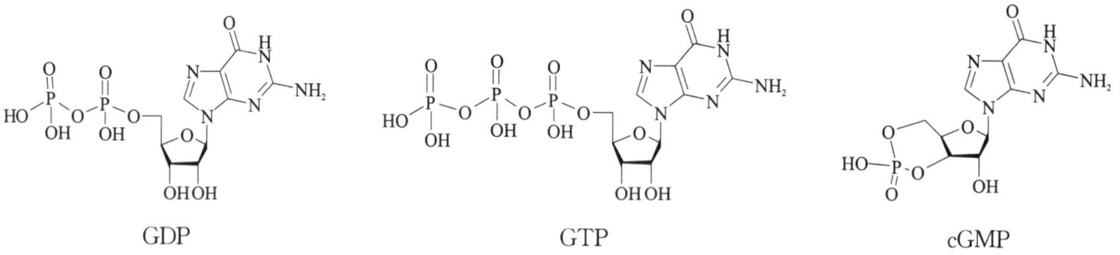

GDP　　GTP　　cGMP

图 8－12　二磷酸鸟苷（GDP）、三磷酸鸟苷（GTP）和环鸟苷酸（cGMP）

肾上腺素受体也属于 G 蛋白偶联受体，有两种类型，即 α 受体和 β 受体。α 受体又可分为 α_1 和 α_2 受体，β 受体又可分为 β_1、β_2 和 β_3 受体。α 受体广泛分布于中枢神经系统，α_1 受体位于突触后膜，参与机体血压调节和激素分泌调节，下丘脑 α_1 受体还参与调节饱腹感和体重，激动中枢 α_1 受体可能与抗抑郁药物的效应有关。α_2 受体主要为突触前抑制性受体，可减少神经末梢释放 NE。β 受体大多存在于周围神经系统，故大部分 β 受体激动剂和拮抗剂可用于治疗外周疾病（如心血管疾病和哮喘等）。脑内如皮质和海马等部位也有β受体分布，因此，部分β受体拮抗剂可缓解焦虑及焦虑伴发的交感神经系统过度兴奋症状。上述两种受体均可以与肾上腺素结合，尽管在它们的结合位点处有所不同。虽然对肾上腺素而言可以说没有什么区别，但对药物开发而言，却有可能设计出与一种肾上腺素受体选择性结合的新药。

既然谈到了化学信使这类物质，也要讨论一下。我们知道，受体向细胞传递信号的机制主要取决于受体的类型，这种机制被称为信号传导，而完成传递信号的物质就被称为化学信使。化学信使大致可以分为神经递质（neurotransmitter）和激素（hormone）两类。神经末梢释放神经递质，这是神经向细胞传递信息的重要方式。神经不与靶细胞直接相连，它们之间的空隙被称作突触间隙。当神经被刺激时，它会向突触间隙中释放某种神经递质并通过突触间隙弥散，然后再与细胞膜上的一种靶细胞受体结合。

神经递质通常都是一些小分子含氮化合物，如乙酰胆碱（acetylcholine）、去甲肾上腺素（norepinephrine）、多巴胺（3－hydroxytyramine）和5－羟色胺（5－hydroxytryptamine）等。它们可与靶受体暂时结合，传递信息，然后再以原型解离出来并迅速失活。激素是由腺体或细胞释放出来的微量物质，可随血流分布全身，并有可能激活所有能够识别它们的受体。部分神经递质和激素见图8－13。

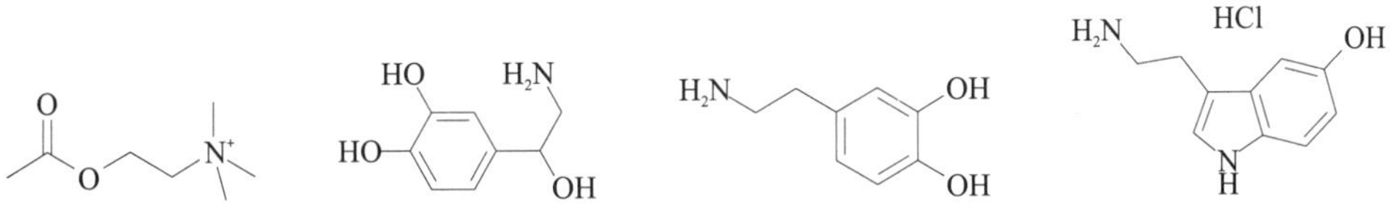

乙酰胆碱　　去甲肾上腺素　　多巴胺　　5－羟色胺

图8－13　部分神经递质和激素

讲到这里时，就涉及激动剂（agonist）和拮抗剂（antagonist）的概念了。也就是说，药物在模拟机体内存在的自然化学信使的作用时，根据药物所产生的生物效应，可以划分出这两种类型，即以受体为作用靶点的药物根据不同效应可称为分子激动剂或拮抗剂。

激动剂是一类能与受体结合位点键合并模拟天然信使或递质激活受体的药物，按其活性大小可分为完全激动剂和部分激动剂。如果在缺少天然信使或递质的情况下，这种药物就会发挥其功效。而拮抗剂则是另外的一类药物，它们也能与受体的结合位点键合，但是并不能激活受体。拮抗药还分为竞争性拮抗剂（competitive antagonist）和非竞争性拮抗剂（non－competitive antagonist）。

不过在后来的研究中发现，并不是所有的激动剂和拮抗剂都能与受体的标准结合位点结合。例如，一些拮抗剂可以键合在受体的不同区域，使蛋白质高级结构发生扭曲或者构象发生改变，使正常的结合位点不能够被顺利识别或被遮挡起来，这有点类似于靶酶的变构抑制作用。对于某些受体，药物既可与变构位点键合，也可能会增强递质的活性。从另一个角度看，可以说，临床上通常副作用的出现，大多是由于药物能结合多种类型受体而产生的。因此，药物设计的主要目的之一，就是尽量使药物选择性地作用于一种类型或亚型的受体。例如：5－羟色氨受体是一些抗抑郁药物的作用靶点，然而，如果某些药物选择性较差，且可与组胺或乙酰胆碱受体结合，自然就会产生一些副作用。

最后，根据受体可接受信使的种类，再归纳一下受体的种类，也可以将其分成：①胆碱能受体；②肾上腺素能受体；③多巴胺受体；④组织胺受体；⑤各种激素受体；⑥阿片受体。

二、酶

酶（enzyme）是一类由活细胞合成的对特异性底物具有高效催化的蛋白质，是体内生化反应的重要催化剂。由于不少酶参与很多疾病的发病过程，在酶的催化下也会产生一些病理反应介质或调控因子，因此酶也成为一类主要的药物作用靶点，而且此类药物多为酶抑制剂。据报道，全球销量排名前 30 位的药物，有 55%是酶抑制剂。酶抑制剂一般对靶酶具有高度的亲和力和特异性。酶抑制剂种类比较多，药理效应各有不同，适应证也很宽泛。例如，普利类抗高血压药物，主要抑制血管紧张素转换酶（ACE）；克拉维酸类对β－内酰胺酶的抑制作用；阿卡波糖通过抑制小肠中糖苷水解酶来降低血液中葡萄糖浓度；磺胺类药物能够抑制二氢叶酸合成酶以及加兰他敏等药物抑制乙酰胆碱酯酶（AchE），还有替尼类药物的抗肿瘤作用也主要通过抑制表皮生长因子受体酪氨酸激酶（EGFR）的活性而发挥药效。

从物质本质上看，作为体内催化剂的酶也是蛋白质，只是其具有特殊的催化功能。这种催化功能可以通过降低反应的活化能而有助于化学反应的进行，也可以加快反应到达平衡的速率，但并不影响其平衡状态。因此，酶可以根据所作用的化合物或底物相关比例催化反应向某一方向进行。一般在反应过程中，药物（D）与酶结合可形成酶－药物复合物（ED），然后，此复合物经反应形成酶键合产物（EP）。再接着，产物（P）被释放，酶再游离出来，如此，再开始新的下一次催化循环。

$$E+D \rightleftharpoons E \cdot D \rightleftharpoons E \cdot P \rightleftharpoons E+P$$

其中的化学键合作用有氢键、范德华力、分子偶极作用以及离子键或者共价键等。也就是说，不同的底物，作用的方式是多样化的。例如在酶催化反应中常见丝氨酸或半胱氨酸等亲核性氨基酸，作为活性位点与反应的组成部分，往往会暂时与底物形成一个共价键。由于组氨酸残基中的芳香环结构有助于反应达到离子形式和非离子形式的平衡，使组氨酸既可以作为质子的接受体也可以作为质子的给予体，所以组氨酸经常作为酸/碱催化剂使用。只不过这些结合作用力应该保证有足够强度，才能使底物在酶催化反应中与受体充分结合，而一旦有产物生成，这些结合作用又会逐步减弱，以保证最终产物能顺利解离出来。如果过量的键合反应（包括强度）存在，就会造成酶抑制剂牢固黏附在结合位点上并锁住此活性位点。这时候该酶抑制剂药物的作用就会是不可逆的了。这一点对于酶抑制剂类药物的设计是很重要的。药物与氨基酸残基的可能键合见图 8－14。

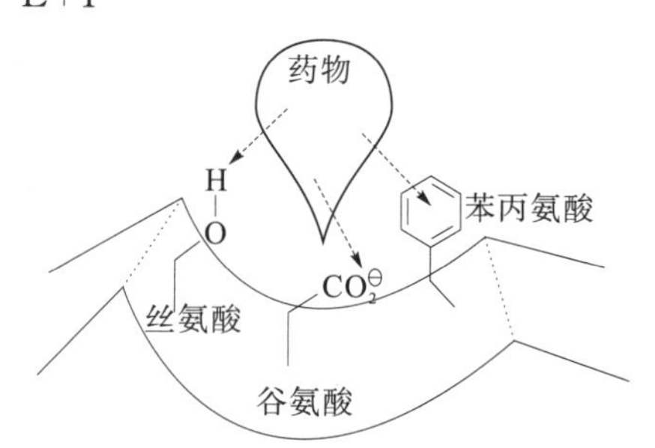

图 8－14　药物与氨基酸残基的可能键合

至于酶催化反应的机制，已有比较成熟的若干种类。除上述作为亲核试剂或酸/碱催化剂的常见催化机制外，另外还有酶催化自身键合过程，即当活性位点对底物来说不是最理想的状态或者形态时，发生结合时，活性位点会改变其形状以便适合底物的要求，以便保证底物与活性位点的结合力最强。这就是通常所说的“诱导适配作用”或诱导契合学说（induced fit theory）。

三、载体蛋白

载体蛋白（carrier protein）也是一类药物作用的靶点。而相关药物，即载体蛋白阻滞剂，是一类或与载体蛋白相结合而使其不能与机体内的自然底物相结合，或可与自然底物展开竞争而进入细胞内的药物。例如临床常见的三环类抗抑郁药物（tricyclic antidepressant，TCA）、可卡因和安非他明等药物。

载体蛋白流动性强，可以自由地在细胞膜游动，到达或巡弋在细胞膜的内外表面。载体蛋白外表面为疏水性的细胞膜，在上面有通过范德华力相互作用而结合的氨基酸，可以在其中心形成一个能够容纳极性分子的亲水性囊腔。其功能就是“转运”重要的极性分子（包括药物）通过细胞膜。它将极性药物分子包埋在亲水性的腔内，通过细胞膜，然后再将其释放到细胞内而完成转移。

如上所述，某些药物能够抑制载体蛋白转运它们的自然活性成分。例如，三环类抗抑郁药阿米替林（amitriptyline）、咪帕明（imipramine）、多塞平（doxepin hydrochloride）、丙咪嗪（imipramine hydrochloride）和氯丙咪嗪（clomipramine）等，为临床传统治疗抑郁症所首选，早已基本替代用电痉挛治疗抑郁症的传统方法。且均可以通过抑制或阻断由载体蛋白转运的去甲肾上腺素的重摄取过程而发挥作用。

可以说，载体蛋白为极性药物分子通过脂溶性的细胞膜提供了一种有效的方法。药物连接一个自然底物如一个核酸碱基，后者通过受体被识别，将化合物“转运”至细胞内。例如尿嘧啶氮芥（uramustine，乌拉莫司汀），是一种抗癌药物。它就是通过这种方式被转运至细胞内的。药物结构中的尿嘧啶含氮六元杂环部分可被载体蛋白所识别，而氮芥部分为一种经典烷化剂结构，它与肿瘤细胞 DNA 结合并抑制 DNA 的生物功能。还有些药物与自然底物在结构上非常相似，这样它们就可以被载体蛋白接受。如 L－多巴（levodopa）用于帕金森病的治疗，由于它是一种极性氨基酸分子，可被氨基酸载体蛋白“转运”，并顺利通过血－脑屏障。（图 8－15）

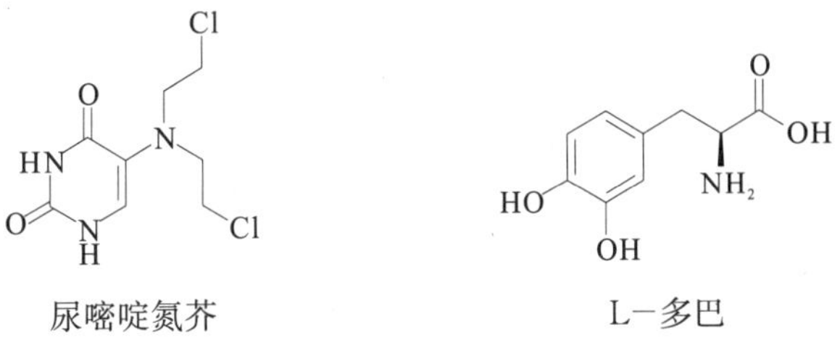

Cl O N HN O N H Cl

尿嘧啶氮芥

O OH NH$_2$ HO OH

L－多巴

图 8－15　尿嘧啶氮芥和 L－多巴

四、结构蛋白

结构蛋白（structure protein）是构成或辅助构成机体细胞或实质性组织结构的一类蛋白，或者是构成机体结缔组织和细胞间质的一类蛋白，主要有胶原（collagen）、弹性蛋白和蛋白多糖等物质形式。借助这几种成分单体，通过聚合作用，可以形成更长的、刚性更强的纤维结构，并借细胞黏合、连接而形成组织和器官。因此，它们具有维持细胞形态、机械支持和负重等功能，同时，又在机体的保护、营养和修复等方面也发挥重要的作用。多数的结构蛋白是纤维状蛋白质，例如肌动蛋白（actin）、角蛋白（keratin）和微管蛋白（tubulin）等。

通常，结构蛋白不是药物的主要靶点，但微管蛋白是一个例外。微管蛋白能聚合形成小的类似于管子的形态，并分有两种类型，即 α 微管蛋白（α－tubulin）和 β 微管蛋白（β－tubulin），分别具有不同的细胞功能。它们对保持细胞结构的完整和稳定很重要，可以满足各种细胞的功能需要。下面来看看微管蛋白对细胞的分裂如何发挥作用：当一个细胞开始分裂时，微管蛋白就可以解聚并形成它们的微管蛋白单体单元。然后，这些单元再次聚合形成纺锤形结构，并拉动两个子细胞分离，构成维持子细胞的基本构架。然后可以通过这个构架将具有遗传信息的核蛋白转移到每一个子细胞中去。在这个环节中，任何能够对微管解聚微管蛋白行为进行抑制的药物，都能够用于相关疾病的治疗。比如常见的长春瑞滨（vinorelbine）就是一种抗癌药，其与微管蛋白结合，并抑制后者聚合，使细胞在有丝分裂过程中发生微管形成障碍。而多西他赛（docetaxel）则是抑制解聚作用的抗癌药物，其抑制主要体现在促进微管聚合以及稳定已经聚合的微管，导致细胞内微管大量非正常聚集，进而干扰细胞功能，最终使细胞停止分裂。（图 8－16）

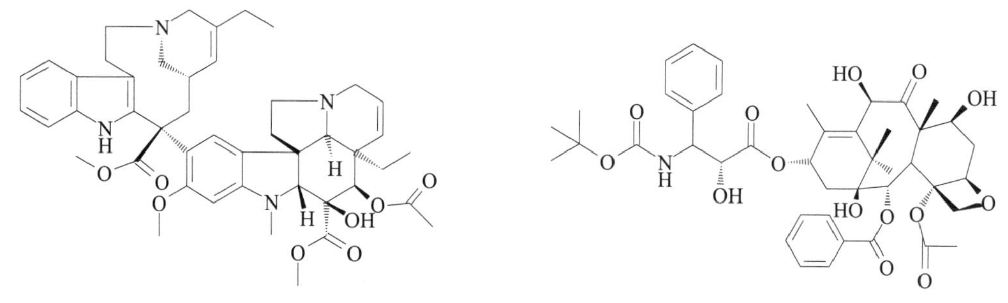

图 8－16　长春瑞滨和多西他赛

五、核酸

核酸（nucleic acid）我们并不陌生，是指导蛋白质合成和控制细胞分裂的重要生命物质。核酸是临床多种重要药物的作用靶点，其中主要包括各种抗生素、抗病毒药和抗癌药物等。核酸有两种类型，即脱氧核糖核酸（DNA）和核糖核酸（RNA）。众所周知，DNA 是细胞的基因模板，包含所有细胞蛋白质生物合成所需的信息。它由两种聚合的寡核苷酸丝状体所组成，形成一个双螺旋的特殊结构。螺旋结构的每一个丝状体均由一个脱氧核糖－磷酸酯的单元骨架组成，每一个糖的一部分都连着一个核酸的碱基。双螺旋体大都通过氢键相互作用而维持，这样一个丝状体的核酸碱基与另一个丝状体的碱基相连，就构成了 DNA 的空间结构。其中核酸的配对原则我们也是耳熟能详。这表明 DNA 的一个丝状体与另一个是互补的，并解释了基因信息是怎样在细胞间和世代间传递的。而 RNA 分子的基本结构与 DNA 很相似，只是其糖的部分是核糖而不是脱氧核糖。从分子结构水平上看，DNA 就是核糖 C2 位上的羟基脱氧后只留下一条碳氢单键。此外，RNA 核酸碱基中尿嘧啶取代了胸腺嘧啶。（图 8－17）

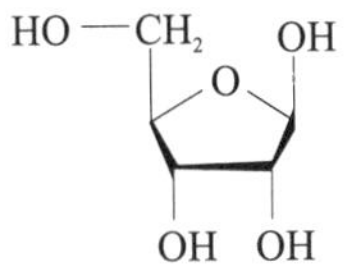

核糖 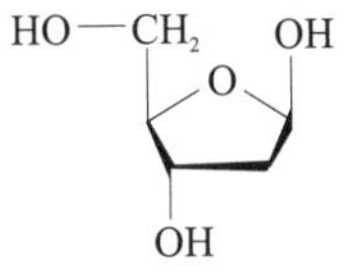　2－脱氧核糖 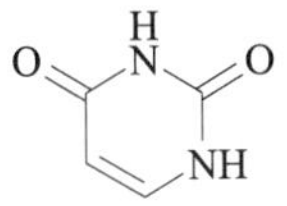　尿嘧啶 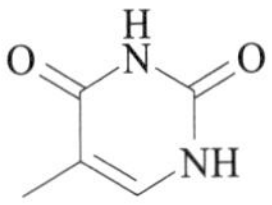　胸腺嘧啶

图 8－17　核糖、脱氧核糖、尿嘧啶和胸腺嘧啶

目前，临床上以核酸为作用靶点的药物主要包括部分大环抗生素、抗病毒药、喹诺酮类抗菌药以及抗肿瘤药等。换一个角度来看，特别是抗肿瘤药物等，从其作用的环节上可以分为 DNA 嵌入剂。烷化剂、链切断剂和反义治疗剂等不同的类别。

先说 DNA 嵌入剂，这类药物也比较常见，如抗肿瘤药物米托蒽醌（mitoxantrone）、柔红霉素（daunorubicin）、多柔比星（adriamycin）、安吖啶（amsacrine），以及为对抗顺铂毒性反应而开发的金属嵌入剂等。这些 DNA 嵌入剂结构中往往包含一个平面的芳香环或芳香杂环系统，也就是说，药物分子基本母核应该是平面型的，同时还具有一定的疏水性，这样，使它能够在 DNA 的上下两个碱基对之间滑动，以适应可能发生折叠的碱基空间。其中芳香疏水作用力、范德华力的相互作用有助于维持平面环系统处于更加适配的位置。（图 8－18）

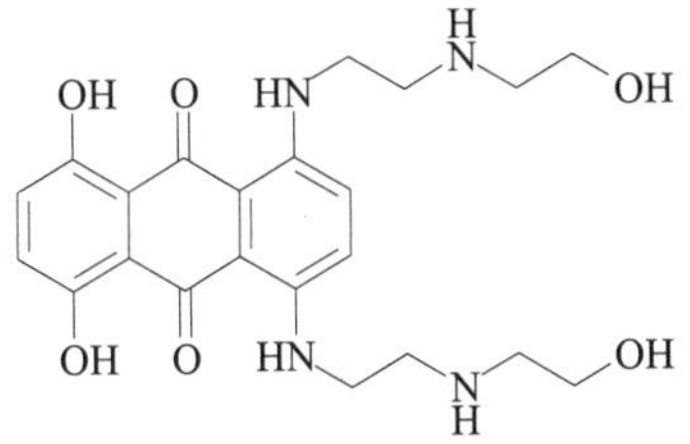

米托蒽醌 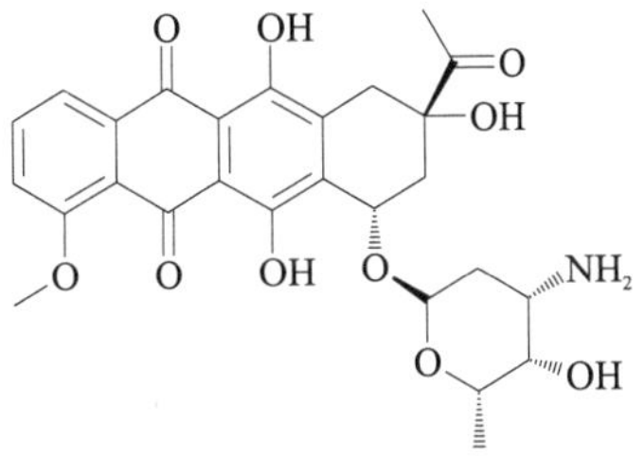　柔红霉素

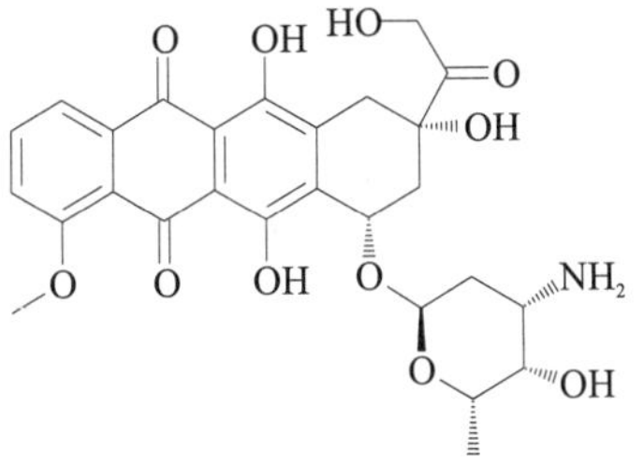

多柔比星 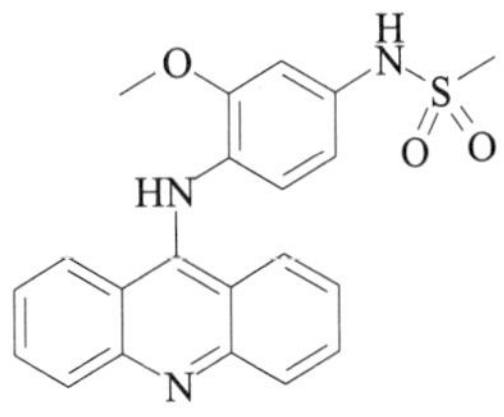　安吖啶

图 8－18　部分 DNA 嵌入剂

其次，看看烷化剂的特点。烷化剂（alkylating agents），如盐酸氮芥（chlormethine hydrochloride）、替哌（tepa）、噻替派（thiotepa）、尼莫司汀（nimustine）、达卡巴嗪（dacarbazine）和盐酸丙卡巴肼（procarbazinehydrochloride）等，又称为生物烷化剂（bioalkylating agents），是能在体内形成碳正离子或其他具有活泼反应性的亲电性基团的药物，其可与细胞中的生物大分子（如DNA、RNA、酶等）中含有丰富电子的基团（如氨基、巯基、羟基、羧基和磷酸基等）发生共价结合，使其丧失活性或使DNA分子发生断裂，导致肿瘤细胞死亡。烷化剂结构中往往含有如卤代烷一样的一个亲电性的官能团，比如C—X键异裂形成碳正离子或者以偶极正端的形态去进攻富电子的亲核结构，即卤代烷可与DNA上的亲核性的基团（如鸟嘌呤碱基上的氮原子）进行反应，通过这个亲核性取代反应，卤素被亲核取代下来，与药物分子形成一个共价键。

链切断剂（chain cut off agent），是指一类可促进DNA丝状体切断并抑制细胞修复过程的药物。一些药物能与DNA反应并切断DNA链，如卡奇霉素（calicheamicin，CLMs），这是从放线菌小单胞菌发酵液中分离得到的抗肿瘤药，结构上属于烯二炔共轭骨架型化合物。它可与DNA的小沟槽（minor groove）结合，通过产生高活性的自由基来切断DNA链。后与单抗结合成新型靶向药物即吉妥单抗（gemtuzumab），其以CD33抗原为靶标，后者通常依附在癌细胞的表面上。

依托泊苷（etoposide），为半合成鬼臼脂素衍生物，具有抗有丝分裂和抗肿瘤作用。实验证明DNA拓扑（Topo）异构酶正是其作用的靶点。其与TopoⅡ和DNA可形成一种药物－酶－DNA可分裂性三元复合物，结果引起细胞剂量依赖性的单股和双股DNA断裂，使细胞死亡。替尼泊苷（teniposide）的作用和作用机制与依托泊苷相似，可通过抑制亚型拓扑异构酶而使DNA断裂，阻碍细胞有丝分裂，抑制肿瘤细胞的生长。还有喜树碱（camptothecin），其主要靠抑制DNA拓扑异构酶Ⅰ，导致DNA断裂，使肿瘤细胞死亡。另一个例子是莫西沙星（moxifloxacin），其也抑制细菌DNA合成，具有快速杀菌作用，其机制主要是作用于细菌DNA旋转酶和拓扑异构酶Ⅳ，从而造成酶－DNA复合物的断裂。拓扑异构酶Ⅳ可将复制完成的子代DNA分配至子代细胞中，与DNA旋转酶共同完成细菌DNA的复制。莫西沙星可将酶－DNA复合物稳定在DNA链切断后的状态，终止DNA的复制，从而产生细菌细胞毒作用。

由于分子生物学和遗传工程的发展进步，基因治疗（gene therapy）应运而生，而反义治疗（antisense therapy）则是其中的一种技术和方法。它的初衷是根据核酸配对杂交原理设计出针对特定靶序列的反义核酸，包括反义RNA、反义DNA及核酶（ribozyme），它们均可通过人工合成和生物合成获得。其中，反义DNA是指一段能与特定的DNA或RNA以碱基互补配对的方式结合，并阻止其转录和翻译的短链核酸片段，主要指反义寡核苷酸（antisense oligonuclecotide，ASON）。包括反义脱氧寡核苷酸（antisense oligodeoxynuclecotide，ASODN），也是一段与mRNA或DNA特异性结合并阻断其基因表达的人工合成的DNA分子。ASODN能通过封闭或抑制肿瘤细胞和病毒的关键编码基因来特异性抑制肿瘤细胞增殖和病毒的复制，是治疗肿瘤和病毒性传染病的潜在新型药物。所以，其更因为具药用开发价值而倍受重视。这类利用反义技术研制的药物称反义药物（antisense drugs）。反义药物可广泛应用于多种疾病的治疗，如传染病、炎症、心血管疾病及肿瘤等。与传统药物比较，反义药物更具选择性及高效率，而且毒性更低。它们的发展开拓了基因药理和治疗学的一个新领域。与传统药物比较，ASODN 药物具有设计合理、高效、高选择性和低毒的特点，因此目前 ASODN 药物已成为药物研究和开发的热点之一。

反义基因药物研究的另一个热点，集中在其输送或者运输系统。实验证明，由于 ASODN 主要是通过胞饮方式进入细胞，又散落在溶酶体、高尔基体和内质网等细胞器里，而 ASODN 的作用位点却主要富集在胞浆和胞核内，所以细胞往往对 ASODN 的摄取率都较低。而且，ASODN 还因为受核酸的分解等因素影响，稳定性较差。故如何改善其运输系统就成为一项重要的研究课题。目前，已有多项应用得较为成熟的技术，比如以聚丙交酯及乳酸-羟乙酸（LA-GA）材料制成的聚合物微球为载体输送系统。这类可降解的聚合体为 ASODN 提供保护，控制所包裹药物的释放，包括局部给药的植入系统或肠道外给药系统。这类可降解的聚合物往往是以丙交酯（lactide）和乙交酯（glycolide）为单体形成的共聚物，且降解产物均为人体正常代谢物。又如树枝状高聚物（dendrimers，DEN），有树状聚甘油（dendritic polyglycerol，PG）等产品。（图 8-19）它们是一种超分子转运系统，可以结合并转运带部分负电荷的 ASODN，并形成具有一定稳定性的复合物。这些复合物一方面可以提高细胞对 ASODN 的摄取及其在细胞内的利用率，另一方面还能促进 ASODN 向细胞核转运。此外，脂质体、脂质复合物、两性阳离子，以及部分高分子纳米载体等，也都是比较成熟的系统。如前所述，由磷脂双分子层内外包裹液体成分构成的脂质体，也是一种常用的给药载体。其中以脂质体为针剂、口服剂的药物较多。对于反义基因药物而言，由于其被包裹在脂质双层中，既可以避免受胃肠道中的酸、酶的破坏，而且由于脂质体在结构上与细胞膜具有一定的相似性，自然具有一定的靶向性和选择性。

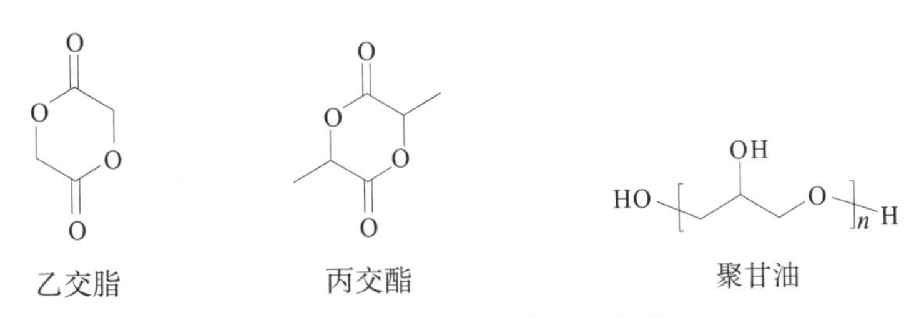

图 8-19　乙交脂、丙交酯和聚甘油

在 ASODN 药物研究进程中具有重要意义的产品，是 1998 年上市的福米韦生（fomivirsen /vitravene），用于治疗艾滋病患者巨细胞病毒感染等疾病。

显然，反义治疗具有巨大的潜力，特别是近年来，取得不少成果。例如强直性肌营养不良症（myotoruc dystrophy）是一类最普遍的肌营养不良症，是一种多系统受累的常染色体显性遗传病，发病率为 1/7000 左右。而且这种遗传疾病患者的肌肉会逐渐萎缩和僵硬，最终难以行走、吞咽和呼吸。患者的眼睛、心脏和大脑也会受到影响。尽管有部分药物可以改善其中一些症状，但目前没有药物能够抵御这一疾病的发展。但通过反义核苷酸实验，在小鼠肌肉细胞中消除了一类有害的 RNA，成功逆转了强直性肌营养不良症的症状。再看另一个例子，一种称作丹曲林（dantrolene，图 8-20）的药物与反义核苷酸联合应用，在一种 DMD（杜氏肌营养不良症）小鼠模型中对治疗肌萎缩疾病进行了测试[48]。结果显示这种辅助性药物与反义药物协作，未来可以帮助患者生产抗肌萎缩蛋白。虽然还不足以彻底治愈该疾病，但却使减缓进程成为可能。当然，反义药物面临的困难仍然不少。比如寡核苷酸的糖-磷酸酯键骨架不够稳定，很容易被水解，因此这类化合物不具有口服的活性，或者还必须考虑设计更稳定的骨架。同时，也还要考虑哪一种 mRNA 的碎片可以被当作靶点，因为这个碎片应该对靶 mRNA 是高选择性的，不过它也必须容易受到药物的影响。此外，反义药物也还存在有诸如制备成本、制剂的稳定性、细胞摄取效率、非靶 DNA 或 mRNA 杂交而可能出现对机体的毒副作用，以及体内吸收、分布和生物利用度代谢途径与规律等问题。当然，这些问题也是其他新药研究和开发中都要面临的共性问题，反义药物的研究和开发自然也不例外。

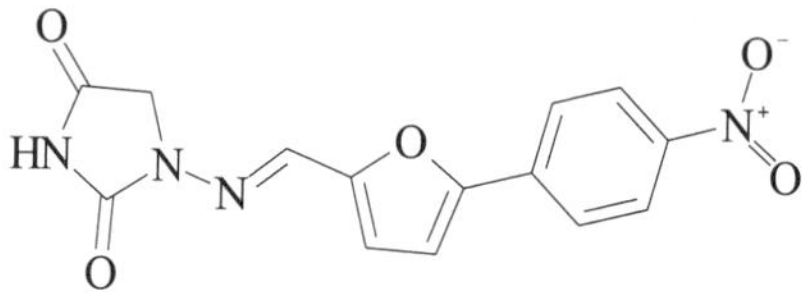

图 8-20　丹曲林

六、类脂

一般认为，类脂（lipid）并不是主要的药物靶点。但实际上又确实存在其作为靶点并发挥重要作用的事实。比如万古霉素（vancomycin），就将类脂作为它的作用靶点。然而，万古霉素属于糖肽类大分子抗生素，是一种具有三环双糖苷化特殊结构的重要抗生素。而万古霉素特定的类脂靶点，就是在细菌内负责将细胞壁合成所需的构件转运通过细胞膜的类脂载体。这些构件可以是一个已经在细胞质内形成的二糖或肽的结构片段，万古霉素则可以抑制这些构件从类脂载体上的释放。盐酸万古霉素结构见图 8-21。

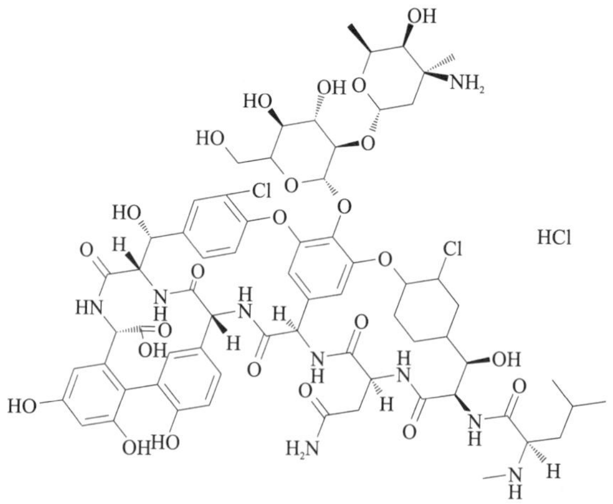

图 8-21　盐酸万古霉素

通常讨论到这里，都会提起全身麻醉药（general anaesthetics），因为这一类药物都能够溶解在磷脂双分子层的细胞膜内，并增加膜的流动性。临床上的麻醉药物，可以分为局部麻醉药和全身麻醉药两类。前一类局部应用于神经干或神经末梢周围，可以部分或者完全地，并可逆地阻断神经冲动的产生与传导，从而使局部组织的痛觉或知觉暂时消失的药物。全身麻醉药则是一类通过作用于中枢神经系统，而引起意识消失或者产生遗忘或者反射抑制，并可致一定程度的肌肉松弛等状态的药物。后者按给药途径，又分为两大类，一类是吸入麻醉药（inhalation anaesthetics），另一类是静脉麻醉药（intravenous anaesthetk）。全身麻醉药对身体很多系统、器官、组织均有影响，但麻醉作用主要指其对中枢神经系统的作用。人们对全身麻醉药的中枢作用机理虽曾进行了长期、大量的研究，甚至提出了多种推论和假说，但由于中枢神经系统结构和功能的复杂性，加上各类麻醉药物作用机理的多样性，至今仍不能确切地阐明。其中，比较重要的就有“脂溶性（脂质）学说（lipid theory）”。该学说认为，全麻药脂溶性高，油水分布系数高，容易溶入类脂丰富的神经细胞膜脂层内或胞内，引起细胞膜的物理化学性质变化，干扰膜蛋白受体和 Na^{+} 或 K^{+} 等离子通道的结构和功能。或者进入神经细胞内的全麻药与胞内类脂质结合后，发生相应理化反应，导致整个细胞的功能改变，从而抑制递质的释放以及神经冲动的发生和传递，引起全身麻醉。或者说，全身麻醉药就是溶解在细胞膜内的脂溶性分子，并通过影响细胞膜的流动性产生全身麻醉作用。因此通常认为，全麻药药效与其脂溶性密切相关，其作用强度与其脂水分布系数成正比，脂溶性越高，麻醉效应越强。的确，很多事实可以验证这一规律。例如全身麻醉药之间在分子结构上的相似性很小（见全麻药的分子结构），但都具有明显的疏水性质，在细胞膜上很容易被溶解。当然，后期还是有些争议，因为有些研究结果已经证实其活性不仅仅与它的这种特性有关，还是与某些受体蛋白有关系。部分全身麻醉药的化学结构见图 8—22。

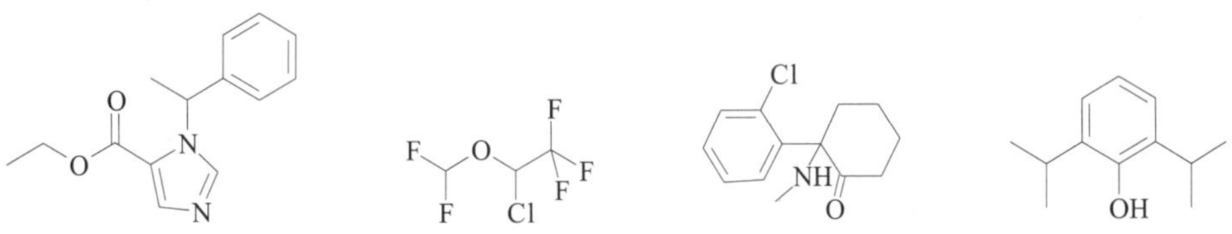

依托咪酯　　异氟烷　　氯胺酮　　丙泊酚

图 8—22　部分全身麻醉药物

七、糖类

细胞表面的糖类（carbohydrate）或其复合物也是药物作用的靶点之一，因为细胞表面的糖类通常也能够与蛋白质或类脂形成复合物，形成如糖蛋白、糖脂和蛋白聚糖等。糖类不仅可以发挥在细胞膜上的固定作用，也可作为细胞类别上的一种特征“指纹”识别。当然，对于某些药物可能也只是一种黏附位点，对其进一步反应起到促进作用。细胞表面的糖类对细胞的识别、联结和融合等是十分重要的，具有高选择性。比如将糖蛋白用作药物的靶点，由于细胞表面糖类对肿瘤细胞具有专一性，那么这种在肿瘤细胞表面上糖类就能够作为单克隆抗体或其他具有识别性或者富集性抗癌药作用的特异性靶点。已有实验观察到，在某些肿瘤细胞的细胞表面的糖类，其在结构和组成上不同于那些存在于正常细胞表面的糖类。这些糖类就可能作为一种抗原，激活免疫系统来抵制肿瘤。所以在进行抗体治疗计划前，确定肿瘤的特异性抗原还是非常重要的。比如，连接在天冬酰胺上的N－糖链、连接在丝氨酸和苏氨酸上的O－糖链、连接在丝氨酸上的糖胺聚糖、连接在脂类物质上的糖脂等，以及糖基化修饰产物在细胞表面上都可能普遍存在，并发挥调节细胞各种生理生化反应的功能。而作为肿瘤细胞，其表面糖基发生异常化，如糖链在表达水平上出现差异以及异常糖链结构的出现，均与肿瘤细胞的侵袭和转移有密切的关系，包括一些主要的糖基化结构，如唾液酸等的表达增加，会使某些肿瘤细胞的迁移能力增强等[49]。这样，就自然可以发现一些潜在的抗肿瘤药物靶点。事实上，很多基于糖链药靶结构和功能的创新药物研发平台，已经通过肿瘤特异性糖链靶标、高通量筛选技术和靶向抗癌融合蛋白的药物设计等技术，展开以恶性肿瘤特异性糖链为靶标的抗癌新药和早期癌症诊断试剂的研发。

由于细菌和病毒等病原体均可以识别宿主细胞表面的糖类，而后导致粘连和感染。如果使用药物作用于这类糖类，对其病理过程的进行干扰和抑制，就可以中断和治疗这些感染，尽管在细胞粘连的过程中细胞表面糖类的作用是很复杂的。比如，被称为选择蛋白（selectins）的糖蛋白嵌入组成血管壁的内皮细胞内，约有三种类型，它们与表达在循环中的白细胞表面的糖类相结合，然后介导白细胞在有炎症和血块的血管壁部位的相互作用。显然，抑制这一过程可能发现结构新颖的抗炎和抗关节炎药物，包括对涉及白细胞与血小板粘连进行抑制的抗血栓新药。

可见，按照这种思路，细胞表面的糖类就可能成为治疗包括癌症、脑梗死、心肌梗死、自身免疫性疾病、炎症、血栓和其他疑难疾病等潜在的药物靶点。

以上就是常见的几种药物作用的靶点，这些靶点不仅能为揭示药物的作用机制提供重要信息，而且对新药的开发研制、建立药理筛选模型、发现先导化合物或者候选药物等，均具有特别重要的意义。再比如最早用于临床的著名的降血脂药物洛伐他汀（lovastatin），疗效确切，适应证宽、广谱，对家族性高胆固醇血症、多基因性高胆固醇血症、糖尿病或肾病综合征等各种原因引起的高胆固醇均有良好的治疗作用。它就是一个典型的3－羟基－3－甲基戊二酶辅A（HMG－CoA）还原酶抑制剂。（图8－23）

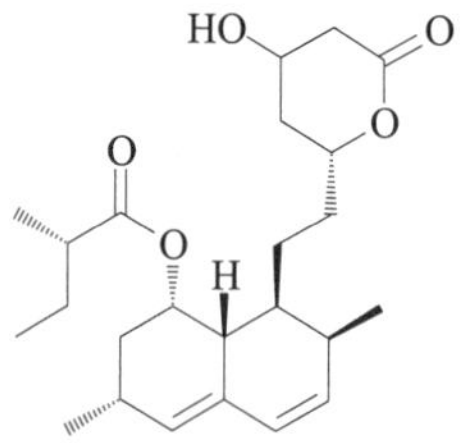

图8－23　洛伐他汀

尽管药物的作用靶点已经成为当前药物设计的重要根据之一，但一种正常的生理活动，在很多情况下会有多种信使、酶、受体、脂类或其他生物大分子参与，加上各种药物作用机制也不相同，何况药物与靶点结合发挥作用，还要经历药动学的复杂“灭活”作用。因此，如果仅仅根据药物作用靶点的特点和现有的经验规律，成功开发新药，仍然面临着巨大的挑战。

最后，我们还要讨论一下药物与靶点之间是如何相互作用的。药物分子与靶点作用的化学本质是什么呢？其实，还是以往已经讨论过多次的分子作用，包括共价键、离子键、氢键、疏水作用以及范德华力等多种类型。现归纳如表 8－6。

表 8－6 药物与靶点作用的主要类型

作用力	结构类型	与靶点（受体）作用强度*		举例或备注
		kJ/mol	kcal/mol	
共价键	－COO－Enzyme 等	70～500	16～120	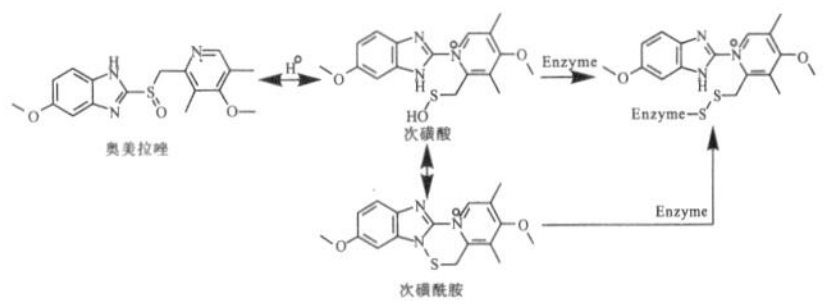 奥美拉唑 次磺酸 次磺酰胺 Enzyme 次磺酰胺等活性代谢物与 H^+/K^+－ATP 酶上巯基结合，形成二硫键的共价键，使酶失活
离子键	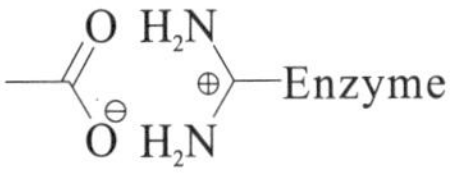 O H₂N ⊕ Enzyme O⊖ H₂N	25～51	6～12	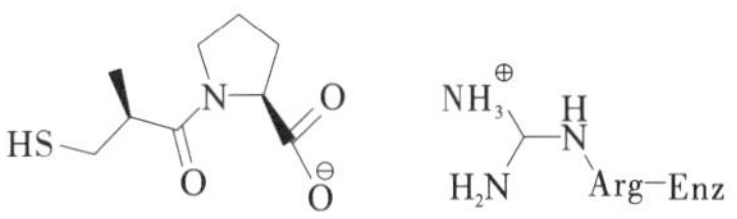 HS N O O O⊖ NH₃⊕ H N H₂N Arg－Enz ACE 抑制剂卡托普利（Captopril）结构中脯氨酸羧基与酶的精氨酸残基中的胍基形成离子键
偶极键	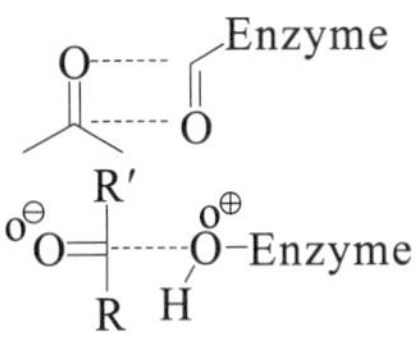 O Enzyme O R′ O⊖ O O⊕ Enzyme R H	7～36	2～9	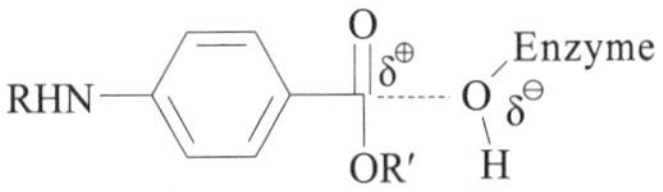 RHN O δ⊕ Enzyme O δ⊖ OR′ H 对氨基苯甲酸酯类如普鲁卡因、苯佐卡因和丁卡因等，与蛋白结合或脂酶作用时可能与其所含羟基等产生偶极作用
配位键	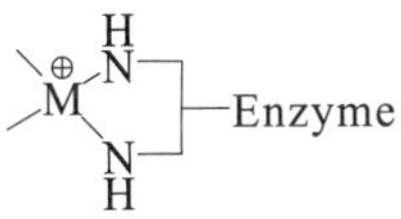 H N ⊕M N H Enzyme	8～22	2～5	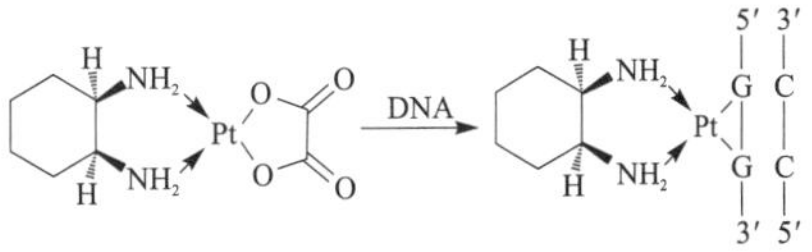 H NH₂ Pt O O O O DNA H NH₂ Pt G C G C 5′ 3′ 3′ 5′ 正电荷中心如金属离子 M 与电荷密度高的配（受）体之间形成的键。抗癌药物奥沙利铂（Oxaliplatin）与 DNA 中碱基对形成螯合物
氢键	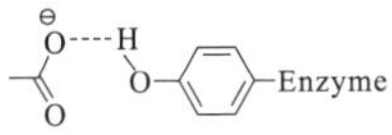 ⊖ O H O Enzyme O	8～29	2～7	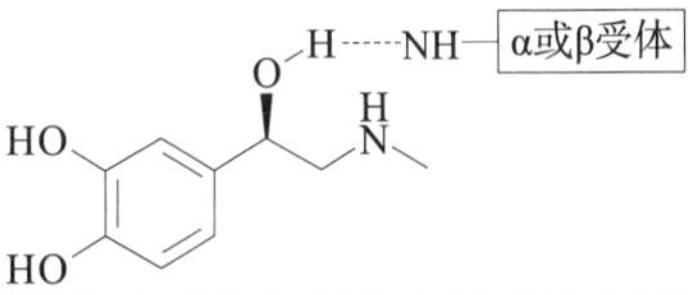 O H NH α或β受体 HO H N HO 一般药物分子中含有孤电子对的杂原子如 N、O 和卤素，尤其是 F 原子，能与受体等生物分子中活性氢原子形成氢键，肾上腺素类药物结构中的 β－醇羟基与受体结合时往往就是通过形成氢键而发挥作用的

续表

作用力	结构类型	与靶点（受体）作用强度*		举例或备注
		kJ/mol	kcal/mol	
电荷转移	H–O–Enzyme	6～30	2～7	由缺（少）电子分子（电子受体）与多电子或富集电子（电子供体）通过电荷迁移或转移相互作用形成的复合物，如含有羧酸钠盐结构的药物，也可通过水分子与受体中含有嘌呤结构的碱基形成电荷转移
π－π		2.5～4.3	0.5～1	主要指具有芳香环（或其他具有 π－π 共轭体系结构）之间一种特殊作用力，包括药物中芳香环或芳杂环与受体氨基酸残基所含芳香环之间的相互作用，例如苯甲酸钠与牛血清蛋白或胃蛋白酶相互结合时，主要以芳香环之间 π－π 电子堆积作用方式相结合
范德华力	－ ＋ － ＋ 诱导力	2～5	0.5～1	由组成药物结构中的原子与受体原子之间作用所产生，并随原子质量的增大而增强，可增大药物受体复合物的稳定性，常见的也有苯环与受体的平面区域相结合时产生，如吗啡类结构中的苯环与受体中的亲脂性平坦区域就可通过范德华力作用而连接
疏水作用	$—\overset{H_2}{C}$ ⋯ $H_2C—$ $—CH$ ⋯ $HC—$ $—CH_2$ ⋯ $\underset{H_2}{C}—$	4～8	1～2	极性溶剂中分子中炔结构部分可发生相互吸引，排挤极性分子如水分子的作用，脂溶性高的药物与血浆蛋白结合，就可以发生这类相互作用，比如姜黄素与牛血清蛋白之间的作用机制，主要依靠的就是疏水作用

*：由于各个资料数据大都有出入，故数据仅供参考。

事实上，上述药物与靶点之间相互作用的类型并不是孤立的，因为往往一种药物不只存在一种结构特征或要素，所以，通常都会是若干种分子作用类型同时存在与发生。比如降压药卡托普利、抗疟药优奎宁与靶酶的键合作用，如图 8－24。

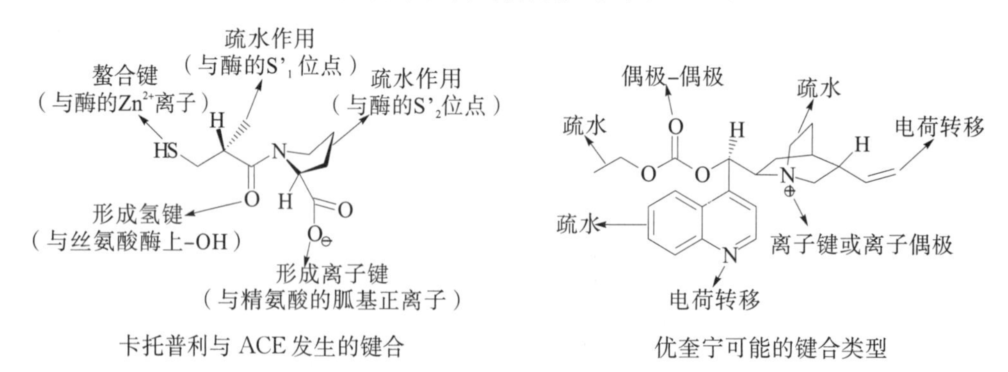

图 8－24　卡托普利、优奎宁与靶标的作用位点

第四节 新药：从概念到上市

就今天来看，一个新药，针对某种疾病或临床的需求，从设计或者一个设计思想开始，然后开展一系列研究，直到上市，其过程是漫长的，其投入不管是精力还是资金都是巨大的，然而其面对的风险却还是大到有时候无法预知。

众所周知，传统的药物设计与开发从总体上来讲，目前仍然缺乏成熟完善的发现途径，具有很大的偶然性或者盲目性。有人曾做过不完全统计，认为一般平均要筛选超过一万种化合物以上才可能得到一种新药或新药候选化合物。因此，开发效率很低。这种情形面对临床上越来越多的疑难杂症，也是很难适应的。

我们先来看一下抗阿尔茨海默病或老年性痴呆药物的发展情况。

每年9月21日，是世界阿尔茨海默病（Alzheimer disease，AD）日。阿尔茨海默病是一种常见的严重危害老年人身心健康的神经退行性疾病，已经成为继心脏病、癌症、脑卒中之后老年人面临的第四大杀手。目前，对相关致病机制的研究认为，患者在大脑皮层和海马区出现的Aβ（β－amyloid peptides，β－样淀粉蛋白）是发病过程中的核心因子，也普遍认为具有神经毒性的Aβ聚集是AD发生和发展的始动因素，这也为治疗AD提供了新的研究方向。因此，以Aβ作为药物靶点开展的治疗AD的策略也已经成为药物设计的一种主要思想之一。当然，也包括聚集形成的老年斑（SP），Tau蛋白异常聚集形成的神经纤维缠结（NFT）以及脑皮层和海马区神经细胞减少等机制。尽管相关AD药物的开发一直是焦点和热点，但效果却差强人意。很多研发中的药物，基本上都没有走到上市这一步。因此阿尔茨海默病药物研发难度大，失败率高，不仅是临床上的共识，而且已经被各个大企业的研发结果的相继失败所证实；就连曾经寄予厚望的单抗类新药，最近也在临床试验中遭遇了失败[50]。有观点甚至认为，阿尔兹海默病新药研发的失败率已经高达99%。确实迄今为止，也大约只有五个可用于改善AD症状的药物，其中还包括了四个乙酰胆碱酯酶（AChE）抑制剂。而使用抑制乙酰胆碱酯酶（AchE）的药物来治疗AD的依据，一是可以增强AD患者大脑中胆碱的运输，二是可以减少患者大脑中β－淀粉样蛋白的聚集和神经纤维的形成。最早的他克林（tacrine）因为副作用过大，如今已渐渐为临床所弃用。只剩下多奈哌齐（donepezil）、卡巴拉汀（rivastigmine）、加兰他敏（galanthamine）和一个天门冬氨酸（NMDA）受体拮抗剂美金刚（memantine）等。国内开发的天然植物药石杉碱甲（huperzine A）也在国内临床上有所应用。可见，开发治疗阿尔茨海默病的药物的确是很有难度的。从中我们也能知道新药研发一路伴随的艰辛与风险。

2016年6月，《自然》杂志药物发现子刊在线发表了一项有关药物开发与临床试验成功率的研究结果。数据表明，近20年来，进入Ⅰ期临床试验的新药失败率竟达到90%[51]。

那么，药物或者新药研发的一般过程是怎么样的呢？

概括来说，新药的研发过程可以分为三个阶段：立项、研究和开发。或者以临床试验为标杆，也可以划分成两个阶段，即临床前阶段和临床阶段。我们按照三个阶段的程序来讨论。首先，立项是最关键的一个环节。因为必须明确研究这个新药的目的是什么。通常可以针对某种疾病的需求，明确解决临床诊断、治疗的难题；或者针对某一类临床药物，特别是一线药物在实际应用中还存在着的重大缺陷，以此限制这类药物在临床上的推广与应用。不管是哪种情形，都需要在认真与充分调研的基础上，对准备立项的研究或者药物进行综合性评估，内容涉及其意义、重要性和可行性等，特别是可行性。比如，针对某种疾病的治疗而将相关的现有药物全部调出并进行深入分析，包括药物分子的整体骨架结构、片段结构、细微结构和有效结构与基团，以及其所有的构效关系研究结果等，展开全面比对研究。所得信息和结论，用于指导新药分子设计的方案和策略。对于新药而言，决定一个立项方案，涉及是否在现有结构上进行局部的或者限于官能团的修饰，还是进行较大的结构改造，或者需要从全新的分子结构去考虑。显然，最后的决策对药物研发的走向和成功率的影响都是很大的，是关键的一个环节，所以，需要谨慎决策。

第二个阶段是研究阶段，或者称作基础研究阶段。在实验室的平台上就可以基本完成。一般认为有如下几个工作步骤，即确定药物作用的靶标，建立适宜的药理筛选模型进行生物活性筛选，选定模板化合物或称先导化合物，对模板化合物的结构进行优化，并配合药理活性试验研究，以便最终确定进入临床前研究的候选药物。

靶标的确立，就是要弄清楚药物作用的机理。确定该药物治疗疾病的环节和靶点，是设计和创制新药的基本点。有关药物靶标如上一节内容所述，包括酶、受体、核酸和离子通道等。目前，较为新兴的寻找确认靶标的技术有两种：一是利用基因重组技术建立转基因动物模型或进行基因敲除试验，用以寻找、验证药物与某种特定代谢途径相关的靶标分子。这里的基因敲除（knock out）是指一种遗传工程基因修饰技术，针对某个相关的遗传基因，通过一定的基因改造过程，使得该特定的基因功能丧失，以此研究下一步可能对相关药物效应造成的影响，进而可以推测该基因的药物学或生物学功能，并确认该靶标。二是可以利用如前所述的反义寡核苷酸技术等，如通过抑制特定的 mRNA 对蛋白质的翻译等途径，来寻找和确认新的药物靶标。当然，如果并没有进一步的相关生物学研究的进展，又是在原有药物的基础上进行的结构改造，或者沿用已经明确了的药物作用机理等，也并非要有新的靶标不可，因为毕竟找到新药才是目的，何况还有很多药物的作用机理或者靶标至今并不明确。

靶标选定以后，就要考虑选择或者建立适宜的生物学模型，用以筛选和评价目标化合物的药理活性。一般考量试验模型标准时，首先要了解该类药物全部的（包括曾经采用过的）模型以及优缺点。其中涉及的问题包括：化合物体外实验的活性与动物模型的相关性，拟选择的动物模型能否客观反映人体相应的疾病状态和诊治指标，药物的给药途径是否合理以及化合物是否存在明显的量效关系等。当然，新药的申报与注册都需要按法规接受主管部门以及相关技术部门的审批干预，所以，所选的模型也应该采用由主管部门比较认同的药理模型来开展工作，避免走弯路。有时候，为了进一步了解化合物或者候选药物成为药物的可能性，也同时开展药物的药代动力学模型评价（ADME 评价，见上）、药物稳定性初步试验等工作。尽管这些工作一般是放在药物开发临床前的药学研究阶段里的。

与上述研究进行的同时，也开始进行筛选先导化合物及其结构优化的工作。所谓先导化合物（leading compound），是指通过各种途径和方法得到的具有某种生物活性或药理活性的模板化合物，可以是天然活性成分，也可以是人工合成的；可以之前与药物活性无关，也可以就是现有的临床一线药物。确定的先导化合物，包括现有正在临床上使用的药物，可能具有药效不强、起效过慢或特异性（即选择性）不高、药代动力性质较差、毒副作用较强或是化学或代谢上不稳定，以致代谢产物有毒性等缺陷，这都会成为新药研究的立项依据。通过结构优化过程，使我们最终获得相对优良的化合物，即候选药物（drug candidate）。至此，便可以进入新药的开发阶段即临床前研究阶段了。

第三个阶段就是开发阶段，也是常说的临床前及临床研究试验阶段。临床前试验部分，主要包含对化合物开展的药学研究、药理毒理等安全性试验及其评价等工作。所需时间不等，要根据不同的品种、给药途径、临床用途以及既往相关研究的基础而有所不同，一般而言 2～4 年。在临床前试验完成后，由研发单位向主管部门提交全部临床前的研究资料并申请开展临床试验的批文，或者备案。当然，不同的国家主管部门不同，要求也不一样。临床试验一般分成 4 期，在第四章关于药物的有效性章节已经讨论得比较详细。临床试验的各个时间阶段的长短，可因不同的药物、不同的适应证以及不同的给药方式等有所不同，这是由于试验方案有所不同的原因。接下来可以进行新药的申请（new drug application，NDA）。通过Ⅰ～Ⅲ个阶段的临床试验，如果所有数据能够成功证明药物的安全性和有效性，申请人将可以向主管部门提出新药注册申请。同时申请生产批文，获准后上市并供应临床，之后如有必要还需要在上市监测期内，开展Ⅳ期临床试验。一方面用以评价新药的长期疗效，另一方面关注其使用中可能出现的不良反应等。新药研发及上市流程如图 8－25 所示。

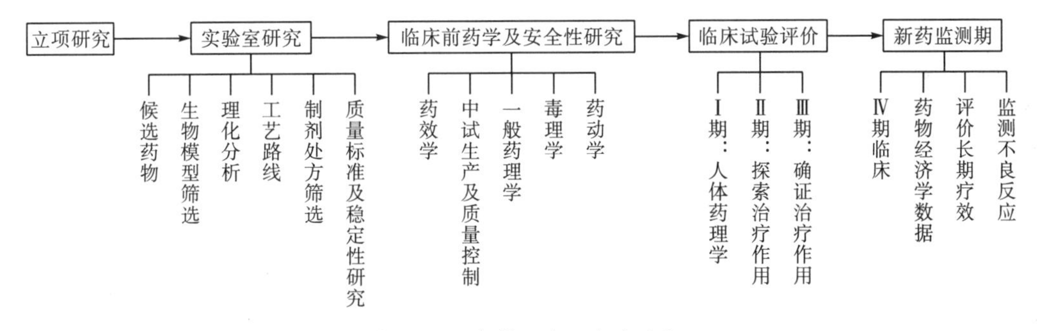

图 8－25　新药研发及上市流程

第五节　GLP、GCP、R&D 和新药研究的法规

GLP（good laboratory practice/good laboratory practice of drug）指“药物非临床研究质量管理规范”。我国从 1991 年开始起草 GLP 规范，经过 1993 年颁布并于次年 1 月 1 日试行，从研究机构试点到 GLP 法规正式实施和目前部分研究项目强制实施，历经 20 多年，GLP 建设已经从药品领域，已拓展到农药、化妆品和化学品等其他领域。

按照 2003 年 GLP 第四十三条的（一）项所述，这里的非临床研究，应该直接理解为药物的安全性评价。在实验室条件下，用实验系统进行的各种毒性试验，包括单次给药的毒性试验、多次给药的毒性试验、生殖毒性试验、遗传毒性试验、致癌试验、局部毒性试验、免疫原性试验、依赖性试验、毒代动力学试验以及与评价药物安全性有关的其他试验。如果仅仅从文字上理解的话，那么就还没有非临床的药学研究部分的相关法规。据说国内大概在几年前曾有过一个征求意见的草案或管理办法，类似于药物研究管理办法，但没有正式的或更新的法规颁布。其目的就是规范临床前药物研究的全部行为。这里的GLP特指内容，也在最新版的《药物非临床研究质量管理规范》（2017年8月）中的第二章第四条（一）项中得到沿用。

GLP是药物非临床研究中的一项规范，各国都以此作为质量管理的依据。国内非常重视此项"基本建设"，相关各方均已投入大量财力，设点建设符合GLP要求的实验室。但是，如何建设GLP实验室？这首先需要弄清GLP的定义、目的和原则。GLP是一种质量系统，关注的是药物在非临床健康和环境安全的研究过程和条件，包括计划、执行、监测、记录、档案和报告等。目的是促进研究得到稳定可靠的测试数据，并有能够保障实验研究的进行、报告和归档等确切可靠。原则是建立一套以质量（quality）、可信性（reliability）和完整性（integrity）为基础的标准，使结论可检验，数据可追踪、可重现。所以，在建设GLP实验室时：①要按照GLP要求，需要满足相应的软硬件条件，建设合格的实验室；②要具备满足实验的基本设施与设备，GLP实验室的设备要求是相适应性（suitable）；③拥有高素质的专业研究团队并形成合理人员层次。

GLP规范通常是以文本格式、条例形式制订并发布的，但是，在实际的具体工作中，需要抓住GLP实验室日常运作与管理中的重点。

（1）人员的培训与提高。培训以SOP为基础，以加强人员对GLP的理解。

（2）设备设施的维护与校验。GLP要求设备应做到经常维护，使设备保持在良好的运行状态中，降低损坏率和试验数据丢失的可能性。维护应有定期的计划，并保证按时校验，而且任何设备的维护与校验都应有详尽的记录。

（3）SOP的编写与执行。SOP是在试验准则指导下的标准操作程序，编写SOP必须要注意可读性、可操作性和可追踪性。每个人员必须正确理解SOP，以便明确自己的职责，并及时贯彻SOP。

（4）原始数据的采集。原始数据是研究过程的原始记录，它是证明在一定时间是否进行了某项研究的唯一途径。因此，记录必须按照规范要求进行，如动物数、研究数据的单位和标志符（identified）、第一时间或直接写下记录（directly）、操作并即刻记录（promptly）、数据准确和精确（accurately）、文字简单明白（legibly）、任何数据与文字不可涂抹或擦掉（indelibly）以及实验人签名（signed）和日期（dated）等。如需修改，要求必须注明为什么修改，并由谁在什么时间修改。

（5）研究总结报告的格式化与规范化要求。GLP对研究的总结报告规定了构成的内容与格式。包括提交给新药审评机构的研究报告，在内容上均需符合GLP的要求。

（6）质量保证体系（QA system）。与GMP相似，GLP规定质量保证的要求是保证研究的完整性和实验结果的可信性。因此，需要建立一整套体系以保证实验全程的质量。从理论上讲，QA负责人必须在临床前研究各时段进行评估，从计划、实验进行到报告和文件归档。评估内容包括研究计划或程序、SOP、时刻表和检查计划等。

（7）档案规范管理。档案管理并不仅仅是研究材料的收集与贮藏，它也是信息资源、文件分布和进行合理编辑的实际操作。档案管理应包括研究资料、系统资料和质量保证文件。

（8）样本的管理和保存。受试的样品、重要的参照物、各项试验中涉及的标本和玻片等均应留存，以便实验者或相关部门的现场复核和检查。

什么又是GCP呢？GCP（good clinical practice）即《药物临床试验质量管理规范》，是有关药物临床试验全过程的标准规定，包括方案设计、组织实施、执行、监察、稽查、记录、分析及统计分析、总结报告等重要环节。其适用于承担各期临床试验的人员，如医院管理人员、伦理委员会成员、各专业的专家、教授、医师、药师、护理人员及实验室技术人员等，以及药品监督管理人员、制药企业临床研究员、监察员及其他相关人员。其精神主要如下：

（1）保证药物临床试验过程规范，试验数据和所报告结果的科学、真实和可靠。

（2）药物临床试验必须符合《世界医学大会赫尔辛基宣言》原则，受试者权益和安全是GCP考虑的首要因素，并高于对科学和社会获益的考虑，其中伦理委员会的研究、批准与知情同意书是保障受试者权益的主要措施。

（3）进行药物临床试验必须有充分的科学依据。临床试验开始前需要评估试验对受试者预期的风险和获益，判定是否有悖于社会责任、道德和义务。

（4）临床试验方案必须清晰、详细以及可操作。

（5）研究者在临床试验过程中必须遵守试验要求方案和医疗常规，所有涉及医学判断或临床决策均须由临床医生负责作出。

（6）所有临床试验的纸质或电子资料均应被妥善地记录和保存，以确保能正确用于临床试验的报告及其解释和核对，并保证可追溯性。

（7）试验药物的制备应符合《药品生产质量管理规范》（GMP）规定，且试验药物的使用必须严格按照被批准的试验方案执行。

（8）临床试验各方应建立相应的质量保证体系。

（9）参加临床试验的各方应遵守利益冲突回避的原则。

应该说，GCP是全球通行的准则，以上只是一个大致的内容，其目的在于保证药物临床试验过程的规范性，使研究结果科学可靠，也保护受试者的权益与安全。

再来讨论一下“研究与开发”（research and development，R&D），这也是每个制药企业除了营销部门外最重要、最核心的部门，常见于开发部、项目部、药物研究所、企业技术中心或者药物研发中心等。长期以来，我国医药产业和制药企业同发达国家相比技术创新程度较低，特别是在新药科研成果产业化方面的效果太不理想，其中主要原因之一在于专门研发创新的资金投入较少。具体从产投比上，可以看出差距。例如国外众多知名制药企业多年来的研发投入大概都在总销售收入的20%以上。

自主知识产权药物缺乏，仿制过多，创新不足，一直是制约国内医药产业和企业发展的瓶颈，也是多年来国内医药产业长期存在的痼疾。总的来说，国内的医药企业R&D主要存在着以下几个难题：

首先，产品结构不合理，低水平重复现象严重，不太重视 R&D 投入，研究不能满足药品需求及市场的多层次要求。多数企业在进行历次 GMP（药品生产质量管理规范）改造中并没有和品种结构调整相结合，而是单纯地扩大生产能力，投入没有得到相应回报，反而造成资金实物化沉淀和设备闲置率增加，加剧了生产能力利用不足的矛盾。产品同质化严重，市场竞争、价格竞争十分激烈。一个胃康灵胶囊中成药，国内有生产和注册批件的大约超过 90 家企业。化学药制剂在这方面也非常严重，有时一个品种同时申报的企业竟然能达到数百家。在国际上的仿制药利润率在 30%～60%不等，而国内的大约在 10%左右，甚至更低，这也是由于没有重视 R&D 的原因，以致市场的过度重复竞争所致。

其次，技术水平落后，尤其是化学药品制剂行业 R&D 的能力和技术水平较为低下，包括对药物制剂技术开发研究不够，制剂水平低，大多数制剂产品质量不高，难以进入国际市场。据不完全统计，我国平均一种原料药只做成 3～4 种制剂，而国外一种原料药能做成几十种制剂。目前在世界上药物控制释放技术已经在发达国家得到大量的开发和应用，这是由于药物控释和缓释技术可在治疗允许范围内维持稳定的血药水平，延长作用时间，可定向或定量释放至病灶或器官，因而能更好地满足临床医疗与患者的需要。这种技术的应用范围非常广泛，特别是针对需要终身服药、用药量大的慢性疾病，以及那些毒性较大或有某些容易成瘾性的用于治疗心脑血管疾病、内分泌疾病、呼吸系统疾病和恶性肿瘤等方面的药物应用有较大发展。而国内这项技术与国外发达国家医药工业相比还存在很大差距。有时即便有也多数是缓释制剂而达不到控释技术的水平，尚不能满足国内市场需求。

第三，相关基础研究薄弱。据统计，国内企业一般年度基础研究经费在全国 R&D 经费支出总额中的比重仅为 4%～5%，在已公布数据的 20 多个国家中处于最低水平。发达国家这一比重大多在 20%左右。改革开放以来，虽然我国药学的基础研究取得了一定的成就，但总体上落后和被动的局面还没有得到根本改变。这既与我国的基础研究起步较晚，缺乏连续性系统性有关，也与目前部分医药企业的短视现象密切相关。

至于新药的法规，应该说都是贯穿在上述的新药研发的各个阶段或者过程中的。大的如药品管理法、药品注册管理办法等；小的涉及临床前、临床试验、注册和中试生产与质量控制等，分别有 GLP、GCP 和 GMP 等。而没有相关的法规来指导或者约束的是有关新药研发初期阶段如临床前的药学研究等方面工作的法规。

第六节　仿制药与原研药

仿制药（generics/generic drugs）是与原研药（original drugs）相对应的一个概念。表面上看，这是从药品研发或生产的先后时间次序的角度进行的药品分类；实质上其牵涉知识产权的权益与转移的内涵。

什么是仿制药？仿制药并没有严格的定义，通常仿制药又称为通用名药、非专利药，已有国家标准药但已失去化合物专利的保护、其他药品生产商都可以注册生产，但需要证明和原研药临床上等效的药物。当然，不能使用原研药品牌名称。也有将仿制药定义为，与原研药一致的，在剂型、规格、给药途径、质量标准、药效特征以及适应证方面等同的药物；或者说仿制药是指原研药制药企业之外的企业仿制该原研药而生产出的药品，比如阿司匹林片的原研药是“拜阿司匹灵”，世界各国包括中国在内的企业所生产的阿司匹林制剂就都是仿制药。非专利药是与专利药相对应的一对概念，这是从药品的专利保护角度进行的药品分类。非专利药是指药物专利持有者之外的且专利已失效的其他企业可以生产的药品。大多数情形下仿制药与非专利药都是统一的，往往最早出现的仿制药都是从专利到期或失效开始，作为非专利药物进行仿制研发的。

仿制药最重要的意义在于提高了药物的可及性（drug accessibility）。药物的可及性是指人人都能够享有适宜的价格，获得安全、有效、适应证正确的，有质量保障的，且文化习俗也可以接受的药物。仿制药的出现包含了诸如经济、技术、文化和临床等多个要素，但也可以简单地理解为，就是要普济大众，惠及民生，让更多的人用得起。因为仿制药最主要的表现形式便是对原研药价格的冲击，可以破除专利垄断打压高价药，让社会大众能够共享国际先进的新药成果，同时又可以为降低患者和社会医保机构的支出发挥作用。

其实，仿制药是医药界特有的药品研发与生产制度，也为世界上发达国家所采用。据报道，日本仿制药约占药物用量市场份额的 75%，而且要在 2018 年至 2020 年期间达到 80%或更高[52]；在制药业最为发达的美国，仿制药也占据了 50%～60%的市场份额。据 2017 年数据，过去十年，仿制药为美国医疗保障体系节省了 1.67 万亿美元。可见 FDA 对仿制药是持积极支持的态度的。其鼓励申请的政策导向主要体现在两个方面：一是当相关专利失效时，只需提供简化的药品上市申请（abbreviated new drug application，ANDA），原则上就可以免去耗时耗钱的药效和临床试验，即只要进行证明与原研药生物等效的试验即可。二是可以通过挑战专利壁垒的途径来获取批准申请。了解国外对于仿制药的要求和审批，或许对于国内制药企业发展仿制药有着一定的意义。对于仿制药，先进国家一般不要求对其进行复杂及昂贵的动物试验和临床研究，但对于仿制药安全及有效性的要求还是比较严格的，当然主要是注重安全、有效。而且方式也很明确，其有效性一般通过生物等效研究，即 BE 试验（bioequivalence，BE）即可以判断。根据普遍的研究指导原则，BE 试验被定义为药学等效制剂或可替换药物与参比药物在相同试验条件下，服用相同剂量，其活性成分吸收程度和速度的差异无统计意义的试验。其中，参比制剂的选择十分重要，国外通行做法是在其处方药及非处方药的目录中都规定了相应的参比药品制剂，以避免由于参比制剂使用的不同而可能导致的各仿制品之间发生的药效差异。并建议所有准备开发仿制药物的厂家在进行生物等效性研究前，都需要联系其相关机构，如仿制药办公室（office of generic drugs，OGD）等药物生物等效研究管理部门，以便选定正确的参比制剂。不过，由于生物仿制药或称生物类似物（biosimilar）的特殊性，在选择参比制剂的时候，要求会更加严格。其次体现在对于药品生产需要在动态或现行药品生产管理规范（current good manufacture practices，cGMP）基础上进行，对产品生产和物流的全过程都需要验证，包括对于整个工艺流程、原辅料的控制等，以保证试验药品的质量。如原料、中间体、试剂、制剂工艺、杂质及限量、质量标准及生物利用度等项目，以及包装、运输和储藏过程等环节的控制和审查都有相对应的指导原则，与一般 GMP 要求基本上等同的，只是需要配合现场考察的程序。当然，严格是必须的，但至少也要让药企生产制备有法规与要求可依。

目前国内的仿制药，表现为在某些理念、研究观点和某些政策上存在偏差。作为全球重要的医药市场，中国应该是最大的仿制药生产与消费国，仿制药早已成为拉动国内药品销售增长的主要力量。仿制药是原研药的复制品，与原研药在规格、剂型、用法、用量、质量可控性和疗效方面应该一致，可以完全替代原研药，这是业内的共识。世界各国都鼓励和发展仿制药，通过有效、安全、廉价的仿制药，降低药品价格，提高药物可及性。与原研药相比，仿制药的研发时间明显缩短，投入显著降低，因此价格也低于原研药。仿制药具有降低医疗支出、提升医疗服务水平、提高药品可及性和可负担性等重要的经济和社会效益，为解决患者因经济困难而无法用药治疗的窘迫局面提供了新的途径。中国也不例外。

但是，目前仿制药发展也的确面临着所谓“一致性评价”、质量如何控制与把握等多重难题。由于不同厂家的原料药及其制剂均存在诸多差异，仿制药在溶出、分布、吸收、代谢、稳定与安全性等方面与原研药可能会存在差异，进而影响仿制药的疗效，这是可以理解的。但是过度强调或者夸大所谓一致性也似无必要。还是以阿司匹林为例，原研产品源自拜耳公司，其制剂工艺包括肠溶剂型始终处于保密状态是无可厚非的。而全世界仿制该产品的国家与厂家何止成百上千家，是否都能与原研的工艺完全一致呢？那是不太可能的。其实也无必要完完全全的一致。即便同一家原研生产厂家的不同批次产品，也都可能存在质量上的差异，更不用说工艺上的细微不同。但阿司匹林的作用仍然惠及全球数以亿计的患者。所以只要能够找到检验其制剂与原研产品在体内药物行为基本相同的相关方法与指标，例如体外溶出度曲线对比等，就没有一定都去做生物等效性临床试验的必要。因为口服仿制药是否和原研药一致的最基础的检测是“体外溶出度曲线”检测，即利用体外模拟人的肠胃环境检测药品的生物利用度指标等。若仿制药和原研药曲线和生物利用度接近，则临床效果也应较为接近。这也是行业中的共识。还有杂质研究，本来是仿制药乃至一般药物研究的正常内容，但当下国内几乎达到了过于严苛的地步，甚至比原研厂家还要热衷甚至痴迷，不管文献报道还是理论上去分拆结构再设法合成，一方面费时耗力不说，另一方面将增加很多不必要的成本。其实只要是与原研对照并关注其新修标准，严控杂质限量，特别是主要杂质的限度，就没有必要过于追求“所有”杂质的理念。结晶水和晶型的概念，应该说也是一个应该注意的重要问题，包括国外在相应的法规条例中也关注了这类问题，但的确也没有必要过于夸大。特别是非难溶性药物，或者制剂本身就是易溶甚至是水溶性的给药方式，就无必要太过追求这类问题。有关晶型问题我们在前面的章节中已有讨论。此外，还有一种观点，认为国内审批上市的仿制药在有效成分上没有问题，但是有效成分只是药品中很少的一部分，更多的还有辅料，国内外的差距，往往体现在辅料的品质上。有道理的是，任何药品的活性成分都不是单独起效的，辅料（inactive ingredients）成分的变化，的确会对制剂中药品的效果产生影响。当然暂且不说该观点尚有商榷之处，但即便存在，那也完全可以通过体外试验结果来调整制剂处方即可解决。

也有观点认为，目前国内的仿制药相当一部分属“安全、无效”和“安全、不怎么有效”，甚至认为达到了百分之多少。还有观点认为，药品仿制难以达到与原研药100%一致，每一次仿制可能带来20%的误差累积，结果越仿越低，导致与原研药药效相去越远。

这样的观点并没有确切证实或者数据支持。实际上这些观点可能都将仿制药与原研药的一致性过于神话了，因为仿制药的本质是有效成分与本体药物一致，这是药物发挥药效的物质基础。仿制药与原研药的有效化学成分应该也必须是一样的。原研药专利到期后，有效成分的分子结构、剂量、适应证和理化特性等关键数据都会公开或者已经公开。但是，促使这些有效成分能成功地按时在人体内释放的工艺细节并没有完全公开，这应该也是药品正常发挥药效的关键环节之一，但是并非重大难题。比如口服一片药，经过患者的消化系统时，需在适当时间崩解、溶化，释放出有效成分，被胃肠道吸收。过程十分简单明了。所以，不管这个过程有多么讲究，但并不神秘。如上所述，只要找到与原研药品在体内药物行为基本相同的相关方法与指标做对比研究就可以了，其他问题也都不应该成为难题。也没有必要让所有仿制药都去做 BE，或者所有在产品种都去做一致性评价。何况当下国内受某些导向的影响，BE 等临床试验费用暴涨。过去知名三甲医院临床机构收费约 30 万元，而短短一年左右时间就涨到 400 万～500 万元甚至以上。这些都是当前国内仿制药研究存在的普遍性问题，期望在不远的将来能够更加合理与科学地解决这些问题。

第九章　药物是怎样生产出来的

药物是怎样生产出来的？简单地讲，就是在符合要求的洁净度环境（指厂房、车间等）下，按照药品生产质量管理规范（GMP）的要求，在质量部门的监督下，采用来源合法的合格物料（原料、辅料和包材等），依照法定的工艺流程进行生产，且所得成药产品通过质量检验，最后由独立质量负责人审核、签批后放行上市销售。这个概括性的描述对原料药和成药制剂都是适用的。

第一节　药品生产的一般工艺流程

药品的一般生产流程如图9－1～图9－6所示。如前所述，我们可以大致将其分成原料药和制剂两种类别，因为它们各自的生产流程及检验标准是不同的。原料药又可分成合成药、中药（植物药）和生物药等，制剂也分成注射剂、口服药、雾化剂和药泵等不同剂型。下面分别用化学原料药、中药饮片(因为很多时候中成药原料是要求饮片规格的，除非是质量标准中规定可从原生药材开始投料)、中药提取物、片剂、颗粒、胶囊剂、综合固体制剂、口服液和粉针剂等，不同类型、不同剂型的通用生产工艺流程来进行了解和讨论。

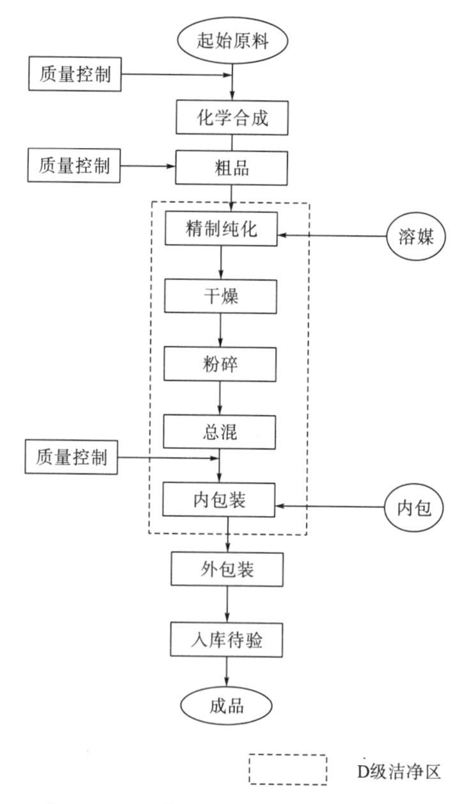

图9－1　化学原料药生产工艺流程图

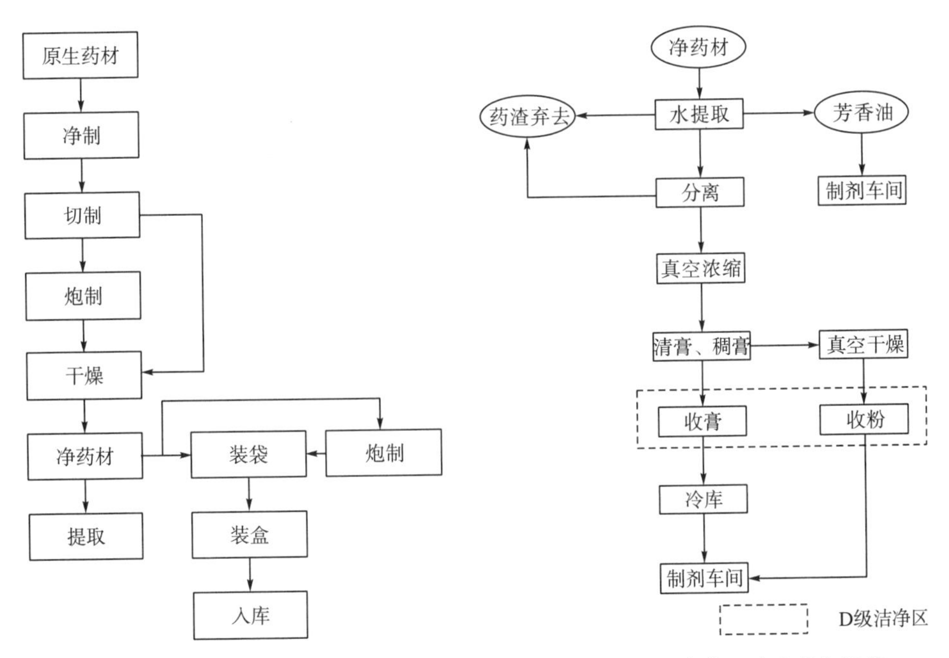

图 9-2 中药饮片生产工艺流程方框图

图 9-3 提取生产工艺流程方框图（水提取浓缩）

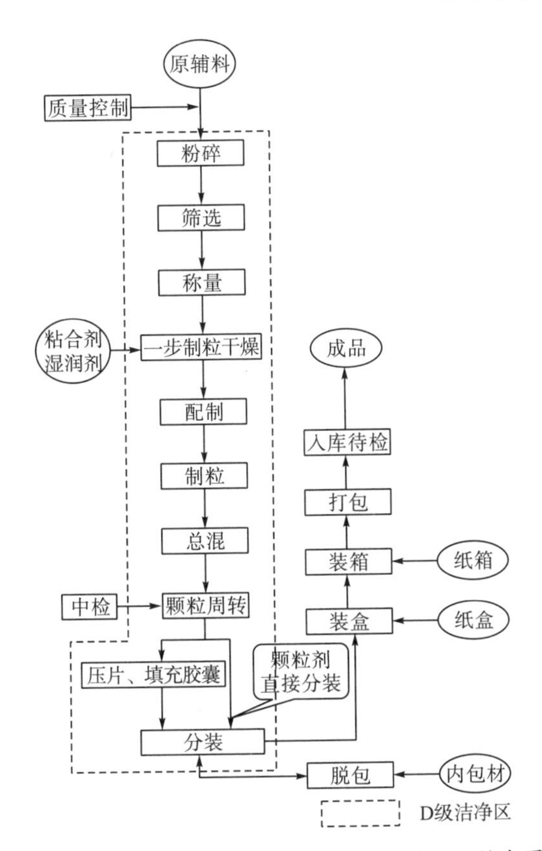

图 9-4 固体制剂（三种剂型）生产工艺流程综合图

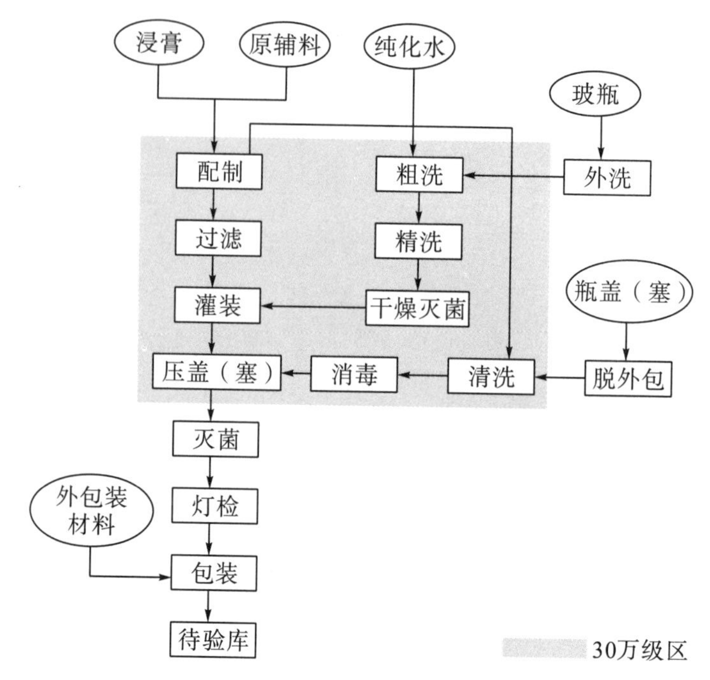

图 9-5 口服液生产工艺流程图

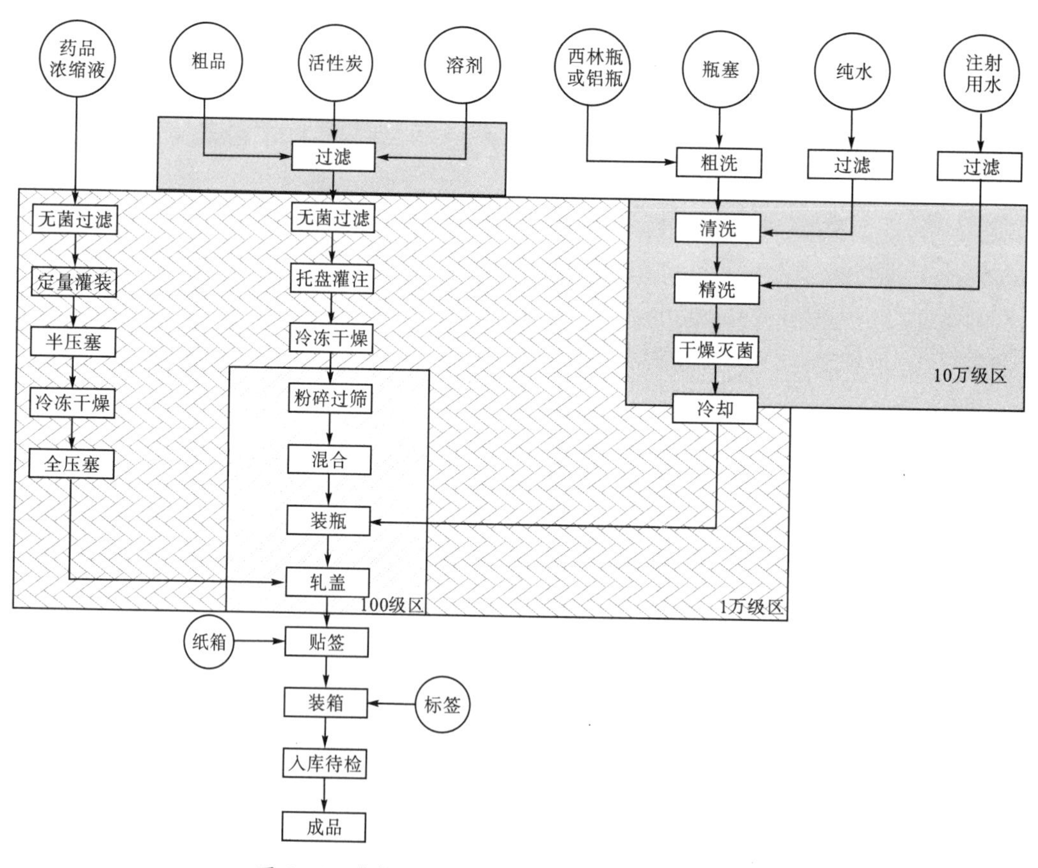

图 9-6 生物制品或抗生素类冻干粉针工艺流程图

以上就是不同类别如原料药、制剂，不同剂型如固体制剂与液体（包括口服和注射剂等）药品生产的一般工艺流程。实际上这些生产工艺流程是需要在规定的不同空气洁净度（air cleanliness class）环境下实施的，以确保所生产的药品不被污染。也就是说，车间内部不同区域有不同的洁净度要求，如一般生产区、控制区与洁净区。这些空气洁净度分级依据，主要就是在洁净空气单位体积的空气中，以大于或等于被作为参照粒径的粒子最大浓度的限值来进行划分的。简单地讲，就是指空气中悬浮粒子的最大允许数量/m^2，通常使用光散射粒子计数器进行测定。显然，这是为了保证洁净度环境的要求，相应的车间设计也必须要合理。

洁净度要进行分级，主要有 100 级、1 万级、10 万级和 30 万级（2010 版国内 GMP 洁净度又采用 A~D 级来表示，A、B 级相当于 100 级，C 级相当于 1 万级，D 级相当于 10 万级），洁净度以 100 级最高，其他依次降低，见表 9－1。

表 9－1 洁净室（区）空气洁净级别表（GMP 标准）

新版 GMP 等级（静态）	洁净度级别	尘粒最大允许数/m^3		微生物最大允许数		相似于 ISO 国际标准分级
		≥0.5μm 尘粒数	≥5μm 尘粒数	浮游菌/m^3	沉降菌/皿	
A 级	100 级	3500	0（20/A 级，29/B 级）	5	1	ISO4.8
B 级						ISO5
C 级	1 万级	350000	2000（2900/C 级）	100	3	ISO7
D 级	10 万级	3500000	20000（29000/D 级）	500	10	ISO8

当然，A~D 级洁净区级别不仅仅是单位空气中悬浮粒子数量，也与该区域的温度、相对湿度、风速（水平风速与垂直风速）、照度以及噪音等指标有关系。例如，A 级的上述指标依次为 20℃~24℃、45%~60%，大于或等于 0.54 m/s 与大于或等于 0.36 m/s，照度大于 300~600 lx 以及噪音小于或等于 75 dB（动态）。可见，要求还是比较高的。

过去，国内对药品生产的质量控制，或者说其质量高低的判断，主要就是依靠针对正在生产的药品，或者准备上市的新药所制定的各级质量标准来对最终产品进行检验确定的。按照管理的等级来看，当时大概有三级标准共存，即药典标准、部颁标准（卫计委）和地方标准（各省、自治区、直辖市）。如果药品通过了这些相关标准的检验，或者说符合了主管部门发文批准给企业的附发质量标准的要求，即结果与数据都符合如上标准中各个项下的规定，就可以说是合格的药品了。

当然，现在看来的确是比较粗糙的，因为实际上情况并不完全是这样。我们可以发现不同批次的药品或者同一批次的药品质量并不完全相同，重现性较差，很难保证质量，也无法有效追踪和查找影响药物质量的原因和源头。况且，药品是特殊产品，性命关天，如果质量不稳定，甚至被带进了不该有或者不能有的杂质和毒物，在临床对患者的危害程度是无法估量的。比如说“清场”这个概念，也是一个重要的生产环节与过程。通俗地讲，就是在同一条生产线上，当上一种药品生产结束之后，必须进入系统的清洁管理程序，彻底清除当前所有可能残存或者上一个生产过程已经带入的药品和杂质。之后，才能开始准备下一种药品的生产。这个过程，如果没有合理的程序设计，没有严格的过程要求，即没有标准化操作的规定，包括没有进行相关的验证结果，就很难保证这个环节对下一个药品生产的质量不会造成药品污染等重大事故，后果也会不堪设想。特别是一些激素类药物，单剂量可能以微克计，还有细胞毒性的抗癌药，哪怕是毫克剂量，一旦造成污染，对患者危害极大。这些类别的药品基本上都需要单独的生产线，甚至单独的车间，以杜绝可能发生的残存杂质对药品质量的影响。

由于在药品生产过程中，影响药品质量的因素实在太多，而且在很多时候，还存在不少影响质量的盲区，也就是说，不确定的因素很多。更因为，药品是一种非常特殊的商品，因此，对其质量以及控制的关注、研究，就从来没有停止过。这一直是社会公共舆论与视野关注的焦点。那么，我们怎么去管理和控制药品的质量呢?

第二节　产品最后的终点检验有什么缺陷

事实上，对产品的质量管理的研究，从来就是生产经营实践中长期关注的重要课题，并不仅仅限于药品的生产。一般认为，质量管理的发展历史大致经历了三个阶段，即质量检验阶段（quality testing，QT)、统计质量控制阶段（statistical quality control，SQC)和全面质量管理阶段（total quality management，TQM)。

产品质量检验阶段，也是质量管理的萌芽阶段。20 世纪前的一段时期，对一个产品质量的评估还没有很规范或者统一的标准，即便有也很模糊。这也许是受到作坊式小生产模式及其理念的影响所致。当时，产品的质量主要还是依靠操作者即生产者个人的技术水平和积累下来的经验来保证，属于所谓“生产者个人的质量管理”，“凭手上的功夫”或“口碑”。显然，产品质量的稳定性不好，重现性差，批次之间品质也不能均一地得到保证。随着生产实践活动的发展与进步，20 世纪初，产生了以 F. W. 泰勒（Frederick Winslow Taylor）为代表的科学管理理论。他们将产品的质量检验从生产与加工制造过程中分离出来，把产品质量管理的职能从操作者手中转移给专门的质量管理人员或者一个工段的管理者，使其质量有了相当于“事后复核”的环节，可使质量得到更好的保证。并且，随着生产规模的不断扩大以及产品构造和制造复杂程度的提高，逐步建立了产品的技术标准，各种配置的检验工具和检验技术也随之发展起来。生产企业设置了相应的专门的产品检验部门。这时候的质量管理，是一种“检验的质量管理”，实质上还是一种被动的质量管理模式。也就是说，只能对产品质量实施事后检验与事后把关的一种管理手段。当然，如今，我们都知道，产品的质量并不是检验出来的。因为这种质量检验并不能真正提高产品的质量，只能以甄别、剔除次品和废品的方式，来提高和保证批次产品的合格率，尽管很多时候也不能完全剔除那些不合格产品。在没有过程保证的前提下，只能靠抽样检验，结果的可靠性自然也会大打折扣。而全数检验成本高，不适合大规模生产的方式，如果是损坏性检验，则更不现实。因此，这种事后检验的质量管理方式自然存在缺陷。

一般认为统计质量控制或过程质量控制阶段始于 20 世纪 20～40 年代。那时候质量管理开始从检验阶段发展到统计过程控制的阶段。那个时代已经认识到“产品的质量不是检验出来的，而是生产制造出来的”，因此，将产品质量控制环节从终产品检验阶段前移到生产阶段，实行“过程控制”。当然，也需要采用抽样检验来验证质量。在1924年，最早是W. A. 休哈特（Walter A Shewhart）提出了控制和预防产品缺陷的理念。其运用了数理统计的原理来对产品质量进行控制，并提出了在生产过程中控制产品质量的著名的“3σ”法，包括绘制出控制图、建立程序统计的卡片等措施。他认为影响产品质量的“变异”或“波动”，存在于生产过程的每个环节每个方面，但是通过简单的统计工具，包括抽样与概率分析是可以找出这些变异的。再后来，以数理统计理论为基础的统计质量控制的理论和方法，才被逐渐推广应用起来。

全面质量管理的观念自20世纪50年代开始风行并延续至今，随着社会生产力的迅速发展和科技水平的不断提升，消费群体对产品的质量提出了更高要求，包括更加强调和注重产品耐用性、安全性和经济性等性能。因此，除了在生产过程和企业管理实践活动中要求运用系统的观点来控制产品质量问题之外，还要求重视过程中人员的关键因素，特别强调必须依靠整个企业全体员工的努力来保证质量。因为人们发现，那些质量必须完全符合标准要求否则就会产生严重后果的产品，如药品等，如果只依靠统计质量检验及其结果，难以揭示或者反映药品完整的质量状态。20世纪60年代初，美国通用电气的费根鲍姆（A. V. Feigenbaum）发表了《全面质量管理》一书，在书中提出了所谓全面质量管理（TQM）的理念。在这个理念中，认为全面质量管理就是把企业所有部门都调动起来，将研究质量、生产质量、维持质量和提高质量方面的活动整合起来构成一体化的有效质量保障体系。全面质量管理思想的提出，为质量管理的系统化、科学化提供了指南和依据，对现代质量管理的发展起着深远的影响。并且，经过之后几十年的发展，融合了其他现代质量管理思想的精华，现在已形成了一个比较严密及完整的质量学说体系，成为全球通用的质量管理模式。简单地讲，针对药品或者中成药而言，这时的全面质量管理就是强调全体员工和所有部门都要参与质量控制，而且从种植、原辅材料采购、生产、仓储和运输等一系列过程的所有环节都要有相应的质量标准，只有这样，才能真正保证最后产品的质量。

面对在生产制造过程中控制药品的质量这样重要的问题，需要采取措施以达到药品质量要求。药品质量控制通过监测药品的制备过程，可消除影响质量环节上所有引起不合格的因素。在生产企业中，药品质量控制的主要工作之一就是反映在企业内部的生产现场管理。质量检验从属于质量控制，也是药品质量控制的重要环节。这种对药品质量控制有计划、有组织的系统运用，其实就是一种科学的质量管理方法。这种药物质量控制方法的目的在于以预防为主，重视过程，重视标准操作程序（standard operating procedure，SOP），以确保达到药品生产规定的要求，实现药物质量全程可控。药品生命周期是指从药品的研发开始，到注册评价、上市使用，再评价，直至由于安全性问题等原因撤市的整个过程。只有药品生命周期中每个阶段的质量都得到可靠的保证，整个药品的质量才有保证。事后检验的方法，因为设检项次是有限的，所检验杂质的种类与限量也是有限的，不仅解决不了对药品生产过程中引入杂质的评估，而且无法从源头开始在每一个环节上都采取相应的质量控制措施与方法保证药品的质量。对于药品生产质量控制来说，全面质量管理思想把握了“过程影响质量”这一核心观念，对药品生产企业的质量管理及其发展进程产生了深远影响，并具有重大的指导意义。因此，需要建立并实施一套系统化的质量控制体系，这就是所谓的GMP。

第三节　GMP 的概念与实践

GMP（good manufacturing practice）即药品生产质量管理规范，是药品生产和质量管理的基本准则和国家层面上的强制性认证标准，适用于药品原料与制剂生产与质量控制的全过程。其主要内容就是对企业药品生产过程的合理性、生产设备的适用性和生产操作的精确性、规范性提出强制性标准。国内外多年的应用实践证明，GMP 是确保药品质量的一套有效工具。国内最新的 GMP 修订版是 2010 年修订完成的，俗称 10 版。全文有 14 章 313 条，涉及药品生产的各个环节和方方面面。如第一章总则，其他章节依次为质量管理、机构与人员、厂房与设施、设备、物料与产品、确认与验证、文件管理、生产管理、质量控制与质量保证、委托生产与委托检验、产品发运与召回、自检以及附则等。这种药品质量管理体系涵盖了药品从设计研发、技术转移、生产、销售、使用、服务和退市等整个生命周期，涵盖了影响药品质量的所有因素。在 GMP 的指导原则基础上，各个企业必须制定能够保证质量管理体系正常运行的各种文件，如质量手册等。质量手册是制药企业质量管理体系的纲领性文件，相当于企业的产品“法规”，是企业一切质量管理活动的准则，是编制下个层次或者下个目录质量管理文件的依据，也是制药公司对用户的药品质量承诺，同时为内部、外部质量审核提供依据。尽管 GMP 正文中并未硬性要求企业编制类似质量手册这样的纲领性文件，但也需要这类文件的量化管理，为保证药品质量所提出的总体设计或系统化思路。

从 GMP 对生产厂房的条件与基本要求，可以知道其描述是很详尽的。首先，药厂必须有整洁的环境。周围的空气、场地、水质应符合药品生产的要求，包括厂外环境影响、风向污染等，而且厂区内的要尽量减少露土面积。厂区内设计应按行政、生活、生产、辅助系统等划区布局。行政、生活区与生产区要相隔一定距离，用明显设施与标志隔开，并应处于主导风向的上风侧。生产厂房必须考虑产品工艺特点和生产时可能的交叉污染，要布局合理，间距恰当。兼顾原料药和制剂生产的药企，原料药生产区应置于下风侧。药厂的危险品库应设于厂区安全位置，有安全距离要求，并有防冻、降温和消防等措施。麻醉品及毒药应设专用仓库。动物房要设置在僻静处，并有专用的排污及空调设施。厂区内主要道路要宽畅，满足消防安全要求，并做到人流、物流通道分开或走向固定。要保证厂区内整洁，路面要选择不易起尘的材料。药厂必须设置专门的废污处理设施和场地。厂房应有适当的面积和空间，建筑结构和内外装饰要利于清洗、维护，生产车间内部要保持表面平整。厂房应规定维修期，并按期进行大修，保证药品质量和安全生产。车间内应按工艺流程合理布局，避免重复往返，防止原辅料、中间体、半成品等的交叉污染和混杂。车间内应设有相应的中间贮存区域即中转区和辅助房间。车间按生产工艺和产品质量的要求划分一般生产区、控制区和洁净区。洁净区内洁净度相同的房间应相对集中。如前所述，一般生产区指无洁净度要求的生产车间、辅助房间等。控制区指对洁净度或菌落数有一定要求的生产车间及辅助房间。如中药材提取车间除收膏区域外，基本上都是一般生产区，如图 9-7 所示。

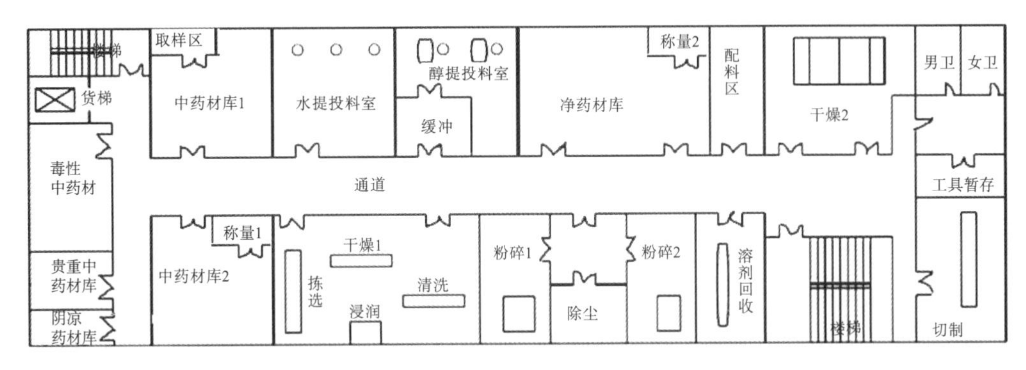

图 9—7　中药材提取车间（多层）顶层功能区与设备平面布置图

洁净区是指有较高洁净度或菌落要求的生产车间。车间内采光、通风必须良好，按工艺要求可增设局部照明和局部通风。车间应根据各自的洁净度级别，设置相应的卫生通道和生产设施。易燃、易爆、有毒等危险品的生产工序的厂房设计应符合《工业企业设计卫生标准》和《建筑设计防火规范》等文件的有关条款规定。有毒岗位应密闭集中控制，并根据工艺、设备等方面的要求，应备有安全和应急措施。质检部门的理化、生物、药理等实验室，应按工作要求，配备有防震、控温、无菌和超净等相应的设施。仓储宜采用多层货架，仓库面积应与生产规模相适应，安排合理，分隔良好，采光、通风适当，干燥整洁，通道宽畅。成品库距离尽量靠近生产车间的外包工段，便于转移和贮运。此外，还有某些特殊要求，如控制区的厂房需配备必要的保暖、通风、降温及防尘、防污染、防蚊蝇、防虫鼠、防异物混入等设施。车间内墙、平顶和地坪均需满足材质坚硬，平整光滑，无缝隙、无死角、无颗粒性物质脱落等要求，以保证易清洗、易消毒。控制区与一般生产区的连接要有缓冲室，进入控制区的人员均须更衣后经缓冲室才能进入生产工序。净化区有外窗的房间要做双层窗，其中一层应为固定窗。净化区内各室门要求光滑，易清洁，关闭严密，开启方向应朝向洁净度更高的房间。按不同工序的洁净度要求，进入净化区室内的空气需经初、中、高效过滤器过滤，室内温、湿度应符合工艺要求，一般须保持正压。物料应通过专门通道进入缓冲室，再经清洁、拆包、灭菌后进入洁净区。器具也应通过传递窗灭菌后进入洁净区。洁净区的公用系统管线须安装在技术夹层内，不得直接露于净化区空间。对于净化区车间排出药物等物质的排气须先经净化处理，再排放，不得直接排放，以防止污染大气和药物之间交叉污染。

一般来说，GMP 的主旨是“最大限度地降低药品生产过程中的污染、交叉污染以及混淆、差错等风险，以便确保持续稳定地生产出符合预定用途和注册要求的药品”。GMP 的中心思想就是过程管理，任何药品质量的形成都是设计和生产出来的，而不是检验出来的。检验只是手段，用来验证生产的产品是否满足检验标准。药品从最初的立项、开发，到最终的生产、上市等，整个过程都需要质量控制。因此，必须在生产过程中控制药品质量，把质量不合格的因素和引起质量不一致的因素在生产过程中处理妥当，包括控制原料、辅料、包装材料、生产环境、清场、验证、工艺条件以及包装、储存、运输等；对生产中的各个岗位、各个工序和各个环节都进行严格把控，要求全员参与质量管理，严格按照生产操作规范要求，加强药品生产工作的管理，提高生产人员的技术素质，以达到保证药品质量的目的。以往认为GMP就是一个完整的药品质量管理体系，这也不是完全正确的。GMP仅仅是药品生产质量管理体系的一部分，即针对药品生产管理和质量控制提出的最基本的要求，而商业、临床等环节也是药品质量管理体系中不可或缺的组成部分。药品出厂虽然要求检验结果符合规定，但生产过程符合规范要求更是基础。有了生产全过程的质量管理规范GMP来保证药品的质量，就有了药品生产的指导准则和质量保障。的确，药品不是一件独立的商品，它还与临床医学紧密结合，相辅相成。患者只有通过医生的检查诊断，并在医生的指导下合理用药，才能达到治疗疾病、恢复健康的最终目的。药品直接关系到人们的身体健康甚至生存死亡，因此，其质量来不得半点马虎。

引起药品污染的主要因素有哪些？对药品生产控制有什么影响？应该如何防范这些污染？

在GMP及相关文件中，都有明确的规定与要求。首先是空气，因为众多的微生物或病原体常常依附于尘埃微粒的表面而悬浮在空气中，故对工厂以及生产区域有不同的洁净度要求，如GMP第13～19条中规定对洁净厂房的空气净化必须首先考虑。在生产车间里实施空气净化的目的就是为了控制尘埃微粒、微生物和有毒有害气体等，而且还要保持空气中的新鲜空气量。因此，需要在生产区域中设置净化系统或工作间，其主要功能是有效阻止灰尘微粒的产生，阻止灰尘的进入，并能将已有的灰尘有效地排出洁净室。一般新风的产生是由空气调节系统（HVAC）或净化机组来完成的，空气过滤器可按过滤尘埃微粒的大小分为初效、中效、亚高效、高效和超高效等不同程度的净化效率。评价的指标有温湿度、静压差、风量［送风量（换气次数）或新风量］、尘埃粒子数、微生物、噪声和照度等多项指标。此外，还有对水的要求。微生物在绝对的纯水中是无法生长的，所以生产用水需要进行处理之后才能使用。一般是采用原水（如地下水、地面水、城市自来水等）经过规定工艺处理后得到符合要求的生产用水或工艺用水。工艺用水按洁净程度分为饮用水、纯化（净）水和注射用水等，分别用于不同的制剂生产。还有就是表面的清洁要求。这里的表面是指生产区域中所有暴露在环境中的表面，包括设备、操作台、门窗、墙壁和地面等。表面即使肉眼看起来很干净，但可能已被微生物污染，所以必须采用正确的消毒方法来保持其洁净度。还要注意防止污染物重新沉积到洁净的表面上。最后的影响因素就是人，在GMP的概念中，人被认为是生产区最大的污染源之一。其污染途径多种多样，体表如头发、手和裸露皮肤，液滴如呼吸、咳嗽和喷嚏，还有衣着、化妆品和首饰等。因此，进入洁净区必须根据不同洁净度的要求，按照相关文件规定的程序，穿戴相应的洁净服等，以杜绝污染。生产用水处理流程示意图见图9－8。

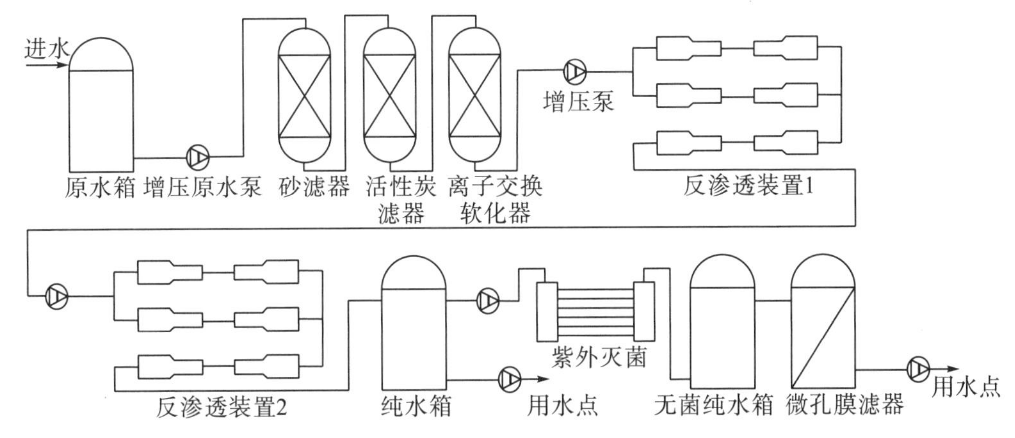

图 9-8　生产用水处理流程示意图

按照GMP的要求，生产过程中必须严格地按照工艺规程和标准操作程序（standard operating procedure，SOP）进行操作，严格执行内控标准和质量标准，按批生产指令限额领料和投料。同时严格执行清场制度，正确处理物料平衡偏差并载入批生产记录，使其成为中间体或产品放行审核的一项常规内容。当然，也包括其他的GMP原则，例如严格把控同一操作间不得同时生产不同品种或不同批号的药品等，这样可以有效杜绝混淆和污染。严格把关质量控制点的要求，分别按照原料、半成品、成品的标准要求进行生产，并真实准确地填写批生产记录。所用工艺用水均应符合药典标准，并经检验合格后方可使用。同时，由质监员、质检员、各部门工艺员等人员构成公司的质量监督体系，保障质量信息的准确反馈和质量管理措施的及时开展。

在实际工作中，GMP的实施与管理都是通过一整套GMP文件及其条款来进行的。完善的文件及其管理系统是药品质量保证系统最基本的要素之一，而文件则是指涉及药品生产与质量管理的所有标准、实施以及自检等的记录。这里的标准可以理解为将GMP条款具体到工厂的各个部门以及系统，由各系统编写的相应的标准管理程序（standard management procedure，SMP）和SOP，包括质量手册、管理规程、操作规程和记录等。一般记录由表9-2所示的多项内容构成。文件的指导思想仍然是“4W”原则，即指针对某项管理行为或操作岗位，需要明确在哪里做？（Where to do）由谁做？（Who to do）该什么时候做？（When to do）做什么内容？（What to do）

表9-2　管理类别与记录

管理类别	英文	缩写	相关记录（REC）
工艺规程	process procedure	PP	已审核
质量标准	quality standard	QS	已审核
机构与人员	institution and personnel	IP	机构与人员记录（REC-IP）
厂房与设施	building and facilities	BF	厂房设施记录（REC-BF）
设备	equipment	DE	设备记录（REC-DE）
物料	materials	MA	物料记录（REC-MA）

续表

管理类别	英文	缩写	相关记录（REC）
卫生	sanitation	ST	卫生记录（REC－ST）
验证	validation	VT	验证记录（REC－VT）
生产管理	production management	PM	生产记录（REC－PM）
质量管理	quality management	QM	质量管理记录（REC－QM）
质量保证	quality assurance	QA	质量保证记录（REC－QA）
质量控制	quality control	QC	质量控制记录（REC－QC）
投诉与不良反应	complain and untoward reaction	CU	投诉与不良反应记录（REC－CU）
产品销售与回收	products and retrieved	PR	销售与回收记录（REC－PR）
自检	self－inspection	SI	自检记录（REC－SI）

涉及过程质量控制和检测的关键环节如下。

质量管理，其职能包括拟定和修订内控标准、操作规程，取样、留样的操作规程，仪器、设备的使用及维护保养的相关规程，试剂的取用及过期处理的相关规程，以及有关质管、质检人员相应责任的规定。质量管理部门负责严格按照GMP拟定质量计划监督管理药品生产，清楚质量保证（quality assurance，QA）及质量控制（quality control，QC）的规范流程。

质量控制（QC）对药品进行质量检验，对不合格产品加以控制与处理。QC能够完成对原辅料、包材、中间体、成品等物质的全面质量检验。经过请验、取样、检验、留样等过程，最终得到相关检验报告。对药品质量检验及处置的结果，QC人员应主动反馈给有关部门，并提供查询、汇总、分析和计算功能的相关记录。

质量保证（QA）指建立并维护药品质量管理体系，由体系或供应商质量工程师、技术人员和计量器具的管理和校验等方面的人员组成。QA应严格对供应商进行认证及考核，并对认证过程中的所有信息进行记录。只有通过认证的供应商，药企才可与其发生购销来往。供应商的档案中应记载其地址、电话、联系人、认证状况、资质证照、供应原辅料种类等。此外，QA对生产设备、检验设备要定时进行维护保养和验证，并进行相关记录。

此外，GMP文件管理也是一个非常重要的环节。一般由专门的GMP部门或者办公室负责，也可由质量部设专人管理团队，负责日常运行。后者能够对GMP文件进行动态分类管理，具有保管、查询和修正等职能，并能够根据具体工作职能设置严格的管理权限，以确保文件安全不外泄。其还要保证GMP可根据关键词进行检索，准确显现现行文件列表，能够提供便利快捷的查询方法。GMP应准确记载文件代码、版别号、修正日期、修正人、批准人及批准日期等重要信息，并可随时对这些信息进行查证，以保证文件的时效性。应根据GMP要求保存生产和质量检验过程中的全部原始记录，以利于数据的追溯与查询，同时及时完成包含批生产记录在内的电子化数据处理，形成相关数据库。

GMP文件系统一般由主干管理系统和众多管理子系统构成。以固体制剂生产管理为例，通常可以达到1300～1800个文件。管理子系统可以完成采购、物料、质量控制等方面的功能，如采购管理、物料管理、生产管理、公用系统管理、成品管理、销售管理、质量管理、验证管理和GMP资源管理等。

目前，评价一个药品生产企业的整个体系，国内仍将GMP作为标准，并提出了动态GMP（current GMP，cGMP）。在cGMP中，质量的概念更是贯穿整个生产过程中的一种行为规范。一个质量检验完全合格的药品未必是符合cGMP要求的，因为生产过程存在出现偏差的可能。“细节”和“过程的真实性”应该是在执行cGMP最难的两个方面。因此，在cGMP中，更应注重制造过程的真实性，以及认证后的重现性。

第四节 生产计划考虑的原材料因素与GAP

制订生产计划对于药品生产是十分重要的，因为这不仅涉及供应时间周期和药品成本等方面，而且关系到药品的质量及其控制与保证。

生产计划考虑的因素包括年度和季度市场营销计划及其完成情况、促销活动、结算方式、特殊经销商合同、流动资金、质量稳定性（或事故）、成本变动、价格波动、安全库存、生产与检验周期以及运输等。在日常经营中，原辅料、营销计划和安全库存这三个要素影响较大。其中又以原辅料最为重要。化药的原料已经讨论了不少，例如原料中的立体异构、结晶水和多晶型等问题，都会严重影响成品的质量。中成药的生产，使对于原材料的质量控制变得更为复杂，解决其中的问题可能还需要更长的时间。

由于中药材的品种、产地、采收季节、储存以及加工方式等的不同，使得药材中的有效成分（尽管很多尚不明确）可能存在差异，这使得药效或药用价值也会有所不同。长期以来，中药材中同名异物、同物异名的现象广泛存在，受区域的限制，拟定的质量标准也不太统一。药理药效研究数据缺乏，以及相关检测手段和方法不完善，使中药材质量的控制多为常规性检查，缺乏先进性和独占性，很难做到定量测定。此外，过去一直沿用农作物集贸市场划分等级的中药材，其价格和活性成分都有较大的差别，这就增加了保障原材料质量的复杂性。因此，在中成药生产计划与过程中，原材料就是需要考虑的第一个要素。如果生产企业未能对此予以重视，有意或无意地选择了伪品或劣品，会使成药的质量降低，最终药物安全性和有效性也就得不到保证。中药饮片也是同样的。饮片既是医院或诊所调配汤剂时的处方用药，也是很多中成药的投料用药，尽管有不少中成药的投料要求直接采用原生药材。按照传统使用经验，中药饮片的炮制方法是长期用药实践中积累下来的经验，是保证药材归经、药性、发挥药效与减毒防毒的独特工艺与手段，也是重要的生产前处理过程。因此，药材炮制必须按照《中药炮制规范》进行，否则不仅会严重影响中成药原料的质量，而且可能埋下毒性的隐患。这些工艺中有简单的药材的拣、洗、切、烘工序，也有传统炮制方法，如蒸、煮、煅等，以及水飞、制霜等特殊要求的制法。比如生脉注射剂和参麦注射剂等产品，其中所用主药材红参就是人参的熟用品，是将人参原药材经过清洗、分拣、蒸制、晾晒与烘干等炮制工艺得到的。显然，如果在这样的生产过程中缺乏质量控制与监管，则会影响中成药的有效性和安全性。当然，缺乏先进完善的鉴定和检验技术也是条件限制之一。在内部抽验中，存在很多的技术障碍，如检验设备仪器的问题，限制了检验的水平。在药材检验标准中，待检的化学成分可能并不是该中药的治疗成分，缺乏专属性的成分标准，使得某些检验以及指标缺乏特异性及准确性，很难保证原材料的质量。因此，要规范中成药的生产过程，切实保证中成药的质量，从源头上推进实施中药材生产质量管理规范。GAP（Good Agricultural Practices ）即良好农业规范，但行业内是指《中药材生产质量管理规范》。实施 GAP 是解决原料药质量问题的最重要的途径之一。GAP 对中药材的种属、产地、种植、采收、储存和加工等系列过程进行了规范化、标准化管理，以确保中药材的质量可控性，是中药材以及饮片生产的一种指导性原则。这与中药注射剂中原材料的“五定”原则，即定种属、定产地、定施肥、定采收和定炮制工艺的精神是一样的，即保证药材质量的稳定性和重现性。因此，全面推进和实施 GAP，发展绿色、高质量中药材原料，是保证成药质量的关键环节。

中药的相关品种种属的问题值得注意。例如，《中国药典》收载的金银花是山银花而不是其他如川银花等。平常说的金银花是植物忍冬的花，其药用部位主要集中在花蕾，特别是尚未绽放的花蕾，传统认为其药效会更高。由于此花绽放时呈现出先白后黄的颜色特点，故被称为金银花。这种民间俗称“金银花”的植物国内约有 18 种，均属于忍冬科忍冬属。主要品种有忍冬和灰毡毛忍冬，就是通常说的金银花和山银花。其中忍冬的主要产区有河北巨鹿县（巨银花或冀银花）、山东平邑县（济银花）、河南封丘县等，灰毡毛忍冬主要以湖南（湘银花）、重庆四川（川银花）等地为代表，贵州、湖北、安徽、浙江、广西、江西及云南等地也有分布，产地比忍冬范围更广。现行版《中国药典》直接将忍冬与灰毡毛忍冬分列为金银花与山银花，同时又将木犀草苷（cynaroside）含量作为正品金银花的评判标准，规定木犀草苷含量不得少于 0.05%。而 2005 年以前版本的《中国药典》对金银花中有效成分的检测成分为绿原酸。在全国 10 余种药用金银花中，灰毡毛忍冬的绿原酸含量较高，平均为 6.196%，最高为 12.00%，而忍冬平均为 1.32%，最高为 5.87%。也就是说，按 2005 版《中国药典》规定，金银花中的标志性成分是绿原酸和木犀草苷，而是否含有木犀草苷是区别正品金银花和同科的山银花、忍冬藤的主要化学指标，甚至有人认为，“正是正品金银花与山银花等同科植物在疗效上差异的主要原因”。1977 年到 2000 年的《中国药典》中，山银花和金银花都是合在一起的。虽然最近两版《中国药典》对两者进行了分列，但是对两者在性味与归经、功能与主治、用法与用量中的描述完全相同。

此外，还有某些质量控制方法并没有跟上新的研究成果，也会影响对药材质量的把控。比如，相同产地黄芪的不同用药部位，其黄芪甲苷（astragaloside Ⅳ）含量均为细根（侧根）高于粗根。研究证明，黄芪皮部中的黄芪甲苷含量明显高于其他部位，包括木质部等部位均不如皮部含量高，而细根中的皮部比例自然要比粗根高，但用药规定却有根茎粗细的要求，也就是说，必须采用规定的粗细（横切面直径）。在用药过程中，要严格遵循《中国药典》，选取规定的药用部位。

第五节　药品的质量标准与参数

任何一种产品或者商品，都有其质量相关的规范性说明，也就是该产品的质量标准，药品自然也不例外。药品的质量标准就是为了保证药品质量及其一致性，将能够反映该药品质量特性的各项技术参数、指标等，制定相关标准形成技术文件，就是所谓的药品的质量标准。这不仅仅是药品生产企业需要遵守的标准，也是运输、销售、检验和临床应用等所有环节应当遵守的法定依据。

药品质量标准一般可分为法定标准和企业标准两类。法定标准又分为国家标准、局颁标准（国家药监局）或部颁标准和地方标准（各省、自治区、直辖市）。药品生产以《中国药典》为准，未收入《中国药典》的药品以行业标准为准，未收入行业标准的以地方标准为准。法定标准是国家对药品性状、规格及检验方法等的质量要求。《中国药典》分为四部出版：一部收载药材和饮片、植物油脂和提取物、成方制剂和单味制剂；二部收载化学药品、抗生素、生化药品以及放射性药品等；三部收载生物制品；四部收载通则，包括制剂通则、检验方法、指导原则、标准物质和试液试药相关通则、药用辅料等。企业标准主要指试行标准，新药小、中试质量标准等尚未收入法定标准的内控标准。药品质量标准则是为了加强对药品质量的控制及行政管理，保障临床用药安全有效。

药品的质量指标，不仅分为定性和定量两个类别，也包括内在质量与外在质量两个方面。内在质量指标是指相关药品自身的性能指标，如有效性、安全性、可靠性和可重现性等。有效成分的含量测定，其成分大多与该药品的疗效直接相关。但在中药和中成药中，因为其成分复杂，特别是复方制剂，有效成分大多尚在研究之中。外在质量指标是指药品的颜色、包装规格及式样等。对于质量标准中的检验方法的选择，一般要求符合“先进、准确、灵敏、便捷”的原则，还要在考虑方法的适用性，进一步完善工作，以利于提高其检测水平。

中成药与化学药的质量标准差异较大。化学药一般将原料药与制剂分开制定，而中成药可放在一起；化学药的质量标准中一般没有具体的工艺制法，而中成药往往会将制法放入其质量标准中。

质量标准中参数很多，其中熔点（melting point，MP）是化学药的一个常见的质量参数。该参数的测定结果，不仅对该药品具有鉴别意义，而且反映了该药品的含量与纯度。熔点是药物（主要是晶体化合物）的固液两相在一个大气压力下形成平衡时或者产生相变时的温度。也可以理解为一种药物由固体熔化成液体的温度，或熔融同时分解的温度（如分解点温度），或熔化时自初熔至全熔的温度范围。熔点实质上是该药物固、液两相可以共存并处于平衡状态的温度，如果这个相平衡没有破坏，则温度就是一个常数。纯净的晶体有机药物都有固定的熔点，即在一定的压力下，药物固液两态之间的变化是非常敏锐的，大多数情形下采用的都是毛细管 b 型管法，所以有所谓熔程的概念，指药物自初熔至全熔即完全液化时的温度范围称为熔程，纯净物质的熔程温度可不超过 0.5℃～1℃。如果该物质含有杂质，则测定时药物的熔点会下降，熔程变长。该现象也可以用拉乌尔（raoult）稀溶液定律来解释。在一定压力和温度下，稀溶液即高纯度条件下增加溶质的量将导致溶剂蒸汽压的降低，故测定熔点对于鉴定纯净有机药物和定性判断该药物的纯度具有重大意义。例如，阿司匹林纯品的熔点为135℃～136℃，含量仅90%～95%的不纯品的熔点为112℃～129℃。氯霉素的熔点为86℃～88℃，若纯度仅为90%时，则63℃～65℃就开始熔化，最后至82℃～85℃就全部液化。

图9－9中，三相曲线由固－气平衡曲线ST、气－液平行曲线TL和固－液平衡曲线TG所组成，虚线AC是压强为一个大气压的等压线。如上所述，药物的熔点是在一个大气压下固－液平衡时的温度，即图中M点所对应的温度t_2，同时，药物的沸点（boiling point）也是一个大气压下气－液平衡时的温度，即气－液平衡曲线TL上的B点所对应的温度t_3。三条平衡曲线交汇于T点，该T点即为该药物的三相点，其对应温度即为t_1。一般$t_1 \leqslant t_2$，但相差很小。

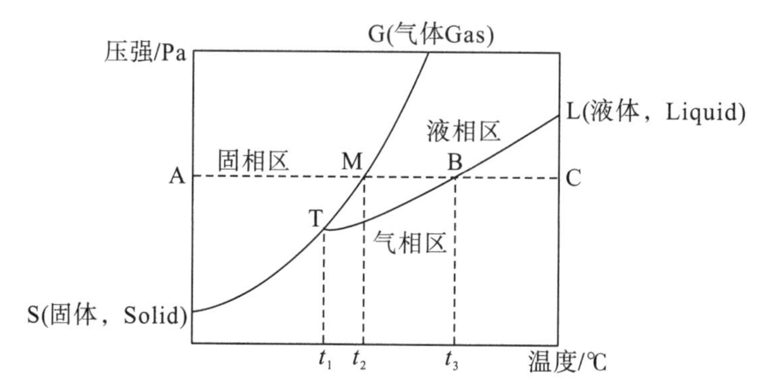

图9－9　晶体药物三相曲线示意图

药物的晶型不同，熔点可能也不相同。例如，抗高血压药物阿折地平（azelnidipine）属于二氢吡啶（DHP）类钙通道阻滞剂（CCB），其有α晶型和β晶型两种，相应熔点分别为120℃～126℃和195℃～198℃。尼莫地平（nimodipine）不同晶型的熔点也是不同的，如晶型H的熔点为124℃～125℃，晶型L的熔点为112℃～114℃。抗疟疾药物磷酸氯喹（chloroquine phosphate）也存在着两种晶型，结晶条件或生产厂家不同，熔点分别为195℃和218℃，混晶的熔点介于两者之间。国外对其高低熔点及混合晶型的熔点都做了规定。《中国药典》对其经差示扫描热量法证实，尚无高熔点的晶型存在，故熔点定为193℃～196℃，这也说明国内产品可能尚无高熔点的晶型。阿折地平、尼莫地平、磷酸氯喹结构如图9－10所示。

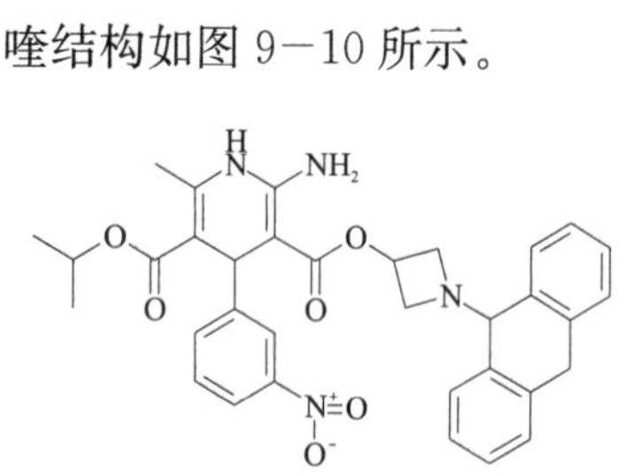

阿折地平 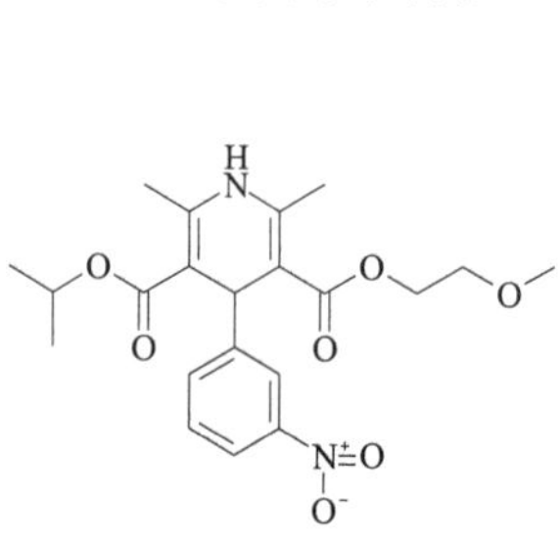　　尼莫地平 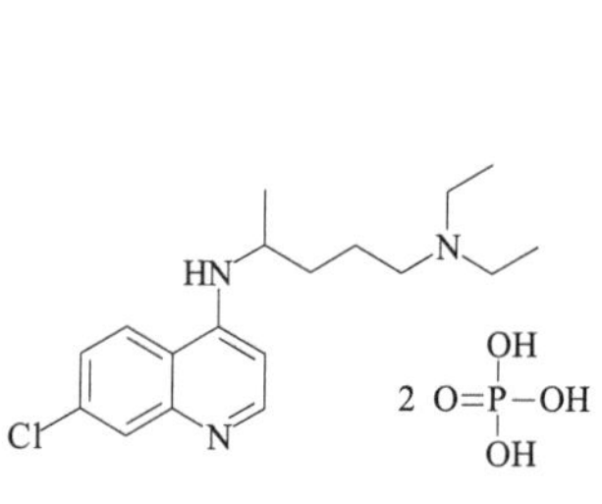　　磷酸氯喹

图9－10　阿折地平、尼莫地平和磷酸氯喹结构图

如盐酸麻黄碱（ephedrine hydrochloride），化学名为（1R,2S）－2－甲氨基－苯丙

烷－1－醇盐酸盐，为白色针状结晶或结晶性粉末，无臭，味苦，熔点为217℃～220℃。其结构中因不含有酚羟基，只有苄羟基，故性质相对较稳定，遇光、空气、热不易被氧化破坏。麻黄碱有2个手性碳原子，应有4个光学异构体，如图9－11所示。一对为赤藓糖型对映异构体［（1R,2S）和（1S,2R）］，称为麻黄碱；另一对为苏阿糖型对映异构体［（1R,2R）和（1S,2S）］，称为伪麻黄碱。4个光学异构体均具有拟肾上腺素作用，但强度不相同。药用的麻黄碱活性最强的为（1R,2S）－（－）赤藓糖型体。（1S,2S）－（＋）苏阿糖型的伪麻黄碱异构体，无直接的拟肾上腺素作用，只有间接作用，不过中枢副作用比较小，故可在有些感冒药的复方中用作鼻充血减轻剂。盐酸伪麻黄碱的熔点为183℃～186℃，对支气管的扩张作用比麻黄碱稍弱，但对心脏及中枢神经系统的副作用明显减少，故也可用于减轻鼻和支气管充血，控制支气管哮喘、过敏性反应等。止血药物氨甲环酸也有构型异构，其反式异构体的空间结构具有较高的对称性，而顺式体对称性较差，两者的熔点差别很大，前者为386℃～392℃，后者为238℃～239℃。其盐酸盐顺式体的熔点为198℃～199℃，反式体的熔点为249℃～250℃。

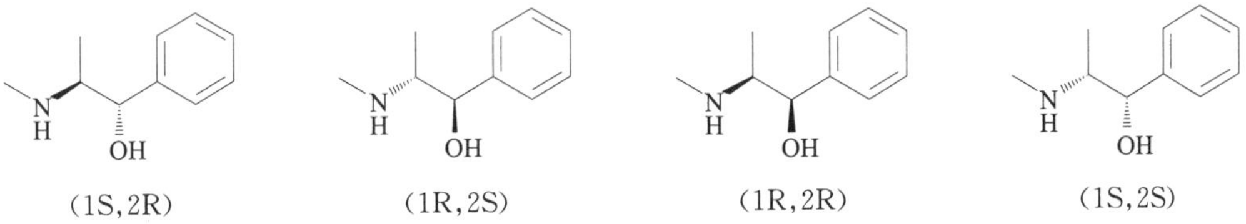

（1S,2R）　　（1R,2S）　　（1R,2R）　　（1S,2S）

图9－11　麻黄碱构型

第六节　药品的商业环节与GSP

药品质量控制与管理应该涵盖药品的整个生命周期，这个周期中的一个重要环节就是药品的商业运营过程。

与市场上一般商品流通的渠道相似，药品的商业过程也分为两个环节：一是批发环节，二是零售环节。前者是指医药公司或药品批发市场，如医药集贸市场，包括中药材集散地等；而后者是指药店、诊所等。当然，由于国内医药业是一个整体，所以药品流通领域的第三个环节，还是属于零售环节，即医院的门诊药房。这样就形成了药品批发环节、药品零售企业和医院门诊药房（包含众多的散落在城镇乡村的社区医院和各类诊所）组成的商业格局，如图9－12所示。据不完全统计，医院门诊药房作为零售环节，可以拥有药品零售市场85％以上的份额。国内药品市场的流通渠道基本上是由生产制造厂家通过批发商再销售给零售商（包括医院药房等临床单位）所构成的，药品流通全过程包含了采购、储运、配送和召回等环节。

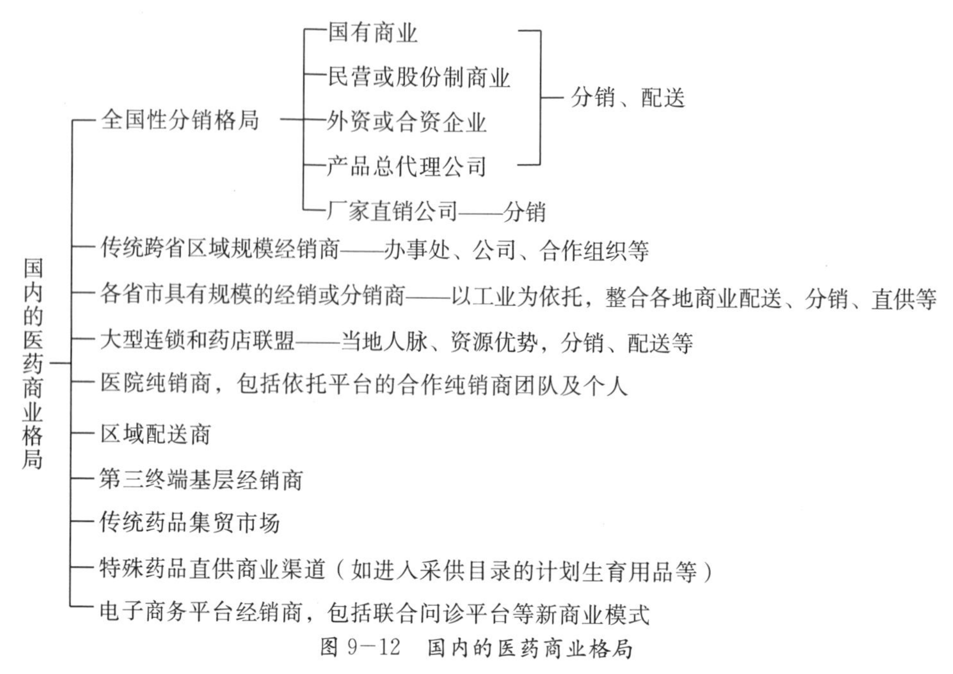

图 9-12 国内的医药商业格局

药品流通过程中的上述各个环节都很重要。比如医药批发商业，既是一个非常重要的市场环节，也是医药产业链中的业务枢纽，其在药品商业体系中起重要作用。药品批发企业作为中转站，为药品生产企业和药品销售企业提供了更为方便的销售与运输的商业链。因此它是药品流通中极为重要的一个环节，为药品流通过程中效率的提高和成本费用的下降发挥了重大作用。由于药品的特殊性对药品的物流配送和供应链管理整个过程都提出了更高的要求，因此需要严格控制各种因素对药品质量的影响，对药品流通中的各个环节进行严密的科学管理。药品商业市场的分类见表 9-3。

表 9-3 药品商业市场的分类

商业终端分类		使用单位	主要诊疗人群	对应主要医疗保障体系
第一终端		城市大医院、二级医院、厂矿医院、部队医院	城镇工作人群、离退休者、城镇非工作居民、农村居民等	城镇职工基本医疗保险
		沿海发达地区等级医院		
第二终端		大型连锁商业药店	OTC、自用药品人群	城镇职工基本医疗保险 城镇居民基本医疗保险
第三终端	一级市场	城市社区医疗机构	城镇非工作居民	城镇居民基本医疗保险
	二级市场	县级医院	城镇工作人群、离退休者、城镇非工作居民、农村居民等	城镇职工基本医疗保险 城镇居民基本医疗保险 新型农村合作医疗
	三级市场	新农村医疗机构（乡镇卫生院、卫生所等）	农村居民	新型农村合作医疗

GSP（good supply practice）即良好供应规范或良好的商品供应规范，在中国称为《药品经营质量管理规范》，这是为药品整个流通领域所制定的“法规”，是针对药品经营企业统一制定的质量管理准则。从制度上控制药品流通环节所有可能发生质量事故的因

素，从而防止药品质量事故的发生。其指导思想与 GMP 相似，要遵从“全面质量控制”(Total Quality Control，TQC) 的理念，在药品的经营、销售和使用等过程中，采取一切措施，杜绝由于各种因素影响药品质量问题，从根本上保证药品的质量。药品经营企业的经营活动包括市场（品种）调研、制订调配（代理）计划、洽谈业务、合同审定与签约、采购、验收、入库、储存养护、包扎或装箱送货以及质量查询与追踪、药品退调货与结算等。这些工作都是紧密相连的，任何一个环节的疏忽都会影响其他环节，也会涉及药品的质量保障与管理。GSP 就是要求商业环节中全员参与质量管理，因为质量管理工作是依靠人来完成的，整个过程中每个环节的工作人员都与质量管理有关，从企业经理到销售代表以及验收仓库保养员等都必须参加质量管理。GSP 规定了每个岗位的职能、任务和权限，企业内的质量职能人员分散在各个部门，因此任何部门的质量管理工作都是不可缺少的。质量管理应是系统、全面地综合管理。这就不仅强调各自岗位工作的重要性，更强调各部门协同发挥作用，才能保证全动态、全循环的质量管理。这种全过程、全企业、全动态和全循环的质量管理观念与措施，就是 GSP 的核心指导思想。药品经营企业严格执行 GSP，做到经营过程中一切活动有制度约束，有专人负责，有标准要求与衡量，并且按规范程序进行，这样才能保证药品在所有商业环节中都能符合质量标准。GSP 的基本商业路径如图 9－13 所示。

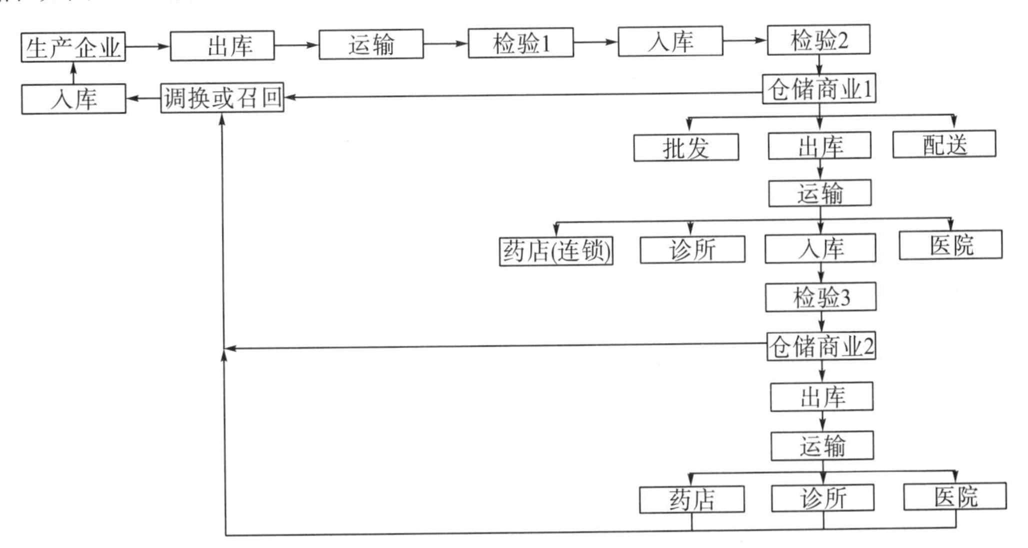

图 9－13　GSP 的基本商业路径

按照 GSP 的管理与认证的要求，GSP 分为硬件管理和软件管理两大部分，它们的核心思想都是围绕着药品的质量控制与管理来展开的。我们先来看看其硬件的要求有哪些，说明 GSP 对药品质量管理及其要求的严格性。

GSP 认证的一般硬件要求如下：

第一是对仓库及环境的要求：①企业必须有与其经营规模相匹配的仓库，其有效面积需达到相关规定的要求，如大型企业不低于 3000 m^2。②库区选址环境要适宜，水电畅通，周边没有污染源。库区地面应平整，无洼地积水和杂草。③仓库各个分区独立完整，如药品储存区（含冷库、阴凉库等）、取样等辅助作业区、办公生活区等均需独立；库房内分布与装修合理，仓库的空间与面积满足药品分类保管和药品储存的要求；安全防火，即库区应有符合规定要求的消防、安全措施；仓库内部有合理的药品功能分区，如划分成待验库（区）、合格品库（区）、发货库（区）、不合格品库（区）、退货库（区）等专用场所，经营中药饮片的还需要划分零货称取专库（区）。

第二是对仓库设施与设备的要求：①须配备保持药品与地面之间一定距离的设备，如垫板、货架等；②具备避光、除湿、通风和排水等设备；③配备有检测与调节温、湿度的设备；④配备防尘、防潮、防霉、防污染以及防虫、防鼠、防鸟等设备与措施；⑤安装符合安全用电要求的照明设备；⑥配备用于拆零及拼箱发货的工作场所以及包装物料等的中转场所和设备；⑦根据所经营药品的储存要求，应有保持不同温度、湿度条件的设施，其中冷库温度应达到 2℃～10℃，阴凉库温度需低于 20℃，常温库温度为 10～30℃，各库房相对湿度要保持在 45％～75％；⑧储存特殊的限管制药品，如麻醉药品、一类精神药品、医疗用毒性药品以及放射性药品等，除了取得专门的行政许可证外，还必须有专用仓库并制订相应的安全保卫措施。

第三是针对药品零售企业营业场所的设施、设备的要求，基本上与批发企业相似。

第四是对药品检验室的设置与要求：①药品经营单位须有与其经营规模、范围相适应的药品质量检验部门，并配备有相应的检验仪器和设备，经营中药材和中药饮片的企业还要求设置中药标本柜。②药品批发和零售连锁企业设置的药品检验室，都应有专门用于仪器分析、化学分析、滴定液标定或普通定性分析（如药材对照鉴定）等的独立的场所，并配备有易燃易爆、有毒等环境下操作的安全设施和温度、湿度调节设备。③药品检验室应能够进行化学测定和仪器分析等，并配备与企业规模和经营品种相适应的仪器设备，如小型企业也要配置万分之一分析天平、酸度仪、电热恒温干燥箱、恒温水浴锅、片剂崩解仪和澄明度检测仪等。经营中药材和饮片的企业，还应配置水分测定仪、紫外荧光灯和显微镜等。中型企业在小型企业的配置基础上，还需要增加自动旋光仪、紫外分光光度计、生化培养箱、高压灭菌锅、高温台、超净工作台和高倍显微镜等。大型企业则在前述配置的基础上，增加片剂溶出度测定仪、真空干燥箱和恒温湿培养箱等。

第五是要求仓库里要有验收养护室：①药品批发与零售连锁企业均应在仓库设置验收养护室；②验收养护室应具备必要的防潮、防尘设备，配备千分之一天平、澄明度检测仪、标准比色液等。企业经营范围中如有中药材、中药饮片的，与中小企业一样，也要求配置水分测定仪、紫外荧光灯和解剖镜或显微镜等相应的仪器设备。

GSP 认证对人员配置及员工培训的要求如下：

首先，企业主要负责人应具有专业技术职称，熟悉国家有关药品管理的法律、法规、规章和所经营药品的专业知识；其次，企业负责人中应有具有药学专业技术职称的人员，如执业药师等，可以负责药品的质量管理工作；第三，企业质量管理机构负责人应坚持原则，有实践经验，具有独立解决经营过程中质量问题的能力。

第十章　药物能引起哪些常见的疾病

第一节　什么是药物引起的疾病

药物能治病也能致病，如果用药不当，则可能诱发或导致机体产生其他疾病，这就是所谓的药源性疾病（drug induced diseases，DIDs）。这也充分体现了药物作用的两重性。

其实，往往说到这个问题，就会让我们联想到前面章节提起过的药物的不良反应（adverse drug reaction，ADR）。下面来看看两者到底有什么异同。

DIDs 是指药物在预防、诊断、治疗或调节生理功能的过程中，发生与使用该药物有关的机体组织和器官功能性或器质性的持续性损害，并引发一系列临床症状和体征的一类疾病。DIDs 与 ADR 的不同之处：①反应程度和持续时间有所不同。ADR 程度上可能轻重不一，持续时间有长有短，而且一般程度较轻或者一过性的不良反应，如恶心、头晕或体位性血压改变等，甚至还有一些随着用药时间延长不良反应逐渐减弱的情形，均不能称为药源性疾病；而 DIDs 反应时间较长，程度较严重。②发生的条件不完全相同。ADR 一般是指合格药品在正常使用剂量和用法条件下所发生的反应，并没有包含那些非正常使用条件下而引发的反应；而 DIDs 概念包含的范围更宽更广，既包括发生不良反应的药物正常使用的情形，也包括由于超量、误服、错用以及其他所有不正常使用等条件下所引发的疾病。③确定性和发生率有所不同。一般 ADR 的确定性要弱一些，受个体差异的影响要相对更大，其发生率也难以确定，不少不良反应可以按照临床试验总结出来的不同发生率进行描述，如“罕见”或“0.1%”等；DIDs 的确定性较强，发生率高，且往往能在一类相同或者相似的药物中呈规律性，比如长期服用他汀类药物所致的肝毒性、肝损害等疾病。总之，DIDs 和 ADR 之间并没有严格意义上的不同，它们的概念范畴有重叠，但又有一定的独立性和区别。比如，药物中毒可引起药源性疾病，过敏性休克也可能引发药源性疾病，但药源性疾病不仅仅是药物中毒或者过敏性休克所引起的。药源性疾病还可由三致作用、继发反应等诱发和产生。广义上 DIDs 还是涵盖了 ADR 多一些，这是由于 DIDs 引发的病症更严重、更普遍而备受临床重视。因此，药源性疾病就是由药物引起或者诱发的疾病。

第二节 引起药源性疾病的主要因素

一、药物的因素

没有药物，没有药物治疗，临床上就不会有DIDs发生。

第一，直接与药物的药理作用有关的因素。药物在正常治疗过程中出现的不良反应、药物过量或者蓄积、毒性反应、过敏反应、继发反应、后遗效应、致癌、致畸和致突变作用等，均可能引起药源性疾病。

临床上最初认识药源性疾病就是从药物的不良反应开始的，特别是对其的危害性，是经过了漫长的实践和经验教训的历史过程。19世纪成立专门委员会来调查氯仿麻醉所致猝死的原因，并最终才弄清楚这可能是使用氯仿进行麻醉的同时增强了心肌对儿茶酚胺类递质（catecholamines，CA）的敏感性，造成患者骤发心律不齐而死亡。通常，儿茶酚胺类物质是指肾上腺素（Ad）、去甲肾上腺素（NE）和多巴胺（DA）等。1922年，有报道称用一种含砷药物砷凡钠明（salvarsan，606）治疗梅毒感染时可能造成患者发热和黄疸等胆红素代谢障碍等副作用。20世纪30年代，国外曾用二硝基酚作为减肥药，结果有很多人患了白内障。还有氨基比林引起的白细胞减少症的例子也相当多。1937年，磺胺酏剂事件所致肾功衰竭导致多例死亡。所谓酏（音yǐ，elixir）剂，是指用主药、矫味剂和芳香性辅料配制的含有低浓度乙醇的水醇混合的口服液。后经调查证实酏剂的溶液里含有二甘醇（O—羟乙基乙二醇，diethylene glycol）这个成分，该成分对中枢神经系统有抑制作用，还能明显引起患者肾脏的病理性改变甚至衰竭。据报道，可能当时并不了解这个化合物的毒性情况，错误地使用了二甘醇代替乙醇作为磺胺的溶媒，造成了药源性疾病事件。1941年，因使用己烯雌酚（DES）安胎剂所致子代患癌发病率增高事件。20世纪40年代，青霉素为代表的多种抗生素研制成功并被广泛应用，但同时也出现了过敏性休克、第8对脑神经损害、肝肾损害和骨髓抑制等毒副作用。20世纪50年代末，有报道称，一种降胆固醇药三苯乙醇上市，结果导致上千患者患白内障。20世纪60年代，肾上腺皮质激素开始在临床上广泛应用，也使药源性疾病的内容和范围都进一步扩大。前述的欧洲20世纪60年代暴发的“反应停事件”所致上万例畸形婴儿的灾难，以及使用氯碘喹（氯碘喹啉，氯碘羟喹，vioform）所致亚急性脊髓视神经炎，即“斯蒙（SMON）事件”。减肥药芬特明、氟苯丙胺在1996年达到使用高峰，但随后临床发现因服用此类药品发生心脏瓣膜变形和反胃以及对心脏瓣膜产生损害，之后氟苯丙胺及其右旋体被正式取缔。苯丙醇胺（phenylpropanolamine，PPA）所致女性颅内出血，即出血性脑中风，以致后来临床发文禁用PPA。以上这些严重的“药源性危害”事件引起了业界的震惊，警戒我们必须对药源性疾病的严重性有清醒的认识。有人认为这与化学药或生物药使用率的增加有关系。药源性疾病的发生、发展与化学药物和生物制药产品的日益增多确有关系，但是这并不意味着植物药、中药或者中成药就没有DIDs。近年来，对中药的DIDs调查和研究，也频见报道。因此，不论是化药还是中成药，随着临床应用的药物更加广泛，加上大剂量用药、长期用药、多药联合治疗的情况愈来愈多；新药品种的增多、新型中药制剂的涌现、非处方药物（OTC）的销量增长等，药源性疾病发生率逐年增多，这引起了全社会越来越多的关注。今后药物不良反应引发的药源性疾病发病率会有更加明显的上升趋势。

第二，药物之间相互作用的结果。包括①药物配伍引起成分改变。比如不同药物的混合使用，两种或两种以上的注射剂或者输液混合时，都有可能发生某些物理或化学反应而产生新的有害物质或者沉淀。即便有时沉淀不明显，悬浮在注射剂中，甚至肉眼看不见，也可导致很严重的ADR。注射剂混合使用或相互配伍的情况是经常发生的，如果不加以重视，发生不良反应就是必然的。如常用的氢化可的松注射液用50%乙醇做溶剂，当与其他注射剂混合时，由于乙醇浓度被稀释，脂溶性强的氢化可的松可因溶解度改变而析出，产生不易察觉的沉淀，引起不良反应，所以临床最常见的就是注射或输液的配伍禁忌。②药物药动学性质上的相互作用。这种情形也很常见，影响吸收（即影响胃排空）等；影响代谢（即诱导或抑制肝药酶），导致对另一种药物的影响；影响排泄，比如竞争肾小管排泄作用；影响分布，即竞争代谢酶或血浆蛋白结合的相互作用。如辛伐他汀、阿托伐他汀等与阿奇霉素、大环内酯类等CYP3A4抑制剂合用，可能导致他汀类血浆浓度上升，引起急性重型肝炎。再如氟西汀与血浆蛋白结合力强，可置换已经与血浆蛋白结合的华法林或洋地黄毒苷等药物，能导致游离华法令或洋地黄毒苷血浆浓度增高，并超出安全范围，引起药源性疾病。③药效学的相互作用。改变组织或受体的敏感性，如排钾利尿药可使心脏对强心苷类药物敏感性增强，即敏感化作用，合用时容易出现心律失常。对受体以外部位的非选择性影响，如麻醉性镇痛药、乙醇、抗组胺等可以增强催眠药的作用，而利尿药、中枢神经抑制药和普萘洛尔等药物能增强降压药的药效。

第三，药物稳定性、剂型或者给药途径的原因。包括：①药品赋形剂、溶剂、稳定剂或着色剂等原因。比如，胶囊中的色素通常可引起固定性药疹。2012年“毒胶囊事件”所致重金属铬含量超标。2006年国内发生的“亮菌甲素事件”，就是用二甘醇代替丙二醇造成的。②药物副产物、分解产物所致的药源性疾病。比如，阿司匹林中常见副产物，由工艺过程带入的乙酰水杨酸和乙酰水杨酸酐等杂质可能引起哮喘、慢性荨麻疹等药源性疾病，据报道其发生率约为4%。阿司匹林的相关制剂标准中，游离水杨酸的限度为小于0.05%，但由于外包、运输、储藏等原因，游离水杨酸的含量有时可接近1%，使用这种分解产物含量较高的阿司匹林，可能会引起药源性腹痛。还有散瞳药和缩瞳药阿托品、毛果芸香碱等，常会引起慢性滤泡性结膜炎，其主要原因是在配制眼药过程中pH值的改变影响了药物的稳定性，部分分解产物可以直接刺激组织，并引发慢性结膜炎。③污染物、异物所致的药源性疾病。这类污染物主要源于生化制品及生物制品类药物，如血液制品引起的艾滋病、乙型肝炎、丙型肝炎等。输液中颗粒、微颗粒及棉絮微粒引起的药源性疾病，主要有肺部异物肉芽肿、静脉炎以及其他微循环障碍所致的疾病。

二、患者的因素

首先是年龄因素。婴幼儿由于肝、肾功能较差，体内药物代谢酶活性不足，肾的滤过及分泌功能又较弱，自然影响药物的代谢消除，加上其血浆蛋白结合药物的能力较低，其血浆游离药物浓度较高，故容易发生药源性疾病。老年患者容易发生药源性疾病也是由于肝、肾功能降低导致药物的代谢清除率降低，使药物的血浆半衰期延长。如常用的普萘洛尔，因老年患者肝功能减退和血浆蛋白含量降低，药物浓度较高而诱发头痛、眩晕、低血压等不良反应。

性别也是一个重要的因素。女性的生理因素与男性不同，妇女在月经期或妊娠期，对很多刺激性强的药物都比较敏感，有引发月经过多、流产或早产的危险，药物的吸收、代谢等过程也会受月经的影响。这些内容在前面章节中已有所提及。

遗传因素也会影响 DIDs 的发生率。常见的肝代谢酶 N－乙酰转移酶，个体间差异很大，对同一药物的乙酰化能力与速度不完全相同，分为快型与慢型。快型患者的血药浓度偏低，慢型患者的血药浓度较高。例如肼屈嗪，慢型患者血药浓度一般较快型患者高出两倍以上。异烟肼也类似，慢型乙酰化者服用后，其半衰期为快型乙酰化者的 2～4 倍，血药浓度更是高达 5 倍以上。有报道称，慢乙酰化型在黄种人中约占 20％～25％，在白人及黑人中约占 50％～60％。苯妥英钠由羟化酶代谢，在羟化酶正常人群中的半衰期为 30～40 h。正常人的日剂量为 600 mg，而羟化酶缺乏者 300 mg/d 就可能引起明显的神经毒性。胆碱酯酶有遗传性缺陷的患者，在用去极化型神经肌肉阻断剂琥珀胆碱时，如果不能及时分解琥珀胆碱，用药后机体积蓄量增加，可产生长时间的肌肉松弛，可致呼吸肌麻痹，引发呼吸暂停，甚至可达数小时。

患者已有病患，即基础疾病的因素也很重要。疾病既可以改变药物的药效，也能影响药物在机体体内的过程。慢性肝病、肾病患者，由于药物的代谢和清除率降低，血药浓度相对增高，半衰期相应延长，容易引发药源性疾病。肾病患者由于清除减慢，服用硫糖铝及其他含铝、镁制剂后，血药浓度升高，可引起铝中毒、高镁血症等症状。肝病患者由于肝功能减退，可使主要通过肝脏代谢的药物血药浓度升高，引起药源性疾病。例如，肝硬化患者使用利多卡因等局麻药，对肝脏本身损害较小，但由于肝酶已受损严重，可引起严重中枢神经系统疾病。

患者的过敏体质及其反应的因素也需要考虑。过敏体质患者即便使用常规剂量或极小量的药品，也会出现剧烈的免疫反应，使细胞释放组胺、5－羟色胺、白细胞三烯和缓激肽等介质，导致一系列症状如支气管哮喘、心血管系统、过敏性皮肤病及胃肠道的过敏反应。

患者的不良生活方式也是因素之一。如前面章节所述，饮酒可加快某些药物的代谢转化速率，使其疗效降低。少量饮酒也可使消化道、血管扩张，增加药物的吸收，导致不良反应。据报道，口服避孕药或绝经期后激素替代疗法所致的心肌梗死，在吸烟的妇女中发病率较高。

三、药物的使用

之前所述的药物的相互作用，已涉及这方面的内容。DIDs 或者药物性损害很可能与药物使用不当有关，包括不当的联合用药或者具体操作中的配伍使用等。此外，用药剂量过大、滥用、错用、疗程过长、滴注速度过快、用药途径错误、重复用药、忽视用药注意事项以及禁忌证等，都可能诱发药源性疾病。例如，磺胺类药物与氯化铵合用，会加重患者泌尿系统的毒性。这是由于磺胺药物本身具有肾脏毒性作用，容易在肾小管内析出结晶，损伤肾小管并引起结晶尿、蛋白尿和血尿等，严重时甚至会导致尿少或者尿毒症等后果，故需要大量饮水和加用小苏打，以稀释或碱化尿液，以利于药物排泄，减少副作用，但氯化铵为强酸弱碱盐，会酸化尿液，反而增加磺胺的毒性，加重患者的病情。再如，庆大霉素的神经肌肉阻滞作用与其血药浓度有关，因此《中国药典》规定该药用于肌内注射或静脉滴注，不宜静脉注射，也不宜皮下注射。如果直接静脉注射，大剂量药物快速进入体内，容易引起呼吸抑制。

此外，药物引起的食管疾病最近也引起了重视。如食管运动障碍、运动不协调、痉挛等，这可能是阿片类、抗胆碱类等多种药物引起了食管下端括约肌张力大小的改变并影响了正常的食管运动。如硝苯地平可减少食管收缩频率，使食管运动迟缓并引起胃食管反流病的发生。治疗量或过量的普萘洛尔偶尔也会引起食管痉挛。这些食管疾病的致病机理既与食管的生理结构有关；也与食管本身异常有关，如肿物外压、食管裂孔疝、胃食管反流和食管运动异常等，都可导致药物在食管滞留。当然，还涉及药物的理化性质，比如阿司匹林、四环素类抗生素、维生素 C 和铁剂等溶解出来的酸性物质，可以在局部腐蚀食管黏膜，产生糜烂或溃疡。氯化钾、非甾体类抗炎药、糖皮质激素等药物也能引起食管溃疡。霉菌性食管炎也涉及不良的用药反应，例如长期使用激素、抗生素、免疫抑制剂及抗肿瘤药物后，引起机体抵抗力下降，并发食管念珠菌感染等。当然，不良的用药习惯也是原因之一，如因为服药时饮水不足或干吞药片所致。用少量饮料服药，或临睡前服药，或因有胶质高分子材料包膜衣等，药物容易黏附于食管壁黏膜上，增加了药物与黏膜的接触时间，产生局部药物浓度过高，损伤了食管黏膜。糖尿病、食管疝、神经病变等可能影响食管运动，使药物易在食管中滞留。此外，药物的间接损伤也是原因之一，如磺胺类药物可引起皮肤和黏膜的病变，有时也可累及食管。总之，这类因药物而引发的食道黏膜损伤统称为药物性食道炎（drug－induced esophagitis）。

第三节　有哪些常见的药源性疾病

按照生理系统分类，主要有胃肠道、肝脏、肾脏、血液系统、神经系统和循环系统等药源性疾病。其中，药源性肝脏疾病是最主要的药源性疾病，它不仅是临床上常见多发的药源性疾病，而且已成为当前国内外药品审批注册失败、提高警示以及最终撤市的主要原因之一。据报道，它也是欧美国家急性肝衰竭（ALF）的主要原因，而且具有突发性特点。住院患者约 1%可发生药物性肝损伤，实际发生率至少为报道的 15 倍以上。药源性肝损害分为急性和慢性两类，多有一定的潜伏期，用药 2～3 周内发病者占 50%～70%，临床表现与病毒性肝炎区别不大。药源性肾损害主要表现为肾毒性反应及过敏反应。临床发现除了与疗程和总药量密切相关外，年龄偏高、血容量减少、代谢性中毒以及低血钾等均为危险因素。药源性高血压一般有两种类型：一类药源性高血压通常突发起病，发作时除了出现血压升高外，还伴有头痛、震颤和心绞痛等表现，症状一般持续数分钟至数小时；另一类药源性高血压为逐渐起病，发作时除了血压升高外，还伴有脑、心和肾脏等器官严重损害，严重时并发脑卒中、心肌梗死和急性左心衰竭等，症状一般持续数小时至数天。常见引起药源性高血压的药物主要有高钠盐类药物、避孕药、皮质激素、非甾体类抗炎药、抗肿瘤药以及抗抑郁药等，见表10－1。

表10－1　部分常见药源性疾病类型

类型	特　点	举　例
中毒	抑制细胞生长，有严重的细胞毒作用	抗肿瘤药物表皮生长因子受体酪氨酸激酶抑制剂引起严重皮肤毒性反应；替尼泊苷灼伤性刺激；长春新碱所致组织坏死；分子靶向单抗类药物所致过敏反应
炎症	引起的各种炎症	磺胺类药、青霉素、链霉素等易引起皮肤黏膜炎症；抗肿瘤药和肾上腺皮质激素类药物等可引起肺部继发性炎症
影响发育型	导致胚胎损害或导致发育不全	婴幼儿服用四环素引起牙齿釉质发育不全；“反应停”事件
突变和癌变	引起生物体细胞遗传信息发生突然改变或诱发肿瘤	乙双吗啉治疗牛皮癣引起的白血病；雄激素类药物长期或大量地使用易诱发肝癌
增生或萎缩	导致发育不正常	苯妥英钠引起的牙龈增生；糖皮质激素引起的注射部位皮肤萎缩
心血管功能失常	引发心律失常，引起心脏功能抑制、诱发心肌病和心肌缺血，引起高血压等	利血平大剂量注射可引发低血压及休克，诱发心力衰竭或使心衰加重；三环类抗抑郁药应用治疗剂量即可使原有心力衰竭加重；洋地黄类引起心律失常；利多卡因诱心功能抑制；硝苯地平引起心肌缺血；地塞米松、美洛昔康引发高血压；抗癌药紫杉醇等可造成继发性高血压；米托蒽醌所致明显心脏毒性
神经系统疾病	在不同程度上干扰或影响神经元、神经胶质、神经纤维、神经终极和肌肉的功能，引发包括锥体外系反应、癫痫发作在内的疾病	氯丙嗪、左旋多巴、氟哌啶醇引发锥体外系反应；哌甲酯、可卡因、氯喹等诱发癫痫；水杨酸类、依他尼酸可引起听神经障碍
呼吸系统疾病	引发哮喘、肺血栓以及肺纤维化等疾病	雌激素、曲吡那敏（去敏灵）、西咪替丁可引起肺血栓，抗肿瘤药和肾上腺皮质激素类药物可引起肺部继发性炎症；博来霉素可致纤维化、非特异性间质性肺炎
消化系统疾病	发病率占所有药源性疾病的20%～40%，多见于恶心呕吐、消化道溃疡及出血，以及肠蠕动减缓甚至肠麻痹等	抗生素、麻醉药、洋地黄类药、抗肿瘤药导致恶心、呕吐发生率最高，大剂量顺铂几乎达100%；非甾体抗炎药、吡喹酮等致消化道溃疡及出血
内分泌功能障碍	激素分泌异常，如血糖升高或低血糖症	利尿药如噻嗪类、氯噻铜、呋塞米、依他尼酸等，能抑制胰岛素的分泌，影响糖的利用，导致高血糖症；阿司匹林可加强降血糖药物的作用，引发低血糖
血液病	再生障碍性贫血、粒细胞减少症、溶血性贫血及血小板减少症	氯霉素引起的再生障碍性贫血；磺胺类药等可致药源性溶血性贫血；异烟肼类引发粒细胞减少症

续表

类型	特　点	举　例
泌尿系统损害	肾损害多见、常见	抗癌药物如顺铂（DDP）可致严重损害；阿昔洛韦、去甲肾上腺素可致肾衰竭；布洛芬、利福平和吲哚美辛可导致肾损伤
药物代谢器官的损伤	肝损伤、肝中毒最为常见，其中以转氨酶比较敏感	烷化剂如环磷酰胺、白消安等引起肝损伤、肝硬化；他汀类降脂药如洛伐他汀等具有肝脏毒性；甲地孕酮可引起黄疸等肝损害及其症状

第四节　DIDs 的类型及其诊断方法

临床上已发现的药源性疾病约有数百种，但至今尚无统一的分类标准。常见的 DIDs 分类方法见表 10-2。按病因特点分类，可分成与药物剂量有关的药源性疾病、与药物剂量无关以及用药后期出现的药源性疾病三类，即 A 型、B 型和 C 型药物不良反应。A 型药物不良反应由药物自身和/或其代谢物引起，是由于药物的固有作用增强和持续发展的结果，其特点是具备剂量依赖性，一般可以预测，发生率较高，死亡率较低。B 型药物不良反应与药物固有药理作用无关的异常性反应，主要是与患者的特异体质有关，其特点是与用药剂量无关，一般较难以预测，突发性爆发性强，不适用于常规的药理毒理学筛选，发生率虽然较低，但死亡率高。C 型一般在用药后期出现，有潜伏期，较难预测，重现性差，机理尚在探索中。也有将 A、B 和 C 与其英文词汇联系起来理解，即可增强的（augmented）、特异或奇特的（bizarre）和慢性或持久的（chronic）。

表 10-2　DIDs 的分类及其特点

分类法	类别	次类别	特点	实例
普通分类	按病因特点	A 型反应（量变型）	与药物本身有关，具量效关系，可预测，死亡率较低	吲哚美辛所致患者出血倾向，如血尿、血小板减少等；红霉素等大环内脂类与阿司匹林合用所致耳毒性反应；抗高血压药胍乙啶因体液潴留所致下肢浮肿等
		B 型反应（质变型）	与药物药理作用无关，与患者特异体质有关，无量效关系，较难预测，具突发性特点，死亡率较高	生物制剂引发的过敏或免疫变态反应；多种药物引发的三致反应；四环素类及代谢物损害肾小管，引起范科尼综合征及酸中毒等

续表

<table>
<tr><th>分类法</th><th>类别</th><th>次类别</th><th>特点</th><th>实例</th></tr>
<tr><td rowspan="3"></td><td rowspan="2">按病理结果</td><td>功能性</td><td>降低或增强机体的敏感性，比如神经失调、病情较轻，短时间不导致严重后果</td><td>依那普利所致味觉障碍、干咳以及体位性或直立性低血压；钙离子拮抗剂硝苯地平可放松平滑肌，使膀胱收缩无力，所致尿液滞留并产生溢出性尿失禁；地西泮所致尿失禁等</td></tr>
<tr><td>器质性</td><td>永久性损害，不可逆，器官组织已发生病理改变</td><td>环磷酰胺、氨甲蝶呤等引发再障贫血；阿昔洛韦静滴给药所致急性肾功能损害、继发肾衰竭</td></tr>
<tr><td>按发生的组织器官</td><td>系统分类</td><td>如消化系统、循环系统、血液系统和神经系统等，与药物体内的分布、转运、代谢及排泄等有关</td><td>抗癌药顺铂所致消化道毒性如呕吐、恶心等；氯霉素引发血液系统再生障碍性贫血</td></tr>
<tr><td rowspan="8">按发生机制分类</td><td colspan="2">药效学</td><td>用药剂量与病变组织受损程度以及撤药后改善和恢复程度有关，包括抑制或促进微生物生长的作用机制</td><td>左氧氟沙星所致菌群失调性肠炎、继发真菌感染等</td></tr>
<tr><td colspan="2">理化性质</td><td>口服药物引起的食道、胃肠道黏膜损伤；注射剂外漏等引发的局部肿痛、静脉炎和组织坏死</td><td>去甲肾上腺素静注可能因外漏致组织坏死；羟喜树碱等抗肿瘤生物碱引发静脉炎等</td></tr>
<tr><td colspan="2">停药反跳</td><td>长期或大剂量用药后，突然停药或减量，与给药时程有关系</td><td>苯巴比妥、异戊巴比妥以及可乐定等药物引发停药反跳，如焦虑、平滑肌痉挛、恶心呕吐等；普萘洛尔所致心绞痛心梗发作</td></tr>
<tr><td colspan="2">遗传代谢</td><td>药酶缺乏或变异，如6－磷酸葡萄糖脱氧酶缺乏症等</td><td>磺胺、对氨基水杨酸等引发G－6－PD缺乏症；苯妥英钠引起羟化酶缺乏患者神经毒性</td></tr>
<tr><td colspan="2">免疫应答</td><td>与药理作用无关，与计量大小无关，不容易预测，突发性强</td><td>青霉素类所致过敏性休克；右旋糖酐所引发变态反应等</td></tr>
<tr><td colspan="2">基因损伤</td><td>毒性大，造成患者基因损害，致细胞分化异常</td><td>己烯雌酚、非那西丁可致癌变；氨甲蝶呤可致婴儿先天畸形等</td></tr>
<tr><td colspan="2">给药途径</td><td>静脉注射引发微粒所致血栓；包埋植入途径引起周围组织炎症或纤维化病症</td><td>地塞米松植入剂引发眼局部刺激与血压升高；依托孕烯植入剂致局部瘀伤，植入部位纤维化或溃疡</td></tr>
<tr><td colspan="2"></td><td></td><td></td></tr>
<tr><td rowspan="4">病理改变</td><td colspan="2">致毒型</td><td>抑制细胞正常生长，使细胞严重中毒，包括活性酶的中毒、胚胎损害等</td><td>酪氨酸激酶抑制剂，如伊马替尼等所致皮肤毒性</td></tr>
<tr><td colspan="2">致炎型</td><td>多见药物性各类皮炎</td><td>肾上腺皮质激素所致肺部炎症</td></tr>
<tr><td colspan="2">影响发育</td><td>牙齿、骨骼等生长发育不全</td><td>沙利度胺所致胎儿畸形</td></tr>
<tr><td colspan="2">增生与萎缩</td><td>牙龈等组织增生；用药部位萎缩性改变</td><td>喹诺酮类药物影响四肢骨的生长</td></tr>
</table>

续表

分类法	类别	次类别	特点	实例
	血管病变		血栓、水肿和静脉炎等	阿霉素类对心肌和微血管产生毒性作用
	浸润与坏死		多见皮炎，表皮有细胞坏死即浸润	解热镇痛类可引起猩红热样或麻疹样红斑、剥脱性皮炎等
	致癌变		引发赘生、肿瘤或癌变	含砷制剂引发基底细胞癌；乙双吗啉引发白血病；氯霉素、5−Fu 等的骨髓抑制作用
发病速率	急性 DIDs		立即发生，多见肠胃道、循环、呼吸及神经系统功能损害	硝硫氰胺致急性肝损伤；阿托品致急性心肌梗死
	慢性 DIDs		因体内蓄积，逐渐发生，多见肝、肾功能的损害	可卡因所引起的慢性中毒；两性霉素 B 引起肾损害；异烟肼引发肝脏毒性与损害；氟桂利嗪可能引发的药物性帕金森综合征（DIP）
	C 型反应		长期用药后产生，有潜伏期，但无明确的时间关系，可突发，较难预测，重现性差	妊娠期妇女服用己烯雌酚所致子代女婴至青春期后患阴道腺癌；非那西丁引发间质性肾炎；羟氯喹可引起视觉毒性；乙胺嘧啶引发视神经炎等

在使用药物时，不良反应是不可避免的，所以只能以预防为主，最大限度地降低其发生率。不良反应一旦发生就要准确诊断并及时处理，以保证患者的安全。用药时间与发病时间的关系对于药源性疾病的临床诊断有着很重要的意义。患者的发病史、用药史、临床症状表现、病理学检查和生化检验等资料也都是常规诊断 DIDs 的重要依据。一种新药投放市场后，必须注意处于药物监测期的表现，以及用药后的不良反应。因此，掌握如下特点将有助于疾病的早期诊断与治疗。

（1）用药史。明确患者有无用药史，这是明确诊断的关键。患者当时或既往所用的药物很容易查明，精神病患者、老年人、儿童以及文化程度较低的人群，不容易及时查明。还有一些隐形的药物源，如生物制剂中的致敏物质、牛奶中的抗生素（β−内酰胺等）、猪肉中的瘦肉精（平喘药等）、腌制或罐装食品中的部分添加剂及蔬菜、果品上的残余杀虫剂等，化妆品、染发剂、漱口液、牙膏中的药物也不能被忽视。此外，是否用过中药或中成药，土方、偏方等也不能被排除，应仔细询问和排查清楚。

（2）及时停药可终止病症发展。绝大多数药源性疾病在停止给药后，可使相应症状和病情迅速好转，甚至痊愈。所以，一般情况下，应该及时停药，特别是 DIDs 症状较严重时。不过要注意原有基础疾病是否允许立刻停药，如不允许立刻停药，则在选用可以取代的药物之后，再确定停用哪种药物或停止全部所用的药物。

（3）药物与疾病症状是否有明确的相关性。对治疗中的用药时间和发病日程进行记录与对照分析，以便排除药物以外的致病因素，这是诊断药源性疾病的可靠方法。

诊断与预防 DIDs 的措施和方法，可以参考以下步骤：①及时停药；②追溯用药史；③确认用药时间、用药剂量和临床症状之间的联系；④询问有无药物过敏史和家族史；⑤查阅相关文献，特别留意那些未见报道的药物类别，包括上市不久的新药；⑥尽可能排除药物以外的因素；⑦确定可能致病的药物；⑧必要的临床实验室参数检查；⑨配合流行病学调查工作，控制药源性疾病的扩张和蔓延。

第五节　如何避免或减轻药源性疾病的影响

药源性疾病的处理原则，首先是停药，越快越好。对疑似出现的病症可能是由药物所引起而又暂时不能确定为何种药物时，如果病情允许，应该停止使用所有的药物。这样做不但可及时终止药物继续损害机体，而且有助于DIDs诊断。停药后，临床症状显著减轻或缓解表明疾病确为药源性所致，此后再根据病情变更治疗方案。但如果是药物变态反应，则应将致病药物告知患者，使其警惕，以防再度使用，日后就诊时应及时告知医生。

行业监管层面，需要加强药品的监管。贯彻《中华人民共和国药品管理法》，加强药品的监督管理，是预防药源性疾病的法律依据和保障。包括①对药品生产、经营企业和医院制剂实行许可证制度与审批制度；②严格药品标准审定，特别是不良反应、禁忌证等，颁布药品品种的审批权限；③实行ADR（不良反应）分级制度，临床使用的高危药品进行重点监测和再评价，例如注射剂、血液制品等药物；④麻醉药品、精神药品、放射性药品和毒性药品由国家实行特殊管理；⑤加强中药材特别是毒性药材的管理，如含有马兜铃酸或其酰胺的毒性药材；⑥严格执行进出口药品的审批注册办法，包括部分验证性临床试验在内；⑦依法禁止与打击非法虚假广告。

同时，建立、落实和完善药品不良反应监测报告制度。向药品监督管理机构报告药物引起的任何严重或意外变化是预防药源性疾病的必要措施。包括①药政部门要设立不良反应的技术咨询机构，并配套相应验证与分析的设备装置；②各省市医疗部门应加强对药物不良反应的监测指导；③各级临床医院都要建立相应不良反应报告与处置流程，以保证及时逐级上报；④要求医生、药师及护理人员共同参与防治DIDs；⑤药政机构要定期发布通报，发布药物不良反应的新情况和防范措施，以便防止类似药源性疾病的再次发生。

临床上，一方面，要加强临床药学的指导工作，药学与临床工作相结合是预防药源性疾病的重要措施。使医务人员了解药物的药效学与药动力规律，药物的适用剂量及相关的不良反应，并结合患者的具体病情，对其安全性、有效性做出评价，再决定是否适合使用；以患者为对象，综合运用药理学和药剂学知识，结合临床诊治经验，研究给药方案是否合理，特别是要注意配伍禁忌；注意监督患者的用药行为，观察药物疗效和不良反应，以便及时调整治疗方案和处理不良反应；慎重使用新药，包括生物等效性临床试验（BE）在内的新药，试验前须参阅有关资料，并有针对DIDs的相应预案，在试用中密切观察药效及药物毒性，以确保受试者用药的安全；治疗指数较低且常规剂量也容易中毒的药物要进行血药浓度的监测，为及时调整用药剂量与间隔时间提供依据。另一方面，坚持合理用药也是预防药源性疾病的有效措施。在诊断明确的基础上，依据病情和药物适应证，正确选择不同类别的药物；用药前要详细了解患者的既往用药史，有药物过敏史的患者，须禁用该类药物；需要采用皮试等过敏试验的药物，要严格按照程序规定实施；根据患者的个体差异，病理、生理特点及肝、肾功能状态，包括对特殊人群如老人、小儿的用药与不良反应观察；尽量减少联合用药。

运用大众传播媒体及一切可能的宣传平台与场合，普及医药知识，提高全民族的健康意识，宣传预防药源性疾病的重要性及相关措施。倡导崇尚科学，理智对待疾病，有病及时看病。如果自行购药，特别是在OTC终端购买的处方药，要接受医生的指导。不轻信广告宣传，不迷信“祖传名医”“祖传秘方”和“百病皆治”。规范合理用药，不随意改变剂量，也不随意停药或延长用药时间，以尽量避免DIDs。

一旦发现了药源性疾病就必须进行解救。十类临床常见药物中毒或不良反应及其解救见表10－3。

表10－3　十类临床常见药物中毒或不良反应及其解救

药物类别与症状	主要表现	参考解救措施
巴比妥类：苯巴比妥、异戊巴比妥、司可巴比妥、硫喷妥钠等	①轻度中毒时一般呼吸正常或稍慢，重度中毒时呼吸减慢、变浅不规则，或呈潮式呼吸，如并发肺部感染时，则有呼吸困难及发绀，并可引起呼吸衰竭； ②中毒表现以中枢神经系统抑制症状为主，如意识障碍、昏迷、呼吸抑制、血压下降，昏迷逐渐加深；③皮肤发绀、湿冷、脉搏快而微弱，尿量减少或尿闭，血管扩张，通透性增加引发血浆渗出，可致休克	①人工呼吸、给氧等支持治疗；②洗胃、洗肠；③静脉补液；④用利尿剂加速毒物排泄；⑤碱化尿液；⑥必要时给予血液净化处理
苯二氮䓬类：地西泮、硝西泮、氯硝西泮、三唑仑等	①可有嗜睡、眩晕、运动失调、精神异常、尿闭、便秘、乏力、头痛、反应迟钝等症状； ②严重中毒时，可出现昏迷、血压降低、呼吸抑制、心动缓慢和晕厥； ③偶可发生过敏性皮疹、白细胞减少症和中毒性肝炎	①立即催吐、洗胃、硫酸盐导泻，以排除药物；②血压下降时，选用升压药如去甲肾上腺素、间羟胺等；③输液，保持体液平衡并促进药物从肾脏排出；④呼吸抑制时给氧，必要时做人工呼吸，并使用呼吸中枢兴奋药，如尼可刹米等
阿片类：阿片、吗啡、可待因等	①重度中毒：昏迷、针尖样瞳孔和呼吸的极度抑制； ②轻度：头痛、头晕、恶心、肌张力先增强而后弛缓、出汗或有便秘、尿潴留等； ③肌肉抽搐、惊厥、牙关紧闭和角弓反张等	口服中毒：以高锰酸钾溶液洗胃，硫酸盐导泄；注射中毒：在注射部位上方局部冷敷，静滴葡萄糖盐水；重度中毒患者可给予血液透析和血液灌流治疗
三环类：丙咪嗪、阿米替林、多塞平等	①瞳孔散大、视力模糊、心率加快、尿潴留或失禁、肠麻痹、体温升高、肌肉强直、颤动等； ②心血管毒性； ③癫痫发作并且顽固持久，致高热，横纹肌溶解，脑损伤，多器官衰竭而死亡	①催吐、洗胃及导泻；②对症治疗，包括如发生低血压，可使用去甲肾上腺素等药物
吩噻嗪类：氯丙嗪、奋乃静、三氟拉嗪等	①明显的锥体外系症状、静坐不能，急性肌紧张不全，出现意识障碍，中枢性体温过低或过高；②心律失常：心动过速、房室传导阻滞，体位性低血压，乃至低血容量性休克，猝死	①吸氧，保持充分的氧供给；②保温；③洗胃与导泻；④补充血容量，防止低血压，可使用去甲肾上腺素等药物

续表

药物类别与症状	主要表现	参考解救措施
苯丙胺类：安非他明、甲基苯丙胺（冰毒）、二亚甲基双氧代苯丙胺（摇头丸）	精神体力活跃，易兴奋、焦虑、紧张、躁狂、幻觉，继而震颤、意识紊乱、眩晕、心动过速、血压不稳、高热、大汗、昏迷、颅内出血以及循环衰竭致死亡	①口服中毒，未发生惊厥者催吐、洗胃，惊厥者先控制惊厥再行洗胃；②口服氯化铵或给予维生素C酸化尿液促进毒物排出；③极度兴奋和躁狂患者给予氟哌啶醇；④高血压和中枢神经系统兴奋者给予氯丙嗪，显著高血压给予硝普钠等血管扩张剂；⑤可选用地西泮或短效巴比妥类药物控制中枢兴奋及惊厥
克仑特罗（瘦肉精）	轻度中毒见心悸、眼睑部肌肉震颤。重度中毒出现恶心、呕吐，头晕、乏力，四肢骨骼肌震颤，室性早搏，心动过速	①轻度中毒，停止饮食，平卧，多饮水，静卧后可好转，重度中毒，催吐、洗胃、导泻；②监测血钾，适量补钾；③口服或者静脉滴注受体阻断剂，必要时可用6－二磷酸果糖等药物保护心脏
急性乙醇中毒	兴奋，共济失调，身体不稳，神志错乱，语无伦次，沉睡，重度中毒可致心率加快，血压体温双下降，如脑受抑制，可发生呼吸衰竭与循环衰竭，甚至死亡	静脉注射50%葡萄糖注射液100 ml，胰岛素20 U，同时肌内注射维生素B_1、维生素B_6及烟酸各100 mg，以加速乙醇在体内氧化，静脉滴注美他多辛，加速乙醇及其代谢产物乙醛和酮体经尿液排泄
药源性粒细胞减少症：头孢、青霉素、异烟肼、甲亢平等	疲乏、头晕、失眠多梦、低烧、畏寒、心悸，兼有感染者，则高热、恶寒、关节疼痛，严重者有呓语或昏迷	当发展为粒细胞缺乏症时，须按急诊立即进行抢救；首先明确病因，如确因药物引起，应立即停药，同时选用升白药物，如维生素B_4、鲨肝醇、辅酶A、利血生与氨肽素等
药源性血小板减少症：磺胺、利福平、氯丙嗪、呋塞米、地高辛等	皮肤出血点、瘀斑、牙龈渗血、鼻血等，严重时引起并发症，如多系统多个脏器出血，包括呕血、便血与脑出血、贫血以及失血性休克	立即停用可疑药物，当血小板计数低于每毫升2万时，急诊抢救处理，应用糖皮质激素类药物如可的松、甲泼尼龙等，必要时输注浓缩血小板制剂

药物对女性生殖与哺育方面的影响，这也是受关注的问题。主要有三方面影响，即避孕药、胚胎致畸性以及哺乳期药物的影响。

抗生育通常使用的是口服避孕药（oral contraceptives，OC），主要由雌激素与孕激素配比而成。临床上希望这些药物抗生育作用强，毒性小，且对女性特别是育龄妇女影响更小。而相对于其他药物，细胞毒药物则是通过影响卵巢功能和致使无月经而避孕的。

自从1960年第一粒口服避孕药（enovid）在美国上市后，直至今日已近60年。此期间，口服避孕药主要朝着两个方向发展：一是如何使配方中的雌激素剂量降低，因为研究表明雌激素剂量越高，药物的副作用越大，如改变体内凝血机制产生血栓，乳房胀痛以及恶心、呕吐等消化道不良反应。二是提高药物的选择性和靶向性，即设计与开发选择作用更高的孕激素，后者不仅药效好，而且副作用也低。以往孕激素常见的动脉（如硬化）疾病、脂代谢等不良影响，也得到很大的改善。从临床应用角度看，口服避孕药基本上经历了四个时期的品种更迭。第一代是炔诺酮（norethindrone）和甲地孕酮（megestrol），主要缺点是有动脉硬化及心梗风险等；第二代是左炔孕酮（norgestrel）；第三代是孕二烯酮（gestodene）、诺孕酮（norgesterone）以及去氧孕烯（desogestrel）；第四代是短效口服避孕药屈螺酮（drospirenone）。如图10－1所示。

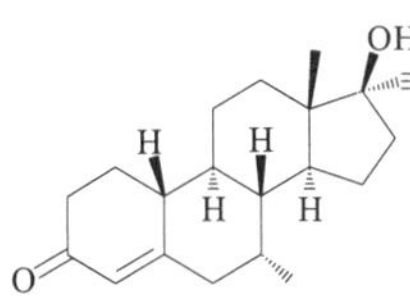

炔诺酮 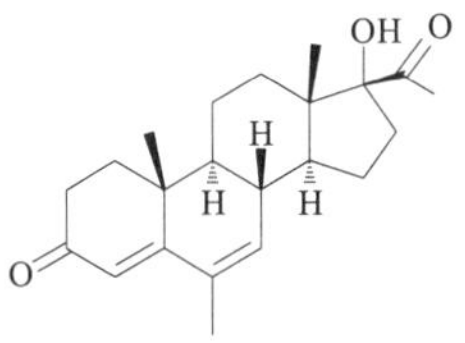　甲地孕酮 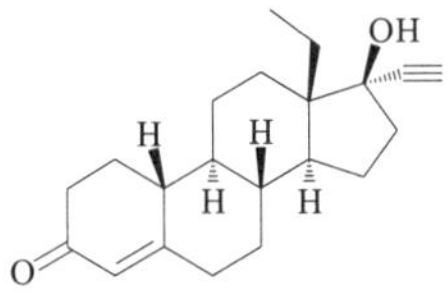　炔诺孕酮 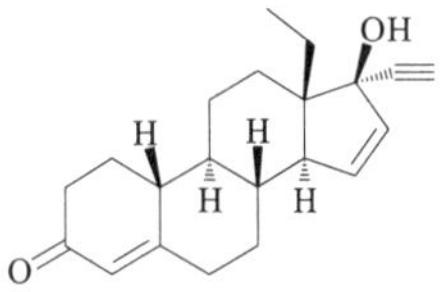　孕二烯酮

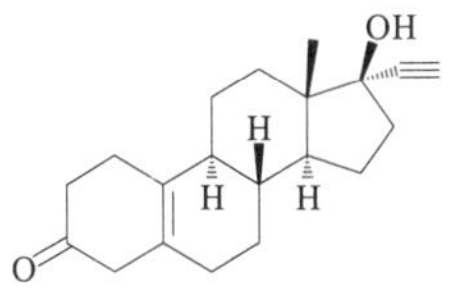

诺孕酮 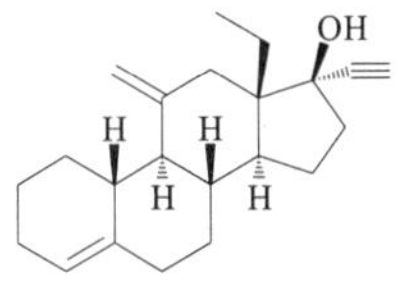　去氧孕烯 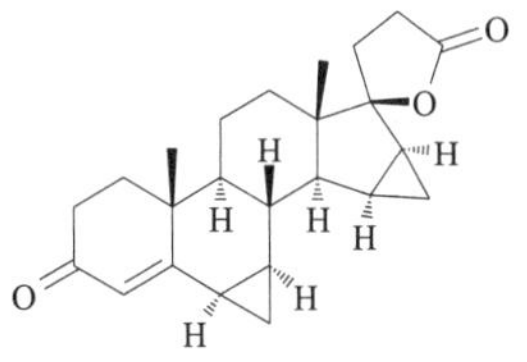　屈螺酮

图 10－1　常见口服避孕药

当前的口服避孕药具有显著的优点。复方中的雌激素单剂量从最初的 150μg 减至 20μg 左右，最低甚至可达 15μg。高效孕激素的选择性越来越高，副作用越来越小，安全性也越来越高。最新一代的短效口服避孕药对女性生育能力和后代的健康发育几乎没有影响。

致畸性是指某些药物可通过胎盘影响胎儿的生长发育，进而造成新生儿畸形的毒性作用。这是每个家庭都非常关心的问题，也是社会关注的大事。致畸的作用机制，首先是药物通过胎盘，穿过细胞膜，进行简单的扩散，而且其扩散能力的大小取决于药物分子的大小、极化程度及脂溶性等性质；其次，药物进入母体后，通过血流，一定量的药物透过血胎屏障到达胎儿体内。前述“反应停事件”恰恰说明了药物是通过母体的血液循环到胎儿机体的。因此在研究新药的过程中，必须研究该药物的致畸性，即使动物实验未出现致畸现象，也不能说明该药对人没有致畸性。

药物的致畸程度与胎儿生长发育阶段有关，胎儿生长的不同阶段对药物的敏感性不同。妊娠早期，特别是怀孕 3～8 周，正是胚胎器官相继分化形成的关键时期，胚胎各系统都尚未完全形成，在这一时期如果使用有致畸毒性的药物，对胚胎的影响作用最大，很容易造成胎儿器官结构的异常和严重缺陷。之后，致畸药物影响胎儿的生长、发育以及器官结构的完整性，特别是大脑的发育。但也有部分药物在妊娠 3 个月内使用没有致畸作用，但在妊娠 3 个月后长期或过量使用易致畸。比如抗高血压药物中常用的血管紧张素转化酶抑制剂普利类和血管紧张素Ⅱ受体拮抗剂沙坦类等，应用后可致羊水减少或畸形。因此，妇女在妊娠期间使用药物要谨慎，尽量咨询医生和专家的意见。妊娠早期部分药物禁用参考见表 10－4。

表 10−4　妊娠早期部分药物禁用参考

药物		毒性表现
明显的致畸原	乙醇或含酒精制剂	干扰胎盘循环，致胎儿缺氧、脑损害、致畸
	雄激素	男性化，多发性先天性缺陷
	雌激素	胎儿发育不良或早死，早产和腭裂等
	卡托普利等 ACEI	致胎儿死亡
	氨甲喋呤	多发性先天缺陷
	秋水仙碱	致畸，染色体断裂
	皮质醇（大剂量）	裂腭
	口服避孕药	女胎男性化，死产早产
	己烯雌酚	子代阴道腺癌
	多粘菌素	神经系统毒性
	四环素	抑制骨生长，牙变黄
	异维 A 酸	多发性出生缺陷
	甲硝唑、替硝唑	透过胎盘屏蔽，可能致畸
	华法林	多发性先天性缺陷
轻度致畸原	氯喹	耳聋
	烟碱	先天缺陷
	喹诺酮类如氟氧沙星	抑制胎儿生长发育，影响软骨发育
	碳酸锂	心血管缺陷
	制酸药	先天缺陷
	苯妥英钠	多发性先天性缺陷
	呋塞米	多发性先天性缺陷
	磺胺类、TMP	核黄疸
	乙胺嘧啶	胎儿耳道、尿道畸形，脑积水

妊娠晚期禁用或控制使用的部分药物见表 10−5。

表 10−5　妊娠晚期禁用或控制使用的部分药物

药物	胎儿或新生儿表现	药物	胎儿或新生儿表现
阿司匹林	核黄疸，出血	哌替啶	呼吸抑制
氨基糖甙抗生素药	第八对神经损害，耳聋	异烟肼	新生儿脑病
抗甲状腺素药	颈肿大，甲状腺功能低下	利血平	心跳慢，低温，鼻血
过量维生素 A	神经毒性、面瘫畸形	利巴韦林	致畸、死胎
维生素 K_3	高红胆素血症、核黄疸	磺胺类药物	核黄疸
氯霉素	周围血管衰竭	四环素	抑制生长，牙变黄
口服抗凝剂	胎儿或胎盘倒置出血，小头胎儿	噻嗪类利尿药	血小板减少
普萘洛尔	胎儿心动过缓、循环障碍	吗啡类镇痛药	胎儿成瘾
口服磺酰脲类降糖药	低血糖		

绝大多数药物经哺乳期母亲吸收后，一般都会分布与储存在乳汁中，并保持一定的浓度，药物都可以通过“血浆−乳汁屏障”转运进入乳汁。有研究认为，转运到乳汁的药物

还可能与其结构及理化、药动性质有关。如分子量低于500、蛋白结合率低以及容易渗入脑组织的药物，更容易进入乳汁并影响婴儿，但不能表明高分子量药物就不能进入乳汁。这样，婴儿就会从吮吸的乳汁中获得药物，而且是持续地摄取，类似于多次给药。但新生儿肝、肾功能均未发育完善，相关酶缺乏或其活性低下，故对药物敏感性很高，很容易产生蓄积性中毒和危害。药物在母体乳汁中的浓度高低、婴儿吸乳量的多少及其排泄药物的能力，决定药物对婴儿健康的影响程度。药品说明书常采用“禁用”“忌用”“禁忌”“不建议”“慎用”“不宜”和“避免”等文字对使用注意事项进行了说明，但哺乳期妇女患病之后，这类特殊人群还是会面临如何正确选药、用药的难题。举例见表10－6，其中“禁用”即禁止，是指已确证使用会产生严重后果的药物，比如氧氟沙星、庆大霉素、秋水仙碱、氟康唑和甲硝唑等。“慎用”是指临床在使用这类药物时必须谨慎，并密切观察患者的反应，服用后若出现不良反应，须立即停止服用，比如罗红霉素、甲地孕酮、卡马西平、奥美拉唑与吗丁啉等。

表10－6　哺乳期妇女部分药物使用参考

用药安全分级 药物类别	禁用	慎用	相对安全	备注
抗生素类	①氨基糖苷类，如链霉素、庆大霉素、卡那霉素；②四环素类，如四环素、土霉素、米诺环素等；③磺胺类；④喹诺酮类，如氧氟沙星、依诺沙星、格帕沙星等；⑤其他，如酮康唑、氟康唑、伊曲康唑、克林霉素、林可霉素等；⑥甲氧苄啶	①大多数头孢类，如头孢丙烯、头孢克洛、头孢呋辛等；②大环内脂类，如罗红霉素、琥乙红霉素、阿奇霉素等；③万古霉素	①青霉素类，如青霉素G钠、青霉素V钾、阿莫西林、氨苄西林等；②阿米卡星；③克霉唑	虽然青霉素类毒性较小，乳汁含量不太高，可排泄，但也要注意婴儿是否为过敏体质
激素类	①口服避孕药，如炔诺酮等；②硫尿嘧啶，丙硫氧嘧啶；③糖皮质激素、泼尼松、氟氢可的松、地塞米松等；④同位素碘；⑤黑升麻；⑥己烯雌酚；⑦去氧肾上腺素	甲地孕酮、甲羟孕酮、丙酸倍氯米松	甲状腺素、左甲状腺素与抗甲状腺素、布地奈德	剂量减少使用
胃肠道用药	①抑酸药，如西咪替丁、雷尼替丁、法莫替丁、兰索拉唑、含铋制剂；②胃动力药，如西沙必利、莫沙必利；③其他，如硫酸镁	奥美拉唑、吗丁啉、阿托品、颠茄、埃索美拉唑	（复方）氢氧化铝、甲氧氯普胺、钡剂、硫糖铝	替丁类对婴儿有肝脏毒性；阿托品引起婴儿散瞳、高热等并抑制泌乳；硫酸镁可致婴儿腹泻、呼吸困难

药品在孕妇及哺乳期妇女中的使用并没有临床对照试验的数据，很多都是依靠临床经

验的总结或药代药动数据推论而得，因此孕妇及哺乳期妇女用药需谨慎。尽量避免使用药物，尽量口服而不注射或输液，尽量不用新药（因为临床经验过少）等，必须用药时，应多参考说明书和医生的建议。

药源性疾病的发生率不断增加，对民众的健康已经带来了很大的危害。很多国家已将药源性疾病与其他主要疾病同等对待，并建立了相应法规和药政管理机构。近年来，国内监督药源性疾病的专业机构、论坛与杂志不断涌现，反映了业界对药源性疾病的重视程度。此外，研究药源性疾病也是临床药学的重要内容之一，对于保证临床的合理用药具有重要的理论指导意义和实践意义。

第十一章　药物没有神话

第一节　没有包治百病的神药

通过前面的学习，我们已经知道了药物的有效性，药物的适应证，以及药物的选择性。由此，我们也就知道了世界上没有包治百病的神药。

由于医药水平的有限，使得现在很多疾病尚无法查清其确切的病因，加上检查诊断方法有限以及从来就没有过“包治百病”的神药。临床上各种各样的疾病，很多情形下，并没有有效的根治办法。面对疾病、生与死，或许只有概率，并没有所谓的定数。德国人康德（Immanuel Kant）认为，所谓“知性（verstand）”，就是介于感性与理性之间的一种认知能力，这或许也是药物与生俱来的一种天然属性。因为药物与疾病一样，都是在相互矛盾、相互作用的过程中不断发展、不断变化形成的产物。人类对自身生命的深刻认识，还有一个持续的很漫长的过程。人体毕竟还是一个类似“黑箱”的生物样本，即使采用同样的方法，给予同样的药物，有的人可以转危为安、安然无恙，有的人则会表现出无效甚至发生意外，虽然这其中有概率在起作用，但已经能够充分揭示出生命的复杂性和医学的风险性。

但现实中，仍有很多的所谓“包治百病”的神药在影响着我们的生活。而事实上，它们不过是普通的药物，或是保健品，或是食品。部分药品、保健品和食品见表 11－1。

表 11－1　部分药品、保健品和食品

品名	主要成分	适应证、用途或功能	可能的作用机制	类别	注意事项
六味地黄丸	熟地黄、酒萸肉、牡丹皮、山药、茯苓、泽泻等	肾阴亏损，头晕耳鸣，腰膝酸软，骨蒸潮热，盗汗遗精	熟地黄滋阴补肾、填精益髓	中成药	高血压、心脏病、肝病、糖尿病、肾病等慢性病严重者慎用
维生素	维生素 A、维生素 C、维生素 E、叶酸等	维生素 A 能抗眼干燥症，维生素 B_1 抗神经炎，维生素 C 抗坏血酸，维生素 K 减少、防出血	参与机体代谢的调节，辅基或辅酶的组成部分	药品或膳食补充剂	过量服用，有明显毒副作用

续表

品名	主要成分	适应证、用途或功能	可能的作用机制	类别	注意事项
冬虫夏草	核苷类（腺苷、尿嘧啶、鸟嘧啶、肌苷）、蛋白质、氨基酸、脂肪酸等	补肺益肾，止血化痰，用于久咳虚喘、劳嗽咯血、阳痿遗精、腰膝酸痛等	滋补用品，具有调节免疫、抗肝肾损伤等作用	中药材	可增加洋地黄毒性作用，增加利尿药及碳酸酐酶抑制剂的利尿作用，阴虚火旺者不宜单独使用
脐带血	干细胞等	潜在的治疗后天因素导致的白血病的作用以及其他疾病的治疗作用	新生儿脐带和胎盘中的血液含有非常丰富的干细胞，可能具有分化出人体的各种细胞，重建人体造血和免疫系统等作用	血液制品	有局限，如不能纠正自身基因缺陷，所以不能用于先天性白血病的治疗
白藜芦醇	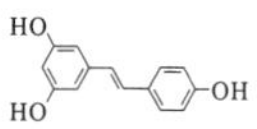 HO HO OH	抗氧化，能增强心肌收缩性，调节血管张力，改善微循环，具有潜在的抗炎、抗肿瘤、抗病毒和神经保护的作用	具有较强抗氧化作用，主要具有抑制环氧合酶（COX−1）的作用	食品添加剂	过量摄入带来副作用，并具有一定的毒性
蜂王浆	氨基酸、粗蛋白、维生素、脂肪酸、固醇、矿物质等	能快速补充能量，恢复或增加食欲，促进消化吸收	补充营养品	蜂制品	可能会导致部分人哮喘发作、变态反应，一般情况下只能起辅助治疗
酵素	具有生物催化功能的高分子物质，如酶等	消炎作用、抗菌作用、净化血液、促进细胞新生等	酶或蛋白质，对机体具有一定调节作用，可以平衡或提高身体免疫力	蛋白质产品	原料和发酵条件的差异都会影响酵素的成分与活性，质量不够稳定
蜂胶/蜂蜜	黄酮类、萜类、蛋白质、氨基酸、微量元素等	用于体虚早衰，降血脂，清渴，外用可治烫伤	具有补中、润燥、止痛和解毒作用，用于脘腹虚痛、肺燥干咳、肠燥便秘等	蜂制品	自然产物，质量不太稳定，少数人存在过敏现象
必理通	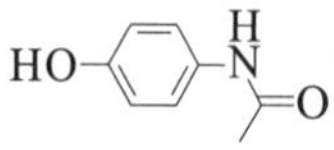 HO H N O	适用于普通感冒或流行性感冒引起的发热，也用于缓解轻至中度疼痛	抑制环氧合酶，选择性抑制下丘脑体温调节中枢前列腺素的合成	药品	其主要在肝脏代谢，大量服用易造成代谢物蓄积，引起细胞损害和肝坏死
玛卡	含玛卡酰胺、玛卡烯、含硫的酯甙、生物碱、维生素、脂肪酸等	能增强人体的免疫力，提高抗疲劳的能力，增强代谢水平	多种成分如生物碱等能调节内分泌	植物类食品	缺乏统一的质量标准

续表

品名	主要成分	适应证、用途或功能	可能的作用机制	类别	注意事项
姜黄素	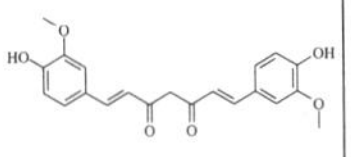	潜在的降血脂、抗肿瘤、抗炎、利胆、抗氧化等作用	主要能降低甘油三酯（TG）、总胆固醇（TC）和低密度脂蛋白胆固醇水平，抑制NF−κB等的表达	食品添加剂	溶解度不高、稳定性差、吸收率低，生物利用度较低
松花粉	氨基酸、维生素、蛋白质、核算、不饱和脂肪酸	用于外伤出血、湿疹、黄水疮、皮肤糜烂、脓水淋漓	可以促进免疫器官的发育，提高机体免疫力，调节血糖，改善胃肠功能，抗疲劳，延缓衰老等	中药材	偶有过敏，胃肠不适等
板蓝根	黄酮、多糖、多酚、生物碱等	清热解毒，凉血，利咽，用于发热咽痛、丹毒等	有抗病毒、抑菌作用，对超氧阴离子、羟离子和羟自由基有良好的清除作用	中药材	诱发动物精子畸形，长期服用有胃肠道反应，如腹痛、腹胀和腹泻等
红茶菌	酵母菌、醋酸菌、木醋杆菌、葡萄糖酸杆菌等	抑菌、抗菌，能清除自由基，缓解便秘、腹泻，美容养颜	酸性物质、抗菌蛋白、醋酸菌茶多酚有抗菌作用，对大肠杆菌、枯草芽孢杆菌和金黄色葡萄球菌有生长抑制作用	饮料	菌种在种类和数量上存在差异，受条件限制，易污染，可能出现过敏反应、肾脏负担，以及失眠、腹泻等

注：部分内容摘自《中国药典》“临床用药须知”。

第二节　药物不会对每个人都有效

前面我们已经讨论过药物的有效性以及影响药物发挥药效的因素，包括个体差异对同一种药物药效的影响，这让我们知道了药物不会对每个人都有效。因此，当我们听见某某药物对谁有效时，应该保持理性，不必着急跟风，或者不加选择地使用同一种药物。有的患者买了口碑好的药，但自身使用效果却不如其他患者那么显著，也不能说这个药物就没有药效。正确的做法是在医生的指导下改换另一种或者另一类药物，甚至更换治疗方法。这种情况在临床上是很常见的。所以，已完成了药理、药代、毒理等实验的新药想要上市，还必须通过Ⅰ期（最低20～30例）、Ⅱ期（最低病例数100例）、Ⅲ期（最低病例数300例）和Ⅳ期（最低病例数2000例）临床试验，用大数据验证其活性成分的安全性、吸收程度、速率和疗效在人体使用时有无统计学上的差异。即便这样的病例数也不能代表全部病患者对药物的反应，临床还需根据具体情况制定个体化的治疗方案，避免发生严重的不良反应。

比如前述的常用抗高血压药三大类别——普利、沙坦和地平类药物，由于每个患者各自病情的不同及其个体差异等原因，常采用其中的一种药物为主进行治疗。某些轻度或一过性的高血压并不需要药物治疗，通过戒烟戒酒、适度运动、改变饮食习惯和调节不良情绪等就能取得一定效果。对于中重度的高血压患者，需要根据其情况选择一种或多种药物进行长期的控制与治疗。降血糖类药物的使用也有类似的情况（见表11－2），不是所有人都对一种降血糖药物呈高敏感度。应根据不同药物及其作用特点，再结合患者的具体情况来选择合适的药物。

表11－2 主要降糖药物的分类（尚未包括列净类药物）

类别	典型药物	商品名（举例）	剂量规格（mg/s）	日给药剂量（mg）	作用机理	常见副作用	备注
磺酰脲类药物（促泌药Ⅰ）	甲苯磺丁脲	甲糖灵	500	500～3000	促胰岛素分泌	易产生低血糖	第一代
	格列本脲	优降糖	2.5	1.25～15			
	格列吡嗪	美吡达	5	5～30			第二代餐前半小时
	格列齐特	达美康	80	80～160			
	格列喹酮	糖适平	30	30～150			
	格列波脲	克糖利	25	25～100			
	格列苯脲	亚莫利	2	1～6			第三代餐前即刻服用
	格列吡嗪（缓释）	瑞易宁	5	5～20			
	格列齐特（缓释）	达美康	30	30～120			
非磺酰脲类（促泌药Ⅱ）	瑞格列奈	诺和龙	1	0.5～4	促胰岛素分泌	血糖不稳定，过敏反应，胃肠道反应，肝胆功能失调	短效促泌药
	那格列奈	唐力	120	120			
二肽基肽酶－4抑制剂（DPP－4抑制剂）	西格列汀	捷诺维	100	100	抑制二肽基肽酶－4，使胰高糖素样肽－1（GLP－1）发挥促进胰岛素分泌作用	过敏反应、血管性水肿、皮疹以及肝酶升高等，肝肾功能不全患者调整剂量	不限制与食物同服
	维格列汀	佳维乐	50	100			
	沙格列汀	安立泽	5	5			
取代胍类	二甲双胍	格华止	500	500	促葡萄糖利用，抑制肝糖分解	不能单独用于1型糖尿病治疗，肾功能不全者慎用	餐后
	苯乙双胍	降糖灵	25	50～100			2016年撤销
噻唑烷酮类	吡格列酮	艾可拓	15	50～30	增强胰岛素敏感度和利用度	水钠潴留，心功能不全或肝功能异常的糖尿病患者禁用	餐前
	罗格列酮		1	15～30			进口药曾退市

续表

<table>
<tr><th>类别</th><th>典型药物</th><th>商品名（举例）</th><th>剂量规格（mg/s）</th><th>日给药剂量（mg）</th><th>作用机理</th><th>常见副作用</th><th>备注</th></tr>
<tr><td rowspan="3">α－糖酶抑制剂</td><td>阿卡波糖</td><td>拜糖平</td><td>50</td><td>50～300</td><td rowspan="3">延缓葡萄糖吸收</td><td rowspan="3">易产生腹胀、排气过多、腹泻等，有消化道疾病以及疝气的患者忌用</td><td rowspan="3">餐中服用</td></tr>
<tr><td>伏格列波糖</td><td>倍欣</td><td>0.2</td><td>0.6～0.9</td></tr>
<tr><td>米格列醇</td><td>来平</td><td>50</td><td>75～300</td></tr>
<tr><td rowspan="8">胰岛素制剂</td><td>超短效</td><td>诺和锐</td><td>3ml：300U</td><td>0.5～1.0U/kg</td><td rowspan="8">增加体内胰岛素量</td><td>腹壁皮下注射，10～15min起效，注意低血糖</td><td>门冬胰岛素等</td></tr>
<tr><td rowspan="2">短效</td><td>优泌林</td><td>30ml：300U</td><td rowspan="2">0.5～1.0U/kg</td><td>存在皮下吸收过程</td><td>人胰岛素</td></tr>
<tr><td>诺和灵R</td><td>10ml：400U</td><td>需把握好用药时间</td><td>人胰岛素</td></tr>
<tr><td rowspan="2">中效</td><td>优泌林N</td><td>3ml：300U</td><td rowspan="3">日用量≥40U，需分两次给药，1次，≤40U</td><td>起效1.5～4h</td><td>人胰岛素</td></tr>
<tr><td>诺和灵N</td><td>10ml：400U</td><td>1.5h起效，持续12～14h</td><td>人胰岛素</td></tr>
<tr><td>长效</td><td>来得时</td><td>3ml：300U</td><td>不可静脉注射，吸收不太稳定</td><td>胰岛素类似物</td></tr>
<tr><td rowspan="2">超长效</td><td>优泌乐25</td><td>3ml：300U</td><td>1～2次，10～22U/kg</td><td>夜间低血糖发生率低，不良反应较少</td><td>胰岛素类似物</td></tr>
<tr><td>诺和灵3OR</td><td>10ml：400U</td><td>0.5～1.0U/kg</td><td>预混胰岛素，皮下针头停留时间≥6s</td><td>人胰岛素</td></tr>
</table>

药效表现在个体上的差异是明显的，有时候虽然患病相同，但每个人用的药却不同。一些患者听说别的人所用药物效果好就想换这样的药，但效果却可能没有预期的那样好，甚至出现了明显的副作用。药物是否会发挥出肯定的疗效，影响因素很多，包括用药患者的生理、病理状况等多种因素。即便是症状相同，但病因病灶不同，也不能照搬其他患者所用药物处方。相同疾病，根据病情选择相应药物。由于先天（遗传性）或后天（获得性）因素的影响，不同个体在生理特征上存在着差异，用药后的表现如耐受性等也不同。有些患者对其中一种药物很敏感，即便使用正常剂量也会发生过敏反应，出现头晕头痛、血压降低和皮疹等症状；有些患者则对该药物的敏感性较低，用药后起效时间更长。这是每个人对药物敏感的程度不同所致。患者的年龄、性别、种族、身体状况甚至日常的生活习惯等，都可能对药物在体内的吸收、代谢等过程产生影响。对药物较为敏感的患者，临床上应给予个体化的治疗，避免发生严重的不良反应。在使用药物时，应当详细地了解患者的过敏史，谨慎选择用药。根据患者的具体情况，制定适合的治疗方案。

目前比较流行的肺癌靶向治疗，更具有针对性，但也并非对人人都有效。常见的生物靶向药物主要有吉非替尼（gefitinib）、厄罗替尼（erlotinib）和凡德他尼（vandetanib）

等为代表的药物，如图 11－1 所示。它们是多靶点酪氨酸激酶抑制剂（TKI），同时也作用于肿瘤细胞上皮生长因子受体（EGFR）、血管内皮生长因子受体（VEGFR）和 RET 受体酪氨酸激酶等生物靶点。它们与贝伐单抗（avastin）等单抗，构成用于治疗肺癌的靶向药物系列，应用十分广泛。随着肺癌靶向药物在临床上的应用，靶向药物治疗肺癌的种种“奇效”在患者中也是“越传越神”。事实上，靶向药物并非对每一个肿瘤患者都有效，评价认为其疾病控制率约为 60％。因此，作为肺癌的治疗手段之一，目前还是将靶向药物作为化疗失败后的第二或第三线用药。以肺癌为例，据临床不完全统计，目前常见的肺癌患者约有 60％～80％为非小细胞肺癌，其中应用靶向药物治疗非小细胞肺癌的患者有效率（例如肿瘤缩小 50％以上，疗效保持 4～5 周以上）达到 20％以上，综合有效率达到 60％或 70％。另外约 40％的患者，药物能对肿瘤起到稳定作用（肿瘤虽然没有明显缩小，但也没有进一步扩大或转移）。这类生物靶向药物是有显著疗效的。但尽管如此，也不能将靶向治疗药物的作用过分“神化”。靶向治疗药物并非对每一位患者都有很好的治疗效果，有些患者会出现不同程度的耐药，即开始服药的时候效果很好，但一段时间（几个月或半年）之后药效显著下降。患者的具体情况不同，多数药物的治疗效果也不相同。

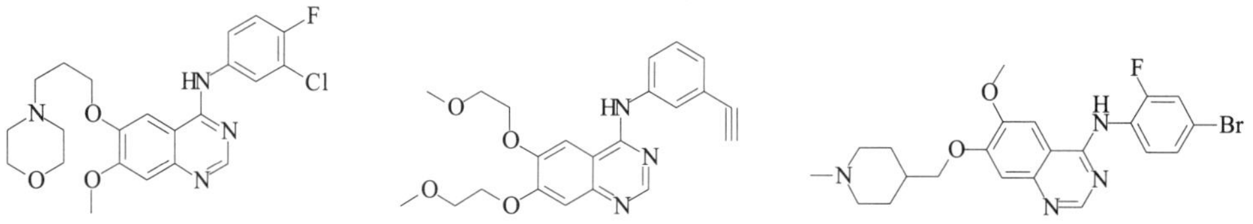

吉非替尼　　厄罗替尼　　凡德他尼

图 11－1　吉非替尼、厄罗替尼和凡德他尼

第三节　药物和长生不老

自然界中的生物，寿命虽长短不一，但终有尽时。如浮游 2～3 天，小鼠 2～3 年，犬约 15～20 年，熊约 30 年，海龟约 200 年，蛤蜊约 400 年……人的寿命大概在 110～115 岁，也有 150 多岁的报道，但很少。长生不老一直是人类的梦想，人们执着追寻，历经数千年，乐此不疲，从未放弃。在中国漫长的历史中，很多帝王沉迷于修道和炼制长生不老丹药。其中最广为人知的，就是徐福带着数千名童男童女去蓬莱仙境为秦始皇求长生不老之药。《史记·秦始皇本纪》中记载了这位名叫徐福的战国时期齐国方士，当时的方士或许是最早掌握自然科学技术的群体，懂得炼丹、医药、武功、占星和航海等。徐福上书称在渤海湾里有三座仙山，叫蓬莱、方丈和瀛洲，三座仙山上分别居住着三个仙人，且都拥有长生不老药。徐福一去不返，但他的故事流传下来。此外，还有炼丹术。古代中国的炼丹术的发端，可能源自古老神话中长生不老的传说，也是一门传承已久的技术，即指致力于研制长生不老药。一些所谓的“神丹妙药”无非是包括丹砂、云母、水银、雄黄、玉石、松子和高岭土等矿物、植物和其他物质。当时为了修炼出吃了能长生不老的仙丹，将人与物进行简单类比，认为植物草木、动物和人一样，不管深埋在何处，也不管用什么棺

木器具安葬，最终都会风化、腐蚀消融。唯有黄金、玉等才是不朽不坏的，假如人体吸收了它们的精华，肯定可以长生不老。所以最好将金、玉中提炼出精华来给人吃，于是就有了所谓“服金者寿如金，服玉者寿如玉”之类的说法。当时的炼丹界希望能炼出一种名叫“金液”的神秘物质，人吃了便可以长生不老，而与普通物质配合又能变化成黄金。历史上的长生不老丹，据说主要用五金、八石、三黄为原料，即金银铜铁、朱砂云母和硫黄等金属、石材或雄黄等物质，炼成的产品多为砷、汞和铅的制剂，人服用后会中毒，或者慢性中毒，甚至死亡。据传还有九转还丹的炼丹工艺，是先将天然丹砂（硫化汞）炼成水银，然后将汞与硫混合后放在相对密闭的鼎或者器皿中加热升炼成纯的硫化汞，再将后者放在密闭的鼎中（加入铅、其他金属或药物）升炼成水银，水银又炼成丹砂（硫化汞），丹砂又炼成水银……如此反复多次，水银最后炼成丹砂，之后就炼成所谓的“神丹仙药”了。再如，据传三国时期常用的“五石散”（据称是白石英、紫石英、石钟乳、赤石脂，以及含有少量丹砂等），可以强身健体，因此当时“服石”之风盛行。后来又炼出了升华的砒霜（三氧化二砷），即使微量也可得到同样的“药效”，服用更方便，但结果可想而知。尽管如此，也未能阻止古人对长生不老药物的追求。英国人李约瑟（Joseph Needham）在其所著的《中国科学技术史》（*Science and Civilization in China*）中第五卷的多个分册中对炼丹术有过比较详尽的记载和阐述。

现如今看来，虽然这种对永恒的追求是难以实现，但还是可以看到即便是在当时有限的技术水平及社会条件下，古人所付出的心血和努力。从医药产业的角度来看，还是有不少的技术进步与沉淀的。在摸索和实践过程中，掌握了部分药物（金石类药）的来源、形状、性质以及提纯和精炼的方法。当时炼丹的主要方法是“火法炼丹”，首先要对炼丹所需的丹石材料进行分类、筛选，分成“金丹”“仙药”“黄白”等几大部分。炼丹需经过混合、研磨、抽提、搅拌、焙烧或煅（高温加热）、炼（干燥物质的加热）、炙（局部烘烤）、熔（熔化）、溶解、抽（蒸馏）、飞（升华）、优（加热使物质变性）、伏火（使有毒丹石脱毒或减弱）、结晶和风化等工艺和单元操作，其中有些方法今天仍在使用。炼丹的原材料也多种多样，常见元素有汞、硫、碳、锡、铅、铜、金、银等。氧化物有三仙丹（HgO）、黄丹（PbO）、铅丹（Pb_3O_4）、砒霜（As_2O_3）、石英（SiO_2）、磁石（Fe_3O_4）等。硫化物有丹砂（HgS）、雄黄（As_2S_2）、雌黄（As_2S_3）等。氯化物有冰石（$NaCl$）、硇砂（NH_4Cl）、水银霜（$HgCl_2$）、卤碱（$MgCl_2$）等。硝酸盐有硝石（KNO_3或$NaNO_3$）。硫酸盐有胆矾（$CuSO_4\cdot 5H_2O$）、绿矾（$FeSO_4\cdot 7H_2O$）等。碳酸盐有石碱（Na_2CO_3）、炉甘石（$ZnCO_3$）、空青［$Cu(OH)_2CuCO_3$］等。硼酸盐有蓬砂（$Na_2B_4O_7$）。硅酸盐有云母［$H_2KAl_3(SiO_4)_3$］、滑石［$H_2MgS(SiO_3)_4$］、阳起石［$Ca_2(Mg,Fe)_5Si_8O_{22}(OH)_2$］等。上述的物质一般都是混合物，所述化合物仅仅是其中一种或主要成分之一。当然，还有许多中药材料，如人参、党参、黄芪、白术、茯苓、山药、扁豆、大枣、甘草、马兜铃、皂角、茯苓、黄连、黄精、雄黄、木耳和蜂蜜等。有观点认为，炼丹术是古代炼制丹药的一种经典传统技术，是近代化学科学的先驱。追求长生不老的古代炼丹实践，加深了人们对相关药物知识的经验积累和理解。有些丹药作为外科用药，其疗效仍被当今的医家所认可。如雄黄有攻毒、杀虫之效，可用于疮疡、湿疹疥癣、蛇虫咬伤等。

人类对抗衰老的探索是一个永恒的话题。由于历史条件和科学技术发展水平的限制，长期以来这一学科的发展十分缓慢。20 世纪以后，随着基因工程、分子生物学和现代基础医学的快速发展，特别是近十年来，人们在衰老的认识和理解上取得了较大的进步，尽管这些研究成果还远不能满足人们对抗衰老和延长生命的需要。目前医药产业有关衰老与抗衰老的研究仍然面临着诸多问题。所以，研究抗衰老药物，预防和治疗老年病仍然是目前药学领域的一个重要任务。

衰老目前还没有一个确切和完整的定义，一般是指随着年龄增加，机体逐渐出现的退行性变化。还有其他几种解释：衰老是增龄（aging）、遗传因素（genetics）和环境因素（environment）共同促进的慢性进行性、生理性不可逆结构及功能的退行性的改变、衰退直至死亡的过程；衰老是指机体在生理状态下，伴随时间推移，在各个层面上发生生理结构及功能的减退，最终走向死亡的自然过程；衰老也是老化（aging），通常是在正常状况下生物体发育成熟后，随着年龄增加，自身机能减退，内环境稳定能力和应激能力下降，机体组织结构、功能逐步发生退行性改变，趋向死亡，且不可逆转的现象。目前，相关人体衰老的学说主要有遗传程序学说、免疫功能学说、神经内分泌学说、脑中心学说、自由基学说和整体衰老学说等。

遗传程序衰老学说，早期有所谓遗传误差或误差理论（error theory），遗传误差即指 DNA 误差积累，染色体异常所致；后来有衰老基因表达、DNA 抑制因子表达、基因密码受限、基因损耗、基因突变和基因程控（即端粒理论）等学说。最早是由美国人海弗利克（Hayflick）于 1966 年提出来的。该学说认为各种生物的寿命期限与其遗传基因有关，生物的寿限在其遗传基因中按照“生长、成熟、衰竭”这一过程事先就有了程序上的安排。其中“生物钟学说”就是遗传论的主要代表之一。之后逐渐发展成“遗传基因安排学说”，认为高等动物的大脑内存在着控制衰老的遗传密码，即老化现象的程序已经事先编排好并存放在基因组中，特定的遗传信息按时激活蜕变过程。一旦蜕变过程逐渐展开，最终就会导致机体的衰老和死亡。需特别提到的是程控学说（端粒理论），因为相关研究几年前曾获得过诺贝尔奖。端粒是真核生物细胞染色体末端由重复的 DNA 即脱氧核糖核酸链－蛋白质组成的特殊复合结构，其功能是维持正常染色体的稳定和完整。端粒酶是由 RNA 和蛋白质组成的复合体，能以自身的 RNA 为模板合成端粒系列。随着每一次细胞分裂，端粒逐渐缩短，但如果缩短了的端粒以某种方式激活了端粒酶，使其能够以自身为模板合成端粒 DNA，并键合到染色体两侧的末端上，弥补端粒的损耗，使细胞免于死亡而获得再生，理论上可发展成永生细胞。因此，生物的遗传基因可通过端粒酶程序及其活性决定细胞分裂的次数。一旦细胞分裂次数达到了最大值，即限制次数，机体就开始走向衰老。把有活性的端粒酶导入衰老细胞中或激活衰老细胞中端粒酶的活性，即可探索对老年性疾病、衰老、脑萎缩等疾病治疗的新途径。不过生命体系还需要维持相对的平衡。以端粒为例，虽然端粒能够如上所述在突变风险中保护和修复 DNA，但当生命逐渐衰老时，端粒就会越来越短，修复功能与保护能力也会越来越弱，那些激活或重建端粒酶的药物就会被寄予抗衰老的厚望。但后续的研究又发现，某些情形下端粒的延长可能会使细胞癌变并加重其病情，所以又有不少的端粒酶抑制剂被陆续开发出来并赋予了抗肿瘤的重任。当然这就需要我们针对不同的生理病理状况，来处理和应对不同的诉求。只是可否从端粒酶这个角度联系抗衰老和防癌变现象，感受到生命过程给予我们的某些暗示？比约克斯坦（Bjorksten）在1968年提出了交联衰老理论。他认为一些有害物质（如自由基、重金属、醛类等）可以引起体内DNA分子双链间、蛋白胶原纤维间等大分子间的灭活性交联。这种交联可在DNA解链时形成一种类似于“Y”形结构，细胞的转录酶无法将其解除，故使转录不能顺利进行。胶原纤维间的交联还可使纤维结缔组织变性，从而使其对小分子物质的通透性降低，严重降低或影响结缔组织的张力及韧性，表现为脱水、变性、硬化等，丧失原有正常功能，导致组织细胞衰老或死亡。根据生物学的研究，关于衰老或人的寿命期限大致有以下四种推算方法：①生长期推算法。例如，亚里士多德（Aristotle）认为“动物生长期长则寿命长”，法国人布丰（Buffon）提出的“寿命系数”或“寿命倍数”的概念也很类似，认为哺乳动物的寿命应是生长期的5～7倍。一般认为，人的生长期为20～25年，因此，人的寿命大概应为100～150岁。②细胞分裂最大次数法。该方法采用了海弗利克提出的人的寿命可以用某种细胞分裂次数与其周期的乘积值来进行推算。人的胎儿细胞在培养液中一般只能分裂50次左右，成纤维细胞在体外培养分裂也是达到50次左右后逐渐趋于停止，人体细胞分裂周期约为2.4年，故人的寿命应约为120岁。③性成熟期推算法。以机体性成熟期的倍数为标准进行推算。哺乳动物的最高寿命为性成熟期的8～12倍，人的性成熟期如按14～15岁推算，其寿命也应在110～150岁。④脑成长发育期法。哺乳动物的寿命可能是其脑成长发育期的6倍。人的大脑大致在24岁时发育成熟，所以，人的寿命大概可以延续到144～150岁。

20世纪60年代，沃尔福德（Walford）等提出了免疫衰老学说（Im－munosenescence）。整体衰老学说是从整体、细胞、分子层次上提出衰老产生的假说。神经内分泌学说认为随着年龄的增长，下丘脑老化、功能衰退，将导致激素分泌减少，垂体及下属靶腺衰退。有研究认为，“衰老生物钟”就在下丘脑。由于下丘脑、垂体、肾上腺的基本功能都与激素分泌有关，故神经内分泌学说有时也被称为激素学说。该学说由芬奇（Finch）和艾韦特（Everitt）等提出，并认为体内的单胺类递质控制着衰老钟的运行。其中去甲肾上腺素（NE）含量上升会延长机体的寿命，而5－羟色胺（5－HT）含量升高则促进衰老。有证据表明，衰老脑中5－HT系统占优势，而NE和多巴胺（DA）系统功能下降。如老年人大脑中的神经信号传导分子乙酰胆碱（Ach）、去甲肾上腺素（NA）、5－羟色胺（5－HA）以及多巴胺（DA）等逐年减少，与神经信号传导分子相关的许多酶的活性也显著下降。众所周知，酪氨酸是NE和DA的前体，而5－HT是由色氨酸合成的。因而在食物中酪氨酸/色氨酸的比例也会影响衰老的进程，这一点已初步为实验所证实。在中枢神经系统中，存在一种分解儿茶酚胺（如NE、DA）的酶类，即单胺氧化酶（monoaminoxydase，MAO）。MAO可将儿茶酚类递质的生理作用灭活。在CNS中MAO有两种形式：MAO－A和MAO－B。前者存在于神经元内，后者存在于神经胶质细胞中。曾有研究发现，人的后脑及血小板中MAO－B的活性随年龄增大而上升。在50岁以前酶的活性曲线是平缓的，而50岁以后呈现直线上升趋势。进一步研究指出，在许多脑区里MAO－B的活性随年龄增高而升高，而MAO－A却无此相关现象。曾有人研究了23个脑区的MAO活性，发现19个脑区MAO－B的活性与年龄呈正相关，而MAO－A的活性无此关系。这初步说明，部分神经元之间确实是通过非突触性化学递质（包括NE、

DA）方式传递信息。它在神经元突触曲张体处释放递质，经过扩散达到靶神经元。扩散距离可能在几十纳米到几微米之间。随着年龄增长，MAO－B活性升高，NE和DA的调节功能降低。因而有人提出采用MAO－B的抑制剂（MAOI）抑制其活性，以防止中老年脑内儿茶酚类递质过度降低，并以此延缓人的衰老。

自由基学说是1956年美国人哈尔曼（Harman）提出的，一直占据着重要的地位。从化学角度看，自由基是指具有未配对价电子的原子、原子团、分子和离子等活性中间体，或者理解为共价键均裂所形成的中间未键合产物。人体中以氧形成的自由基最为重要，包括超氧阴离子（又称超氧自由基，superoxide anion radical）、羟基自由基（HO·）、过氧化氢、氢过氧基（HO·）、烷氧基、烷过氧基（RO·）、氢过氧化物（ROOH）和单线态氧等，也可统称为活性氧（reactive oxygen species，ROS）。细胞在正常代谢过程中，受到高能辐射或某些化学物质（无论摄入或环境影响）的作用都会产生自由基。自由基一方面是生命过程的必然产物，在生命过程中具有增强白细胞的吞噬功能，参与胶原蛋白、脂肪加氧酶、凝血酶原或前列腺素等物质的合成，调节细胞分裂和肝脏解毒作用等功能；另一方面，又可能因攻击某些内源性生物活性分子而对机体产生危害。比如，破坏不饱和脂肪酸，产生过氧化脂质，不仅影响细胞膜的通透性，而且进一步分解产生毒性醛。特别是丙二醛（MDA）与含有游离氨基酸或其残基的蛋白质、磷脂酰乙醇胺及核酸等形成Sciff氏碱并发生交联，其产物不易被水解酶消化，并随着年龄增长而积蓄在细胞内形成脂褐质（lipofusin），这就是通常所说的老年色素，如积蓄在浅表皮层称为“老年斑”。大剂量的自由基还可直接使DNA的碱基降解、氢键破坏，DNA链出现断裂与损伤，造成蛋白质合成受阻，细胞功能出现异常，甚至导致细胞癌变。

自由基学说中还有关于线粒体衰老观点。线粒体DNA（mtDNA）损伤是近年来研究衰老机理的热点之一，有观点认为它是细胞衰老与死亡的分子基础。从细胞生物学角度讲，线粒体是细胞进行氧化磷酸化产生能量的主要场所（95%），是细胞的“动力工厂”。线粒体中mtDNA容易受到自由基的攻击，出现氧化损伤甚至突变。这种mtDNA的突变会导致线粒体呼吸链电子传递受阻，使自由基生成量增加，进而产生更多的突变mtDNA，以致形成恶性循环。这种恶性循环会导致组织器官生理功能的严重减退。现已初步证实诸如帕金森综合征、早老性痴呆和肌萎缩运动型神经障碍等疾病都与mtDNA的突变有关。

俄国人梅契尼可夫（Мечников）提出了关于衰老起因的“自身中毒学说”。该学说认为，生物体在新陈代谢过程中，会源源不断产生很多对机体有害的毒素，单靠排汗、排尿和排便等方式难以将其全部排清，于是这些毒素便在机体内蓄积，对正常器官组织毒性较大，使机体发生长期慢性中毒并引起疾病，从而加速生物体的衰老。例如，积蓄在大肠内的食物残渣，就会滋生出大量的腐败性细菌，从而产生氨、酚、硫化氢、胺类和靛基质（Indole）等有毒物质。这些有毒物质长期蓄积在肠内，部分被人体吸收，引起人体慢性中毒并导致衰老。

“非酶糖基化衰老学说”以法国人美拉德（L. C. Maillard）率先研究报道的糖基化反应为基础，又从糖尿病可以加速老化的现象中受到启发，因此又称为“美拉德反应衰老学说”，简称糖基化衰老学说。该学说认为非酶糖基化造成的蛋白质的交联损伤是导致衰老的主要原因，由此造成结构蛋白的硬化和功能蛋白的损伤。如抗氧化酶和DNA修复酶随年龄增加损害也增加，造成能量供应减少、代谢功能降低、平衡机能失调等一系列老化现象。与糖类分子结构中的羰基发生亲核反应的氨基酸残基，主要有赖氨酸、色氨酸、精氨酸、组氨酸、酪氨酸、丝氨酸以及苏氨酸等。这种糖基化反应造成的蛋白质的交联硬化和逐渐变性也被认为是造成血管、关节、肺叶和肾脏等提前老化的关键因素之一。

此外，还有干细胞假说。骨髓持续造血的核心在于造血干细胞（hematopoietic stem cells，HSCs）。在其生命周期中，可以通过自我更新尽可能保持其数量的相对恒定。但是，随着机体的逐步老化，HSCs的更新速率会受到机体衰老的影响，导致其造血功能弱化、紊乱或受到严重抑制。然而，除了HSCs本身的造血能力外，其所处的生存环境也是决定机体造血能力强弱的重要组成部分。有研究表明，机体干细胞衰老可能是生物个体衰老最直接和根本原因。因此，寻找调控与延缓干细胞衰老途径，探索其现代生物学机理对延缓人体衰老和防治老年性疾病具有重要意义。

传统的临床抗衰老药物大致可以分为以下12个类别。

（1）酶类等抗氧化剂，如还原型谷胱甘肽（GSH）、超氧化物歧化酶（superoxide dismutase，SOD）、β－胡萝卜素、辅酶Q_{10}、硫辛酸（LA）、过氧化物酶（POD）、过氧化氢酶（CAT）、谷胱甘肽过氧化物酶（GSH－Px）、谷胱甘肽还原酶（GR）、酪氨酸磷脂酶等。

（2）单胺氧化酶抑制剂，包括单胺氧化酶－A和单胺氧化酶－B两个类别，可用于治疗抑郁症和帕金森病，如普鲁卡因、益康宁等。

（3）微量元素，现已知与延缓衰老有关的微量元素有锌、镁、锰、钙、铜、铁、硒、氟、铬、碘、钴、钼和镍等。锌不仅可以阻止细胞膜过氧化，稳定细胞膜，使细胞不受损伤，而且可以促进机体免疫功能，提高抗病能力。镁可以阻止心血管组织对有害元素如铝、镉等的吸收，保护心血管不受损害。锰可以提高人体内性激素合成的能力，使下丘脑、垂体等保持良好的生理状态与功能。在保证中枢神经系统处于良好状态的前提下，还能改善老年人的脂质代谢。钙能参与细胞膜的结构组成和代谢，参与核糖核酸、激素代谢，能刺激造血功能，促进红细胞再生。硒能保护各种生物膜不受损伤，增强免疫系统功能，消除体内突变或恶变的细胞；也能通过增强体液免疫，刺激免疫球蛋白形成，提高机体的抗病能力。临床上可服用一些微量元素制剂及其复合剂，如亚硒酸钠片等。

（4）微生态益菌类制剂，也叫微生态调整剂或肠道菌群失调矫正剂，如双歧杆菌等制剂。

（5）维生素类，应用于延缓衰老的维生素主要有维生素A、维生素E、维生素C等。其中维生素A是一类强力抗氧化剂，具有保护细胞膜血管、心脏、皮肤、眼睛、肝脏及乳房等组织免受自由基的伤害的能力。

（6）高级不饱和脂酸类，即高级多烯不饱和脂肪酸，包括γ－亚麻酸（十八碳三烯酸）、DHA（二十二碳六烯酸）、EPA（二十五碳丙烯酸）等活性物质。

（7）营养素类，用于延缓衰老的营养素包括蛋白质、核酸、各种氨基酸、磷脂、蜂王浆及其混合制剂等，其中对核酸的研究比较多。

（8）大脑功能促进药，如长春胺、吡拉西坦和盐酸吡硫醇等。

(9) 免疫功能调节剂，如胸腺五肽、转移因子和左旋咪唑等。

(10) 中草药类，单味药如银杏、淫羊藿、黄芪、人参、甘草、何首乌、灵芝、珍珠、党参、阿胶、虫草（含其菌丝体制剂等在内）、枸杞、三七和鹿茸等，也包括很多著名的传统方剂，代表性方剂：①固体延龄丸，具有固体培元、滋阴、补髓填精和强壮筋骨等功效，由人参、麦冬、五味子、天冬、地黄、熟地黄、丹参和珍珠等28味药材组成。②六味地黄丸，滋阴补肾的代表方之一。由熟地、酒萸肉、山药、泽泻、茯苓、牡丹皮六味药组方，主治肾阴亏损、头晕耳鸣、腰膝酸软等症。临床用于治疗免疫系统或与免疫系统功能失调有关的疾病，对治疗老年肾病、糖尿病、高血压等起辅助作用。部分基础医学实验结果初步证明，该方能通过调节机体免疫平衡而增强免疫力；通过直接或间接改善肾血流，促进肾代谢，增强肾功能；增加心肌收缩力，提高心脏效率，降血压；清除自由基，降低机体脂质过氧化物作用，增强机体非特异性应激能力，从而对抗衰老。③金匮肾气丸，又名八味肾气丸，出自张仲景的《金匮要略》。由地黄、山药、酒萸肉、牡丹皮、茯苓、泽泻、桂枝、附子（炙）8味药物组方，或再加牛膝、盐车前子两味中药。其功能是温补肾阳、化气行水、强筋骨、固精髓、益容颜，适用于肾虚水肿等诸症。该方主要是通过补肾而达到延缓衰老的目的。④首乌延寿丹或延寿丹，由何首乌、菟丝子、杜仲等13种药物组方。后来去除生地、金樱子，并将忍冬藤改为金银花而成11味组方。其功能是补肝肾、养阴血、强筋骨、祛风气，主治肝肾不足所致头晕目眩、耳鸣健忘、腰膝疲软、须发早白诸症。实验研究表明，该方能提高小鼠生命活力，降低实验动物心肌中脂褐素、脑中MAO，并提高其血液SOD活性。抗衰老效果比较显著。⑤龟龄集，其组方有动物药（鹿茸、海马、雀脑等）、植物药（红参、天冬、牛膝等）和矿物药（大青盐、石燕等）共28味中药。具有强身补脑、固肾补气和增进食欲等功效，主治肾阳亏虚与记忆减退等诸症。实验证明，该方能延缓老年大鼠脑内杏仁体和神经元的衰老，兴奋大脑皮层，增强记忆力和认识力；能增强小鼠肾上腺皮质的功能，且具有类似促性激素样作用，即雄性激素样作用；能调节蛋白质、核酸、脂质代谢；增强机体代谢与免疫功能。⑥四君子汤是由人参、白术、茯苓、甘草组方。其功能是补气健脾，适于脾胃虚弱所致气短乏力、食少便溏诸症。研究表明，该方能明显改善衰老小鼠肝细胞的超微结构；显著延长脾虚小鼠生命活力，增加其胸腺的重量，提高其免疫功能；降低实验动物血清中LPO和肝中脂褐素含量，起到延缓衰老的作用。另外，还有七宝美髯丹、三才汤、长生不老丹、长青益寿丹、延龄广嗣丹、葆真丸、复方参芪片和补肾通络防衰方等，可以说至少有上百个方剂可供临床选择，它们都具有一定的延缓衰老的药效。从现代医药学的观点来看，这些天然的药物所蕴含的有效活性成分应该是它们发挥药效的物质基础。这些抗衰老中药材或中成药的活性成分主要有多糖类、多酚类、皂苷类、鞣质类、木脂类、甾体皂苷类、生物碱类、氨基酸类，以及挥发油、黄酮、甾醇、有机酸以及微量元素。例如，人参中含有至少13种皂苷，人参皂苷经水解，最后生成皂苷元，即人参二醇、人参三醇及齐墩果酸等，这些成分均有明显延长动物寿命及细胞寿命的作用，因此可以认为人参皂苷是人参延缓衰老作用的主要活性成分。

(11) 促智药物类，主要是化药西坦类药物，如图11－2所示。例如，茴拉西坦(aniracetam)、普拉西坦（pramiracetam）、奥拉西坦/脑复智（oxiracetam）和左乙拉西坦（levetiracetam）等，尽管后者更多用于抗癫痫等治疗。这类药物主要用于改善脑代谢促进智力发展，结构上均可视为氨酪酸或吡咯烷酮的同类物，具有激活、保护和修复脑细胞的作用，能改善脑缺氧、活化大脑细胞、提高大脑中 ATP/ADP 比值，促进氨基酸和磷脂的吸收、蛋白质合成以及葡萄糖的利用和能量的储存，促进脑代谢，增加脑血流量。可加速大脑半球间经过胼胝体的信息传递速度，提高学习记忆及思维活动的能力。如吡拉西坦片（piracetam）也称脑复康，其化学名称为 2－氧代－1－吡咯烷基乙酰胺，适用于急性和慢性脑血管病、脑外伤、各种中毒性脑病等多种原因所致的记忆减退，以及轻、中度脑功能障碍，也可用于治疗儿童智能发育迟缓等。

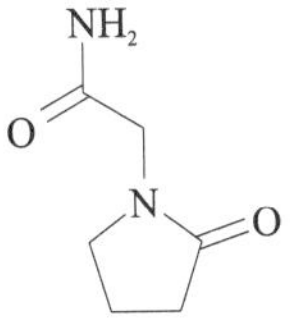

吡拉西坦 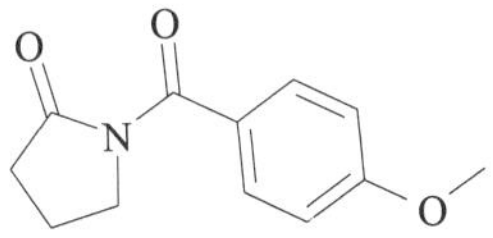　　茴拉西坦 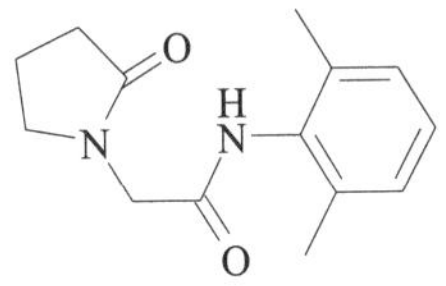　　奈非西坦

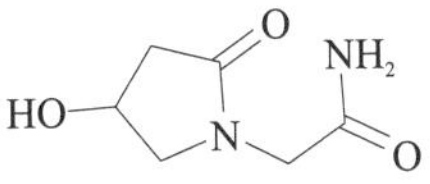

奥拉西坦 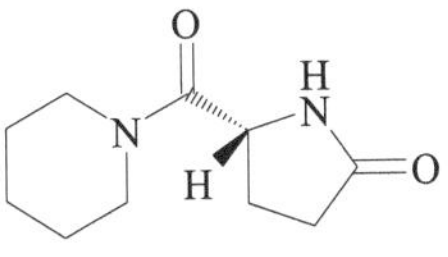　　法索西坦

图 11－2　部分西坦类药物

（12）其他药物类，如抗衰老激素等。20 世纪 90 年代，激素疗法曾被广泛用于老年人功能衰退综合征。但由于该类药物治疗作用时间短，需长期给药，因此不可避免地产生很多不良影响，需要慎用。这类抗衰老激素包括生长激素（GH）、褪黑激素（MT）、性激素、脱氢表雄甾酮（DHEA）及胸腺素等。此外，还有一个比较特殊的药物是尼莫地平（nimodipine），化学名为 2,6－二甲基－4－（3－硝基苯基）－1,4－二氢－3,5－吡啶二羧酸－2－甲氧乙酯甲基乙酯，主要用于急性脑血管病恢复期的血液循环改善，各种原因的蛛网膜下腔出血后的脑血管痉挛及其所致的缺血性神经障碍高血压、偏头痛等，缺血性神经元保护和血管性痴呆的治疗，突发性耳聋。该药物为第二代 1,4－二氢吡啶类钙离子拮抗剂，对脑组织受体有高度选择且容易透过血脑屏障。通过有效地阻止钙离子进入细胞内、抑制平滑肌收缩，达到解除血管痉挛的目的，从而保护脑神经元，稳定其功能及增进脑血灌流，改善脑供血，提高其对缺氧的耐受力。据报道，其抗衰老作用比吡拉西坦强 60 倍以上。传统抗衰老药物见表 11－3。

表 11－3　传统抗衰老药物

分类	药物举例
酶类等抗氧化剂	还原型谷胱甘肽（GSH）、超氧化物歧化酶（SOD）、β－胡萝卜素、辅酶 Q_{10}/硫辛酸（LA）、过氧化物酶（POD）、过氧化氢酶（CAT）、谷胱甘肽过氧化物酶（GSH－Px）、谷胱甘肽还原酶（GR）、酪氨酸磷脂酶等
单胺氧化酶抑制剂	普鲁卡因、益康宁等

续表

分类	药物举例
微量元素	锌、镁、锰、钙、铜、铁、硒、氟、铬、碘、钴、钼、镍等
微生态益菌类制剂	双歧杆菌等
维生素类	维生素 A、维生素 E、维生素 C 等
高级不饱和脂酸类	γ-亚麻酸（十八碳三烯酸）、DHA（二十二碳六烯酸）、EPA（二十五碳丙烯酸）等
营养素类	蛋白质、核酸、各种氨基酸、磷脂、蜂王浆及其混合制剂等
大脑功能促进药	长春胺、吡拉西坦和盐酸吡硫醇等
免疫功能调节剂	胸腺五肽、转移因子和左旋咪唑等
中草药类	单味，如银杏、淫羊藿、人参、甘草、何首乌、灵芝、党参、阿胶、虫草、枸杞、三七和鹿茸等；方剂，如六味地黄丸、金匮肾气丸、首乌延寿丹等
促智药物类	西坦类药物，如茴拉西坦、普拉西坦、奥拉西坦/脑复智和左乙拉西坦等
其他	如抗衰老激素，包括生长激素（GH）、褪黑激素（MT）、性激素、脱氢表雄甾酮（DHEA）及胸腺素等

抗衰老及其药物是近来的研究热点，并且取得了不少的成果，以至于有观点认为，“我们离长生不老药从未如此接近”。其中主要的成果集中在二甲双胍（metformin）、雷帕霉素（rapamycin），以及一种能够抑制 FOXO4 与 p53 的结合并激活后者的多肽药物 FOXO4-DRI。

二甲双胍是一个结构简单的小分子化合物，如图 11-3 所示，该药价廉易得，机理明确，药效好，也是世界卫生组织推荐的临床一线降糖药。自 1957 年在法国首次被获准作为降糖药物应用于临床，至今已有 60 年。该药广泛应用，国内有上百个制药厂家有生产批文，还不包括诸如二甲双胍格列本脲片等各种复方制剂在内。该药主要用于单纯饮食控制不满意的 2 型糖尿病患者，尤其是肥胖伴高胰岛素血症者。该药除了降血糖外，还有减轻体重和治疗高胰岛素血症的效果。对某些磺酰脲类疗效较差的患者，也有疗效。如与磺酰脲类降血糖药、小肠糖苷酶抑制剂或噻唑烷二酮类降糖药等合用，较分别单用的效果更好。另外可用于胰岛素治疗的患者，以减少胰岛素的用量。其作用机制是通过促进周围组织细胞（肌肉等）对葡萄糖的利用，抑制肝糖原异生作用，降低肝糖输出，抑制肠壁细胞摄取葡萄糖等路径发挥作用。其抗衰老作用在近几年受到广泛关注，尤其是自 2013 年来的系统研究[53]，越来越多的结果发现，二甲双胍具有抗衰老、延长寿命的作用。这极大地提升该药物作为首个抗衰老药物进行临床试验的可能性。例如，二甲双胍通过模拟节食效应，减慢了衰老过程。研究人员将线虫与大肠杆菌共培养，随后检测了二甲双胍对于这些线虫的影响。研究发现，只有当共培养的大肠杆菌对药物敏感时，用二甲双胍处理的线虫才会更长寿。另一项研究显示，中年小鼠定时给予小剂量的二甲双胍，可以促进小鼠的健康，延长其寿命，但更大剂量的二甲双胍则会缩短它们的寿命。对 0.1%和 1%两种剂量进行了测试，结果表明，相比于没有服用二甲双胍组，服用 0.1%剂量的小

图 11-3 二甲双胍

鼠生存期要延长近6%。但相比于没有服药的小鼠，服用更大剂量二甲双胍的小鼠的寿命平均缩短了超过14%，这可能是由于肾功能衰竭导致的。而较低剂量的二甲双胍似乎没有对肾脏造成任何影响。还有一项研究发现[54]，二甲双胍通过促进细胞中毒性氧分子的释放，从而增加细胞的坚固性以及寿命，最终可以缓解机体老化并且延长个体寿命。该项研究采用秀丽隐杆线虫对二甲双胍的抗衰老机制进行研究。研究发现，随着秀丽隐杆线虫机体衰老，其身体会逐渐变小，全身褶皱增加，最后运动能力也逐渐降低；但是用二甲双胍处理过的线虫，其身体尺寸的变小速度以及起褶皱速度明显下降，不仅衰老速度减缓了，而且可以重新恢复至健康的模式，同时保持健康状态的时间也延长了，它们的活动速度也恢复至健康水平。后期的研究也发现，长期服用二甲双胍可显著延长2型糖尿病患者的寿命，他们可能比非糖尿病患者活得更久，而该种药物对非糖尿病患者的健康也有益处。在这项大规模研究中，对服用二甲双胍和服用磺酰脲类的2型糖尿病患者的生存情况进行了研究，并将这些患者的预期寿命情况与匹配的非糖尿病患者进行了对比，实验人群在年龄、性别、是否吸烟及其他临床状态等指标上具有相同标准。结果表明，相比于同组的非糖尿病患者，服用二甲双胍的糖尿病患者的个体生存质量得到了明显改善，他们的预期寿命甚至要高于前者；而服用磺酰脲的个体生存质量却有所降低，其预期寿命也低于同组的非糖尿病患者。

雷帕霉素（rapamycin）被称为一种冷门的外来药物。它是从一种生存在拉帕努伊岛（rapa nui），又名复活节岛（Easter island）上的细菌中分离出来的药物，属于mTOR（哺乳动物雷帕霉素靶蛋白）的抑制剂，其结构上属于三烯大环内酯内酰胺类化合物，且含有类糖苷键的氧杂环，如图11－4所示。由于具有很强的免疫抑制作用，可以减轻器官移植时的免疫排斥反应，也可用于治疗一些肿瘤疾病。2009年的一项小鼠试验研究发现，雷帕霉素可以延长小鼠的寿命，因此可能会延缓机体的衰老。雷帕霉素的确有助于改善年老小鼠的某些方面，例如提高了它们的记忆力和探索欲。这是研究人员首次证明此类药物能够延长哺乳动物的寿命。2013年的一项研究及其分析[55]支持了当时的发现。此后另一项研究[56]发现了雷帕霉素在中年小鼠中发挥延长寿命作用的最新进展，小鼠在中年时期接受短暂时间的雷帕霉素可以延长其寿命。试验中，小鼠接受雷帕霉素治疗共计90天。治疗停止后，与对照组小鼠相比，雷帕霉素组小鼠的寿命延长了60%。研究人员表示，对于应用药物延长正常小鼠的寿命，这是有史以来科研成果中预期寿命最大限度的提高。目前，有研究正在准备对雷帕霉素进行一次小规模的临床试验，其结果将表明雷帕霉素是否真正能够延缓人类的衰老进程。

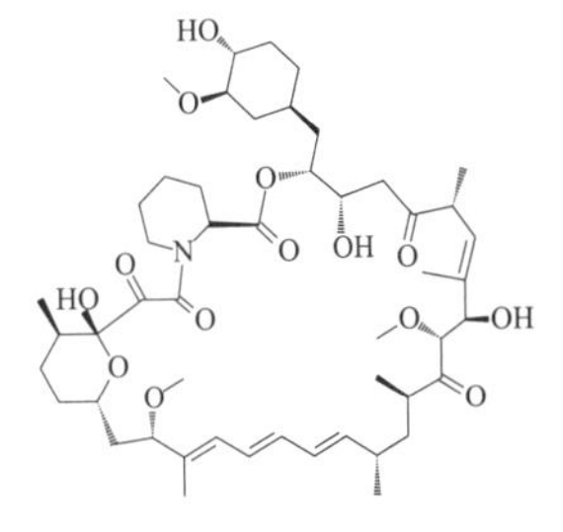

图11－4 雷帕霉素

此外，近期发表的[57]应用一种具有特殊功能的多肽可以选择性清除小鼠体内的衰老细胞，延缓小鼠的衰老，包括毛发增多、运动能力增强以及肾功能损伤得到修复等，而且几乎无明显毒副作用。其作用机理主要是基于激活一种称为p53的蛋白，该蛋白的功能是促使衰老细胞凋亡，及时清除衰老的细胞。在衰老细胞中尽管已经累积了大量DNA损伤的细胞，本应及时启动p53蛋白，使其发生细胞凋亡，及时清除体内的大量衰老细胞，同时引发一系列与衰老有关的生物反应和现象。但是这些细胞内同时存在另有一种称为

FOXO4 的蛋白质，它能抑制 p53 蛋白或使其失活，让它无法发挥原有的作用。因此，设计了一种多肽药物，它能够与 p53 有效结合，阻止 p53 和 FOXO4 蛋白相结合，而且它不会影响 p53 蛋白发挥正常功能。因此，这种多肽能让衰老细胞中的 p53 行使正常生理功能，促使衰老细胞凋亡。试验发现，由于这种多肽的作用，FOXO4 与 p53 的结合果然得到了有效抑制，而衰老细胞也开始凋亡。更重要的是，它并不影响健康细胞。因此这个多肽药物只会引起衰老细胞的死亡，具有良好的选择性。该治疗方案已经在小鼠试验中得到了印证。

该多肽药物与其他具有潜在抗衰老的化合物一样，还要经历多个环节才有可能上市。人类的衰老是一个复杂的过程。因此，研究清楚对抗衰老的药物的作用机制并确保其安全、有效需要花费大量时间。研发抗衰老药物任重而道远，无论是预防细胞损伤和衰老，安全地、选择性地清除衰老细胞，还是激活干细胞，这些技术都在不断进步。

第四节　让人变得“聪明”的药物

“西坦”这个药物家族，实际上就触及了所谓“聪明”药物这个话题。这种“聪明”药物就是所谓的促智药物（nootropics），又称为益智药（smart drugs）。更早些时候，这类药物还被称为认知药物（cognitive drugs）。因为最初是打算将它们作为改善脑功能、促进智力、提高学习和记忆能力等用途使用。“Nootropics”这个词取自希腊词根“智力、脑”（noos）和“有益于”（tropein），有益于脑智力发展的含义。一般认为，理想的促智药物应该具备如下特点：首先能增强学习和记忆能力，其次能够提高适应性或适应能力，减轻因缺血缺氧如高山反应等外界因素对记忆力的破坏；同时能够作用于大脑皮质层，保护或修复神经细胞；更重要的是不同于其他精神类药物，没有或者极少对中枢神经有兴奋作用，没有药物依赖性，选择性良好，几乎没有毒性或副作用。

最初的关注点是如何改善衰老引发的各种认知障碍，所以，很多药物的研发和应用都是与神经变形性疾病如阿尔茨海默病（Alzheimer disease，AD）和帕金森病（Parkinson's disease）、中风及老龄化等产生的认知功能障碍这种病理现象联系在一起，包括慢性脑损伤和脑衰退、外伤性脑损伤等所致的认知障碍。这些促智药物与抗衰老药物之间并没有太严格的区分，它们在临床上确实也发挥了很多有益的治疗作用。具有代表性的药物有人参皂苷 Rg1（ginsenoside Rg1）、石杉碱甲（huperzine A）、党参总碱、银杏叶提取物等前述抗衰老药物，还有尼麦角林（nicergoline）、美金刚（memantine）和艾地苯醌（idebenone）等药物，如图 11－5 所示。

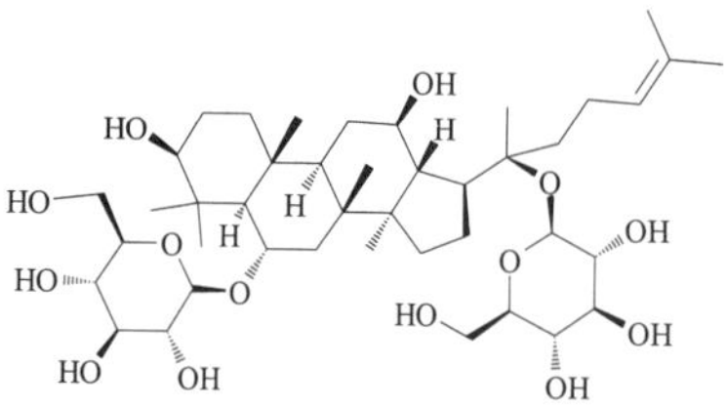

人参皂苷 Rg1 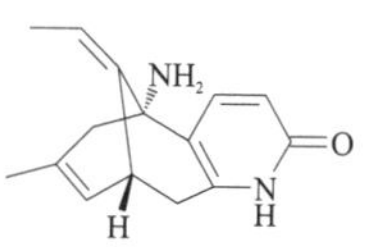　　石杉碱甲 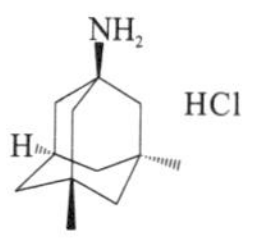　　美金刚

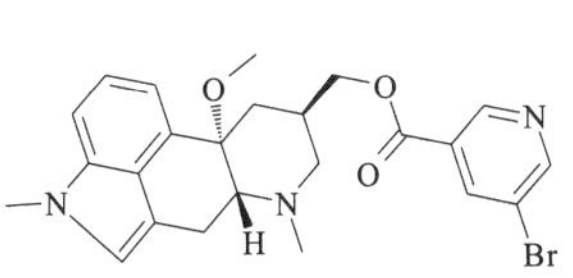

尼麦角林 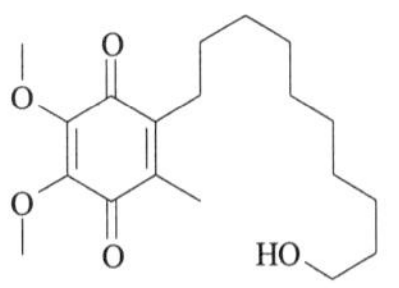　　艾地苯醌

图 11－5　部分促智药物

过去认为，改善认知和记忆功能的药物可能是作用于一些受体和离子通道。但后来发现，具有调节神经细胞的传导功能及神经递质释放的化合物，同样也能够起到相同的作用。乙酰胆碱酯酶抑制剂等酶抑制剂药物，例如他克林（tacrine）、多奈哌齐（donepezil）、加兰他敏（galanthamine）和卡巴拉汀（rivastigmine），以及单胺氧化酶抑制剂（monoamine oxidase inhibitor，MAOI）司来吉兰（selegiline）等，如图 11－6 所示。

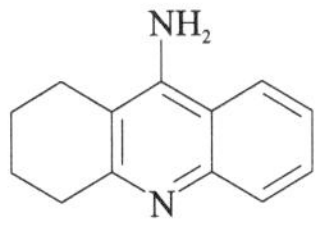

他克林 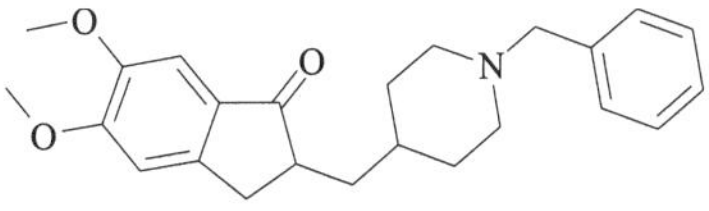　　多奈哌齐 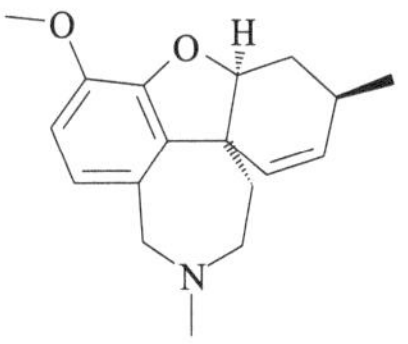　　加兰他敏

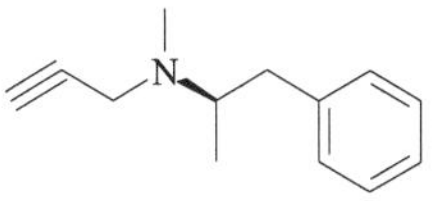

司来吉兰 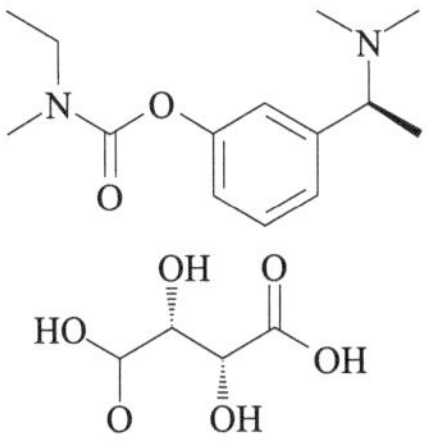　　卡巴拉汀

图 11－6　部分酶抑制剂类药物

根据淀粉蛋白样假说，开发干扰淀粉样蛋白质斑块形成的化合物也取得了一些成效。如促甲状腺激素释放激素类似物泊替瑞林（posatirelin），用于抗抑郁的舒立托唑（suritozole）和具有香豆素哌嗪结构的恩沙库林（ensaculin）等，如图 11－7 所示。

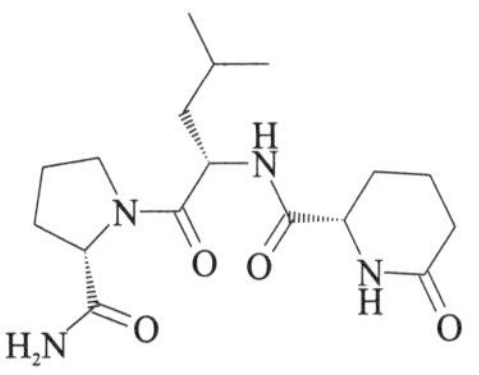

泊替瑞林 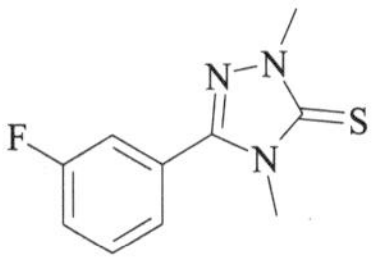　　舒立托唑 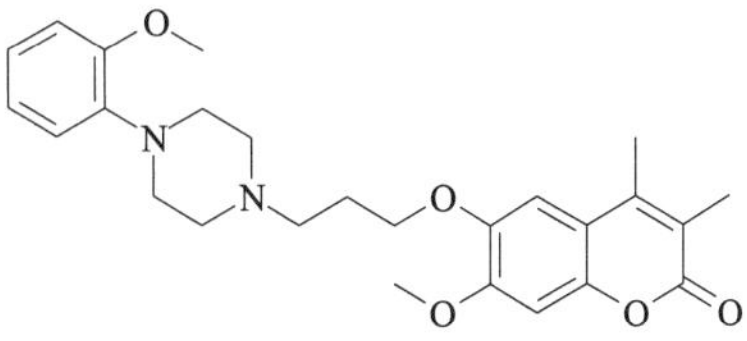　　恩沙库林

图 11－7　泊替瑞林、舒立托唑和恩沙库林

此外，西坦类药物是最早且目前仍在应用的一类用于治疗认知性脑功能损伤、神经损伤及各类癫痫症的药物，包括前面所述的吡拉西坦（piracetam）、茴拉西坦

(aniracetam)、奈非西坦(nefiracetam)、奥拉西坦(oxiracetam)和法索西坦(fasoracetam)等药物。至于促智药物的药理作用机制，目前还不是十分清楚，但胆碱功能受体和胆碱能假说被认为是促智药最可信的作用机制。因为脑内乙酰胆碱含量的升高，可以促进学习和记忆能力的提升。另有多种受体也能够调节其他相关神经递质的传导与释放，并参与认知的过程。AchE 抑制剂对认识功能的影响如图 11—8 所示。

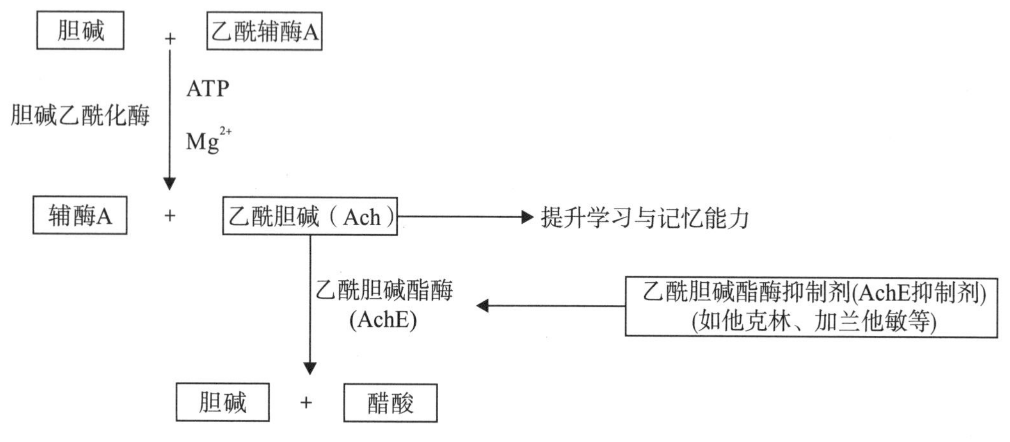

图 11—8 AchE 抑制剂对认识功能的影响

民间所说的“聪明药”，更多的是指那些能够刺激神经兴奋，提高记忆力与思维能力，保持头脑清醒，集中注意力，显著提高其应对和处理复杂信息的能力，提高学生学习成绩的一类药物。其典型代表，目前有利他林(ritalin)、托莫西汀(atomoxetine)、莫达非尼(modafinil)和阿屈非尼(adrafinil)等药物，如图 11—9 所示。

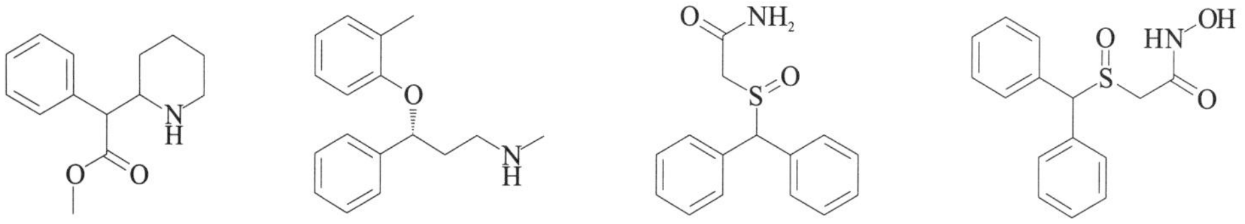

利他林　托莫西汀　莫达非尼　阿屈非尼

图 11—9 部分民间所说的“聪明药”

注意力缺失症(attention deficit & hyperactivity disorder，ADHD)，也称为 ADD 或 ADHD 症，也有叫多动症或多动障碍症的，好发于青少年。其主要症状和表现为非常容易分心、冲动、静不下来，易受干扰，不能集中或较长时间内集中注意力或缺乏专注能力，也有过动、过于活跃及冲动、缺乏耐性等症状。在国外，该疾病尚没有足够长的研究时间，国内研究时间更短。上述药物就是针对这类疾病进行治疗的药物。其中主要是利他林和莫达非尼，因为阿莫达非尼(armodafeinil)为左旋莫达非尼，是后者的(—)-(R)-对映异构体，而阿屈非尼则只是莫达非尼的一种前药形式。利他林化学名称为哌甲酯(Methylphenidate)，是分子结构中具有两个手性碳的中枢兴奋药，可直接兴奋延脑呼吸中枢，但作用较温和。主要用于注意力缺陷多动障碍(儿童多动综合征、轻度脑功能失调)、发作性睡病，以及巴比妥类、水合氯醛等中枢抑制剂过量引起的昏迷，是国内最早用于 ADHD 疾病的临床处方药物。莫达非尼的化学名为 2－［（二苯甲基）亚砜基］乙酰胺，［2－（benzhydrylsulfinyl）acetamide］，是一种促进清醒的药物，可用于治疗睡眠性疾病、注意缺陷障碍和精神分裂症等。莫达非尼结构属非苯丙胺类的催醒药物，其药理作用和化学结构不同于传统的中枢神经兴奋剂，可使脑内抑制性的神经递质氨基丁酸（GABA）减少，并通过激活下丘脑觉醒中枢达到催醒作用，可有效降低日间睡眠发作的次数，增强患者的警觉性和注意力。其不良反应少，耐受性好，不产生耐药性，疗效可靠，尚无明显的依赖性，也不影响夜间正常睡眠。有观点认为，它可能取代哌甲酯成为治疗嗜睡症的首选药物，或作为新型抗疲劳药物，也可作为睡眠调节剂使用。因为莫达非尼能够让人长时间不睡觉而依然保持注意力高度集中。在莫达非尼上市之前，像安非他明、可卡因以及咖啡因等兴奋剂也能达到类似的效果，但是这些兴奋剂都存在比较严重的副作用，患者在保持清醒的同时，会出现精神紧张、耳鸣、幻视幻听等毒副反应症状；而使用莫达非尼则不会出现此类症状。因此，利他林和莫达非尼已逐渐成为“聪明药”的主要用药。有研究发现，两种药物都会影响脑内多巴胺的含量，所以长期使用是否产生依赖性，尚需要进一步的观察。

第五节　药物不能打广告

目前，除了公众媒体外，还有一些网站、商场店铺的彩页传单，涉及药品、医疗器械和保健食品等各类产品的广告。

药品广告向来存在争议。一方认为药品同人们的生活息息相关，药品广告是药品生产经营者或服务提供者通过一定媒介和形式介绍自己所生产与销售的药品的一种方式，只要内容是真实、合法的，并符合社会道德的要求，不含有虚假的内容，不欺骗和误导消费者即可实施。另一方则认为，一些违法和虚假医药广告直接危害了患者的利益，败坏了社会风气和医疗服务形象，导致恶性竞争，影响了医患关系，破坏了正常的广告市场秩序和医疗工作秩序。因此，最好暂时取缔药品广告，现阶段无法有效监管和保证药品的广告宣传都能够按照诚信、科学、准确和求实的要求去实施。

除了从临床（如医生等）途径之外，一般获取药品信息的媒体渠道，由图 11－10 可见，普通民众从报纸、电视、街头广告、杂志和广播中获取的药品信息最多，占到 70％以上，这几个渠道应该是药品广告监管的主要环节。当然，目前互联网的传播与影响能力也不可小视。有观点认为，鉴于国内的实际情况，网上发布药品虚假广告的危害性不是最大的，因为如今网民的辨别能力较强，不会轻易相信网络信息。因此，危害性比较大的还是新闻媒体，国内新闻媒体主要是官方媒体，特别是电台、电视台和报纸杂志等，对普通受众来说其公信力是比较高的。

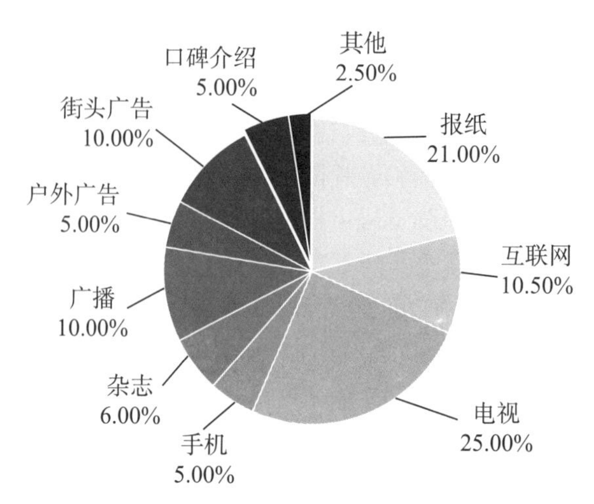

图 11－10 一般获知药品信息的渠道

据了解，对于医药广告，各国相关法规及其管理各不相同。有的国家，处方药与非处方药都可以不审批，但要求处方药广告业主在广告首次发布后，将广告促销材料作为药品上市后监督的一部分提交给监管机构，同时须详细说明各种毒副作用，对各类虚假广告和违反商业原则的不道德、不正当的竞争行为进行严厉处罚；有的国家则严禁医疗用处方药和没有得到正式批准在审批期间的药品做广告，OTC 药物可以在媒体上做广告，但审查严格。

药品作为特殊的商品，由于直接关系着民众的生命健康，因此，《中华人民共和国广告法》中第十四条至第十六条，对药品广告做出了特别严格的要求。

第十四条规定药品、医疗器械广告不得有下列内容：

（一）含有不科学的表示功效的断言或者保证的；

（二）说明治愈率或者有效率的；

（三）与其他药品、医疗器械的功效和安全性做比较的；

（四）利用医药科研单位、学术机构、医疗机构或者专家、医生、患者的名义和形象作证明的；

（五）法律、行政法规规定禁止的其他内容。

第十五条：药品广告的内容必须以国务院卫生行政部门或者省、自治区、直辖市卫生行政部门批准的说明书为准。国家规定的应当在医生指导下使用的治疗性药品广告中，必须注明按医生处方购买和使用。

第十六条：麻醉药品、精神药品、毒性药品、放射性药品等特殊药品，不得做广告。因此，那些宣传有疗效保证的，有医疗机构或专家、患者代言的药品广告，做广告的处方药，其形式就属于“虚假”，在广告内容上凡是超过药品说明书适应证范围的宣传或者没有注明“按医生处方购买和使用”的药品广告，从法规上讲也都是“虚假广告”。

药品是一种特殊的商品，关系到民众的健康与生命，尽管药品广告作为商业广告的一种无可厚非，但毕竟是关乎性命的大事，而且药品也是高科技和专业依赖性很强的特殊产物，因此，从长远角度来看，药品广告还是应该暂时退出大众媒体，包括大肆宣传其功能疗效的医疗器械和保健（食）品等。药品应当在医药相关的媒体和学术刊物中进行宣传，同时科学地指导临床用药，真正意义上为临床用药提供参考。

第六节　药物、保健食品和营养补充剂

药品、保健品、营养补充剂和食品相互之间有交集，但又有各自的范畴。首先是法规上有各自不同的定义或范畴。按照《中华人民共和国食品安全法》所述，食品是指各种供人食用或者饮用的成品与原料以及按照传统既是食品又是药品的物品，但是不包括以治疗为目的的物品。其中谈到的药品主要是指传统上可食用的部分中药材以及维生素等。依照国家标准 GB/T 15901—1994《食品工业基本术语》第 2.1 条的描述，也可将食品定义为可供人类食用或饮用的物质，包括加工食品、半成品和未加工食品，不包括烟草或单作药品用的物质。保健品（广义的保健用品含器械、康复外用品等除外）也称保健食品或功能性食品。按照《保健食品管理办法》所述，保健食品是指具有特定保健功能的食品，即适宜于特定人群食用，具有调节机体功能，但不以治疗疾病为目的的食品。药品的定义这里不再赘述了。

其次，成分、生产过程及配方组成不同。除了成分之外，药品的研究、开发、生产和技术条件等，都要经过有关部门的严格审查，并通过药理、病理和微生物等的严格检查及临床试验与观察，经审批后，才能投入市场和临床使用。而保健品则不需要经过医院临床试验等及相关审查等复杂的过程，便可投入市场。显然，食品的要求更低一些，尽管其涉及每个人。

第三，生产过程中质量控制的要求有所不同。药品即便是是口服补液盐、维生素类产品，只要是按照药品注册管理的，“药准字”号品种，就只能在制药企业生产。如前所述，生产过程中的质量控制要求很高，比如厂区、洁净车间、空气清洁度、无菌标准、原料与中间体质量以及检验放行等。所有的制药企业都必须符合 GMP 标准（药品生产质量规范）。而食品，如维生素类产品，如果是按照食品登记管理的，“食字”号，则在一般食品企业中生产，标准和质量控制也会比药品生产低。

第四，产品在疗效与适应证上的区别。药品必须经过大量临床验证，并通过相关部门审查批准，对治疗相关疾病有确切疗效，并有严格规定的适应证；而保健品和食品，没有任何治疗作用，质量检测也仅检验污染物、细菌等卫生学指标，合格即可上市。这也反映在说明书、标识和广告宣传等内容的不同。药品须配有经过相关部门批准的使用说明书，其中包括有效成分或配方组成、适应证、用法用量、注意事项和不良反应等较完善的内容，要求很严谨；保健品也须配说明书，但不需这样详细和严谨，只需要简要说明其功能。及适宜人群等相关信息。

第五，外包装的标示不相同。主要反映在批准文号、标识等不同。药品、保健品和食品的批准文号不同。按照规定，药品包装上必须有批准文号，如国药准字等字样，如第一章所述。保健品包装上也应该有批准文号，如“国食健字 G（J）＋年号＋流水号”，其中 G 指国产，J 指进口；或有卫生部的批准文号，如卫食健字（或卫食健进字）＋年号＋流水号。至于食字号的食品，没有特别的要求，只要证明其无毒且符合食用标准，且不具备

功能和疗效，食品即可食用。食品的生产一般只需备案，无须相关的特别批文。市场上流通的药品大多是非处方药品，常常可见到“OTC”等标识。如果是保健品，则常常有“蓝帽子”的图标，一个类似蓝色帽子的图案，下面标注有保健食品四个字。药品、保健品的标识特点见表 11－4。

表 11－4　药品、保健品的标识特点

	类型	购买要求	特点
药品	处方药（Rx）	凭执业医师或执业助理医师处方才可调配、购买和使用的药品	有国药准字号
	甲类非处方药	在药店由执业药师或药师指导下购买和使用	红色 OTC 标识，有国药准字号
	乙类非处方药	除了社会药店和医疗机构药房外，还可在经过批准的普通零售商业企业零售，安全性比甲类更高	绿色 OTC 标识，有国药准字号
保健品	国食健字	药店、医疗机构、商业普通零售等可以购买，非药品	“蓝帽子”标志，有保健品号

药品、保健品和食品还有很多的区别：①使用期限不同，保健食品的说明书上有服用量的要求，没有服用期限的要求。对于消费者而言，它可以长期食用。②药品是有明确的服用剂量和服用时限的，在病程痊愈或明确该药品无效时，就要停止用药。③使用方法与途径不同，不论哪种形态，食品、保健品仅口服使用，而药品除了口服外，药品还可以静脉和肌肉注射、透皮给药、舌下黏膜给药等多种给药途径。④原料种类、来源和数量不同，保健品有严格的规定，使用的原料有比较长的食用安全史，有科学文献依据。有毒有害物质不得作为保健食品原料。药品为起到治病救人的作用，对病情较严重的患者，原料上就有更多的选择。⑤毒性不相同，保健品是食品，食品是没有毒副作用的，不会给人体带来任何毒性危害；药品可以防病治病、康复保健，药品是可以有毒副作用的。药品、保健品和食品的区别见表 11－5。

表 11－5　药品、保健品和食品的区别

	药品	保健品			普通食品
		保健品	保健化妆品	保健用品	
目的	预防治疗疾病	可配合治疗使用，仅供适宜人群	有透皮吸收、外用内效作用	日常生活用品的性质	所有人均可食用
毒副作用	可以有	具有一定的保健功能，不允许任何急性、亚急性及慢性危害			具有营养价值，没有特定的保健功能
服用规定	根据病情使用，一般不可长期服用	有用法、用量要求，可以长期服用	使用方法有规定	使用方法有规定	食用剂量上无特别要求
使用	口服、吸入、注射、涂抹等	口服为主	主要外用	器械类型居多	常规食物

续表

	药品	保健品			普通食品
		保健品	保健化妆品	保健用品	
举例	中成药、化药、生物药等	多糖类、维生素类、微量元素类、活性菌类产品等	保健香水、霜膏、漱口水等	健身器、按摩器、磁水器、垫毯等	蔬菜、米面、水果、糖果、蛋糕等

保健（功能）食品首先应能保证提供营养，然后应考虑增加食品的色、香、味和形等元素，最后要具有调节人体机能的作用。保健（功能）食品应有与功能作用相对应的功效成分及其含量限定的要求。其中功效成分是指能通过激活酶的活性或其他生理途径，调节人体机能的一类活性物质，主要包括 13 类：①黄酮与类黄酮类，如芦丁、花青素、儿茶素、槲皮素和苦荞多酮等；②多糖类，如膳食纤维、黄芪多糖、香菇多糖等；③功能性甜味剂，如单糖葡萄糖、低聚糖、多元醇糖等；④功能性油脂或脂肪酸类，如多种不饱和脂肪酸、磷脂、胆碱类等；⑤自由基清除剂类，如超氧化物因化酶（SOD）、谷胱甘肽过氧化酶等；⑥生物碱类，如咖啡因、可可碱和辣椒素等；⑦维生素类，如维生素 A、维生素 C 和维生素 E 等；⑧肽与蛋白质类，如谷胱甘肽、免疫球蛋白等；⑨活性菌类，如聚乳酸菌、双歧杆菌等；⑩常量元素类，如钙（碳酸钙、钙镁片）等；⑪微量元素类，如硒、铁、锌等；⑫内源性活性物质类，如氨基葡萄糖等；⑬其他类，二十八醇、植物甾醇、皂苷等。其相应功能也有很多分类，根据国内相应保健食品的功能规定，主要有促进排铅、改善睡眠、促进分泌乳汁、瘦身减肥、改善营养性贫血、增强机体免疫力、辅助降血脂、辅助降血糖、抗氧化、辅助改善记忆、缓解视疲劳、清咽、辅助降血压、缓解体力疲劳、提高缺氧耐受力、对辐射危害有辅助保护、改善生长发育、增加骨密度、对化学性肝损伤有辅助保护、祛痤疮、祛黄褐斑、改善皮肤水分、改善皮肤油分、调节肠道菌群、促进消化、通便以及对胃黏膜有辅助保护等调节功能，如果超出规定的功能，则不能获得批准。

另外，还有一个所谓营养补充剂（dietary supplement）的概念，有时又泛称膳食补充剂、营养补充品、营养剂、饮食补充剂等，是饮食的一种辅助手段，用来补充人体所需的氨基酸、微量元素、维生素、矿物质等。20 世纪 90 年代，美国颁布了《膳食补充剂健康教育法》，将膳食补充剂确定为一种补充膳食的产品（而非烟草），可能含有一种或多种膳食成分，如维生素、矿物质、草本（草药）或其他植物、氨基酸等，以增加每日总摄入量而补充的膳食成分，或是以上成分的浓缩品、代谢物、提取物或组合产品等。在标签上需要标注“dietary supplement”，可以采用丸剂、胶囊、片剂或液态等形态口服，但不能代替普通食物或作为膳食的替代品。这与国内的一类特殊营养食品，即通过改变食品的天然营养素的成分和含量比例，以适应某些特殊人群需要营养的食品（如 GB 13432—1992《特殊营养食品标签》3.1 条所述）比较接近，但国内的种类相对较少。例如，适应婴幼儿生理特点和营养需要的婴幼儿食品、添加营养强化剂的食品，均属于这类食品。这类特殊营养食品与源自国外的营养补充剂类似，都含有一定量的生理活性物质，适于特定人群食用，不需要通过动物或人群的实验、不需要证实有明显的功效作用就可以上市应用。而保健品一般需要通过动物或人群实验，证实确有明显、肯定的功效作用。有时候，为了区分不同成分或不同含量等，又将营养补充剂分为营养素补充剂和膳食补充剂两类。营养素补充剂是为补充机体营养素的不足或其他特殊需要的制剂，主要由氨基酸、氨基葡萄糖、多种不饱和脂肪酸、矿物质与维生素组成，也可以由一种或多种成分组成，但成分明确，含量与质量可控。膳食补充剂为补充膳食不足的制品。其与营养素补充剂不同，除了可含有膳食中上述营养素成分外，还可含有其他的成分，比如含有某些药材，如人参、车前草等，或者某些天然植物与果实的提取物，如蓝莓提取物、葡萄籽提取物等。膳食补充剂成分多，但并不要求所有成分都明确，含量控制也不是太准确。这两类补充剂之间有时也并没有严格划分，比如还有膳食营养补充剂、营养与功能食品等。最重要的是将它们与药品严格区分开来。

第十二章　药品与毒品的距离

第一节　药品与毒品的距离

在药店和诊所里，部分呼吸道用药如止咳水等为什么要被限制购买呢？因为它们有可能成为制毒的原料。喝止咳水可能会成瘾，某些感冒药积少成多可以提炼毒品。药品距离毒品不仅仅是一字之差，也极可能因为被滥用带来“治病”和“致命”两种截然不同的结果。止咳水成瘾的原因在于其中含有的可待因或罂粟壳，其本质上都属于阿片类镇痛药。可待因，又称为甲基吗啡，其药理作用与吗啡相似。当患者长期并大量服用这些止咳药水后，其含有的磷酸可待因或罂粟壳成分即可长期连续作用于机体中的阿片受体，作用于患者大脑，从而产生欣快感，机理类似于海洛因成瘾。如果患者突然停止服用止咳水，则会出现阿片类戒断综合征，服用剂量大，戒断症状越明显，导致患者非常痛苦。只有当其重新服用止咳水后，这些戒断状态才会消失，从而导致患者无法摆脱止咳水。止咳水成瘾的戒断症状虽然没有海洛因成瘾那么严重，但由于发生止咳水成瘾的很多是自制力相对较弱的青少年，其无法忍受戒断反应所致的痛苦，尤其当他们遭遇情绪低落、有滥用药物史或家庭有滥用药物史时，药物滥用和成瘾就更容易发生。当然这不仅仅是药物被消费者滥用的问题，更为严重的是部分药品还可能会流入非法渠道，成为制毒的来源。其实，不管是化学药或者中成药，常见的感冒药中不少都含有剂量不等的盐酸伪麻黄碱成分，经过非法加工后即可提炼出麻黄素，即麻黄碱。这些正是合成苯丙胺类毒品、制作冰毒的最主要的原料。(图 12−1)

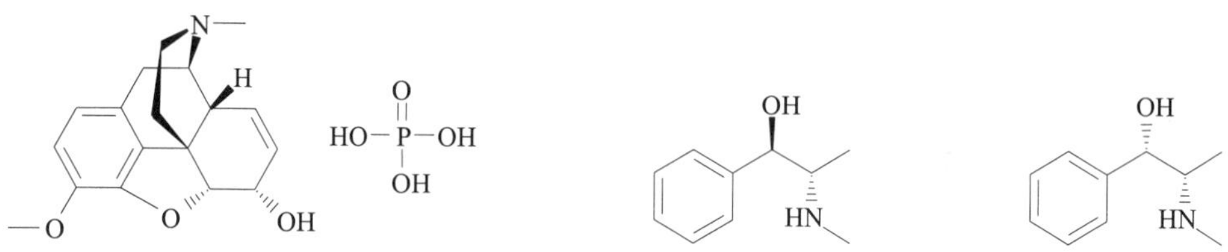

磷酸可待因　　麻黄碱　　伪麻黄碱

图 12−1　磷酸可待因、麻黄碱和伪麻黄碱

砒霜 (arsenic) 是一种传统的古老毒物，与氰化物或马钱子碱 (strychnine) 等毒物一样，名声在外，其成分是三氧化二砷，或称亚砷酐 (arsenous oxide，Arsenous acid anhydride，As_2O_3)，多由含砷矿石如砒石煅烧升华而得到。三氧化二砷是具有较大商业

价值的砷化合物，常作为各种砷化合物的起始原料。砒霜无臭，无味，微溶于水，外观呈白色霜状粉末。砒霜进入机体后会破坏某些细胞呼吸酶，使组织细胞不能获得氧气而死亡，而且会强烈刺激胃肠黏膜，使黏膜溃烂、出血，破坏血管、发生出血、破坏肝脏，严重的会导致个体因呼吸和循环衰竭而死亡。20 世纪 70 年代，国内临床曾创造性地将三氧化二砷应用于急性早幼粒细胞白血病（M3 型）的患者，之后又拓展到经维 A 酸治疗复发的 M3 型病例上，其完全缓解率突破 90%。2010 年发表的白血病领域的最新科研成果，揭示早幼粒细胞白血病（promyelocytic leukemia，PML）蛋白是三氧化二砷的直接作用靶点，即癌蛋白 PML－RAR 是砷剂治疗 APL 的直接药物靶点，三氧化二砷直接与癌蛋白 PML 端的“锌指”结构中的半胱氨酸结合，诱导蛋白质发生构象变化和多聚化，进而发挥抗癌作用。随后三氧化二砷也被确认可靶向作用于 PML 基因，提示三氧化二砷可能通过锁定 PML 来治疗多种恶性肿瘤。这似乎沿用了祖国医学治疗癌症以毒攻毒的临床思想和重要疗法。（图 12－2）

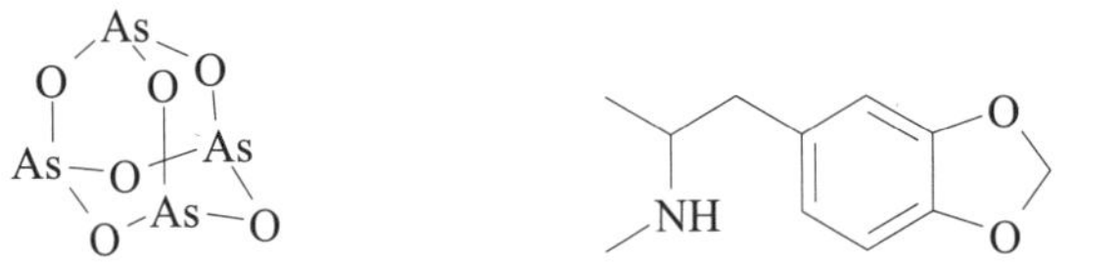

砒霜　　　3,4－亚甲基二氧甲基苯丙胺

图 12－2　砒霜和 3,4－亚甲基二氧甲基苯丙胺

毒品“摇头丸”的主要成分是 3,4－亚甲基二氧甲基苯丙胺（MDMA），它是一种经典的致幻类毒品，却对于治疗临床上创伤后应激障碍（PTSD）疾病有着潜在的疗效。PTSD 是指患者亲身经历、目睹或遭遇涉及自身或他人的实际死亡，或受到死亡、严重受伤与惊恐的威胁后，延迟出现并持续存在的精神障碍。地震、海啸、战争、恐袭、突发事件、交通事故以及家庭暴力等，都可能诱发创伤后应激障碍。既往临床针对 PTSD，经常使用 5－羟色胺再摄取抑制剂或认知行为疗法等，但疗效往往不佳。临床有时也会让患者反复回忆那些痛苦的经历，希望以此来清除恐惧的阴影，但效果反而更差。而有限量地使用 MDMA，会减轻患者的恐惧反应，引发 5－羟色胺和其他神经递质的释放，使患者产生愉悦感，帮助患者走出阴影，甚至达到痊愈。

概括地讲，药品与毒品从分子结构这种物质基础的角度上比较，绝大部分都是高度相似甚至相同的，比如生物碱吗啡、可待因、二醋吗啡与海洛因等，或人工合成产品哌替啶、美沙酮、芬太尼和二氢埃托菲等，既是临床所用的镇痛和麻醉药品，也是可产生严重依赖性、成瘾性的毒性药品。因此，如果要明确它们之间的距离，主要应从剂量着手。当然，给药的方式、途径以及针对的具体病情等也会有所不同。

第二节　药物的滥用与分级管理

什么是药物的滥用？

这里特指麻醉类、精神类药物的滥用问题，与一般临床上谈论的抗生素、激素和解热镇痛药的滥用等情形不同。

药物滥用（drug abuse）指非临床医疗目的，反复、大量使用具有产生依赖性特性（dependence-producing properties）或潜在依赖性（dependence potential）的某种药物的行为，目的是感受和体验该药物产生的特殊精神效应，并由此导致精神依赖性和生理依赖性。使用者对此类药物产生强烈的依赖，迫使自己持续地追求药物的特殊精神效应，由此带来严重的个人健康、公共卫生和社会问题。这种依赖性也就是通俗讲的“成瘾”。

哪些药物容易发生滥用呢？

首先，要引入精神活性物质（psychoactive substance）的概念。这是指一类人体使用后会对其思维、情感、意志行为等心理过程产生较大影响的活性物质。习惯上可以分成以下7类：①中枢神经系统抑制剂（depressants）：即能抑制中枢神经系统活动的物质，如巴比妥类、苯二氮草类和酒精等。②中枢神经系统兴奋剂（stimulants）：能兴奋中枢神经系统，如咖啡因、苯丙胺类和可卡因等。③大麻（cannabis，marijuana）类：大麻是最古老、滥用最广泛的一种致幻剂，可使人产生欣快，增加剂量还可使人进入梦幻状态。如前面章节所述，其中主要有效成分为四氢大麻酚（THC），但由于其致幻作用较一般致幻剂温和很多，且常以植物或提取混合物使用，故大多未将其归入致幻剂类别。④致幻剂（hallucinogen）：能显著改变意识状态或感知觉，如麦角酸二乙酰胺（LSD）等。⑤阿片类（opiates）：包括天然、人工合成或半合成的阿片类物质，如海洛因、吗啡、阿片、美沙酮、氯胺酮、二氢埃托啡和哌替啶等。⑥挥发性溶剂（solvents）：如汽油、酒精、乙醚、丙酮和苯环己哌啶（PCP）等。⑦烟草（tobacco）类。精神活性物质分类见表12-1。

表12-1 精神活性物质分类

类型	特　征
中枢神经系统抑制剂	能抑制中枢神经系统活动的物质，如巴比妥类、苯二氮草类、酒精等
中枢神经系统兴奋剂	能兴奋中枢神经系统，如咖啡因、苯丙胺类、可卡因等
大麻类	可使人产生欣快，增加剂量还可使人进入梦幻状态，如四氢大麻酚等
致幻剂	能显著改变意识状态或感知觉，如麦角酸二乙酰胺（LSD）等
阿片类	包括天然、人工合成或半合成的阿片类物质，如海洛因、吗啡、阿片、美沙酮、氯胺酮、二氢埃托啡和哌替啶等
挥发性溶剂	汽油、酒精、乙醚、丙酮、苯环己哌啶（PCP）等
烟草类	尼古丁成分刺激、上瘾，如晒烟、烤烟及雪茄等

此外，按照药政管理的习惯，也常将这类精神活性物质分成麻醉品、精神药物和其他三个类别，如图12-3所示。

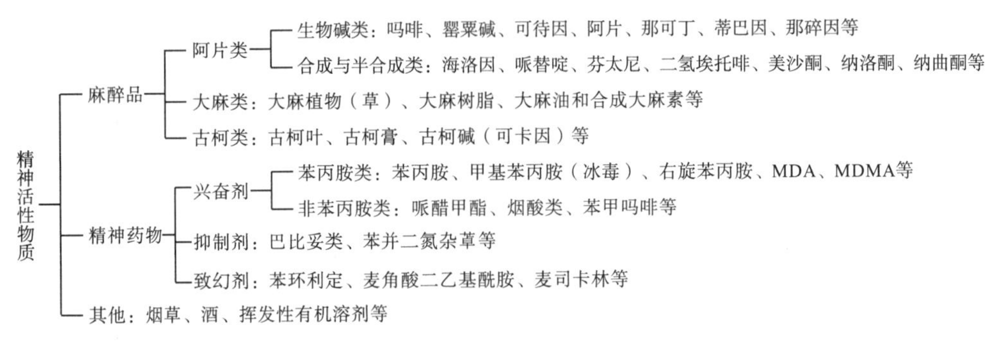

图 12－3　精神活性物质分类

古柯（Coca）类主要指古柯叶（coca leaf）和古柯膏（coca paste）这类物质及其浸膏，含有古柯碱（cocaine，即可卡因）及其衍生物如桂皮酰古柯碱（cinnamyl－cocaine）等成分。三唑仑（triazolam）又名艾司唑仑，也称海乐神、酣乐欣，也是一种强烈的麻醉药品，口服后可以迅速使人昏迷晕倒，故民间也称迷药、蒙汗药、迷魂药等，可以伴随酒精类共同服用，也可溶于水及各种饮料中。见效迅速，药效比普通安定强很多。该药物结构属于苯二氮䓬类，具有抗惊厥、抗癫痫、抗焦虑、镇静催眠、中枢性骨骼肌松弛和暂时性记忆缺失（或称遗忘）作用。目前按第一类精神药品进行严格管理。

海洛因（heroin）是以吗啡生物碱作为合成起点得到的半合成毒品，俗称白粉、白面等，是阿片毒品系列中生物碱含量更高的精制品，也是一种多盐根的混合物，主含海洛因碱（二乙酰吗啡，diacetylamorphine），海洛因盐，如盐酸盐、硝酸盐和酒石酸盐和柠檬酸盐等，以及海洛因盐水合物。麦角酸二乙基酰胺（lysergic acid diethylamide，LSD）为半合成的生物碱类物质，是致幻剂的代表。美沙酮（methdone）又称阿米酮（amidone），是一种人工合成的镇痛药，属二苯甲烷类。左旋美沙酮［（2R）－6－dimethylamino－4,4－diphenyl－3－heptanone］的镇痛作用比右旋体强 8～50 倍，右旋体没有呼吸抑制和成瘾性，故常用其消旋体。兴奋剂甲基苯丙胺，属苯丙胺类，因其原料外观为纯白结晶体，晶莹剔透，故俗称“冰”（Ice）或“冰毒”，其母核为苯丙胺（amphetamine），音译名为安非他明或安非他命，故甲基苯丙胺也称为甲基安非他明。又因为甲基苯丙胺可视为在麻黄素或者伪麻黄碱分子结构基础上改造而来，故又称去氧麻黄素。冰毒是一种强烈中枢神经兴奋剂，可使患者产生强烈快感，具有极强的精神与生理依赖性，可以一次成瘾。吸食（溜冰毒）或静脉注射后，会感受到较长时间的强烈兴奋，活动过度、幻觉、情感冲动、妄想、偏执，使行为失控，产生攻击或暴力行为，易引发攻击和性侵害等恶性事件。当药效过后，吸毒者会产生严重抑郁，极度衰竭，疲惫不堪和萎靡不振。长期滥用冰毒，可造成慢性中毒，表现为体重下降、消瘦、溃疡或脓肿，人的正常生理活动和平衡机制均遭受严重破坏，免疫力显著下降，对内脏器官伤害也很大。表现为烦躁、多语、盗汗、焦虑、失眠、昏迷、心律不齐、血压过高、头痛、恶心、呕吐和精神错乱等，严重时可导致死亡。部分精神活性物质如图 12－4 所示。

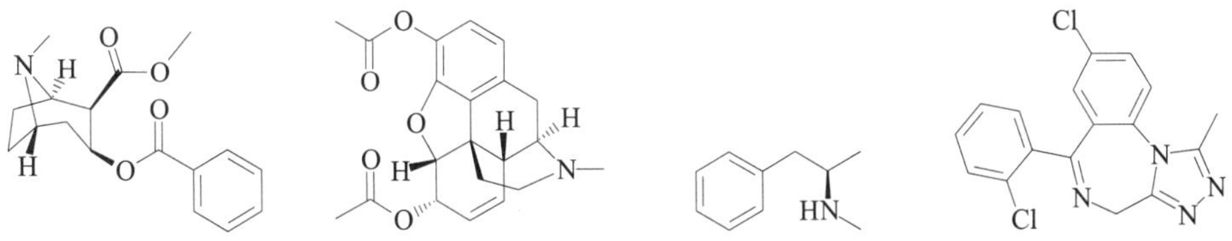

可卡因　二乙酰吗啡　甲基苯丙胺　艾司唑仑

图 12－4　部分精神活性物质

苯环利定（phencyclidine，PCP）即苯环己哌啶，俗称“天使尘”，是一种可对中枢神经系统产生抑制、兴奋、镇痛和致幻等多重作用的精神活性药物。常导致定向障碍、激越和谵妄构成的急性综合征。氯胺酮（ketamine），俗称K仔或K粉。临床所用是其消旋体，为静脉全身麻醉药，用作手术麻醉剂或麻醉诱导剂，具有较强的依赖性，也是一种很危险的精神药物（毒品），属于非吗啡系麻醉科药物。甲卡西酮（methcathinone），化学名为2－（甲基氨基）－1－苯基－1－丙酮，CAS号为5650－44－2，俗称“浴盐或丧尸药”。甲卡西酮是苯丙胺类的一种新型类似物，属第一类精神管制药品。一般为粉末状态或与水混合的液体，吸食饮用后有明显提神作用，与苯丙胺类效果类似，也能导致急性与严重依赖。这些精神活性物质都具有依赖性，只是程度有所不同而已。当然，也与使用的剂量有密切关系。其结构如图12－5所示。

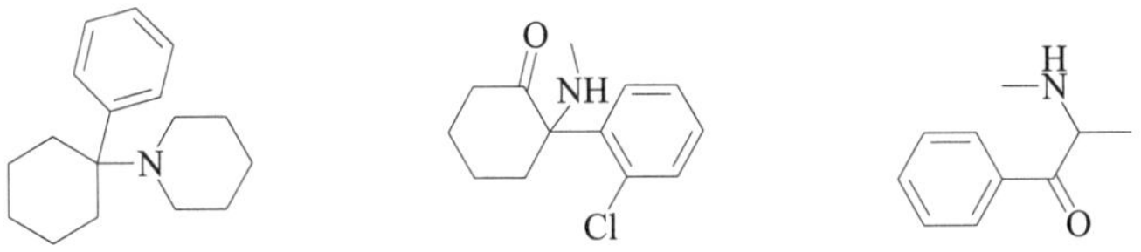

苯环利定　氯胺酮　甲卡西酮

图 12－5　苯环利定、氯胺酮和甲卡西酮

这里，还要复习一下药物耐受性这个概念。在之前的章节我们已经讨论过，药物耐受性（drug tolerance）是指机体对药物反应的一种适应性状态和结果。当反复使用某种药物时，机体对该药物的反应性将逐渐减弱，药物效价会不断降低。这时如果要达到与原来相等的反应和药效，就必须逐步增加用药剂量，这种叠加和递增剂量以维持药效作用的现象，称为药物耐受性。产生耐受性的药物常见于阿片类、巴比妥类和苯二氮䓬类精神活性物质。其他一些精神活性物质，如酒精等溶剂，也极易产生耐药性。因此，民间说“酒量是可以锻炼出来的”，是有点耐受性依据的。药物的耐受性一般是可逆的。在停止用药后，耐受性会逐步消失，机体对药物的反应又会恢复到原有的水平。从其概念可以知道，耐受性既是药物朝着依赖性发展的渐进过程，也能反映该药物滥用程度及其成瘾性的大小。

那么，在日常生活中，哪些常用药物容易涉及药物滥用的问题呢？

首先是镇静催眠药。如苯二氮䓬类，最常用的有安定、艾司唑仑等。还有巴比妥类，但目前已较少使用了，例如苯巴比妥或其溴化钠复方、注射用硫喷妥钠等。这些镇静催眠药均可产生一定的依赖性。当突然停药或骤减剂量时，容易发生戒断综合征。较轻微症状者可出现精神不安、情绪焦虑、易激动、失眠、头痛、流泪、厌食和倦怠无力等；两三天后达到高峰，开始出现恶心、呕吐、震颤和肌肉痉挛等。重症表现是突然停药后，出现癫痫样发作，甚至出现以幻觉、妄想、高热为特征的谵妄。出现戒断综合征的患者，多数使用量已超过正常治疗剂量的 5 倍以上，且持续用药 3～4 周。而那些滥用量大、时间较长而且突然停药者，戒断症状更加严重。治疗原则一般是首先采用较大剂量的镇静催眠药来控制戒断症状，稳定后，再逐步减少用药量，直到停药。中枢性镇痛药，如吗啡、杜冷丁和盐酸曲马多等也是滥用较多的药品。其中吗啡最易成瘾，其次是杜冷丁，盐酸曲马多的成瘾性较小。此外，目前市场上有多种复方镇咳药均含有可待因成分。后者是阿片类生物碱中的一种。口服可待因有 8%～12%的可待因代谢后可转变为吗啡。中成药如复方甘草片、复方桔梗片等，均含有阿片等成分。在感冒药中加入咖啡因，其目的是对抗扑尔敏类成分嗜睡的副作用。在止痛药中加入咖啡因，则是为了提高其镇痛效价。短时间内口服常规剂量的含有咖啡因的药物，十天半月一般不会产生依赖性。但如果长期服用或滥用，则也可能对咖啡因产生精神依赖性。

还有一种所谓消遣性地享用精神药物的行为，剂量控制得比较小，似乎没有中毒、产生耐药性和生理依赖等危险。这些用来“消遣”的药物或精神活性物质（如粗制阿片、大麻混合品、酒精性饮料、咖啡或其他含有咖啡因的饮料、致幻蕈类以及古柯叶等）大多是“天然”产品，或者几乎就是植物源性物质，但实际上它们仍是由含量较低的精神活性物质组成的混合物，只是没有经过提取纯化而已。因此，大多数在这种情况下应用的药物或产品仍然是一类会改变正常意识的精神兴奋剂或致幻剂，故也应该特别注意。

此外，一种新型的结构隐匿的药物近年来正在世界各地被广泛使用，这就是芬乃他林(fenetylline)，通用名称作苯丙胺乙茶碱。从药物设计的角度来看，其实际上是一个典型的前药产物。该药物结构上可分成苯丙胺类与氧代嘌呤类两个部分，故可以在体内分解成甲基苯丙胺或苯丙胺与茶碱（theophylline），结构如图 12－6 所示。研究结果表明，由于茶碱的生理活性，比如可能会阻断腺苷受体，促进儿茶酚胺类的释放，以及抑制磷酸二酯酶（PDE）致使 cAMP 水平升高等，从而可发挥与苯丙胺类的协同作用，显著增强后者的中枢神经系统活性，且比单用苯丙胺类药效更加快速，也更加猛烈。何况其可能的体内代谢途径也会产生咖啡因或甲基苯丙胺。实际上芬乃他林问世于 20 世纪 60 年代初，有过多种商品名，其中如卡坦冈（captagon）等为人熟知。据说曾用于治疗抑郁症和睡眠障碍等疾病，不过似乎并未在主流临床医学中被接受或采纳。

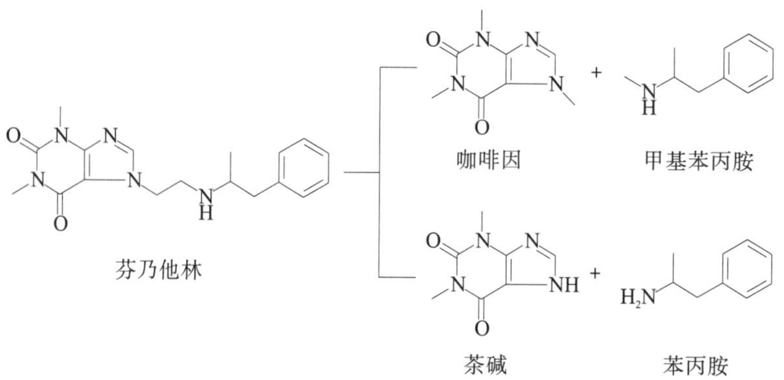

芬乃他林　咖啡因 + 甲基苯丙胺　茶碱 + 苯丙胺

图 12－6　芬乃他林在体内可能的分解途径

正是这些物质或者药品都有可能发生滥用的情况，所以，必须对它们实行分级管理。按照国际公约（《1961年麻醉品单一公约》和《1971年精神药物公约》），一般又将具有依赖性的药物（或物质）大致分为两大类：一类是麻醉药品，如海洛因、大麻和大麻脂、阿片和吗啡制剂、可待因等；另一类是精神药品，如各种致幻剂和四氢大麻酚、中枢兴奋剂、巴比妥类药物、苯二氮䓬类药物等。

多年来国内也有一系列相关管理条例，如《关于医疗用毒药、限制性剧药管理规定》(1979)、《麻醉药品管理办法》(1987)、《精神药品管理办法》(1988)、《麻醉药品和精神药品管理条例》及其修正版（2013、2016）等，用以保证麻醉药品和精神药品的合法、安全与合理使用，防止流入非法渠道或者滥用，管理内容还包括麻醉药品药用原植物的种植，麻醉药品和精神药品的实验研究、生产、经营、使用、储存、运输以及监督管理等各个方面。按照上述条例，有121种麻醉药品被列入目录，而且包括其所有可能存在的盐和单方制剂，也包括其可能存在的任何异构体、酯及醚等简单衍生物。同时，条例将精神药品分成两个类别进行管理。其中第一类有四氢大麻酚、三唑仑等68种，第二类有曲马多、佐匹克隆等81种。同样的，这些精神类品种包括其可能存在的所有盐和单方制剂，也包括其可能存在的任何异构体在内。如表12-2、表12-3所示。

表12-2　部分麻醉品品种目录（2013年）

中文名	英文名	CAS号	备注
醋托啡	Acetorphine	25333-77-1	
乙酰阿法甲基芬太尼	Acetyl-alpha-methyfentanyl	101860-00-8	
醋美沙多	Acetylmethadol	509-74-0	
阿芬太尼	Alfentanil	71195-58-9	
烯丙罗定	Allylprodine	25384-17-2	
阿醋美沙多	Alphacetylmethadol	17199-58-5	
阿法美罗定	Alphameprodine	468-51-9	

表12-3　部分精神药品品种目录（2013年）

中文名	英文名	CAS号	备注
布苯丙胺	brolamfetamine	64638-07-9	DOB
卡西酮	cathinone	71031-15-7	—
二乙基色胺	3-［2-（diethylamino）ethyl］indole	7558-72-7	DET
二甲氧基安非他明	（±）-2,5-Dimethoxy-alpha-methylphenethylamine	2801-68-5	DMA
（1，2-二甲基庚基）羟基四氢甲基二苯吡喃	3-（1,2-dimethylheptyl）-7,8,9,10-tetrahydro-6,6,9-trimethyl-6Hdibenzo［b,d］pyran-1-ol	32904-22-6	DMHP
二甲基色胺	3-［2-（dimethylamino）ethyl］indole	61-50-7	DMT

续表

中文名	英文名	CAS号	备注
二甲氧基乙基安非他明	(±) −4−ethyl−2,5−dimethoxy−α−methylphenethylamine	22139−65−7	DOET

第三节　药物的成瘾性及其机制

前面我们讨论了药物滥用及其相关问题，而滥用的结果就是药物的依赖性（俗称“成瘾性”）。药物依赖性（drug dependence）是指由于药物与机体相互作用而造成的一种特殊精神状态，有时也包括身体或生理状态，它表现为一种强迫的连续或定期的用药行为。其目的是追求该药物的精神效应，或是避免由于断药所引起的各种不适。世卫组织将药物依赖性分为精神依赖性和身体依赖性。身体依赖性（physical dependence）是指机体对外来药物产生的适应性改变，一旦停药，就会产生难以忍受的不适感，这类不适感被统称为停药戒断综合征（withdrawal syndrome）或戒断状态。其中，麻醉药品会产生身体依赖性与戒断综合征；而精神药品一般只产生精神依赖性，一般不会产生严重的戒断综合征。精神依赖性（psychic dependence）又称心理依赖性，是指由于药物能使人产生一种愉快的感觉，因而需要定期地或连续地使用它以保持那种愉悦感，或者避免产生不适感。凡能引起令人愉悦状态的药物均可引发精神依赖性。精神依赖性是机体中枢神经系统应对药物作用所产生的一种特殊的精神效应（如激动、舒适和愉悦感等），一般表现为对药物的强烈的心理渴求意识和强迫性觅药行为。

先看看最常见的吸烟及其烟瘾的表现。

烟草成瘾的根本在于烟碱（nicotine），俗名尼古丁，是一种存在于茄科植物（茄属）中的1828年首次从烟草中提取出的生物碱，结构上属于3−取代吡咯烷基吡啶类化合物，是烟草的重要成分。烟草成瘾的实质是尼古丁依赖。这是一种慢性与高复发性的精神障碍。随着时间和吸食量的逐渐加大，成瘾程度也会随之加深。该成瘾表现为无法克制的烟草觅求冲动，以及强迫、连续地使用烟草，以体验其带来的欣快和愉悦感，同时无意识地避免可能会发生的戒断症状。烟草成瘾机制与吸毒类似，较难戒除。据统计，临床上约有不到5%的烟民能够靠自身意志顺利戒烟。

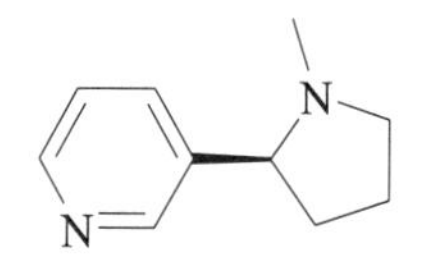

图12−7　烟碱

吸食烟草可产生一种强烈的“快感”，最大的危害就是成瘾性。一旦成瘾，每隔一段时间就需要吸一支烟，以此维持脑部尼古丁的稳定浓度水平。吸入的尼古丁90%在肺部吸收，也容易通过口腔、消化道和呼吸道黏膜等途径吸收。其中约有25%的成分在几秒钟内即可进入大脑，并刺激交感神经，引起呼吸兴奋、血压升高。吸烟让吸烟者产生喜悦、敏捷、脑力增强、焦虑减轻和食欲减轻的体验。同时由于停止后会产生不易忍受的戒断状态，使其持续使用烟草或尼古丁，从而产生“身体依赖”。大剂量尼古丁可对交感神经、骨骼肌运动终板（motor endplate）胆碱能受体及中枢神经系统产生明显抑制作用，导致吸食者产生呼吸肌麻痹、意识障碍等。当然，这种情形对普通吸烟者而言并不常见，但长期吸烟可导致机体活动力下降，记忆力减退，工作效率低下，甚至造成多种器官特别是呼吸系统的综合病变。

再来看看吸毒成瘾的生理机制。

一般认为，吸毒成瘾是反复给药后，患者脑内相关神经元为了对抗该毒品的急性强化作用而发生适应性（adaptation）改变的生理过程。在这个过程中，毒品可通过不同机制使相关脑区多巴胺（DA）释放量或浓度急剧增加，从而显著抑制脑内多种类型神经元内环磷酸腺酐（cAMP）酶的活性。此阶段脑内多种核团特别是中脑边缘多巴胺系统（mesolimbic dopamine system，MLDS）相关核团发生持续的对抗性适应反应，包括cAMP信号通路、5－羟色胺（5－HT）受体、阿片类受体和DA受体的活性，多种神经元之间的作用等都会发生相应的改变。主要有如下几种可能机制。

首先是细胞分子水平上神经元的适应性变化，主要与cAMP信号转导通路功能上调、受体－G蛋白耦联及基因表达改变有关。阿片类药物可使神经元内cAMP信号转导通路活动增强，使腺苷酸环化酶（AC）、cAMP－依赖蛋白激酶A（cAMP－dependent protein kinase A，PKA）及相关分子浓度的增加，以对抗阿片类药物对神经元的急性抑制作用。

其次，成瘾行为与相关脑区及功能回路的改变可能也有关系。从成瘾表现出的复杂的认知、情绪和动机状态，可以推测适应性变化还可能发生于各个脑区。对不同脑区在成瘾过程中发挥的作用，以及成瘾与非成瘾之间的比较研究发现，成瘾脑在代谢活动、受体效应、基因表达等方面均有明显异常现象。

最后，成瘾也与相关神经递质和激素有关。已经证实部分毒品可通过刺激DA释放、抑制DA摄取或直接兴奋DA受体从而增强DA功能等途径，产生强化效应。研究结果还发现，不仅DA可以在食物和性奖赏的实际刺激下大量释放，而且5－HT、兴奋性氨基酸（excitatory amino acid，EAA）、组胺和胆囊收缩素（cholecystokinin，CCK）等递质和激素也与成瘾有关。此外，基于条件反射基本原理和药物强化作用与奖赏系统关系的研究，包括目前的某些行为学实验方法，都从不同角度模拟人的觅药行为等，以有助于探索与理解成瘾机制。

显然，中枢神经系统自身的复杂功能也决定了成瘾机制的多重性和复杂性，例如，神经系统的可塑性或许决定了药物作用的急性与慢性的区别。急性作用主要通过分布于脑内多个位点的靶受体直接或间接作用于中脑边缘多巴胺系统，该系统是目前公认的与成瘾有关的最重要的脑区，同样可增加DA水平，产生显著的强化作用。慢性作用则对抗急性作用，可产生相反的但更为复杂的时间依赖性适应性变化。目前，对MLDS细胞分子水平的各种适应性改变与成瘾行为之间的直接关系尚不十分明确，但已有的研究结果表明，多个脑区的功能回路以及海马、杏仁核和下丘脑等的确参与了成瘾的形成。

那么，吸毒为何成瘾？吸毒患者为什么会不顾一切地寻找毒品？这些行为有什么规律？

相关研究发展了若干学说来试着进行解释，如惩罚学说、病理性记忆学说、强迫症学说，以及获得多数人认同的大脑奖赏学说。大脑奖赏学说的主要观点是，人在吸毒后可以获得类似于饿时吃饭、渴时饮水的那一类欣快感和满足感。而吸毒后，毒品中的化学物质也通过大脑和周围神经让人感到欣快、愉悦，或是充满致幻感，这样的感受如同一种奖赏机制。吸毒所获得的满足感和欣快感就如同吃喝一样，这会鼓励吸毒者一而再再而三地重复这样的行为来获得满足。目前，奖赏学说是比较主流的学说，一些采用现代科技手段对大脑进行研究所得出的结论也倾向于支持该学说。例如利用现代脑成像技术和电刺激技术，可以证实大脑中存在的奖赏通路实际上就是多巴胺通路。这个多巴胺神经通路是由腹侧被盖区（VTA）、伏隔核和前额叶皮质所构成的。腹侧被盖区由含有多巴胺递质的多巴胺神经元组成，依靠神经纤维与伏隔核和前额叶皮质产生联系，并且通过神经纤维释放多巴胺递质，将信息传递到伏隔核和前额叶皮质。在进食、聆听音乐、饮水和受到其他自然奖赏时，外来信息一般会将这一神经通路激活，人就会体验到一种美好与美妙的感受。研究认为，虽然电刺激、自然奖赏与药物（毒品）等相比，是不同的物质和技术形式，但是它们所导致或产生愉悦感觉的原理基本上是一样的，都直接或间接作用于这个多巴胺通路，并使之进一步发生化学性信息传导。当然，自然奖赏可能是通过行为反射甚至暗示促进多巴胺递质释放，而电刺激是通过电流传递来促进多巴胺递质释放，吸毒、滥用药物则是模拟多巴胺类的直接或间接作用来促进多巴胺递质的释放。

尽管上述的成瘾机制或行为学原理各有不同，但吸毒患者之所以难以戒掉毒瘾，并不完全归于他们的意志薄弱等原因，而是毒品可能改变了他们的大脑机能，刷新了大脑原有并正常运转的动机系统，或者说改写了大脑基因的“源代码”。也就是说，毒品造成了大脑的功能与结构、神经元形态学和生物化学等一系列脑神经生物学的病理性改变。一般认为，染上毒瘾后的大脑是不同于正常大脑的，毒品改变了原来大脑的“快乐机制”。原本“快乐机制”是用来奖励人的生存、视听和繁殖行为的，如吃饭、娱乐和性活动等，可使大脑产生愉悦、舒服的感觉，得到相应的“奖赏”。这类“快乐机制”大都通过多巴胺来进行传递。而实验结果说明，如果吸毒者注入、吸入或吞下毒品，大脑中的“快乐神经结构”就可能会被重新改变，如同沿着一条直线，明显缩短了多巴胺的传递距离，强化了大脑中快乐感受程度。可能由于毒品这些外来的递质或称为外源性活性物质对相关受体的作用“力度”，或者契合能力，要比多巴胺等内源性活性物质强大很多，因此毒品对大脑中产生“快乐机制”相关受体的刺激远远比人类正常活动产生的刺激快速得多，也强烈得多。尽管不同的毒品可能是通过不同的途径去激发大脑的快乐神经系统的。这样也使我们能够理解，从生理上来说，每一次的成瘾复吸都使毒品对人类基因造成持久的、更进一步的损害。所以，一定要珍爱生命，远离毒品。

第四节　脱毒与药物拮抗剂

毒品泛滥、新型合成毒品不断出现，已成为当今世界性的严重社会问题。有关数据证实，毒品已成为继心脑血管疾病和恶性肿瘤之后人的第三大死因。可以说，药物滥用不仅关系到个人、家庭和亲友，也事关经济建设、社会稳定等问题，更影响年轻一代的健康成长，甚至是一个关系民族和国家发展的重大问题。

脱毒，是戒毒的一种通俗说法。从理论上讲，吸毒患者机体内被暂时抑制的内源性递质，如阿片肽、脑啡肽和多巴胺等的分泌是可以恢复的，只是恢复以及修复的程度、效果与所需要的时间等因吸食毒品种类、时间和个体差异而差异较大。从这个角度来看，阿片肽等递质恢复产生的过程就是患者生理脱毒的过程。就目前情况来看，戒毒所涉及的方面很多，但主要体现在三个方面，即戒毒的模式、方式和方法。模式主要指从社会的角度来组织与安排，如国内的强制戒毒与劳教戒毒相结合的模式。因为很多顽固的吸毒者对社会及家庭构成了严重的威胁，而家庭及其环境很多时候无法对其产生有效的约束力。因此得依靠社会帮教与无毒社区结合的模式进行管理。方式指的是具体实施方式，国内主要包括家庭戒毒、医疗单位戒毒和强制性戒毒等。而戒毒所用的具体方法可以分成药物戒毒与非药物戒毒两大类，非药物戒毒又分成自然戒毒与手术戒毒等。其中自然戒毒法俗称“干戒法”，指不使用任何药物或其他辅助治疗手段，让戒断症状自然产生并自然消退，仅给予一些对症处理或更多的是给予心理支持的一种戒毒治疗。显然这是一种古老的戒断方法，戒毒者必须要有顽强的毅力忍受戒断症状的折磨。从病程发展角度看，通过干戒法达到戒毒目的的可能性还是有的，这是因为一般认为吸毒成瘾者的戒断症状的高峰出现以及持续时间主要是在停药之后的 36～96 小时，所以戒毒者如果能熬过 3～4 天，症状便会有所减轻。持续下来，一周或 10 天后大部分戒断症状都会逐步消退与缓解。该方法对于吸毒时间不长，吸量不大，即毒瘾不算太重而且有顽强毅力的戒毒者来讲，还是可以考虑的，但也有较大风险，因为患者也可能熬不过戒断反应期，而发生自残、自伤等行为，有时甚至还会严重危及他人的生命安全，所以应该谨慎使用。这种方法也包括一些为转移或分担戒断状态，给予患者的强力刺激与针对痛苦所进行的辅助措施，如强迫行军疗法、“捆绑”疗法，以及使用针灸或戒毒仪等物理辅助的脱毒方法。而戒毒手术，简单地说，就是一种微创手术，即立体定向脑内特定靶点射频毁损术。手术通过遥感微测定位（即神经导航）、计算机控制，通过分析脑细胞中的电信号，并辅之以磁共振、CT 等先进图像诊断技术，从而寻找并定位所谓的“成瘾细胞”（或称为“病理性犒赏中枢”），然后采用射频器材，如一根 2～3 微米的电极插入并加热的方法，用以“损毁”即消除患者大脑中的成瘾细胞或核团，除去患者的成瘾性，让患者对吸毒失去兴趣，不再复吸，从而达到戒除毒品的目的。其神经生理学基础是认为阿片类等药物滥用所产生的成瘾和依赖性，是与中脑边缘系统多巴胺通路有密切关系的。如果采用定向手术的方法，捣毁中脑边缘系统多巴胺通路中的关键性核团，如伏隔核、杏仁核、扣带回和腹侧苍白球等，就可以达到阻断“毒瘾通路”的目的。因为对阿片类药物依赖产生具有重要意义的多巴胺、阿片肽、GABA 能神经元以及 DA 受体、阿片肽受体等都主要集中于这个边缘系统，尤其是在中脑腹侧被盖区、伏隔核、扣带回、隔核和杏仁核等部位最为集中。如果阻断该信号通路，就破坏了患者大脑的愉悦回路（或者称为“犒赏效应环路”），可使其对成瘾药物不再有快感，从而戒除患者对阿片类毒品的依赖，自然就有可能达到解除“成瘾”的目的。但之后发现这类技术对大脑的损伤很大，很容易导致患者也感受不到正常饮食和性生活等带来的快乐，并且大概率地出现了痴呆等并发症，故伦理上面临很大争议。加上主流观点认为这种脑手术用于戒毒还仅仅是一种正在进行临床研究与探索的科学项目，国际上多数的研究结果也还停留在动物实验的基础上，所以目前相关临床试验研究或许尚不成熟。该类手术的捣毁位点、技术要点、适应证、安全性和有效性等方面还没有得到充分证实或得出明确结论，所以尚不能作为常规临床治疗手段用于毒品依赖患者。

因此，药物戒毒仍然是目前国内外戒毒治疗的主要方法。药物戒毒是指利用药物来减轻毒品的戒断症状，达到逐步消除毒瘾的目的。那么，什么样的药物可以作为戒毒药物遴选呢？一般认为，疗效要显著，效果要确切，并能够逐步减轻并消除戒断状态的症状和体征；起效要快，具有准确的、可控的时效与量效作用关系；安全性高，不能产生重大不良反应或者其他并发症。从药物结构或作用类别来看，大致可以分成三类，即阿片受体激动剂和拮抗剂、非阿片受体激动剂和拮抗剂以及中草药类。中草药类是我国在祖国医学临床诊治经验与基础上发展起来的一类绿色戒毒药物。只是对于重度毒品依赖者，单纯使用中草药或许不能及时或者完全控制住戒断症状，所以一般还是要结合使用部分化学药。

根据药物的作用特点以及使用目的的不同，一般可以分成两个类别：①用于脱毒替代疗法的药物，如美沙酮（methadone）、丁丙诺啡（buprenorphine）等；其中也包括那些有时被划为“纯药物”戒毒或快速脱毒的阿片受体拮抗剂纳洛酮（naloxone）、纳曲酮（naltrexene）等。②用于非替代性药物脱毒法的药物，如可乐定（clonidine）、洛非西定（lofexidin）等，也有东莨菪碱（hyoscine）、呋喃唑酮（furazolidone）等。如图 12－8 所示。

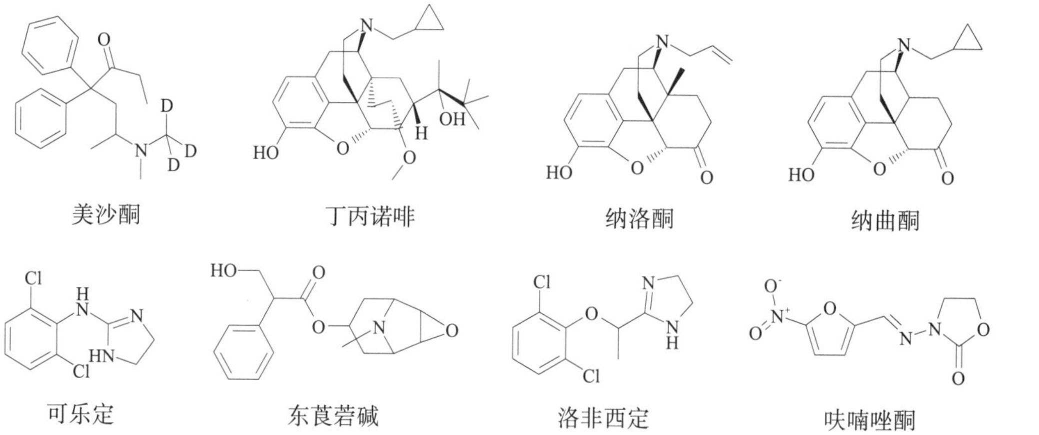

美沙酮　丁丙诺啡　纳洛酮　纳曲酮

可乐定　东莨菪碱　洛非西定　呋喃唑酮

图 12－8　部分戒毒药物

通常的化学药戒毒替代疗法使用的脱毒药物，以美沙酮和丁丙诺啡最常见。美沙酮是阿片受体激动剂，常用于维持治疗（MMT）。丁丙诺啡是阿片受体半激动剂、半拮抗剂，或称为部分激动剂，兼有阿片受体激动剂和拮抗剂的药理活性。其激动活性可用来作为替代治疗，逐步缓解戒断症状。阿片受体激动剂的作用，是作为脑内阿片受体结合剂，替代突然中断的外源性阿片样化合物（EOC）即毒品，并在有序、逐步替代的过程中，让内源性阿片样多肽（EOP）的形成和释放的生理功能能够逐渐得到恢复。因为其作用机制是在同一受体部位进行的取代或者占位，所以症状控制比较可靠。两种药物与阿片类药物都能产生交叉依赖和交叉耐受，可以替代阿片类药物。通俗地讲，这种阿片类药物依赖的替代疗法，是在缺乏高效和其他更好的脱毒方法时，暂且利用另一种毒性相对较小、成瘾性较小的阿片类药物来控制戒断反应，并严格控制剂量，以配合或等待内源性激动剂的逐渐恢复，从而让患者身体和社会功能都能逐步得到较大程度的康复。当然，也有可能先将海洛因成瘾转变成美沙酮成瘾，再配合下一个治疗方案进行戒毒治疗。纳洛酮（naloxone）、纳曲酮（naltrexene）等作为阿片受体拮抗剂，作用原理与美沙酮有相似部分，但均为完全的纯粹的拮抗剂。由于这类药物没有激动剂的作用，故一般不能用于替代疗法，大多只能用于阿片类毒品急性中毒的抢救治疗。

当然，除了用于替代疗法的药物外，就是用于非替代疗法的药物了，以可乐定和洛非西定为代表。可乐定和洛非西定都是中枢 α－受体激动剂，其通过降低中枢神经系统去甲肾上腺素能神经元的活性，从而达到控制戒断症状的目的。类似的药物还有山莨菪碱、东莨菪碱、促肾上腺皮质激素、促甲状腺释放激素、普萘洛尔等，主要用于缓解各种症状，属于对症治疗。故这类药物用于脱毒效能有限，不过起效快，又无依赖性，作为辅助用药还是可以使用的。其中可乐定又称可乐宁，为小分子咪唑类苯胺衍生物，常用作中枢性降压药，其降压作用中等偏强，由于还能抑制胃肠道的分泌和运动，因此比较适用于兼患溃疡病的高血压患者。可乐定对中枢神经系统还具有一定的镇静作用，可减少自发性活动，并显著延长巴比妥类的催眠时间。此外，有研究证明，可乐定降压涉及内源性阿片肽的释放，故可乐定兼具镇痛效果，此效果可被阿片拮抗剂纳洛酮所拮抗。

此外，还有一种戒毒方法，即疫苗戒毒法。虽然这类方法目前尚在研究中，但在实验阶段已经取得了很好的效果[58]。据称，最早将疫苗应用于戒毒或者减少精神活性物质依赖性的记录，可以追溯到 20 世纪 70 年代，尝试着将一种连接有吗啡类半抗原的结合疫苗注入动物体内进行的研究。之后，这类研究也从未停止过，包括海洛因疫苗、冰毒疫苗等在小鼠动物实验中都相继取得了成功，冰毒疫苗结构如图 12－9 所示。

这种方法的难点之一是甲基苯丙胺等毒品都是小分子化合物，很难作为抗原引起机体的免疫应答，即无法激活机体的免疫反应。故研究中，一般先将毒品与连接分子（拟肽键结构）结合在一起，形成半抗原，再将后者连接到载体蛋白上，如上述疫苗用破伤风类毒素等形成抗原。这些疫苗注射到机体内，可以引起免疫应答，刺激机体产生相应抗体。抗体可以追踪捕获体内对应的毒品分子及其代谢产物，阻断毒品及其代谢物在血液中的浸透、运输，以及在靶点组织中的作用，而且药效可以保持近一年，甚至更长。也就是说，通过疫苗，不仅可以预防毒品侵害，而且即便已经成瘾，也能采用序贯递减的方法，配合其他戒毒方法，使患者安全地达到“脱毒”的目的。只是疫苗戒毒目前还在研发探索之中，用于临床或许尚需时日。

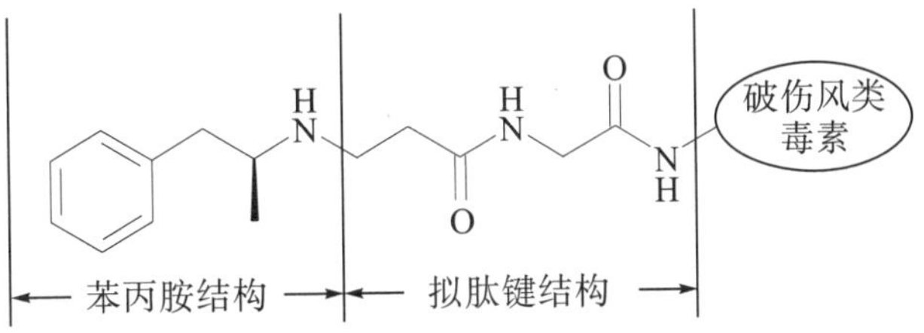

破伤风类毒素

苯丙胺结构　拟肽键结构

图 12－9　冰毒疫苗结构

综上，戒毒的主要方法如图 12－10 所示。

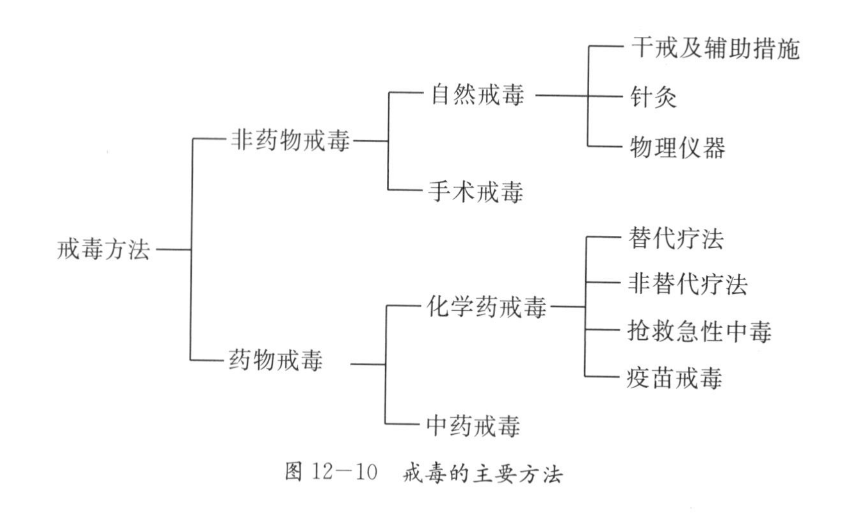

图 12—10 戒毒的主要方法

第五节 什么是高警示药品

我们知道，有很多的药物都是毒性风险比较大的物质，比如麻醉药品、精神药品、抗肿瘤细胞毒药品等，所以就引出了不同类别的药品应该如何管理的问题以及高危药品的概念。

什么是高危药品？

高危药品（high－risk medication）也称高风险药品或高警示药品，是指那些如果使用不当会对患者造成严重伤害甚至造成患者死亡的药物，临床包括精神药品、高浓度电解质制剂、肌肉松弛剂及细胞毒药品等。据报道，其概念最早可能源自美国的医疗安全协会（the Institute for Safe Medication Practices，ISMP）在 20 个世纪 90 年代对临床上那些最可能给患者带来伤害的药物进行的一项调查，之后的近二十年来，其陆续发布了一系列的高危药物目录，大概涉及 19 类药品。确定的前 5 位高危药品依次是胰岛素、阿片类麻醉药、注射用浓氯化钾或磷酸钾、静脉用抗凝药和高浓度氯化钠注射液（＞0.9％）。

国内在这个方面尚无监管机构特别制订的相关目录，还是借鉴国际社会通行办法，由行业协会或专业委员会等机构来制定与发布相关的药品目录，供业界参考。如药学会医院药学专业委员会推出了《高危药品分级管理策略及推荐目录》，其中说明为了切实加强对高危药品的管理，参照美国 ISMP2008 年公布的 19 类及 13 种高危药品目录，同时结合国内医疗机构临床用药的实际情况，制订了该目录，建议各医疗机构可以参照该目录来制订各自医疗机构的高危药品目录和管理办法。同时要求所制订的目录中药品数目只能扩充，不能减少，对其管理的级别只能升高，不能降低，而且推荐了高危药品的专用标识，如图 12—11 所示。

图 12—11 高危药品的专用标识

从高危药品分级管理策略上看，高危药品的实际管理采用了“金字塔式”的分级管理模式，将高危药品分为 A、B 和 C 三级。

A、B和C级共36个类别。其中A级高危药品是高危药品管理的最高级别，是使用频率高，一旦用药错误或失误，患者死亡风险最高的药品，医疗单位必须重点管理和监护。B级高危药品是使用频率较高，一旦用药错误或失误，会给患者造成严重伤害，但给患者造成伤害的风险等级较A级要低的药品。A级14种，有肾上腺素、胺碘酮、高渗葡萄糖（20%以上）、胰岛素、丙泊酚及阿片酊等。B级14种，有静脉造影剂、硬膜外或鞘内注射剂、肠外营养液、抗凝剂（如华法林）、阿片类注射剂和水合氯醛等；C级8种，有口服降糖药、肌松剂、口服化疗药、脂质体药物、腹膜或血液透析液等。

2015年，药学会医院药学专业委员会用药安全专家组发布了新的高危药品目录。在原目录的基础上，新增了对育龄人群有生殖毒性的药品（如阿维甲酸等）、静脉途径给药的茶碱类以及阿托品注射液（5 mg/ml）、高锰酸钾外用制剂、凝血酶冻干粉和注射用三氧化二砷等药品。同时遵从英文原文语义，结合管理、文化以及方便对患者进行用药交代等因素，将之前沿用的“高危药品”，更名为“高警示药品”。同时确认了正在组织研究关于中药饮片和中成药的高警示目录。

第六节　易制毒化学品的管制

易制毒化学品或药品类易制毒化学品（pharmaceutical precursor chemicals）是指按国家规定进行管制的可用于制造毒品的化学前体、中间体、原料和化学试剂等物质。也可以说，其是指国家规定管制的可用于制造麻醉药品和精神药品的原料和试剂。这些原料或试剂种类多，且应用极为普遍，广泛应用于工农业、科研、生产或民众的日常生活，流入非法渠道即可用于制造毒品。

易制毒化学品与毒品有什么关系呢?

我们知道，毒品可以大致分成天然毒品和合成毒品。天然毒品在自然界动、植物中天生存在着，可直接吸食或经萃取、提炼、精制后使用，不需要通过化学合成反应途径，如大麻、鸦片、吗啡和可卡因等；而合成毒品是指利用两种或两种以上化学品（毒前体）经过化学合成反应而制造出来的，如海洛因、苯丙胺类（如冰毒）等。但是不管其怎么分类，也不管是麻醉药品还是精神药品，是天然毒品还是合成毒品，提炼和合成它们均需要易制毒化学品，或者说毒品就是易制毒化学品应用的产物。因为高浓度的天然毒品和人工毒品的制备必然会使用这些实验室里最常用的化学试剂，所以控制这些化学品的使用，就等于切断了制毒过程中的必经环节。这些制毒过程，几乎没有什么技术含量，很容易在简陋的实验条件下进行。虽然这样做会给普通的实验室，比如医药、化工、食品等行业，还有各类检验实验室等带来一些不便，使像乙醚、氯仿和丙酮等实验室最常用的试剂也会受到管制，但比较起禁毒戒毒这样的头等大事，怎么说都是值得的，也是一种行之有效的办法。

国内最早的相关管制条例，是国务院2005年8月通过并公布的《易制毒化学品管理条例》。其中将易制毒化学品分成三类，共29个化合物，包括可能作为制毒的原料、中间体和试剂以及部分化合物的盐类。

第一类：1－苯基－2－丙酮；3,4－亚甲基二氧苯基－2－丙酮；胡椒醛；黄樟素；黄樟油；异黄樟素；N－乙酰邻氨基苯酸；邻氨基苯甲酸；麦角酸；麦角胺；麦角新碱；麻黄素、伪麻黄素、消旋麻黄素、去甲麻黄素、甲基麻黄素、麻黄浸膏、麻黄浸膏粉等麻黄素类物质。

第二类：苯乙酸；醋酸酐；三氯甲烷；乙醚；哌啶。

第三类：甲苯；丙酮；甲基乙基酮；高锰酸钾；硫酸；盐酸。

第一类、第二类所列物质可能存在的盐类，也纳入管制。带有标记的品种为第一类中的药品类易制毒化学品，第一类中的药品类易制毒化学品包括原料药及其单方制剂。

商务部通过的《易制毒化学品进出口管理规定》2006 年开始施行。该规定也将易制毒化学品分了三类，化合物增加到 41 个。同年，国家安全生产监管局的《非药品类易制毒化学品生产、经营许可办法》开始施行。这个目录中基本上就只有化学试剂了，有 19 种易制毒化学品，即非药品类易制毒化学品分类和品种目录。

卫生部于 2010 年 2 月发布了《药品类易制毒化学品管理办法》，并自 2010 年 5 月 1 日起施行。该办法特别强调了作为药品类的易制毒化学品及其管理办法，即药品类易制毒化学品品种目录。

第七节　哪些药品需要实行特殊管理

哪些药品需要实行特殊管理呢?

前面我们讨论过的药品很多都具有相当高的风险性，因此确实需要在这些药品的整个生命周期，包括生产、质检、储运、销售及临床使用等环节中，对它们实行严格的管理。根据《中华人民共和国药品管理法》（2015 年修正版）第三十五条，国家对麻醉药品、精神药品、医疗用毒性药品和放射性药品实行特殊管理。从这个角度讲，特殊药品，就是具体指上述四个类别的药品。讨论到这里，我们已经知道，特殊药品中也只有放射性药品尚未展开讨论了。

放射性药品（radioactive pharmaceuticals）是指“用于临床诊断或者治疗的放射性核素制剂或者其标记药物”，这个定义引自最新的《放射性药品管理办法》总则。之前曾有两个管理办法，分别由国务院在 1989 年、2004 年统一颁布。由于放射性药品的特殊性，以前国内除了药监部门、卫生部之外，还涉及能源部和国防科工局（委）等部门。最新的修订版是根据 2017 年 3 月 1 日国务院《关于修改和废止部分行政法规的决定》颁布的，其中再次梳理并明确了多个部门的职责问题，即药品监督管理部门负责放射性药品的监督管理，国防科工局（委）主管部门负责相关生产、经营以及进出口等业务的审核审查，环保部门则负责其辐射安全与防护等管理工作。当然，放射性药品的使用监管、不良反应收集，以及相关处罚等管理业务，又由卫生行政部门参与。故放射性药品的管理涉及多个部门的共同监管，足见其特殊性。

放射性药品如何分类?

按其主要临床用途，可分成诊断性放射药品与治疗性放射药品，一般占比是 9：1，也就是说，90%左右的放射药品主要用于各类疾病的诊断，治疗性的相对较少。如果按照放射性元素或核素的不同，在临床常用的大约 36 种放射性药品中主要含有 14 种放射核素，即^{32}P、^{123}I、^{125}I、^{131}I、^{99m}Tc、^{133m}In 以及^{67}Ga 等。如果按临床科室与组织器官应用的不同，可分成：①用于甲亢、甲状腺肿瘤等甲状腺疾病的诊治；②用于胃显像；③用于肾功能、肺功能检查；④用于肺肿瘤诊断；⑤用于脑显影；⑥用于肾上腺显影；⑦用于人血管显像；⑧用于胎盘定位；⑨用于肝脏显影；⑩用于心肌显像；⑪用于毛细血管瘤在内的皮肤病治疗；⑫用于红细胞测定；⑬用于治疗真性红细胞增多；⑭用于癌症胸腹水控制；⑮用于缓解风湿与类风湿疾病症状；⑯用于介入治疗肝癌；⑰用于治疗癌症骨转移和骨痛；⑱用于嗜铬细胞瘤及转移灶的治疗；⑲其他新的治疗性用途。

放射性药物的原理以含有^{99m}锝（^{99m}Tc）的各种化合物为例，其发射的核射线中以 γ 射线为主，能量为 140 keV（在 100～300 keV），半衰期约 6 小时，当其照射并穿透机体后，可以通过体外检测 γ 射线的特殊装置与设备进行记录，并反映出含有^{99m}Tc 化合物在体内的位置与变化，从而得到机体内的各个重要脏器的形态与功能的显像图，灵敏度较高，采用放射性示踪技术，可以检测到 10^{-18}～10^{-14} 克水平。此外，还有^{18}O－脱氧葡萄糖、^{11}C－胆碱等标记显像药物。（图 12－12）

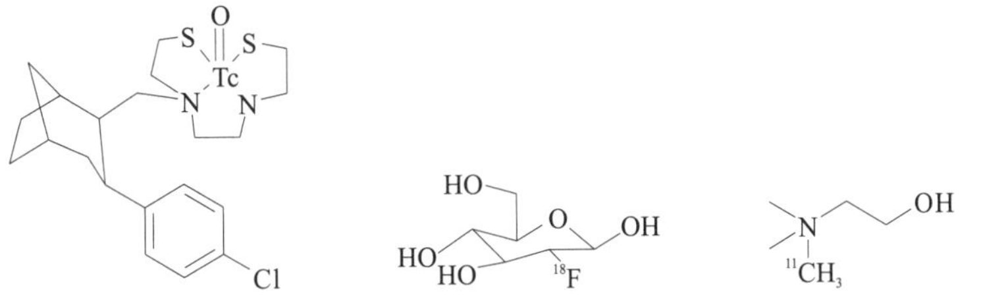

^{99m}Tc－TRADOT－1　　^{18}F－FDG　　^{11}C－胆碱

图 12－12　^{99m}Tc－TRADOT－1、^{18}F－FDG 和^{11}C－胆碱

放射性治疗是采用能量适当且控制射程等方式，选择性地集中照射机体内的病变组织或器官，同时在避免正常组织受损的前提下，获得预期的治疗效果。它们发射的主要是 β 射线（有时配合有 γ 射线），通过 β 射线产生的电离辐射生物效应破坏或杀死病变组织。其中^{131}I 就是目前临床应用最广的甲状腺疾病的放射性治疗药物。

例如，^{99m}Tc－TRADOT－1 就是一个专属性强的脑受体显像药物，如图 12－12 所示，可用于脑内多巴胺转运蛋白的显像。多巴胺转运蛋白是位于多巴胺神经元突触前膜的一种糖蛋白，能选择性地与突出间隙中的多巴胺神经递质相结合，并将其运载回突触前膜，从而清除突触间隙的多巴胺。^{99m}Tc－TRADOT－1 不仅能够利用其自身分子三维结构的大小、电荷与脂水分布系数等理化特征的优势，顺利穿透血脑屏蔽，而且对多巴胺转运蛋白有较高的亲和力，在脑的纹状体部位也有较高的靶向性富集。未来有望应用于类似于帕金森病等的早期诊断。

从药物分子结构的角度来看，放射性药物一般由放射性核素与非放射性的标记物两部分组成（其中少数直接使用的离子型药物除外，如 Na^{131}I、$^{89}SrCl_2$ 等）。后者通常被称为配体，主要根据诊断和治疗的不同目的来进行设计，其主要思路还是如何实现核素的靶向性选择及其滞留时间的长短。例如，为提高^{99m}Tc 通过血脑屏蔽的浓度，选择性灌注并滞留在脑内，设计了依沙美坦或称锝依沙美肟（exametazime，1—HMPAO），同样原理，包括上述的^{99m}Tc—TRADOT—1。为了使核素更长时间滞留在骨组织内部，设计了含磷的化合物，如^{99m}Tc—焦磷酸盐用于肾显像，以及主要用作肾图的放射性的^{131}I—OIH，即邻^{131}碘马尿酸等，如图12—13所示。放射性药物对配体的要求如下：①使用量要小，毫克级以下，且安全，无毒副作用；②有可结合官能团，易于标记；③标记后的产品具有稳定性，可商业化；④能制成“药盒”以方便应用等。

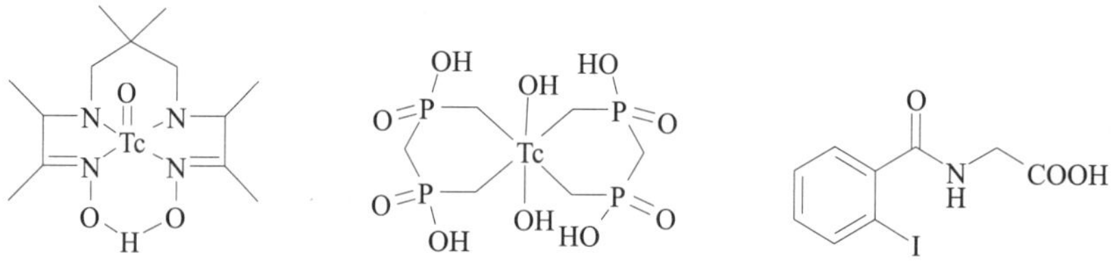

锝依沙美肟　　^{99m}Tc—焦磷酸盐　　邻^{131}碘马尿酸

图12—13　锝依沙美肟、^{99m}Tc—焦磷酸盐和邻^{131}碘马尿酸

对于放射性治疗药物而言，理想的结构与理化特征如下：①机体内稳定性高，且有足够时间在靶组织聚集与滞留；②合适的有效半衰期，如24～96小时；③核素可发射β射线，或者兼有合适γ显像的γ射线；④射线能量适当，可在较短时间内完全沉积在病变的靶组织中，对其他正常组织无影响或影响较小；⑤靶与非靶（病灶）组织比（即T/NT）不小于3，这样可以尽量避免正常组织受到辐射的影响。

当然，同其他类别的药物一样，使用放射性药物也有很多重要的注意事项以及不良反应。在正确使用该类药物时，一般应该注意：①对使用的必要性、正当性做出判断，也就是说，需要评估或权衡一下使用的益处与之后可能因辐射带来的危害性。②临床用照射剂量必须低于国家相关法规中明确规定的剂量。③尽量选择既可达到诊断检查或治疗目的，又可以使用辐射吸收剂量最小的放射性药物，包括选择性区域。如前所述，选择病灶吸收剂量最大而全身或重要组织器官吸收剂量最小的药物，T/NT值可供参考。④比较应用方法中既能获得最大信息量又能尽可能降低使用过程中放射性活度的药物。⑤采取必要保护措施或促排办法，减少不必要的照射。⑥一般严禁用于小儿、孕妇、哺乳期妇女或近期准备妊娠的妇女。

放射性药物的不良反应是指在正常使用剂量条件下机体出现的异常反应。由于其物理特性为主要性质，故一般不良反应较小，主要有变态反应、血管迷走神经反应，以及少量因注射剂原因产生的某些热源反应等，这些不良反应连同其独具的辐射危害等，都需要在临床使用时谨慎对待。

需要特殊管理的药品类别如图12—14所示。

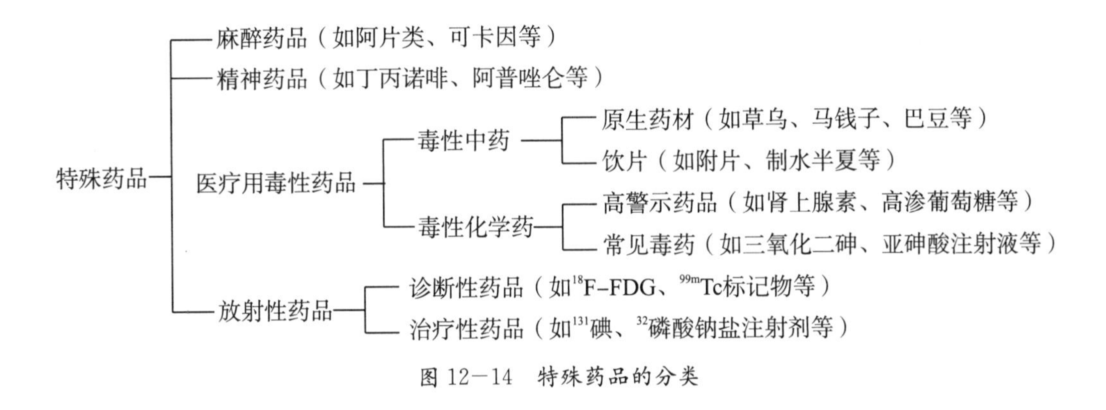

图 12－14　特殊药品的分类

第十三章　西药和中药：谁能胜出

第一节　西药中药，各有千秋

中药好还是西药好，中医好还是西医好，自中国近代史帷幕拉开以来，一直饱存纷争。2016年10月，在北京举行的首届中医药创新和知识产权保护研讨会上有人大声疾呼："挽救中医药，已到生死时刻！"或许这是具有长久文明历史的国家在打开国门、吸纳外来文化，特别是现代欧美科技成果的时候，都会面临的巨大冲击。

实际上，在中国，有关中医中药存废的争议或者说论战，就一直没有停止过。纵观这些跻身争论漩涡中的人物，大多数是作家、艺术家、商人、社会名流、官员和政治家等，也有少数的专业科学家。也就是说，没有太多的医药界及其专业人员介入。为什么呢？这可能是由于医学本身是一种应用性很强的实践活动。换句话讲，医药学的极终目的就是治病救人，哪里能顾及或深究中药好还是西药好。从客观与科学的角度来看，中医药和西方医药都有各自的精华和擅长之处，当然各自也有不足之处，这是毋庸置疑的。这不是"各打五十大板"，也不是中国文化传统所说的"中庸调和"。当前，有一种民间观点似乎比较流行，"西医很强大，中医很伟大"，恐怕也只是一种思想上的"折中"吧。因为围绕这个观点的论述和思想的展开，其格局都还是很狭小和逼仄的。所举的例子大都具有偶然性或者传奇色彩，由于没有数理统计的较为客观科学的结论，自然不易于服众。

众所周知，西药的优势是很突出的，但中医药的独特优势也是为今天的医学界所普遍承认的，比如针灸、骨科及运动康复、各类慢性病和老年病的防治等，都有很了不起的建树，一直为业界所称道。

IgA肾病，属于具有免疫病理学特征的慢性肾小球疾病。多发于儿童和青少年，发病前常有上呼吸道感染，并以镜下或肉眼复发性血尿，可伴有轻度蛋白尿为临床表现。其病因一般认为是循环免疫复合物IgA沉积于肾小球系膜或毛细血管壁所引发。在我国，这种源于肾小球肾炎（IgA型为主）的慢性肾病临床可以占到40%以上。与其他类型的慢性肾炎一样，患者逐渐发展为肾功能不全、肾衰竭和尿毒症等。从西医的角度来看，除去初期进行部分电解质调节和饮食上的严格控制，就只有随其病程恶化采用透析，直至换肾等器官移植的办法。而中医药则可以在患者病程发展的各个环节，用各种方式和手段，包括中药、植物药复方配方等，对病程持续恶化的过程或者速率进行干预和阻击。目前国内很多的中医医院及其临床实践证实这种治疗方式的确是有效的，其不仅可改善和缓解临床的症状，还可调整和激发患者的免疫功能，明显延缓患者的病程发展速率。

再如何首乌，也是中医药临床常用的药材之一。实验表明，其成分、作用和毒性等理化与生物活性与其制备工艺直接相关。生首乌经炮制后，所含有效成分结合型蒽醌类即可转变为游离型，这就是生首乌有轻度泻下作用而制首乌没有，以及生首乌有明显毒性而制首乌毒性小的原因。这样的植物药生产过程中的科学原理，在中药饮片的工艺实践中的例子还是很多的。不过多数确实不易让西医西药理解和接受，除非有确切的理化数据来说明并支撑这些现象或结果。(图 13－1)。

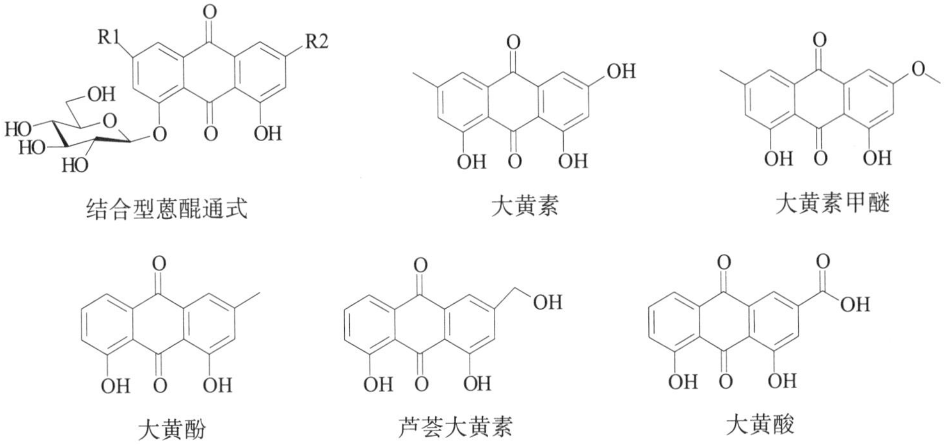

结合型蒽醌通式　　大黄素　　大黄素甲醚

大黄酚　　芦荟大黄素　　大黄酸

图 13－1　何首乌内结合型蒽醌化合物及其游离型

因此，我们的结论，就是完全没有必要去争辩甚至讨论中药好还是西药好。中医药是值得深入研究的重大课题，特别是应采用现代科技成果与手段来对它开展系统的研究。

当然，提到西药，就会提到在其发展过程中起着“杠杆性”作用的关键技术之一——合成，即化学合成或有机合成。

第二节　化学药：化学合成能够不加控制吗

恣意的合成会引起地球的灾难吗?

在有机化学的发展史中，1828 年，年轻的乌勒（F. Wohle）虽然只有 28 岁，却完成了一件让全世界记住他的创举，即在实验室里成功地合成出一种有机物尿素，这是一个里程碑式的标志。此后，特别是在 1850 年后，石化产业快速发展，成千上万乃至上千万数量级的新化合物，大量的药物、染料、高分子和食品添加物等，被合成出来。我们在对抗疾病、寻找新药的“长征”中，可谓穷尽了所有办法去发现和发展新的化合物，其中还包括林林总总的设计方法，诸如“从头算起或从头设计”方法，即可以从蛋白质结构出发，采用片段生长的方法进行全新药物分子的设计，这也是当前发现新药的技术之一。每当我们从自然界中找到任何一种新分子，也总是迫不及待地用已有的合成策略与技术去进行人工制备，自然又诞生了许许多多的中间体，这些成分大都是过去自然界从未存在的由人工合成的化合物。这些为科学家们引以为豪的成就，虽然也的确为人类寻找新药战胜疾病做出了贡献，但不幸的是其中相当数量的化合物也纷纷落入弃用的境地，大量的中间体和药物不可避免地成为当今毒化环境的产物，甚至成为致癌、促癌或辅助致癌的有机污染物。

冷静思考一下，人工合成了太多的新化合物，未必一定就是一件好事。这还不算高分子的材料工程，那也是合成的一个标志，有的合成反应甚至会生成一大类化合物。“化学家们在老的自然界旁边又建立了一个新的自然界。”伍德沃德（R. B. Woodward）这句名言耐人寻味。

当然，合成，无论作为技术还是艺术，都受到了人类社会的追捧，它的确为人类进步做出了巨大贡献。最近一篇文章[59]《为什么要化学合成》，从历史、艺术、药物和新材料及其商业价值，甚至教学的传承和必需性等各个方面正面阐述了人工合成的意义，但唯独没有谈到自然界的感受，以及这样的恣意或者“任性”的人类行为，如果不加节制，将来自然界与环境会不会“反馈”给我们。近期我国的团队还合成了“右旋氨基酸组成的DNA 聚合酶”，这个自然界或许从未存在的“奇怪”化合物，也是一个让人沉思的问题。首次合成的含有六种碱基生命体的实验，被认为是“打破了对生命 40 亿年统治的自然法则”的重大发现。这个发现超越了 ATCG 的束缚，合成了含有 ATCGXY 六种碱基的全新生命体，而自然界并不存在 X－Y 碱基对及其氨基酸[60]。换句话说，人似乎已经可以超自然地去创造很多具有特殊功能的生命体了。

这些化合物，比如高分子聚合物塑料，即便是深埋在地壳和海洋里，自然界也需要几千几亿年漫长的时光来降解它们；就算届时可以分解，但其中间体成分连同合成过程中产生的各种副产物，会在自然界中经历怎样的复杂过程，对自然对我们会产生怎样的作用，我们所知甚少。这些我们统称为“超自然化合物（supernatural compounds)”的化学物质，会不会引发自然或人类未来生态的环境灾难？因为至少目前我们还看不到自然界如何包容、接纳和消化（消融）它们，并让它们加入自然界可调节的循环中去，它们结构中的主要碳架或者母核是需要被生态循环所接纳的，能够“消化”或者“代谢”的，尽管现在还做不到。

有一个“化学空间”的研究项目，其从理论计算，在我们可以触摸到的思维边沿中，未来人类可以再合成的全新化合物数量，结果与目前已经诞生的化合物相比，竟多得无法想象。估计这些未开发的所谓的“有机分子”的实际数量可以是 10 的 60 次方。虽然ACS 数据库中，已经含有近 6700 万种有机化合物，但估计迄今为止，这些作为潜在药物进行测试的有机分子，仅仅代表着化学空间中 0.1%不到的化合物。注意，这些众多的新化合物可能大部分都是我们地球上从未有过的产物。再看看已报道的数据，根据美国 CA登录，截至 2000 年，新合成的化合物已经近 3000 万种。预计 21 世纪末，每年报道新化合物会达到 100 万种或以上，的确十分惊人。

因此，我们是不是应该有意识地遏制或者调整一下心中那种什么都想用化学方法合成出来的冲动？

就新药发展而言，如果让我们在战胜疾病和化学合成中二选一，我们又该如何作答呢？

第三节　研究中药有效活性成分的意义

有没有更适合的发展新药的途径呢？

拿中国的一句老话“病急乱投医”来比喻化学合成在发展初期我们寻找新药的态势，是比较恰当的。当然，“投医”的效果还是不错的，人类收获了直到今天还在使用的一些有效药物，如磺胺类、硝苯地平类等。不过，面对今天恶化的环境态势，如气候趋暖、雾霾、日趋严重的污染以及自然界从未有过的“人工作品”，是不是应该停来反省一下呢？是不是应该有规划地考虑一下“化学合成”呢？当然，其中也包括最实际的问题，如何发展新药以满足临床增长的需要？

我们不能说这是新药发展的唯一途径，当然也肯定不是。但是希望这是一条可持续发展的绿色思路之一，自然界能够包容和最大限度地“消融”，从而使它们及其代谢物进入生态的自然循环中。这条途径就是利用中医中药的丰富的临床实践经验，将从自然界中发现和应用“合理”存在的有效成分，应用于临床，应用于患者。也可以根据临床的需求，再辅以现代的理化技术手段，包括化学合成的新技术、新成果，对这些成分进行有益的、有限度的结构修饰或者改造，包括前面章节中提出的“T－Modi”策略，去获得疗效更好、毒副作用更少的新药。其实，这样的例子有很多。例如紫杉醇及其衍生物、口服的或者耐酶的β内酰胺类抗生素，甚至阿司匹林这样最普通的药物。再实际一点，如果结合到中医中药，就会更具特色，更具有想象的空间。

中医中药几千年的临床实践积累了大量的用药经验，使用了大量的天然药物，包括动物、植物以及它们的复方。按照近现代科学的观点，实际上是这些药方或药剂中的有效成分在发挥作用。很多这样的成分到今天已经被研究得比较清楚。如果我们能够根据这些天然存在的成分，结合中医用药的实践经验，运用药理毒理实验进行药效确认，是不是可以作为一种新药发现的有效途径呢？必要时，还可以对其母核或结构片段进行有目的的修饰和改造，用以发展更好的新药。正如我们第二章第八节已经提到过的一样，我们将这种新药发展的方式称为“T－Modi”策略，即中药有效成分结构修饰（TCM－effective or active structure's modification，T－Modi）。

青蒿素及同样使用广泛的更加有效的蒿甲醚等药物，已得到临床的充分认可，后者就是前者的结构修饰产物。DNA 拓扑异构酶（topoisomerase，Topo）是细胞内重要的核酶，也是肿瘤化疗的重要靶酶，主要通过催化作用改变 DNA 的拓扑结构，在细胞 DNA 复制、转录和有丝分裂等重要的生命过程中发挥着重要作用（结构参见图 2－23）。

鬼臼毒素（podophyllotoxin）是从中药鬼臼属植物鬼臼的根茎中分离得到的一种木脂素，具有显著的抗肿瘤活性，但因毒性强、副作用大，使其临床应用受到限制，而由其结构修饰或改造所得的衍生物依托泊苷（etoposide，VP－16）和替尼泊苷（teniposide，VM－26）等，已经成为临床上常用的 TopoⅡ抑制剂，它们对肺小细胞肺癌、睾丸癌、急性白血病及恶性淋巴瘤等多种肿瘤均有良好的疗效。如图 13－2 所示。

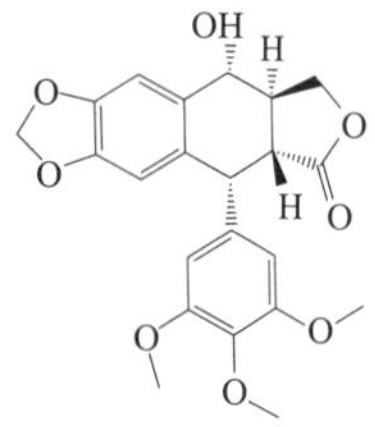

鬼臼毒素 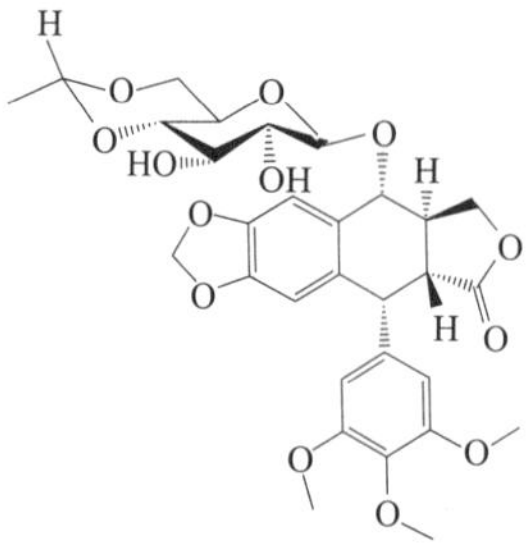　　依托泊苷 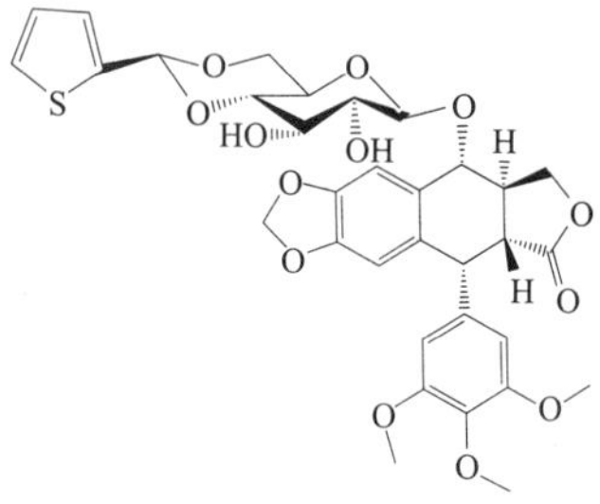　　替尼泊苷

图 13－2　鬼臼毒素、依托泊苷和替尼泊苷

再有就是喜树碱（camptothecin），这是从中国特有的珙桐科中药喜树中提取的一种生物碱。1966 年首次从药材中分离得到，但毒性大也限制了其使用。1986 年，研究结果发现喜树碱是目前唯一的一类作用于拓扑异构酶Ⅰ的抗肿瘤药，引起了人们对它的重新重视，之后对其结构进行了多种修饰和改造，使多种喜树碱衍生物得到开发、应用，副作用降低，疗效提高。羟喜树碱（10－hydroxy camptothecin）、拓扑替康（topotecan）、伊立替康（irinotecan）等临床正在使用的抗肿瘤药物，如图 13－3 所示。

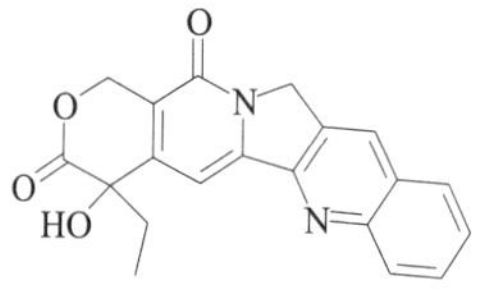

喜树碱 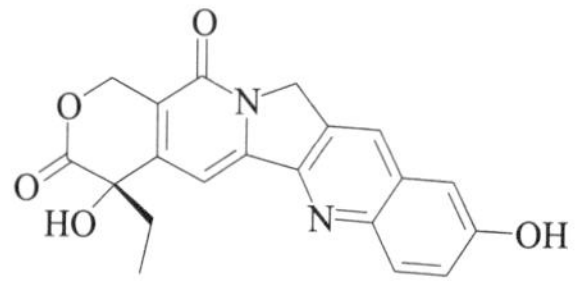　　羟喜树碱

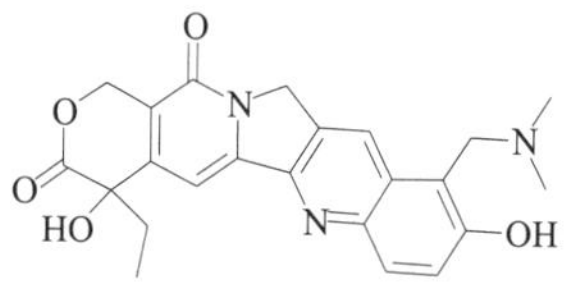

拓扑替康 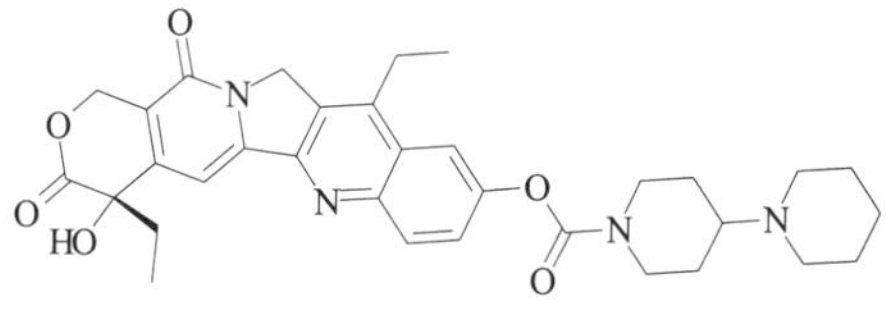　　伊立替康

图 13－3　喜树碱及其衍生物

阿尔茨海默病（AD）是继肿瘤、心血管疾病之后第三大严重影响老年人生活质量的疾病。患者随着年龄的增加，记忆逐渐丧失，生活不能自理，甚至死亡，给家庭和社会带来严重的负担。AD 是一种发病机制极其复杂的疾病，设计开发治疗 AD 的药物一直是药物研发领域的热点和难点，其中尤以乙酰胆碱酯酶（AChE）抑制剂的研究最为活跃，并已在临床中成功应用。然而，现有商品化 AChE 抑制剂的临床治疗效果有限，并且都伴随不同程度的毒副作用。因此，继续寻找高效、低毒、有多重结合位点的 AChE 抑制剂和针对多靶点的多功能抑制剂，成为 AChE 抑制剂分子设计的主要发展方向。淫羊藿苷（ICA）为中药淫羊藿小檗科淫羊藿属（*Epimedium*）植物的主要活性成分，具有抑制 AChE 的活性，但作用较弱。有文献利用分子对接和分子荧光光谱法研究了 ICA 与 AChE 之间的结合反应和结合位点。研究发现：ICA 对 AChE 具有一定的抑制作用，且主要通过分子间作用力和氢键作用与 AChE 的外周阴离子位点结合。在药物研究过程中，氮原

子的引入往往会引起药物的脂水分配系数的变化，从而导致药代动力学的改变，并改变药物的利用率。另外，氮原子的引入可以增加与作用靶点的作用力，增加药效。因此，我们改造了其结构，获得了一系列的新化合物，并且确实得到了药效更好的新药候选物，如图13－4 所示[61]。

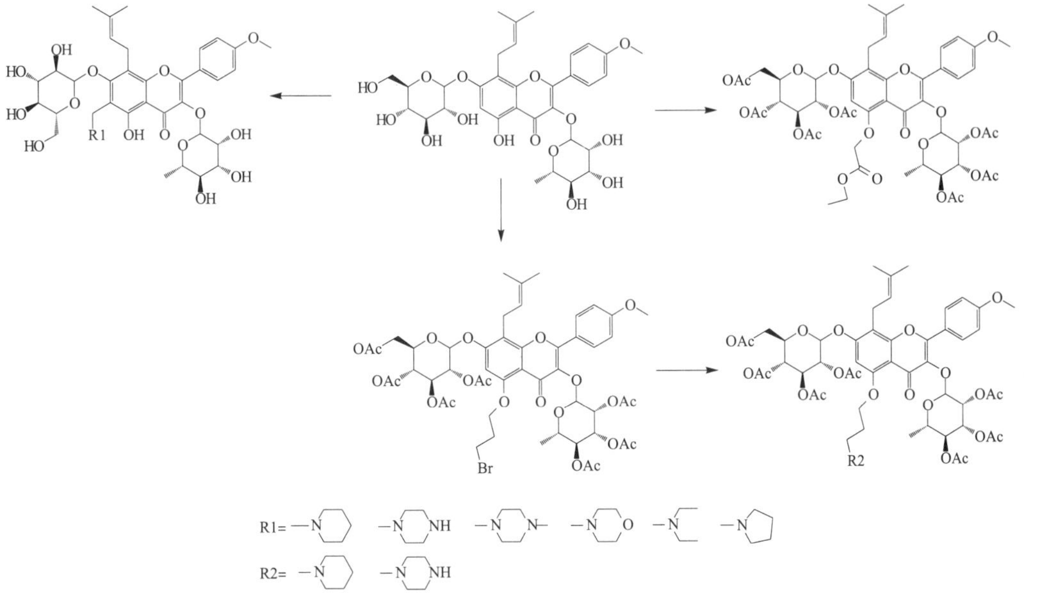

图 13－4　淫羊藿苷及其衍生物

推而广之，凡是自然界中自然存在的化合物或其母核，都可以遵循“T－Modi”策略来发展新药。例如青霉素及其内酰胺侧链的结构修饰，引导了开发并成功研制出应用于临床的大量新青霉素类药物。不过请注意，这些化合物或其碳链母核都是在自然界“自然”存在的。最近的一篇综述文章也大致总结了一些事例，其中被作者列在中医药典籍中的有效成分，已经明确的就有 32364 个[62]。再加上其他途径来源的成分，有效成分的数量甚至可以达到数十万之巨。

因此，我们可以假设一个新的理念，在发展新医药和新技术的时候，遵循属于“自然”的原则，或者说“顺着自然去发展”（developing with nature，DWN）。它的中心思想就是当我们发展一个药物或者一项新技术的时候，首先要考虑一下它们在自然界中的归属，以及达到这个归属的所有途径。其目的是要尽量保证它们对自然界不会有危害，它们、它们的归属以及达到这些归属的途径，都是自然界可以有准备、有“消化”方案的，包括我们的化学合成产物以及新药发现。因为这个世界不仅属于我们，更属于我们的后代，属于未来。

今天，“绿色化学”和“绿色医药”或许已经成为业界甚至社会的共识（将在后面章节专门讨论），但是在全球范围内实施起来并不容易。绿色能否成为所有国家的颜色还有些争议。各个国家为了发展，历史上长期以来对环境的不友好与毁坏，已经种下了无数恶果。众所周知的高分子塑料造成的“白色污染”，早已触目惊心。这些理论上需要自然界不知花费多少年才能使其降解为“尘土”的人工新化合物，会对大自然产生什么程度的危害，可能至今人类自己也不能评估和预料。例如，美国地质调查局（USGS）就调查过全国的139条河流，结果表明，大量污染江河湖海的，正是数百种数千种常规药物或其代谢物，其中还包括了十余种人工合成的类固醇激素等。这些人工合成的“未见文献报道”的新化合物，让大自然无法承受。

当下，绿色或许不可能成为所有国家的颜色，“绿色之路”还很漫长。从这个角度上讲，包括中医药在内的民族医药或者许多的民间传统的自然疗法，理应得到重视，只要是有效的、无害的，都应该给予鼓励和扶持。并且在需要时，应用现代的科技方法来进行论证和挖掘，使其得到提升和发展。这何尝不是绿色医药和绿色化学的有益补充呢？

第四节　神衰果素：中药神经药理成分的改造实例

几千年的中华民族历史中，中草药在防治疾病方面起到了很重要的作用，其中具有神经药理活性成分的镇静催眠类药物更是表现突出。由于中药镇静催眠的疗效总体来说还比较显著，加上不良反应较少等优点，这些年来，其在临床上得到了越来越多的广泛应用。特别是一些经典的药材，如酸枣仁、天麻、苦豆子和龙眼等，已成为研究的热点。尽管它们往往起效比较缓慢，有时作用的强度似乎也不够理想。当然，其原因之一主要还是有效成分的量化控制做得不够好。

豆腐果苷，又名昆明神衰果素，化学名为β−D−阿洛吡喃糖对甲酰苯基苷，是一种从天然中药山龙眼科山龙眼属（helicia）植物深绿山龙眼（helicia nilagiricabedd）的种子、根、叶、茎等部位提取出来的有效成分，属于小分子化合物。临床适应证为神经官能症引起的头疼、头昏及睡眠障碍，辅助治疗原发性头疼。在中国有大约70家制药厂正在生产其各种制剂，并正常供应国内上万家的医院临床。

山龙眼属（*HeliciaLour*）系山龙眼科植物，全世界约有90种，分布于亚洲、大洋洲热带和亚热带地区。我国产18种，2个变种，分布于西南至东南各省区。本属分2组，我国种类均属山龙眼组，其中深绿山龙眼（*H.* nilagiricaBedd，俗名豆腐渣果）、网脉山龙眼（*H.* reticulataW. T. Wang）和小果山龙眼（*H.* cochinchinensisLour），具有收敛解毒、活血祛瘀之功效，用于治疗肠炎、食物中毒、风湿肿痛等症。目前对该属植物研究报道的有深绿山龙眼、焰序山龙眼（*H.* pyrrhobotryaKurz）和山地山龙眼（H. clivicolaW. W. Smith），并从该属植物中共分离出5种苷类成分和β−谷甾醇。山龙眼属植物化学成分研究始于20世纪80年代，国内学者先后从植物深绿山龙眼（H. erraticaHook）的种子中分离出豆腐果苷（Helicid，对甲酰基苯−O−β−D−阿洛吡喃糖苷）和天麻苷（pastrodin，对羟甲基苯−O−β−D−吡喃葡萄糖苷）；从山地山龙眼的果实中分离出豆腐果苷、倮倮栗苷（clivicolide，对乙氧甲酰基苯−O−β−D−葡萄吡喃糖苷）；从焰序山龙眼的果实中分离出豆腐果苷、倮倮栗苷、焰序苷（pyrrhobotryide，3−甲酰基苯−O−β−D−阿洛吡喃糖）和β−谷甾醇（β−sitosterol）等成分，图13−5所示。

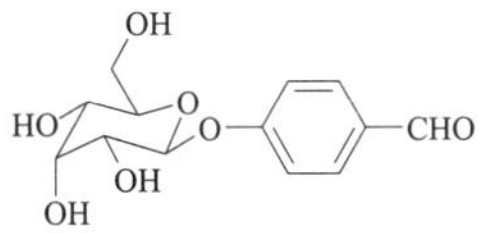

豆腐果苷 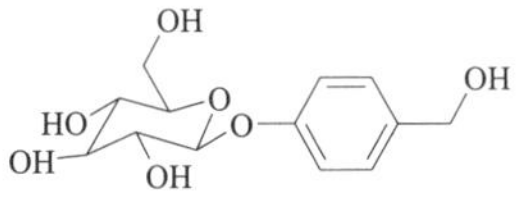　　天麻苷 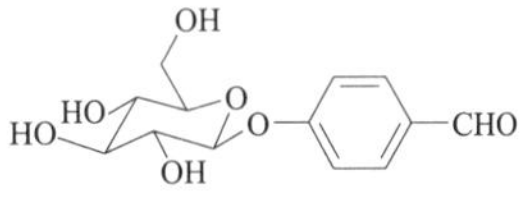　　对甲酰基苯—O—β—D—葡萄吡喃糖苷

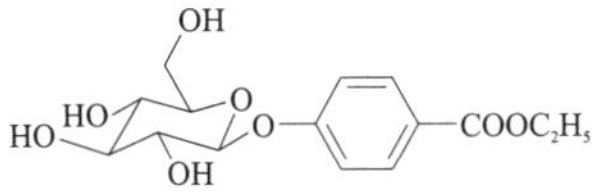

倮倮栗苷 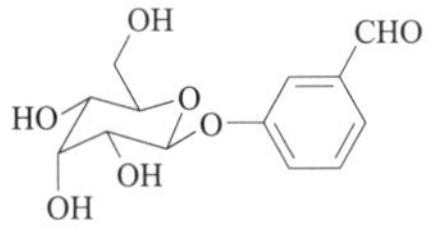　　焰序苷 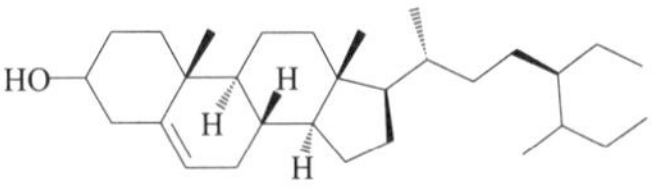　　β—谷甾醇

图 13—5　部分山龙眼属植物的活性成分

其中，豆腐果苷的化学结构类似于天麻苷。如上所述，临床、药理研究表明，豆腐果苷对中枢神经系统的作用与天麻苷相似，但其镇静、止痛作用较天麻苷强，对神经官能症引起的头痛、头昏、睡眠障碍的治疗作用显效较快。山龙眼属植物资源在我国比较丰富，华南、东南沿海以及长江流域均有分布。该属植物具有的药用及经济价值，值得对其包括豆腐果苷在内的化学成分、药理活性以及结构修饰或改造做进一步研究，以便开发出新的药物。

豆腐果苷具有安全有效的镇静安眠作用，目前临床应用与研究的结果显示，其尤其适用于神经衰弱、血管性头痛等，且具有不良反应较少、几乎无毒副作用以及药效比较恒定等优点。但作为镇静安眠药起效较缓慢，作用强度较弱，且给药剂量较大，生物利用度较低等，限制了该药的临床应用范围。因此，采用所谓的“T—Modi”策略，通过对其进行合理的结构修饰，以改善其缺点，提高其药理活性，对发展新一代镇静安眠药具有十分重要的意义。

目前，研究的目的主要是以豆腐果苷作为先导化合物，根据现有的构效关系基础通过对其进行结构改造，在其原有的结构基础上引入具有类似活性或其他显著生物活性的结构片段或基团，改善其理化性质和体内动力学参数，以达到提高药理活性的主要目的。

例如，利用豆腐果苷中的活性基团甲酰基，首先采用豆腐果苷与各种取代苯胺及脂肪酮通过经典的 Mannich 反应，一步合成了一系列的豆腐果苷—4 取代衍生物；其次，同样用豆腐果苷与直链酮类、环酮类通过经典的 Shimdt—Claisen 缩合，一步合成了一系列豆腐果苷 4—取代衍生物，以及与盐酸羟胺、水合肼、苯甲酰肼、盐酸氨基脲通过缩合得到了肟、腙和肼衍生物。镇静药理实验证明，大部分化合物的药理作用明显强于豆腐果苷。(图 13—6)

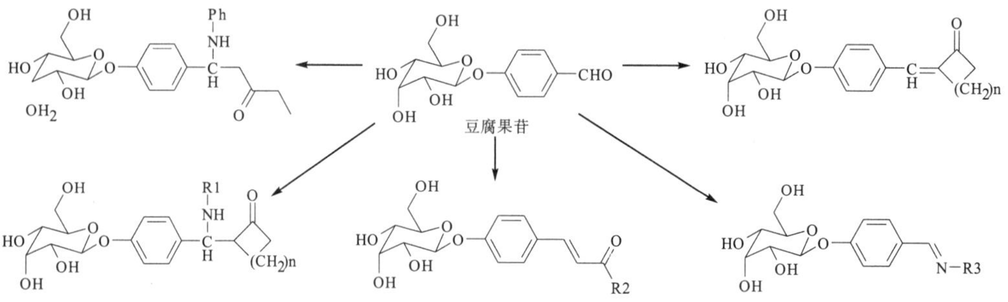

图 13-6 豆腐果苷 Mannich 反应衍生物的合成路线

利用豆腐果苷中的活性基团甲酰基加成环合反应得到一系列豆腐果苷-苯并硫氮杂卓类衍生物，如图 13-7 所示。

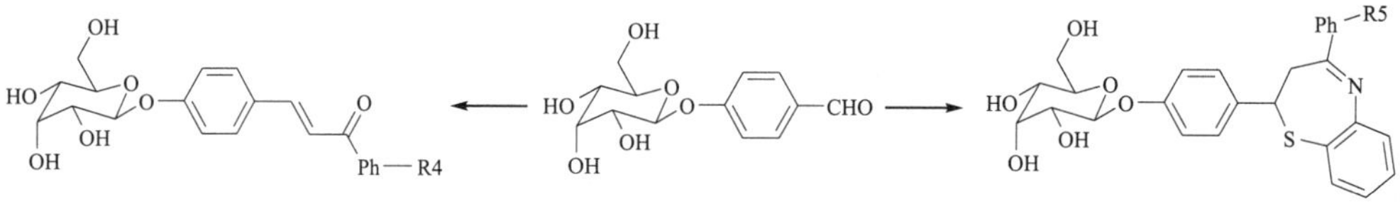

图 13-7 豆腐果苷硫氮杂卓类衍生物的合成路线

与含杂原子的苯二胺类化合物反应，合成一系列豆腐果苷-苯并咪唑衍生物，如图 13-8 所示。

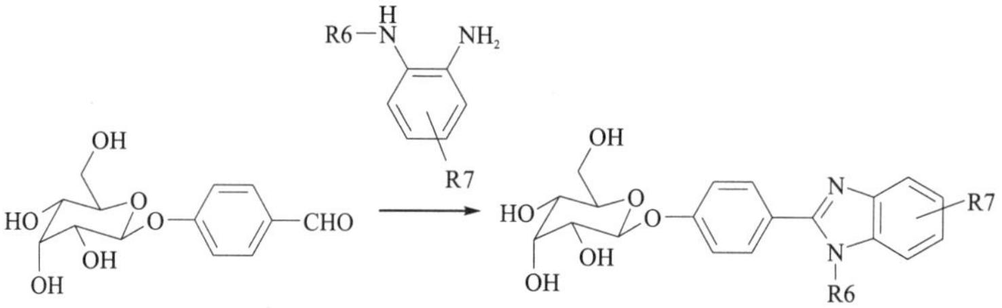

图 13-8 豆腐果苷苯并咪唑类衍生物的合成路线

根据异噁唑表现出的抗惊厥等药理活性作用，把异噁唑片段引入了豆腐果苷中，合成了一系列 3-（4-β-D-吡喃阿洛糖苷苯基）-4-N-苯基氨基甲酰基-5-甲氧羰基异噁唑衍生物，如图 13-9 所示。

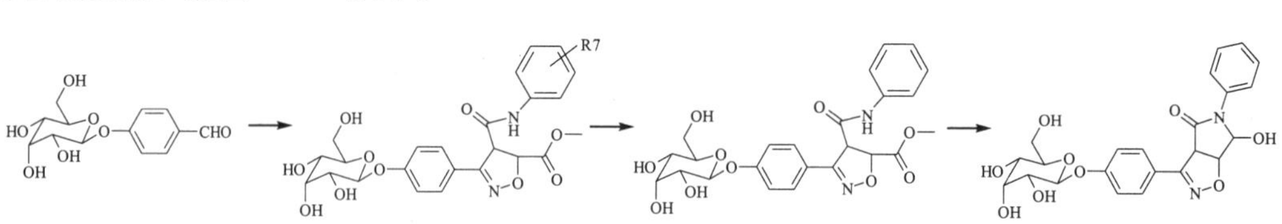

图 13-9 豆腐果苷异噁唑衍生物的合成路线

根据噁二唑啉本身所具有的生物活性，把噁二唑啉引入豆腐果苷中加成反应生成一系列豆腐果苷-噁二唑啉衍生物，如图 13-10 所示。

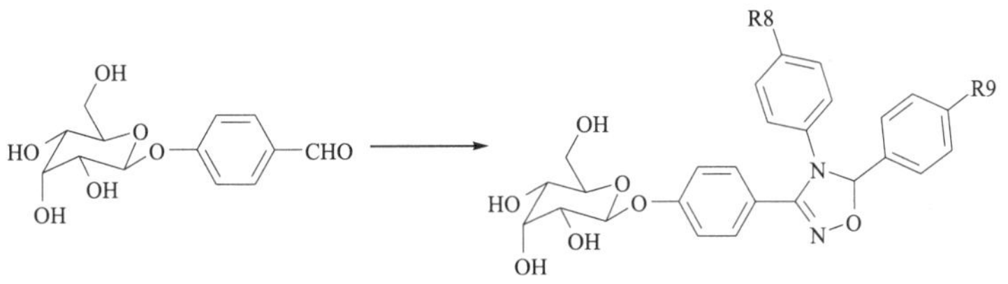

图 13－10　豆腐果苷噁二唑啉衍生物的合成路线

其他衍生物系列如图 13－11 所示。

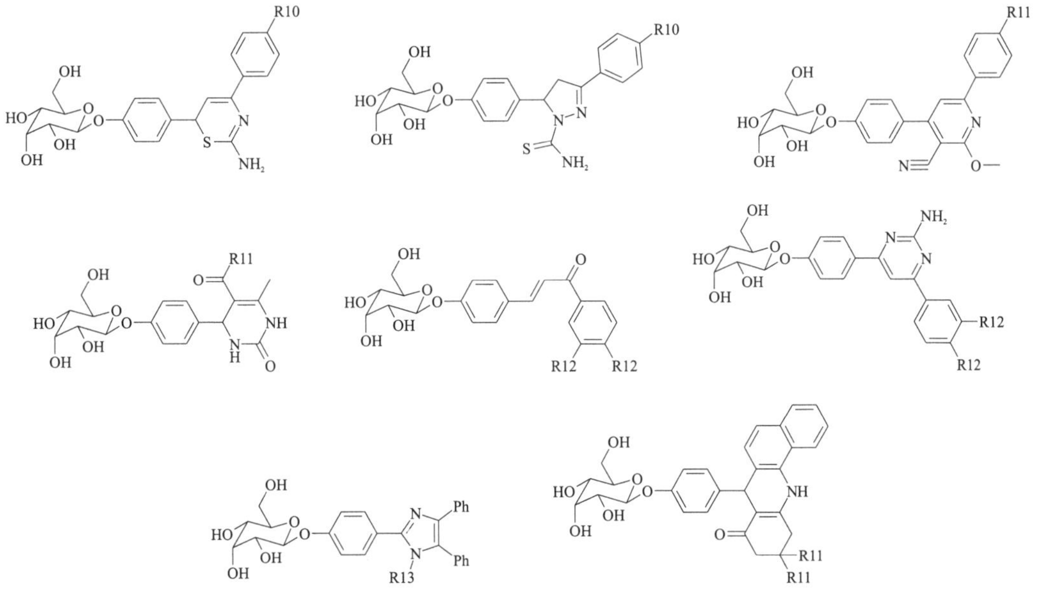

图 13－11　豆腐果苷其他衍生物

豆腐果苷被投入市场已经数十年，没有发现有比较严重的副作用报道，可以说，是安全性比较高的药物；但是豆腐果苷在体内的生物利用度较低，所以起效较缓慢，作用强度弱，要在体内积蓄到一定的浓度才能发挥镇静催眠的作用，即阈值较高，顿服用药量大。因此，对其进行结构修饰，改善其缺点，就成了一个重要的研究目标。以上对豆腐果苷进行结构修饰，也是期望发现一种比豆腐果苷更好，甚至临床效果与目前临床使用的经典镇静催眠药相当的新型豆腐果苷衍生物。这也正是前述“T－Modi”即中药有效成分结构修饰新药发展策略的目的。事实上，研究工作取得了较为满意的效果，前后共设计并合成了 13 个系列，约合 500 余个新的化合物，经过药理实验筛选，大批高活性的候选药物相继被遴选出来，以备进一步开发。

第十四章　绿色是药物的本色

药物有颜色吗？如果回答是肯定的，那就一定是“绿色”，这应该是药物的本色。显然，这里所说的颜色是抽象的，因为通常这是从环境保护或者产业对环境友好的角度来看的。事实上，绿色药物的概念不仅仅指药物对环境应该是友好的，而且还应该包含药物自身，即药物对机体包含代谢、排泄等过程在内的生理生化反应也应该是友好的。当前的“绿色药物”概念更多是关注前者，即对环境影响与保护问题，而且情况并不是那么乐观。所以，这一章将主要参考邓恩（Peter J. Dunn）等专著的数据[63]，讨论药物与环境的相关问题。

第一节　寂静的春天

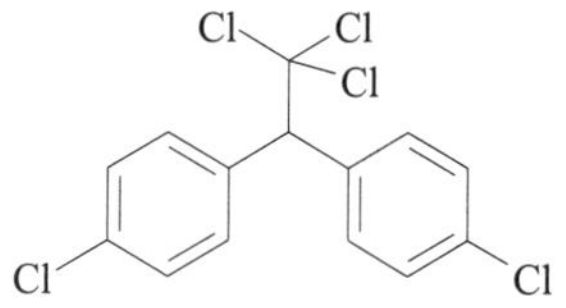

《寂静的春天》（*Silent Spring*），于1962年出版，作者是美国人蕾切尔·卡逊（Rachel Carson）。书中主要描述了人类滥用杀虫剂而导致自然环境灾难的事件，尤其是滴滴涕（二对氯苯基三氯乙烷，Dichlorodiphenyltrichloroethane，DDT）（图14－1）这类杀虫剂对野生生物的巨大危害，造成了没有鸟、牛、羊、蜜蜂和蝴蝶等生物的枯萎而寂静的世界。那些曾用于消灭或控制昆虫、啮齿类动物或者杂草的各种化学药物，那些撒向水体以消灭植物、昆虫幼虫或杂鱼，以及喷洒或直接降落在森林、山脉、河流并渗透入地表的农药及其残毒，如有机氯、有机磷、拟除虫菊酯和有机金属类等，都日益助长了有机废弃物污染地球的程度。尽管直到今天这本书还让少数人持有争议，但毕竟是一本最早关注化学工业对人类生活环境造成严重影响的著作。事实上，现代制药业是与化学工业，特别是有机合成工业的发展紧密联系在一起的，包括现代植物药或者中成药的生产，如前处理和提取分离等工艺步骤所需要用到的各种溶剂试剂。值得注意的是，在此之前，“环境保护（environmental protection）”的概念还未曾被提出。在随后的数十年里，世界各地相继爆发了一系列的重大化工生产性环境灾害，如二甲基汞化合物造成日本水俣湾汞污染与中毒事件、英国弗利克斯巴勒（Flixborough）己内酰胺制造厂的爆炸事件、意大利塞维索二噁英泄露并发生严重爆炸事件以及印度博帕尔的甲基异氰酸酯的泄漏与污染事件等。对于药物生产而言，这些都是与药品生产制造业密切相关的上游产业链。

图14－1　滴滴涕

在这种情形下，绿色化学应运而生。绿色化学又称环境友好化学或清洁化学。虽然目前尚没有精准的定义，但其主要是指在生产和应用各类化学用品的时候应最大效率利用原料或使用再生原料，并在过程中避免使用有毒害的或危险的试剂或溶剂，以消除废物或减少废弃物的排放量。这是1991年由美国化学学会（ACS）与环保署（EPA）提出并倡导的，并得到了世界各国的积极响应。其核心就是利用化学原理从源头上消除污染，尽量减少废弃物排放，甚至实现“零排放（zero emission）”。绿色化学的12条原则，包括防止或预防废弃物污染优于污染形成后的处理，推广原子经济性（atom economy），合成方法中应最大限度地使所用全部原料均转化到最终产品中去等。举个实例，美国人皮德森（Petersen）等应用微生物催化反应（图14－2）可选择性地对孕酮11位碳进行羟基化的技术，由此发现仅仅需要10步合成反应就可制备常用肾上腺皮质激素抗炎药物可的松（Cortisone）的改良工艺[64]，完全替换了传统的以胆汁酸为原料的需要长达31步单元反应组成的合成工艺，这比绿色化学概念的正式提出早了约40年。

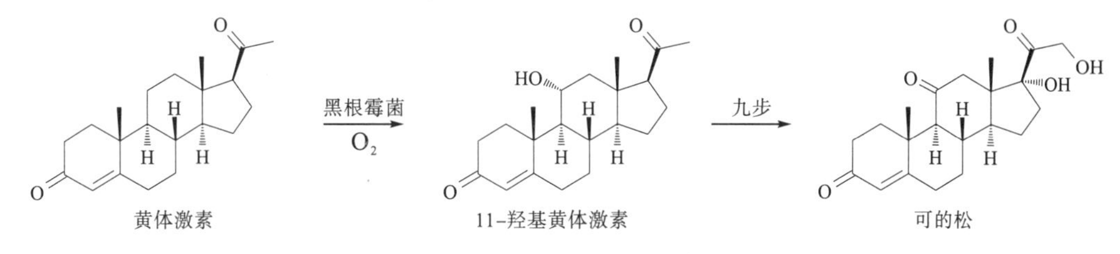

图14－2　可的松的合成

实质上，绿色化学的最大特点就是在药物制备的设计等启动阶段就考虑采用预防污染的科学手段，并在过程与终端保证或最大限度地去达到零排放或零污染。

药物对环境的影响或环境中的药物问题（pharmaceuticals in the environment，PIE）是怎么提出来的呢？药品本身进入并污染环境的渠道，或者中性一点说对环境的影响，又有哪些渠道呢？

据说早在20世纪80年代，有人就开展过一项有关自然界河流水域中微量有机物残留状况的研究课题，从取样中竟然发现了很多药品存在的痕迹，包括它们的衍生物与代谢物等，例如苯二氮䓬类（benzodiazepines）、苯巴比妥（phenobarbital）、炔雌醇（ethynyl estradiol）、氯贝酸（clofibric acid）和水杨酸（salicylic acid）等的代谢物。那个年代的研究结果已经认识到，药物可能主要是通过两个渠道进入广袤的水生环境的，即生产制造过程的排放与患者使用的途径。而且人们也认识到，后一种途径是最重要的也是很难控制的，是药物对环境污染及影响最大的渠道。这或许是人们对环境中的药物问题的最早意识。

后来美国地质调查局（USGS）组织进行了一项国家监测计划，这项工作研究分析的样品来自贯穿全国的139条河流，检测的指标中包含95种有机废水污染物（OWCs），其中含30种兽药、人用抗生素和其他处方药，还有14种人工合成和天然的类固醇和激素。其调查结果同样令人震惊：例如95种有机废水污染物的分析结果表明，竟有82种污染物至少在一种样品中被同时检测出来，并且至少也有一种有机废水污染物在80%的收集样品中被检测出来，说明其污染程度不容忽视。

就我国而言，相关方面工作要迟缓一些，尚未对江河水域或地表水层的药物污染与影响做过更多更为细致的研究。但近几年包括央视在内的国内媒体公开报道过有关饮用水中抗生素含量严重超标的实例。据报道，我国地表水中的抗生素含量严重超标，居民家中的自来水甚至检出阿莫西林（阿莫西林含量为 8ng/L，6－氨基青霉烷酸为19ng/L等）等药物或其代谢物，全国主要河流如黄浦江、长江入海口、珠江等地也都检出了抗生素；珠江广州段受影响也比较严重，检出并测定的药物污染有脱水红霉素、磺胺嘧啶和磺胺二甲基嘧啶等典型抗生素或消炎药。一些制药工业部分有抗生素残留的工业废水最终也都通过直排或非直排渠道，直接进入京杭大运河济宁段。其中，四环素类抗生素的浓度可达到 54μg/L 或以上，是检测自然水体中抗生素浓度的上万倍。近期发表在国内期刊上的一篇文章[65]也称，我国地表水中含有 60 多种抗生素，且浓度较高，同时还有 90 多种非抗生素类的医药成分也被检出。该研究针对的是我国地表水中的“药物和个人护理品”成分。这里的药物和个人护理品（pharmaceuticals and personal care products，PPCPs）指包括各种处方药、非处方药和化妆品等在内的化学品，以及典型药物如抗生素、止痛药、消炎药和镇静催眠药等。

在过去几十年中，已经有大量的监测实例及结果表明，在环境中，微量的残留药物几乎是无处不在。除了它们进入自然界的各种渠道，更多的未知是它们究竟会对环境产生什么样的影响，以及最后又会对人类自身产生什么样的影响。这些现状也引起了世卫组织的高度重视，其专门的技术报告《饮用水中的药物残留》把主要的调查结果、建议和一些初步发现等，一直都高挂在其官网上。其观察的药物是处方药、非处方治疗药物、兽药中人工合成（大多数）的或天然的化学品，含有大量产生药理作用的活性成分。据中新网 2018 年 3 月 13 日报道，《中国家庭过期药品回收白皮书》显示，全国一年产生的过期待处理药品约达 1.5 万吨。而这类过期药品已被明确列入《国家危险废物》目录，成为重要的环境污染源之一。尽管药物对社会产生了重大益处，但其可以通过使用这些药品的患者的排泄物污水、胡乱处置的药物（如将药物丢弃在下水道、野外和厕所等）以及含有牲畜粪便的农业径流，进入水源，并可能影响和残留于饮用水。因此，世卫组织也越来越关注这些药物残留。显然，人类大量使用药物导致的一个结果，就是药物及其代谢物持续不断地被排放到污水中。随着测量分析方法灵敏度的提高，多项研究的结果均已证实，在废水、多种水源和某些饮用水中发现有药品的微量残留。研究发现，地表水、地下水和部分处理过的水中药物残留的浓度通常为 0.1 μg/L，而在经过妥善和专门处理过的水中，浓度大部分可以低于0.05 μg/L。

对饮用水中的药物残留的风险评估，即便 WHO 也未能有确切的结论。因为目前有关人类摄入饮用水中药物残留的系统监测或综合性研究结论还太少。因此，要评估摄入的饮水中哪怕是极低浓度的药物残留对人类的潜在健康风险，还存在着大量的知识空白，甚至当今临床正在使用的不同种类药物及其活性代谢物的相关残留数据也都很有限。

目前看来，药物（包括原料药）进入自然环境的渠道如图 14－3 所示。其中，生产制造、患者用药及其排泄等是最主要的药物进入环境的渠道，也是其污染环境的主要渠道。

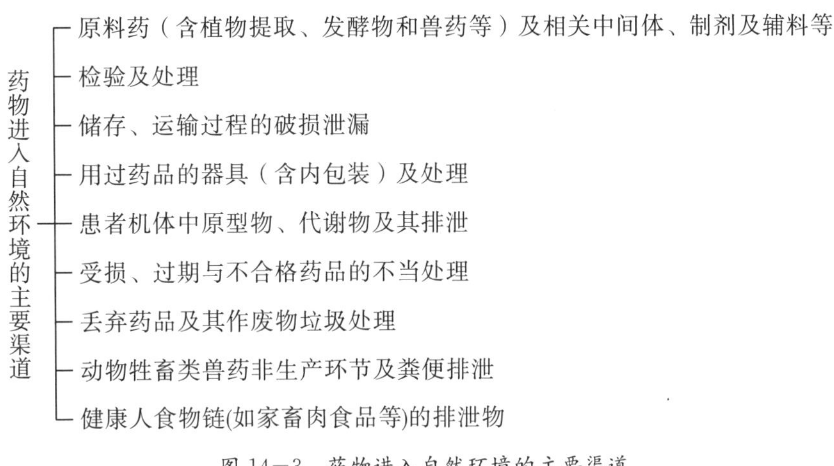

图 14-3 药物进入自然环境的主要渠道

哪些药物在环境中出现的残留量更多更大呢?

因为不同种类或同一种类但结构有差异的药物，其理化特性及生物学特性存在差别，它们各自在自然环境的残留行为也不同。显然，药物在一个特定样本中的存在与否以及含量多少取决于多种因素。一般而言，处方药约占全部药物使用额的 70%~75%，也就是说，处方药占比更高。不过，对于 OTC 药物也要具体分析。比如普通镇痛药就是常见的一类非处方药，每年原料药的产量达上万吨，而那些临床上用于治疗癌症或控制生殖的高生物活性分子，由于活性高、药效强，每年可能只生产寥寥几千克或几百克原料，自然在环境中的存量就会少很多。只是量的多少并不代表药物对环境的影响或污染程度的高低，因为并没有找到它们确切的量效关系与规律。

至于药物会对环境究竟产生什么样的影响，目前的研究尚无确切的结论，比较关注的是药物在环境中的存在状态，其中涉及残存持久性（persistence）、生物蓄积性（bioaccumulation）和生态毒性（ecotoxicology）等几个重要指标。

持久性的含义为某种物质对环境持续存在的污染行为。对于药物来说，容易理解，但是一般难以准确地进行量化。一种药品在环境中是否具有持久性，这种持久性会维持多长时间，不仅取决于其自身的物理性质和化学性质，同时也在很大程度上取决于其与该环境之间的相互作用与影响。药物持久性通常参考的指标是半衰期，即生物数量或者浓度在自然环境中衰减或分解达到其初始值的一半时所需的时间。

既然药品或其代谢产物在环境中残留与持续多年仍然可被发现，说明它们肯定具有非常强的持久性。尽管药物在自然环境中降解的机理可以有很多种，也很复杂，但均需经历一个自然分配与分解的过程，比如吸附到沉积物上、日光降解、水解和生物降解等途径。其中最重要的机理之一是生物降解的途径，即药物被土壤、水域中的微生物（如细菌和真菌等）所分解。一般在实验室测试的微生物的浓度，要比在城市地下污水处理工程中发现的水平低得多，其药物构成的复杂性与多样性也与实际污水中的情形相差很多。因此，这种初试的结果只具有预试性质，仅仅作为一种参考。当然，这种预测还是能够被接受的，因为并没有更好的方法，来粗略判断某种药物在自然环境中具有的持久性长短，尽管有生物降解性能的测试数据。

当有机体吸收某些药物的速率大于排泄或消除这种药物的速率时，就会发生生物蓄积。因此，虽然某种药物在环境中的水平被检测出来非常低，但其在活的生物体中的浓度可能要高得多。这里的机体，不仅指人，也包含环境中其他动物，而且也包括植物等在内。通常判定一种药物是否会产生生物蓄积，可以在实验室里借用分配系数 P 来预测。分配系数被定义为某药物在水相中的浓度与其在与水不混溶的溶剂（通常是正辛醇等有机溶剂相）中的浓度比值。分配系数通常用 log10 的数值表示。通常中性分子使用生物积蓄性（也可以理解为有效地促进一种药物进入机体脂肪组织中），如果该药物呈离子状态，如钠盐钾盐，测定值就会有较大误差。

直接利用动物实验，比如斑马鱼（*Barchydanio rerio* var）、青鳉（*Oryzias latipes*）等来进行某种药物在生物体内蓄积的实际测量是很常见的。药物的生物富集因子（Bioconcentration factor，BCF，即生物浓度因子）的测定通常也使用鱼类。不过除了成本较高之外，还存在与高等脊椎动物的物种差异等问题。当 log P 值超过规定的阈值时，这个数值提示我们该药物是一个与环境 pH 值密切相关的高亲脂性药物，这时进行体内的生物蓄积性测试结果通常就是比较准确的。当然，即使是高 log P 值也并不一定能绝对代表高 BCF，毕竟含义不完全相同。

此外，还有一个重要的问题之前的研究都未曾关注过，就是药物及其代谢物的重吸收（reabsorption），不管是动物或植物，这都会影响到持久性、生物蓄积性等指标。

生态毒性也是关注 PIE 的另一个主要指标。生态毒理学是毒理学中的一个分支，其研究在整个生态系统中，天然或人工合成的药物污染物对生态系统，包括动物、人类、植物和微生物等，所造成的毒性作用。药物的生态毒理学与 PIE 问题密切相关。当然，所有重要的问题还并不仅仅在于该药物是否存在于环境中，而是在于它残存的浓度会对环境产生什么样的危害。目前，解决这个问题几乎都是采取预测其环境浓度（PEC）与其无影响浓度（PNEC）两者之间进行比较的方法，即采用 PEC/PNEC 的比值来进行描述和预测。

对于药物生态毒性的测试，过去往往只强调短期，即急性毒性试验，时间通常不超过 3～4 天。但目前这种认识已经发生了较大的改变，因为随着药物的生态毒理学的不断发展与完善，监管机构已经逐渐意识到环境可能没有得到充分的保护，即便暴露在很低的药物浓度水平中，也可能产生较严重的损害。更重要的是，由于对机体中某些内分泌干扰物的深入研究，使我们对药物在自然环境中产生长期影响的理解，与过去几十年相比有了很大的进步与提高，这对于一些高风险的药物是非常重要的。

过去普遍认为，一种药物的急性毒性与其长期的慢性毒性大致平行。在同一个数量级里，急性毒性值和慢性毒性值的比率大概相对稳定在 3～10。事实上，可接受的长期环境质量标准（EQS）值和短期最大可接受的浓度（MAC）值之间的确存在一定相关性，EQS 是基于药物的慢性毒性测试，而 MAC 则是基于药物急性毒性试验的测试。不过这或许并不适用于所有的药物。虽然我们目前有关药物的生理生化性质及其影响方面的知识已经相当丰富了，但并不全面，也不完整。不可预知的和未知的副作用与危害往往还是普遍存在的。因此，需要关注的问题不仅是药物的急性毒性效应，而且实际上，药物某个细微敏感的不良影响可能会发生在有机体的整个生命周期中，或者是出现在一个特别敏感的人的生命阶段的某个短时期内，加上作用于同一种生物受体的不同药物还可能存在的加和作用，使药物生态毒性这个问题更加复杂。因此，尽管 PIE 还有很多尚待解决的困惑与难题，但阻止“寂静的春天”成为现实已是人类的共识与责任。

第二节　E 因子和具有污染性的产业

如果有人问，石油化工产业和制药工业相比，哪一个产业对环境的污染或者影响更大些，或许从普通人的角度来看，大多会选择石油化工产业。这显然不太正确，或许由于石油化工的巨大规模以及其环保呼声频繁见诸报端等，故使人产生如此的印象。

近几十年来，化学工业和相关的产业，如医药产业，都面临着严重的环境污染问题，而且越来越明显。许多传统的合成方法与工艺，经过几十或上百年的应用，已经扩展到业界很宽很深的范围，但因此就会更为普遍地产生大量的废弃物，并持续地对环境产生污染与危害。因而，化学工业已经遭受了来自社会各界日益增长的环保压力，被强制要求努力使废弃物及其影响最小化，最好是能彻底消除这些废弃物。一个典型的例子是间苯三酚（根皮酚）的生产。这是一种用于影像化学与药物的重要中间体。直到 20 世纪 80 年代中期，它的生产工艺都是以 2,4,6－三硝基甲苯（TNT）为起始原料并经重铬酸盐与铁粉盐酸工艺进行生产的，合成过程如图 14－4。这也是 19 世纪有机化学工业合成最具代表性的经典例子。由于工艺简单，易于操作，且收率可达到 80%左右，故称为当时的主导性制备工艺。但实际生产中，制备每公斤的间苯三酚会产生整整 40 公斤甚至以上的固体废弃物，其中包含 $Cr_2(SO_4)_3$、$FeCl_2$ 和 $KHSO_4$ 等。由于处理这些含铬废弃物的成本已经接近甚至超过了主产物本身的售价，这个生产工艺最后不得不被中止。产生如此大量的废弃物，可以很容易用普通的化学计量反应式来进行理论计算和检测。通过反应式，理论上可以预测，假定反应产率 100%，而且各种试剂也精确计量的话，生产每公斤间苯三酚理论上会产生大约 20 公斤的废弃物。而实际上，由于生产过程中使用过量的氧化剂、还原剂，还有过量的硫酸以及中和硫酸所需的无机碱等，分离精制过后得到的间苯三酚实际收率不可能达到 100%，但每公斤产品就会有 40 公斤废弃物。

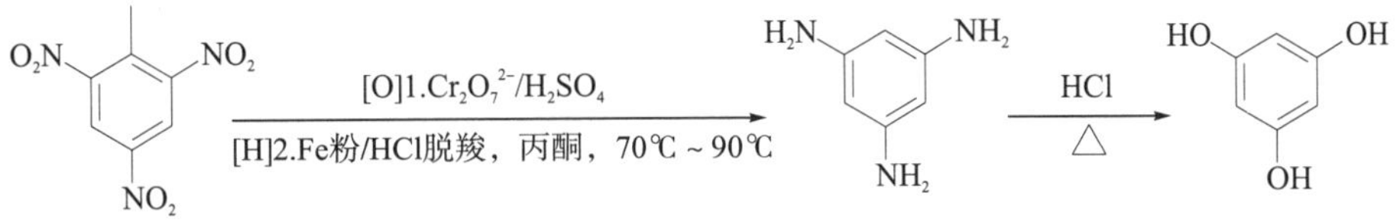

[O]1.$Cr_2O_7^{2-}$/H_2SO_4
[H]2.Fe粉/HCl脱羧，丙酮，70℃～90℃
HCl △

图 14－4　间苯三酚的三硝基甲苯合成法

对相当规模药物及其中间体生产过程中所产生的废弃物数量的相关分析结果，已经揭示了这样的规律：每生产一公斤的产品往往就会产生数十公斤量的废弃物。这种情形在精细化工产业中尤为常见。于是，绿色化学引入了环境因子，即 E 因子（enviromental factor）的概念，即相对于生产每公斤某产物所产生的废弃物公斤数，用于评价化工产业或医药产业各个生产环节对环境影响的程度高低或者痕迹大小。

相对于药物而言，E 因子代表着生产过程中单位药品产物所产生废弃物的实际数量，其中废弃物是指相对于所需药物成品之外的各种物质的总和。这意味着要开展全面的统计，包括化学收率的计量，试剂、溶媒的损耗计量，以及非直接反应的辅助过程中的所有物料，甚至还要考虑燃料的计量等。由于水的 E 因子值在许多情形下都会偏高，会在比较各种工艺过程优劣时对结论产生明显的影响，故进行 E 因子计算时，一般将水排除在外。一个药物如果具有较高的 E 因子，通常代表着较多的废弃物和较大的环境污染影响。显然，理想的 E 因子应该是零。如果简化一点，E 因子也可以表达为药物制备反应中所有原材料总质量减去产物的总质量，即分离产物之后的剩余物总质量。当然，这是指精制后的纯品。E 因子还可以很容易地通过所采购原辅料的总吨数与销售产品的总吨数之差来计算。这种计算的对象或范围可以针对某个特殊药品，也可以针对某个生产线、生产部门甚至全公司。

从表 14－1 中，我们可以清楚地知道，从冶炼到化工粗品，从粗品化工原料到精细化工产品，再到药物生产，这个过程中，E 因子值是持续增长的。这也部分地反映出生产过程中各个产品结构的复杂性是不断增高的，因为终产物的分子结构越复杂，就需要更多的合成反应步骤，同时会需要使用更大量的化学试剂和溶剂。在大多数情况下，多步合成中的多个单元反应往往都会使用大量的试剂和溶媒，因此也会产生大量的废弃物。这使得绿色化学引入了有关药物制备的步骤经济性（step economy）和功能定位合成（functional oriented synthese，FOS）等概念。其中 FOS 的中心含义是指对于一个活性先导化合物也可以是天然药物而言，其结构可以通过结构简化原理被还原成预先设计的简单结构，以方便之后的合成制备。这样也会明显减少废弃物总量，降低其相应的 E 因子值。

表 14－1　不同医药化工门类（产业）的 E 因子

门类或产业环节	体量（吨位/年）[a]	产废率（E 因子值，即公斤废物/公斤产品）
石油冶炼	$10^6 \sim 10^8$	0.1
化工原料（大宗）	$10^4 \sim 10^6$	<5
精细化工产业	$10^2 \sim 10^4$	5 或 $\geqslant 50$
制药工业	$10 \sim 10^3$	25 或 $\geqslant 100$

a：该类产品的相对年产量比。

由表 14－1 可以看出，在不同工业门类中，制药工业是 E 因子最大的产业。简单来讲，每生产一吨药物，就会产生少则数十吨、多则上百吨的废物和垃圾，显然，这给环境造成了极大的污染与损害。从这个角度讲，制药工业既是与现代社会、现代文明、现代医疗最密切的行业，也可能是对人类生存空间与现代文明造成最大危害的产业之一。

如上所述，根据化学反应式计算原理，可以理论上预测某步反应产生的废弃物的最小数量。由此，可以引入“原子经济性”（atom economy）或“原子利用率”（atom utilization）等概念，以便在进行实际的实验或生产之前，对生产某一特定药品时所产生新废弃物的环境可接受度（the environmental acceptability）的高低进行迅速评估。当然，这只是一个理论上的数据，因为它假定反应收率为 100%，计量依据也是理论上的，而且还忽略了那些未出现在反应方程式中的其他副产品。

另外，使废弃物产量最小化的关键手段之一是提高药物合成的精准性或选择性（selectivity），这也是对药物合成效率和经济性的一种衡量，符合原子利用率的原则。药物合成选择性的标准意义是指用反应中底物（或反应物）转化的数量来描述产品的收率，通常表达成一个百分数。当然，不同选择性所包含的类型有所不同，例如化学选择性（chemoselectivity）、位置选择性（regioselectivity）、立体选择性（distereoselectivity）和对映选择性（enantioselectivity）。此外，还有一种选择性，即原子选择性（atom selectivity），可以直接反映出原子利用率或原子经济性，却一直以来未被我们所认知与重视。

绿色化学学会（GCI）制药圆桌协会目前已经采用了工艺物质强度（process mass intensity，PMI）这个概念，其含义为所获药物的物质质量数除以所有物质质量的总数（或表达为 PMI=E 因子+1），其数值可用于衡量各种制药工艺过程相对于环境可接受度的参考点。其成员单位均已倾向采用。后来，国外若干制药巨头也纷纷采用了 PMI 方法与数据，目的就是希望通过这类数据的使用，推动全球医药产业的绿色化建设。其实，E 因子可能还是比 PMI 更恰当些，因为理想的 E 因子为 0，能更好地反映出废弃物零排放这个终极目标。

E 因子及其派生出来的各种度量方法，只是能够计算制药过程中产生的废弃物的物质质量，然而废弃物对环境污染的程度的判定，却不仅仅在于其数量，还在于它们的危害性质，特别是生物的危害性。因此，又引入了另一个术语，即“环境商值”（enviromental quotient，EQ）。EQ 的计算是由 E 因子与这类物质专一指定的不友好商值 Q 相乘所得到的。例如，我们可以专一指定氯化钠的 Q 值为 1，作为参照标准，而重金属盐，如铬盐等，其 Q 值则为 100～1000。EQ 包括了对制药产生废弃物毒性和再生循环使用性等特性的充分考虑。尽管 Q 值大小的确定目前还存在争议，即现有方法难于对所有物质或毒物进行准确定量，但理论上，废弃物对环境影响的定量化评估（quantitative assessment）还是完全可行的。Q 值的确定，是综合考虑了废弃物处置的难度与其再生循环利用的程度等方面因素的。

综上所述，我们可以知道，事实上制药工业对环境的污染或者影响是相当大的。当然，这是站在产业链的角度来分析所得到的结论。简单地理解，即药物的生产制造是整个产业链的金字塔的顶端。合成 1 kg 药物所需要的上游工业的产品需要上千千克甚至上万千克的原料或产品，前端产业链的物质耗费以及对自然环境的影响已经够大了。只是药物制造产业的量产性相对较小，工业集中度并不太高，星罗棋布地散落在世界各地，就自然不如石油化工那么“打眼”，加上其量产规模也远不如石油冶炼，所以并不十分突出。

第三节　未见文献报道的陌生来客

做药物合成或者化学合成的技术人员大都有体会，做出或者合成出一个或者一类新化合物，不管是具有生理活性的化合物或催化剂，还是重要中间体等，都会是非常看重，因为这就是所谓的未见文献报道过的新化合物。药物及其发现过程也不例外。只是我们很少有时间思考，这些化合物都是这个自然界从未有过的全新化合物，人类对它们的性质以及未来可能产生的影响可以说几乎一无所知，那么它们对环境、人类、世界的影响就更是未知、不可预测的了。

事实上，化学合成可以说是一项人类史无前例的杰作，是我们获取各种各样化学物质及各类药物的重要方法和手段。其为人类提供了如此多的有效药物，为人类战胜疾病、延长寿命做出了巨大贡献。但化学合成或药物合成也有其负面的影响，给人类带来了灾难。比如合成一种药物，需要大量的有机溶剂、催化剂、试剂和中间体等，特别是合成过程中会产生大量的废水、废气、废渣和各种各样的有毒的中间体与毒性物质，对自然环境造成严重污染与危害，导致气候变暖、大气臭氧层破坏、酸雨等极端气象频发、良田退化、生物多样性锐减以及淡水资源越来越紧张等，严重影响人类的生存和健康以及社会的可持续性发展。人类不得不花费更大的成本与代价来重新治理环境的污染与恶化。

毒性物质双酚 A（bisphenol－A，BPA）就是一种生产塑料的添加剂，会对人类健康构成严重的威胁。BPA 首次合成于 1891 年，在 20 世纪 30 年代，曾被用作人工雌激素。后来，化学家们发现，如果把 BPA 与碳酰氯（phosgene，又称光气，一种无色的高毒性窒息性气体）等化学物质放在一起反应，可以生成透明（玻璃态）的聚碳酸酯塑料（polycarbonate plastic，PC），具有良好的光学性能。该塑料被广泛用于生产防碎灯罩、标牌仪表板、防护面罩、眼镜镜片、建材、DVD 光碟和婴儿奶瓶等日常生活用品。年产量大约可达到 350 万吨，仅中国建材业每年就需要 20 万～25 万吨，并以每年 10%的速度递增。但后来意外发现聚碳酸酯塑料中的双酚 A 可致实验小鼠的染色体发生畸变，即 40%的小鼠卵细胞都存在缺陷。后来的研究还表明，机体内的 BPA 浓度如果超过百万分之几的级别（1×10^{-6}）就可能产生危害。甚至有研究指出，如果 BPA 是与细胞膜上的受体直接发生作用，即使 BPA 浓度为亿万分之一，也足以引起不同程度的生理反应。这就是说，只要机体与 BPA 有任何接触，就会受到污染与侵害。2004 年，国外有疾控中心曾发现，在 2500 名受试者中，93%的人尿液中都含有 BPA。在一项毒理学项目的研究中，也发现被研究对象的血液和乳汁含有微量 BPA。BPA 及 PC 的结构式如图 14－5 所示。

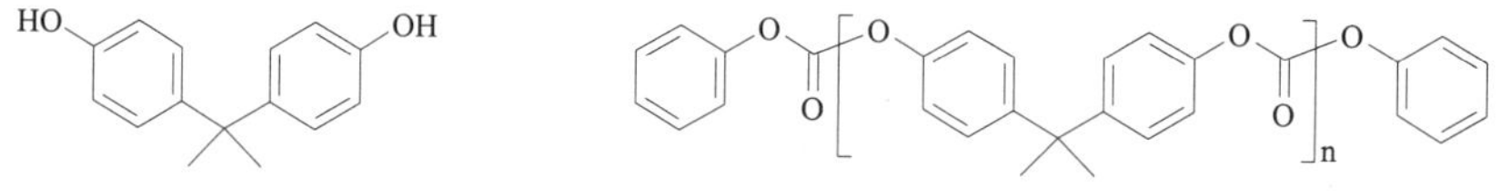

BPA　　　PC

图 14－5　双酚 A（BPA）和聚碳酸酯塑料（PC）

不可否认，塑料的发明是人类的一种进步，其应用极广，涉及家庭用品、建筑、包装、医药、交通工具、电器电子和航空航天等各个领域，极大地改变和丰富了人类的生活。可以说人类生活已经基本上离不开塑料。但据报道，自 20 世纪 50 年代以来，塑料的产量已超过了 90 亿吨，除了不到 10%可用于再循环使用外，大多数都被抛弃在垃圾填埋场或深海中。因为塑料不能为自然界所消化或者自然降解，按照现行的处理办法，免不了造成这样或那样的污染与危害，即白色污染（white pollution）。例如，使水土环境恶化，严重影响农作物的正常生长。遗弃在农田里的废农膜、塑料袋长期残留在田中，也会影响农作物对水分、养分的吸收，抑制农作物的生长发育，造成农作物的减产。若牲畜吃了塑料膜，会引起牲畜的严重消化道疾病，甚至死亡。填埋作业仍是目前的一个主要方法，但由于塑料膜密度小、体积大，能很快填满场地，降低填埋场地处理垃圾的能力；填埋后的场地由于地基松软，垃圾中的细菌、病毒等有害物质很容易渗入地下，污染地下水，危及周围环境，如遇高温，其挥发性毒物更会析出并渗透入水土中，更不用说填埋在海洋中了。2018 年 3 月 29 日中新周刊报道了一项针对瓶装水所含“微塑料（microbeads/microplastics)”颗粒的全球性调查，涉及 9 个国家 11 个品牌 259 个样本，测试结果表明几乎所有样本都含有塑料微粒。如果将废塑料直接进行焚烧处理，也将给环境造成严重的二次污染。塑料焚烧时，会产生二噁英等毒物，具有强烈致癌性，这可能是迄今为止新发现的毒性最大的一类物质。二噁英进入土壤中，需要一年以上的时间才能被逐渐分解，并因此会危害植物及农作物。除了诱发肿瘤外，二噁英还对动物与人体的肝脏及脑等组织器官均有严重的损害作用。至于平时使用的聚氯乙烯塑料，已发现其中残留有氯乙烯单体，当人们接触后，可能会出现手腕、手指浮肿和皮肤硬化等症状，甚至出现脾肿大、肝损伤等。尤其当遇加热或高温时，塑料中的有害物质将释放或渗入内装物中，如果被机体吸收，将对人的肝脏、肾脏及中枢神经系统等造成较大损害。按目前这个增长速率，预计到 2050 年，丢弃在环境中的废弃塑料将超过 130 亿吨。这些丢弃在自然水域如海洋中的垃圾废料，据报道至少有 5.5 万亿个塑料碎片，总量已超过 28 万吨，已经危害到 600 种以上的海洋生物，造成鲸鱼、海龟、海豚、鱼类和鸟类的伤害与死亡。还有所谓的增塑剂等多种添加剂的问题，也比较棘手。尤其微塑料颗粒小，粒径最大也不超过5 mm，分散度大，回收处理难度更大。而添加剂一般与塑料聚合物没有键合关系，随时都可以游离释放到环境中，对人和环境造成毒害。最常用的增塑剂是邻苯二甲酸酯类，已证实具有致癌性和生殖毒性等。

之所以举塑料这个例子，是因为它在日常生活中最为常见，更便于我们认识事物的两面性，其实药物特别是人工合成的药物也是一样的。因此，当我们需要发展新药的时候，当我们需要改进或者重新审视传统的制药工艺的时候，都应该思考这个问题，是不是应该对新合成的目标化合物进行整个生命周期里的环保考虑，进行环境友好的设计。

第四节　从出生到死亡

实际上，“从出生到死亡”是指从“摇篮”到“坟墓”的管理（cradle to grave control）模式，即指产品生产过程的整个生命周期的管理。

比如以物料这一个线索或脉络来制定相关的管理程序和制度，就要充分考虑各个环节的物料来源和去向，包括初始原料、试剂、中间体、催化剂、溶剂、后处理方法和制备工艺等内容，以及来去途径和后续处理步骤对环境的污染与影响。当合成一种原料药的时候，除了按照 GMP 相关条例对上游供应商进行专项审计之外，还要充分了解和熟悉其相关物料的原生产制备工艺等完整的细节，除了用以分析上游环节因合成反应可能带入的杂质外，还要清楚所有环节可能残留下来的有机试剂、溶剂等，以及这些试剂、溶剂的回收等处理办法是否绿色与环保。

因此，我们以药物研究、生产及后处理等过程中，如何考虑“溶剂”为例，来看看按照绿色医药原则，应该关注哪些方面和环节。实际上，这主要涉及溶剂的评价与选择、工艺中使用溶剂的效率以及溶剂的安全回收与利用等几个方面。

第一是溶剂的评价与选择。

在制药过程中，特别是原料药的合成，也包括动植物药的提取分离，溶剂仍然占据了很大部分的物质用量，一般都是原料的 3～15 倍甚至更多。因此，第一步工作就是对反应体系中的溶剂进行评价与选择。已经有很多的方法专门用于对溶剂进行绿色程度的测量和评价，有些方法还可能具有寻找替代方法以及减少既定制备工艺中溶剂的总使用量的建议等功能。这些方法一般会综合考察溶剂的物理性质等相关数据。虽然最好是使用绿色溶剂，但还需要考虑如何平衡整个工艺效率、可操作性和成本问题等。

一种早期使用的溶剂评估方法是 SMART（相关溶剂的测量、评价和改善等）法，它是依据不同溶剂对环境、健康和安全等方面的影响和物理性质等将常用溶剂进行排序。SMART 其实是一个综合性的软件程序，储备了 300 种以上常用工业溶剂以及相关的环境、健康、安全和监管信息。SMART 可根据不同的设计目标和操作参数检索它的数据库，以便得到一份溶剂选择参考方案。在国内，这样早期的评估方法目前暂时还没有开展。

另一种是一套溶剂的四步评分法，后来被延伸为五步，其中包含对多步反应系统的评价。首先，确定一种溶剂符合哪种功能类别，如亲脂性等。其次，依据被称作溶剂指数即 R－指数的自定义条件，从制药工业中最常用的 75 种常用溶剂的数据库中进行搜索，所得到的评估参数包含溶剂的物理性质、化学性质和反应运行性能等。再次，从选择出的一系列待选溶剂中，计算各自的反应－溶剂指数（RS）。然后参考 RS，对选择出来的溶剂进行加权并得到最终评分分数。最后，列出每一步反应可能用到的溶剂，并且可从中选择一种可供反应使用的最佳溶剂系统。这种溶剂得分方法可以使工艺过程更加环保，并且通过减少溶剂的使用量、提高工艺效率和选择替代溶剂等，来降低生产工艺对环境的影响。

此外，国外还有卡佩洛（Capello）提出的一种溶剂评分方法，是基于 EHS 概念（环境、健康和安全）和生命周期数据列表两方面的考虑；美国环境保护署（EPA）提出了《替代溶剂指南》（SAGE）以及罗文（Rowan）溶剂绿色指数法等，后者方法中的参数有吸入毒性－阈值（TLV）、摄入毒性、生物降解、水生生物毒性、致癌性、半衰期、臭氧损耗、全球变暖趋势、烟雾的形成、酸化、土壤吸附系数和物质富集因子等。

第二是制备生产工艺的绿色程度评价与改善。

其目的是尽可能地减少生产过程中溶剂的使用总量，为制药产业寻找到更加绿色的研发与生产制造方法。过程中除了参考使用简单的溶剂和废液的指标数据外，还建立了评估溶剂和工艺是否绿色的很多方法。其中，工艺绿色性的评分原则，主要基于制药工艺对环境、健康和安全的影响，经济和生命周期等因素。这类从生态环境、经济和效率标准等方面来评估制药工艺的方法，使用了从研发到生产过程的三类基础性指标，即质量损失、环境影响和经济学参数评价。这种方法需要计算制药过程中所有物料的质量损失指数（MLIS），包括产品形成、主辅物料、杂质、溶剂损耗、催化剂损失量和所有反应物损失总量等，来计算该反应工艺总的质量损失指数。如果过程中的质量损失指数是可行的，那么环境指数（EIS）和费用指数（CIS）也就可以被分别计算出来。费用指数的计算单位与质量损失指数相同，它们都作为成本费用的附加值（价格/单位质量）。环境指数的评估是依据制药工艺对环境的影响（如空气、水的污染以及合成工艺的复杂性等），按输入和输出物流量大小进行 A、B 和 C 分级排序。也有人基于另外两个指标提出了一个类似的方法，这个方法涉及该生产工艺是否具有可替代性。如以每单位的年度总利润（TAPPS）作为经济因素，每单位的材料强度（MIPS）作为环境因素。每单位的年度总利润用于计算生产每单个药品的最大利润，每单位的材料强度用于计算工艺中输入和输出物流量的总量。使用每单位的材料强度是全球范围业内对减少材料物流（如溶剂和反应物）的一种共识，也是整个医药产业实现可持续发展所必需的。在这一点上，我国还停留在主要讨论生产工艺是否有实质性改变以及对终产品质量与疗效的影响上。

最后一个环节是减少溶剂的使用量及回收溶剂量。

由于溶剂在制药工艺中已经产生了很大的影响，尽量减少溶剂的使用量和废弃物的产生，已经成为降低医药产业整体环境影响的一个重要焦点。因此，选择良好的溶剂，排除有害溶剂，回收使用过的溶剂等，都已经成为医药产业减少溶剂的使用量和废弃物产生的重要手段。近年来化学合成在应用固体化学方面也有进步，今后可能用于减少或除去在医药产业合成工艺中需要使用的溶剂量。当然，减少溶剂的使用量和产生的废弃物量最常用的方法之一，是在一个制药工艺中减少化学键形成的反应步骤及相应的操作反应装置，以及它们如何能够被用来减少或除去制药行业使用的溶剂量。例如间歇式与连续性反应器的研究对比，结果显示，在实际生产实践中，批处理生产工艺产生的污染比在连续加工工艺情况下所产生的污染要高很多。由于连续性工艺过程具有更高的传热传质速率，从而可减少反应时间，而且通过提高生产率和降低相关的原材料和溶剂量及其库存等措施，可以获得显著的经济效益。通过比较发现，这种用于批处理生产工艺的间歇式反应器往往需要更多的溶剂用量和原材料耗费，这是由于这类反应设备通常都是落后的，会导致在放大生产工艺规模时更加困难。在批处理工艺中究竟会使用多大的溶剂量？通常从间歇式反应器的尺寸就可以看出其用量的多少，其反应量一般可以从 1000 升大到 10000 升。不过，目前这种批处理反应器仍然在医药市场占据着主导地位，特别是国内的工业。这是由于它们具有巨大的操作灵活性。比如可以使用一个单一的反应器来反复进行多步反应。这种业界特殊的习惯性偏好，几十年来一直延续，今后也将面临更严峻的挑战。因为要摆脱和克服原材料耗费高、溶剂量高和废弃物的产生量高等弊病，而这种批处理工艺设备固有的困扰与缺陷是绕不开的。过去，这种做法是基于良好的、熟悉的工作方法，但这种传统的错误和失败的生产模式，未来必然要被可持续或连续性的工艺方法取代，后者才是环境良好的、科学的、总成本更低的先进方法。

另外，生物催化技术已经吸引了业界极大的关注，它可以显著减少反应步骤和溶剂污染的影响，例如前述的可的松合成实例。已有越来越多的新型酶生物催化剂被用于优化或替代有机合成反应的步骤。实施酶催化的反应已被证明是非常“绿色”的，尽管目前还并非总是如此。目标产物酶通常具备较强的化学选择性，而且还需要在非常温和的条件下进行反应。如果它们能取代那些效率较低、能源密集型的单元反应，就可以明显降低生产工艺对环境的污染。这方面，国内正在取得进步。

如上所述，固相反应及应用固态化学，已成为当前研究药物绿色合成的一个主要领域。有很多固态反应已陆续被证明是高效、环保优良的工艺过程。有很多研究表明，固相反应在无溶剂系统中，原料药的产率可高达100%，甚至不会产生更多其他废弃物或副产物；所获产品具有很高的纯度，很多情形下不需要任何额外的纯化处理，这也显著地减少或避免了溶剂的使用和废弃物的产生。典型的固相反应主要涉及两个有机固体的研磨，生产中通常可以在球磨机中进行。当反应物固体在一起研磨时，涉及相态的重建、相态的转移和晶体的分解等固态反应机制，并形成最终的固体产物。不过应该注意的是，目前还没有任何固态或固相反应用于工业规模的原料药或中间体的生产，这有可能与固态反应的同质性、重现性和吸放热控制方面尚存在着某些技术放大问题有关系。

最后，还应该重视溶剂的回收与循环使用问题。虽然实际生产中已经采用了多种方法，用来减少或除去在制药工艺过程中所消耗的溶剂量，但是往往由于溶解度和产品选择性等问题，实际生产中通常都还是会过量使用溶剂。同时由于溶剂对最终产品的质量具有较大的影响，所以往往很难找到更合适的替代溶剂。因此，工艺中优选的溶剂应该尽量做到容易被回收，以及容易被分离纯化后进行再次使用。不能回收的废弃溶剂只能被处置掉，这肯定既花费成本，又明显增加环境负担。目前，蒸馏方法被应用于回收溶剂的实例大约占到95%以上。这也会明显导致污染的产生，如温室气体（含溶剂蒸汽本身）的排放、高能源的耗损和处理蒸馏液产品所致的废弃物等。

当然，医药产业的环保责任目标，就是能够有效回收、纯化和再次利用废弃溶剂，以减少废弃物处理和购买新溶剂的成本，并改善或建立产生巨大效益的绿色生产工艺过程。然而，现实中确实有许多障碍阻止制药公司这样去做。常见的一种情形就是必须遵守相关的GMP规定，这在国内外情况都是相似的。当一家制药公司计划并实施关键中间体或原料药生产工艺过程变更时，溶剂使用的种类、工艺参数等的变更，必须事先提交给食品药物监督局（如FDA），得到批准才可以用于工业化生产。这会耗费或耽误企业很多的时间去研究与试生产，增加临床试验的成本。当然，在此期间，制药公司通常可采用双轨制运行的策略，或者在同一工厂同时运行新的生产工艺，但不直接用于生产正在供应临床的药物，直到监管机构批准这样的工艺变更。因此，制药公司必须继续使用以往的旧生产工艺提供原料药，同时使用新的生产工艺去收集数据来证明新工艺所生产出来的药物是等效的，并且保证所需要的纯度。这对于小批量规模生产的品种，确实是实施工艺变更的一个较大障碍。然而，相对于绿色化学、绿色医药对环境友好的要求，这或许也是不得不付出的代价。

第五节　绿色医药的使命

如前所述，通过比较化学工业不同产业阶段或者不同环节的E因子的大小，可以看出，医药产业所产生的废弃物水平可以达到很高的程度，对环境的污染也确实比较高。其原因主要有以下几个方面：①产物结构复杂且质量标准要求很高，因此制备过程长，物耗量巨大；②常规工艺的复杂性较高，工艺的相应法规要求多（甚至在后期会阻碍产品工艺的随意改变或优化）；③相对于其他化学工业，其生产批量较小，不习惯连续性工艺应用。因此，这个产业的阶段目标应该是不断地改进技术，降低废弃物产生，减少对环境的危害与污染。最理想的是能够将医药产业的现状提升到一个更好更小的 E 因子水平。这样的观点同样适用于产品的制剂生产（如片剂、胶囊或其他剂型的生产）过程。

绿色医药的使命是什么呢？应该从哪里入手呢？

首先，要从药物研发即药物设计开始，要有使废弃物最少化的理念。医药产业中的绿色化学原则，一开始就需要在其开发或研究部门得到重视。而在过去的观点中，作为现代实践中的新药开发，主要依赖和强调其研发的速度，同时强调方法学的稳定性和重现性，强调其数据的适用性和可靠性，而唯独不重视对环境的影响。据不精确统计，一般在药物开发的过程中，只有 5%～10%的化学废弃物。如果在这个阶段就尽早采用绿色方法开展使其废弃物最小化的研究，其结果将对该药物后期中试或大规模生产时应用良好工艺有很大帮助。比如说有机氯化物，如三氯甲烷、二氯甲烷等的减少，就是一个重要的计划。虽然二氯甲烷、氯仿等氯化物是药物研发过程中频繁使用的一个必不可少的溶剂，但仍然需要考虑尽量使其用量减少到最低。我们也期待着有一天它们能完全从现代药物研发的实验室中消失。因为我们的目标是在不影响药物开发项目的研究速度、质量和进度的情况下，更多地使用绿色溶剂。

绿色化学的另一个例子，是药物化学可尽量利用超临界二氧化碳色谱法代替传统的正反相色谱法，特别是应用在分析和分离对映体即手性药物的工艺过程中。这样的话，既能采用自动控制化学性流动的工艺过程，也能够兼顾绿色和商业两者的利益。

也就是说，即便是在实验室研发阶段，也应该积极寻求有利于环保的试剂及药物化学环境。一般从药物研发的角度来看，理想试剂应该具有三个特点：①在各种药物制造与研发中的广泛适用性，以促使并保障反应有良好的收率；②能适应公斤级以上的批量化生产；③尽可能是绿色的和对环境友好的。如此一来，可使绿色医药方法与技术迅速成熟起来，使医药产业在未来建立起更加绿色的药物研发体系。

其次，在原料药合成生产中要尽可能地应用绿色化学的技术与方法。虽然医药产业在过去的时光里，“绿色”合成已经取得了部分良好的成效，但还远远不够。同时，虽然发展了一些很好的反应，但专门用于进行药物生产的那些低效的原子官能团转换和老旧的合成工艺仍在广泛使用，如付克（Friedel－grafts）酰化、卤化和金属氢化物还原反应等还是很普遍。按照一般观点，绿色化学原理目前应该最适合被用于重新设计药物活性成分（API）的合成工艺，但这些工作往往被安排在后期的工作里，甚至滞后于监管部门对产品及其工艺的批准。

对药物活性成分合成反应情况的研究结果发现，只有不到 50%的反应步骤能够直接影响药物分子主要结构的构建，而保护与脱保护、官能团增加、结构互变等技术手段，只是对药物分子结构进行修饰性改变，虽然某些工艺步骤无法避免，但不会形成目标分子的骨架化学键。那么，绿色合成工艺的设计将继续专注于尽量减少保护与脱保护基团类似反应、官能团和官能团之间转化等反应的应用，同时更加注重优先使用催化反应而不是常规的化学反应。调查还发现，有 62%左右的实例是通过拆分的方法（通常是形成传统盐），来解决药物分子内部引入手性的问题。虽然在初期研究工艺的方案中，拆分形成手性分子或许还是一个合算的快速方法，但采用绿色合成路线之后，则可预料不会再使用前种方法。除非采用一种有效率的特殊工艺，使得另一个不需要的对映异构体可以发生构型转变并进入循环再使用，最好还是一个动态拆分或转化的工艺过程。此外，尽量避免或减少后期的处理步骤（不管是传统方法、酶法还是色谱法等），也是使医药产业降低废弃物水平与减少环境污染的一个关键因素。

当然，尽可能采用一种具有高原子效率（如前述原子选择性等）的制药工艺也是绿色医药的使命之一。例如，采用氢气的催化氢化反应，包括改进和使用不同的高效率方法去回收和再循环那些催化剂；还有氧化反应，使用氧气、过氧化氢或漂白剂为氧化剂的原子高效率和环保的方法已经开始普及，不再需要使用有毒的重金属；在应用碳－碳键形成的反应时，可采用更多的可持续利用且毒性较低的铁基和铜基催化剂，减少使用贵金属；绝大多数的原料药结构中都含有氧原子和氮原子等，这类杂原子的烷基化和酰化反应可采用含硼催化剂、活性硅胶作催化剂，而尽量不用酰氯或混合碳酸酐的传统方法；尽量让烷化剂与醇直接反应，从而可避免在官能团转换过程中产生更多的生物毒性物质；尽量应用生物催化反应，形成对环境友好的生产工艺。可以预计，这一技术的使用，将使业界更加意识到它的价值，以便应用并使生物催化反应产生最大的效益，比如前述的酶催化可的松的工艺。

其他新技术的应用，如连续生产工艺中的多步反应，都可以是绿色的。例如，通过降低能源消耗和溶剂的使用量，降低副产物的产生水平和产生的废弃物量，选择使用涉及高能中间体合成的原子高效率的工艺路线等。根据反应动力学分析结果，在精细化工和医药产业中，多达50%的反应步骤都可以受益于连续生产运行的工艺，而不是通常在单元搅拌反应器中进行的批量反应与处理模式。

还有就是医药产业中的替换溶剂方法。如前所述，溶剂是影响药品制剂生命周期最主要的因素之一，在生产工艺中对环境具有潜在的较大危害与污染。数据表明，全球溶剂需求量每年最低只增长2%，不过在某些含氯的材料中，氯化烃溶剂的使用量已快速下降，这是各国立法和倡导绿色化学（包括自发性限制）而达到的结果。大多数制药公司现在已积极响应减少溶剂的倡议，专注于开发更有效的工艺（含减少合成步骤），减少溶剂的使用，理性地选择溶剂，回收更多的溶剂，尽量减少其对环境的影响。方法包括：①以水作为溶剂。水在世界许多地区都比较丰富，安全，环保，有时也是纯净的、对环境友好的。水作为溶剂可以使用水溶性洗涤剂清洗化学反应器或车间。因为严格而广泛的清洁规程使准备生产药品前的设备场所必须符合GMP要求，生产车间通常会使用大量清洁剂。有时在一个生产车间内，库存溶剂的30%以上是用作清洗的。如果水溶性洗涤剂可以用于清洗，则可以节省高达90%的用于清洗的溶剂。②以离子液体作为溶剂。当合成药品和精细化学品有了“绿色清洗”和专注于可持续发展的需求时，应用离子液体肯定优于其他溶剂。因为它们基本上不具有挥发性有机化合物，在成本、回收和最后的处置程序等环节具有明显优势。③减少含氟溶剂的使用。④使用超临界二氧化碳和气体膨胀液体。这是因为超临界CO_2作为一种绿色色谱洗脱剂，可明显减少对环境的污染。

医药产业在提高人类预期寿命和生活质量方面已经做出了重大的贡献，但很显然，在今天看来，这些贡献还必须保证不会造成重大的环境损害。20 世纪 90 年代后期，药物生产所带来的环境影响被多次曝光，很多相关问题已得到了深入的了解与研究。但是，如何解决还有许多的不确定性，还需要做许多的工作。比如药物在污水处理厂的处理结果到底如何，如何进一步去优化生产工艺，才能确保最大化地去除残留物对环境的影响，这些都迫切地需要进一步地开展大量的研究工作。还有很多的挑战仍然悬而未决，医药产业的创新和改进工作依然有很大的空间。

第十五章　药物也要“算账”：药物经济学

第一节　药物经济学的概念和发源

一个例子：药物 A，单日所需费用 21 元，用药疗程 11 天，总费用 231 元；药物 B，单日所需费用 39 元，用药疗程 4 天，总费用 156 元。假定疗程结束时疗效一致，则效益评价结果是优选药物 B 的治疗方案，这就是简单的药物经济学。

尽管药品作为一种商品，具有区别于一般商品的特殊性。比如，不将盈利作为第一位来考虑；没有等级之分，如一等品、次品或等外品，必须是合格品，要求质量的绝对保证等。但药品作为一种商品，自然就有其基本的属性。药物具备四种基本属性，即物质性、临床使用性、社会性以及经济性（即商品价值），即药品除了使用价值，即药品能够满足治病救人目的的临床使用属性外，还有凝结在商品中的无差别的人类劳动价值，药物的基本属性如图 15−1 所示。

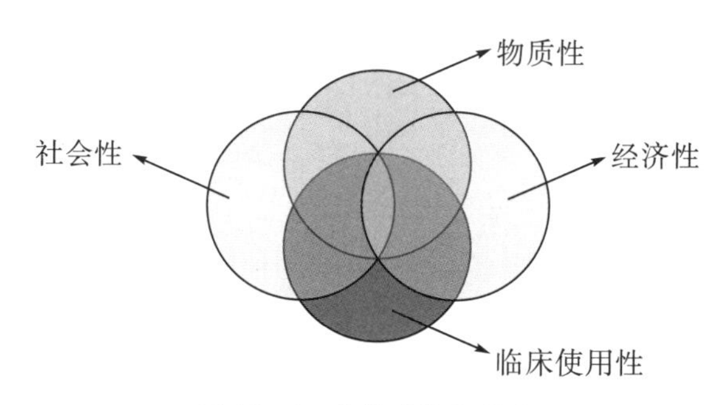

图 15−1　药物的基本属性

在比较成熟的社会结构中，这种价值会影响小至个人、家庭，大到产业乃至整个社会的经济运行结构与指标，包括成果效益评价、经济总量占比与分配、医保支出、资本运作以及社会福利和价值回归等各个方面。在正确厘清药品的社会性和经济性的前提下，应确立市场为主导的合理的价格形成机制（如图 15−2 所示），致力于实现社会福利价值回归的愿景，推进医药产业在市场格局下的健康发展，改善医药产业的不良格局，建立合理公平的价格秩序与公益性补偿机制，逐步达到在社会福利改善和医药产业发展之间实现最佳平衡，并造福于社会民众的目的。因此，药物也要“算账”。

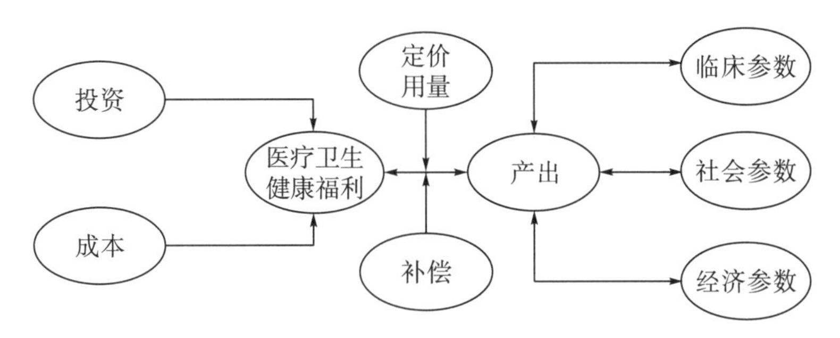

图 15－2　药物价格形成机制

药物经济学（pharmacoeconomics，PE）起源于 20 世纪 80 年代，是在卫生经济学的基础上建立与发展起来的一门新的边缘学科，也是一门交叉性学科。该学科应用现代经济学的原理、观点和研究方法，根据医药产业、药物及其应用的特点，结合流行病学、决策学、数理统计学等多学科的研究成果，全方位地分析各种药物治疗方案，如同种药物的不同治疗方案、不同药物的治疗方案、药物治疗与其他治疗方案比较，以及不同的临床药学服务；其涉及不同的检测指标以及社会性服务项目，包括分析社区与家庭病床、家庭医生等的成本、效益或效果，评价其经济学价值上的异同并进行对比研究，其结论将有助于确定更加安全、有效和经济的治疗方案，为临床治疗提供决策参考。因此，药物经济学也可定义为用于筛选、测定和比较药物治疗或药学服务的结果、成本和经济效益的一门科学。药物经济学是经济学原理与方法在药物领域中的一种具体实践。一方面，其主要研究药品生产、供应、临床与患者使用的经济学行为，双方相互制约、相互作用下的药品市场价格及其变化、走势，各项干预政策与措施对药物领域中经济行为和现象的影响；另一方面，其将经济学基本原理与观点、方法和分析技术手段等运用于临床药物治疗的具体过程中，如以药物的临床试验或流行病学的原理和方法作为指导，从用药终端或者在社会层面上展开研究，以达到最大限度地优化并合理利用临床可用药品以及现有有效医药卫生资源的目的。从相关学科层面上看，其研究需要有药学、临床医学、经济学、公共卫生学、流行病学（临床和药物流行病学等）和社会学等多学科的介入。

药物经济学研究什么内容呢?

药物经济学研究的内容可以分成微观与宏观两个层面。微观层面包括：药物治疗方案方法的经济学评价，如药品的需求、供给与药品未来市场；使药物高效、安全、经济并合理地应用于卫生服务项目，提高患者的生活质量；药物的成本和治疗效果评价；药品价格、药物有效利用的评价。宏观层面上包括：药物的分类管理（如处方与非处方药、基药与非基药、医保与非医保药、新农合与非新农合药等）、药品政策与发展的大政方针、不良反应或事故所涉及的赔偿问题、药品处置和疾病种类及其区别对待等的经济学评价、药物资源的配置和利用效率评价、药品和疾病影响患者生活质量的评价、药品评价方法、新药的经济学评价以及医药和经济的相互关系研究。药物经济学的评价与应用见图 15－3。

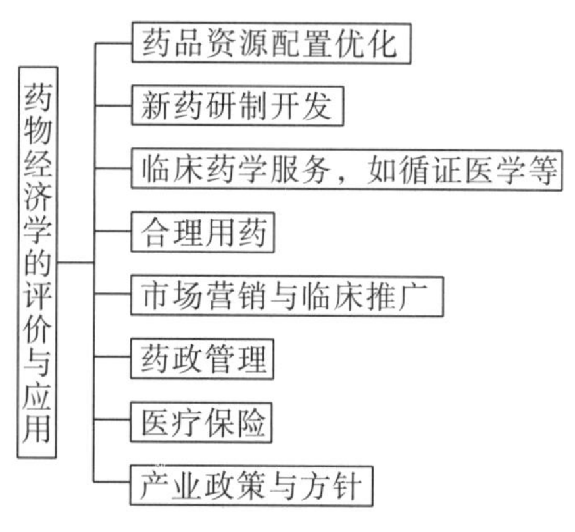

图 15-3　药物经济学的评价与应用

第二节　药物经济学的基本方法与步骤

发展药物经济学的目的，就是运用经济学原理和方法来研究并提高药物资源的配置效率，促进临床合理用药，同时控制药物费用的增长，为药品的市场经营决策和药品管理提供依据。随着为医疗项目分配的资源、资金越来越多，社会开始关注在提高药物临床疗效的同时，应对怎样合理地使用卫生资源，有效地降低医疗和药品成本，以便控制医疗费用过快增长的问题。因此，在传统对药物安全性和有效性评价的基础上，又发展出对其经济性的评价，即三个维度的评价新模式。

一般而言，药物经济学研究药物在开发、生产、质检、存储、运输和临床使用等过程中是如何降低成本、提高产出的。但更多的时候，还是对提供的药品或其关联的医疗服务的治疗成本和收益进行综合评价与比较，以判定其经济性（即性价比），也称为药物经济学评价。

药物经济学评价的主要方法有如下四种：

（1）成本效果分析（cost-effectiveness analysis，CEA）。

CEA 是目前国内最常用的综合经济评价方法之一，大概可占到 70%以上。该方法主要比较药物治疗（健康）效果和成本高低。该研究方法的理想结果是帮助患者选择最有效、成本最低的干预方案，其中临床治疗的效果是采用非货币化的数据和方法来描述或表达的。治疗结果不需要用货币单位来表示，而采用临床常见的指标，如生理参数、并发症数量与种类、功能状态（如过程中血压、血糖等改变）、抢救患者数量、延长患者的生命时间即寿命年或治愈率等。评价方法通常有两种：①成本与效果比值法，即每产生一个效果所需的成本；②增量成本与增量效果比值法，即增加一个增量成本，是否能产生相应的增量效果。其结果直观、简明和清晰，故为临床最常采用的分析方法之一。

（2）成本效用分析（cost-utility analysis，CUA）。

CUA 评价和比较改进生命质量（调整年）所需付出成本的高低，可视为一种更细化的成本效果分析，它不仅关注药物治疗的直接效果，而且关注方案对患者生活质量所产生的间接影响，在综合考虑用药者意愿、认知、心理功能、生理活动、性功能、偏好和生活质量的基础上，着重分析医疗成本与患者身心健康与生存质量提升的关系，比较临床治疗方案的经济性与合理性。与CEA不同，CUA的结果与患者身心健康的最大满足度密切相关，能够注意到患者对生活质量的要求，采用了简单的数学模型，即效用函数变化，常用的是生命质量（调整）年（quality adjusted life years，QALY）。例如，比较有无药物干预条件下患者生存期和获得的QALY之间的变化，进行不同疾病的药物治疗措施比较。由于不同疾病会影响患者生活的不同方面，采用常见的生活质量指标或许不能完全反映疾病的特殊性，故其合理性尚存一些争议。

（3）成本效益分析（cost－benefit analysis，CBA）。

CBA是比较单个或多个临床治疗方案或其他干预所耗费成本与其产生的相应效益的分析方法。将药物治疗的成本与所产生的效益都转换为以货币为单位的数字，用以评价药物治疗方案的经济性。通常采用效益减去成本后的净效益或效益与成本的比值。其中效益表达可以是多方面的，可以是改善了患者的生存质量，也可以是降低了发病率，那么改善生存质量或避免因发病所需要消耗的医药资源的货币价值就视为效益。常用指标有效益/成本比值（B/C）、净效益或净剩值（B－C）及回收率［（B－C）/C× 100%］等。在应用新药研究时，通常用药物的边际成本和边际效益分析来进行评价，即药物的边际成本效益比。

（4）最低成本分析（cost－minimization analysis，CMA）。

CMA是指在临床效果基本相同的情况下，比较并选出药物治疗（包括其他医疗干预方案）若干方案中成本最低方案的一种分析方法。对成本进行量化分析，也往往需要考虑治疗效果。其在临床效果相同的条件下，首先证明两个或多个药物治疗方案所得结果之间的差异无统计学意义，即 $P>0.05$，然后通过对比分析找出成本最低者。由于分析时它要求多个药物的临床治疗效果，包括单位剂量、疗效、副作用、持续时间等参数尽量完全相同，所以应用时会有些局限。它也以消耗医药资源的货币价值为成本（包括药品、器材购置、住院、诊疗、手术、家庭看护等医疗成本，也包括交通费、伙食费等非医疗成本），以直接医疗费用为结果，评价不同药物或治疗方案的费用差别，找出其中最低费用的方案。其不足是它很少考虑那些会影响直接医疗费用的因素，如药物毒副反应等。

此外，还有成本效益分析（cost－efficiency analysis）和效益风险分析（Benefit－risk analysis）等其他评价方法，也在逐步推广应用中。

药物经济学评价的四种主要方法见表15－1。

表15－1　药物经济学评价的四种主要方法

项目	最低成本分析（CMA）	成本效益分析（CBA）	成本效果分析（CEA）	成本效用分析（CUA）
成本单位	货币/元	货币/元	量化数据或货币/元	货币/元
研究对象	多种方案	单种或多种方案	多种方案	多种方案

续表

项目	最低成本分析（CMA）	成本效益分析（CBA）	成本效果分析（CEA）	成本效用分析（CUA）
指标单位	多样，有货币，也有临床效果等	货币/元	临床指标（生理参数、功能改善功能、增加寿年和治愈率等）	生命质量效用值（QALY）
评价方法	可以结果相同作为前提，比较各方案成本差异	净效益法；费效比较；投资回报率法	成本效果比；增量成本与增量效果比	生命质量效用值和成本比较
数学模型	比值差异	效益/成本比（B/C）、净剩值（B−C）及回收率［（B−C）/C×100%］	常用，简单，成本效果分析的比值	效用函数变化
优点或特点	直观，问题简化	适用于单个或多个治疗方案的评价	直观、简明和清晰，指标相对容易获得，容易定性和定量，易于临床所接受	着重于医疗成本与患者生活质量提升的关系，可用于单个或多个治疗方案的评价
不足	检验或证明获得的结果相同不容易；很少考虑那些影响直接医疗费用的因素，如药物毒副反应等	隐性结果难以用货币形式确定	增量效应如何量化，以及涉及生命质量的内容较少	质量指标或许不能反映疾病的特殊性，有时测量结果的准确性较差
应用	有局限	在宏观分析和决策时较为常用	临床应用最广泛	大规模保健措施的评价或慢性病的评价
分析结果	成本差异	成本效益比差异	成本效果差异	成本效用比差异
结论	临床效果相同的前提下，比较哪一种药物治疗（包括其他医疗干预方案）的成本最低	以有限的药物资源达到理想效益的治疗决策	选择最有效、成本最低的干预方案	可进行不同疾病的药物治疗措施比较

那么，上面四种方法的主要区别是什么呢？请看如下所示的常见选择题：

习题 1　药物经济学评价方法的分类依据是（　　）。

A 成本　　　　B 效益　　　　C 收益的不同计量方式　　　　D 收益

正确答案：C

从正确答案中我们已经知道了，各种分析方法的主要差别实质上在于对收益即健康结果的不同计量或测量上。

开展药物经济学研究的基本流程主要由六个步骤所组成，即定义成本范围、定义收益范围、构建分析模型、搜集数据并计算处理、敏感性分析、结论与报告等。

步骤一：定义成本范围。

首先应该确定临床治疗的成本范围，包括直接成本，如出诊、急救、营养、交通、看护、药费、折旧费、治疗费、住院费、检验及用于药物不良反应监测的费用、服务费用等。其中药费包括成本费、利润、采购、养护和储运等方面的费用。此外，还应包括非医疗费用，如救护车、病员转运过程中的费用等；间接成本，如误工、休学、劳动力与生产力损失；隐形成本，如患者生存质量丧失引起的“精神压力”“生活障碍和痛苦”等。确定了成本的范围，就可根据研究项目的需要，去搜集这些成本数据。

步骤二：定义收益范围。

在成本效果分析中，可以采用一些可量化或关键临床疗效指标来表示效果或收益，例如寿命年、治愈率、有效率等，还可以采用部分兼顾生活质量和生存时间的指标，如生命质量调整年（QALY）等，来作为治疗收益的指标。这样的分析称为成本效用分析。如果收益采用货币来表示，例如使用疫苗、碘盐后能降低发病率，从而可以避免后期很多医疗费用的支出，即是前述的成本效益分析。

步骤三：构建分析模型。

因为疾病治疗的成本和收益不仅是一个阶段性评价，也可能是一个长期甚至终身的过程，例如高血压或糖尿病等慢性病的治疗。因此，就要建立一种评价模型，以阶段性或短期临床医学研究结果数据来模拟或者预测长期的成本和产出。例如，目前常用的决策树模型与马尔科夫（Markov）模型等，一般急性病常用决策树模型，慢性病常用马尔科夫模型。

步骤四：搜集数据并计算处理。

在确定了成本和收益的指标与范围并建立了分析模型后，就要将合理搜集的数据代入模型中进行计算。药物经济学研究中数据来源包括随机对照临床试验（RCT）、流行病学研究、回顾性研究和病例记录等。一般而言，循证研究数据或大规模临床研究如多中心随机试验都是药物经济学研究中可靠性较高的数据来源。

步骤五：敏感性分析。

在评价中常采用敏感性分析技术来分析某些不确定性取值（数据）对于评价模型及其研究结果的影响，即观察若干主要变量在其取值范围内的变动对于分析结果的稳定性的影响，这也是解决偏倚的一种常见措施。如果一个变量在其可能的范围内的变动对分析结果的影响较小，则可以认为该分析相对于这个变量是稳定的；反之，如果一个变量的变动对结果的影响很大，则需要对这个变量的变动范围进行深入分析，包括了解其取值的分布范围以及因变动而导致的分析结果差异的分布范围，甚至考虑剔除该主要变量。

步骤六：结论与报告。

在上述步骤基础上，特别是比较成本与收益的前提下，形成药物经济学评价的结论。其中应包括研究中涉及的关键性数据与相应经济学指标，确定经济性较好的可使用性的方案，为决策提供依据。

一般来说，药物经济学分析的研究思路基本上都分为上述六个步骤，只是针对不同的疾病、不同的用药方案或不同的治疗措施，有不同的具体的研究方法而已。不过，无论方法与步骤有什么不同，目的与结果应该都是一致或相似的。就临床的角度来看，无非有四种可能的结果：最好的是能改变临床效果，又能降低成本；其次是能改进临床效果，但可能会增加成本；再次是临床效果不佳，可适当中止或调整方案，争取降低成本；最差的评价结果就是不仅临床效果差，而且成本还有增加。

第三节　药物经济学中的成本

由于药物经济学的主要分析方法都是建立在成本分析（cost analysis，CA）的基础上的，所以，首先应当明确这些成本的概念、范围和分类等。

成本（cost）是商品经济中商品价值的组成部分。人们要进行生产经营活动或达到一定的目的，如形成实际的某个产品等，就必须耗费一定的资源，而这些所耗费资源的货币表现及其产物或目标均可称为成本。就纯粹概念而言，成本也可视为为了过程增值和结果有效的已付出的或应付出的资源代价总和，这一点与传统财务会计概念是基本一致的。这里所指应付出的资源代价是指应该付出，但还未付出，而且会付出的资源代价。对于药品生产经营来说，成本是生产和销售一定种类与数量的药品以耗费资源用货币计量的经济价值，因为药品生产需要消耗生产资料和劳动力，这些消耗在成本中用货币计量就表现为原辅材料费用、折旧费用、水电能耗、人工费用、销售费用、管理费用和财务费用等。

在药物经济学的概念中，成本是指在实施某个药物治疗方案或其他治疗方案的整个过程中所投入的全部财力、物力和人力等资源的消耗总量。成本包括直接成本、间接成本和隐性（无形）成本。这种成本概念和内涵有别于传统财务会计中的成本。财务会计中的成本是对实际发生费用的记录，各种影响因素的作用基本上是确定的。而药物经济学研究中的成本数据，有许多来自预测和估算，多种影响因素的作用造成其的不确定性。因此，每例患者治疗的总成本=直接成本+间接成本+隐性成本，具体见表 15－2。

表 15－2　患者治疗的成本分析

<table>
<tr><th>分类</th><th colspan="2">范围</th><th>特点</th></tr>
<tr><td rowspan="2">直接成本</td><td>医疗成本</td><td>医生的时间、工资，药物费用、诊断费、治疗费、住院费、检验费，医疗设备的折旧费用，医疗服务费等</td><td rowspan="2">药物治疗或其他治疗所花的直接费用或资源的消耗</td></tr>
<tr><td>非医疗成本</td><td>如救护车、病员转运过程中的费用和患者的旅差费、伙食费、看护费、营养食品费等</td></tr>
<tr><td>间接成本</td><td colspan="2">由于伤病或死亡所造成的工资损失，或休学、休工，甚至死亡所造成的工资损失等，包括药物不良反应引起患者生产力的下降和劳动时间的损失</td><td>无法直接计入某医疗服务项目中，而在几个服务项目中进行分摊</td></tr>
<tr><td>隐性成本</td><td colspan="2">药物的不良反应等给患者及其家人带来的身心痛苦和生活不便等</td><td>因疾病引起的身体、精神、生活与行动的某些不便</td></tr>
</table>

接着看看成本的测算。如果已经确定了药物经济学研究中的成本的组成，那么如何进行成本测算就成为药物经济学研究的关键，因为它会直接影响研究的结果和结论。在决定一个特定成本并进行测算时，首先要考虑的是进行测算的出发点。分析的观点和角度不

同，成本计算的项目就有所不同，进而结果自然就有差异。比如在社会、卫生行政部门、医院、患者与家庭、保险方等不同的立场，将有不同的结论，见表15－3。

表15－3　不同角度的成本测算内容

项　　目	社会角度	医院	患者及家庭	保险方
医疗服务费用	所有	所有	自付部分	赔付部分
患者时间成本	所有	无	机会成本	无
看护成本	所有	部分	自付部分	赔付部分
食宿、营养费	所有	部分	自付部分	无
交通与其他费用	所有	无	所有	无
带薪病假/伤残/转移支付	所有	无	差值数额	赔付部分
劳动力（生产力/收入）损失	所有	无	机会成本	无
不良反应所致身心痛苦	所有	部分	所有	无
后续治疗	所有	所有	自付部分	自付部分

成本项目的数量也是药物经济学需要考虑的问题，即哪些被采纳进入成本，以及计量、估值等其他问题。间接成本的估价，通常用平均人力资本约数，即人力资本法（human capital approach）或摩擦成本法（friction cost method）等进行测量，即结合当地同等工作性质职工的平均工资或农民的平均收入来进行评估。理论上人力资本法是以使用药物治疗改变的健康时间乘时间价格来进行估算的。改变的健康时间既包括患者，也包括其他相关人员如看护，特别是非正式看护（如家人看护耗费的时间成本）等的时间改变。时间价格最常用的指标包括人均GDP、人均收入和原有收入。隐形成本测算一般采用的是意愿支付法（willing to pay）。意愿支付法是建立在健康效用理论基础上的，用以衡量改善特定的健康状况，包括生命延长、活动与劳动能力恢复、疾病治愈、身体痛苦减轻和精神状态改善时患者愿意支付的经济代价。当然，实施意愿支付法可以通过某些设定的特定场景，通过展开询问等调研活动获得。只是情景的适当安排、设问、答案的设计与评判等都会影响意愿支付的数据。

应注意，研究的样本数也是一个重要因素，样本大小的计算应符合给定的统计学差异要求，即需要的最小的观察数或样本数。

在上述研究活动中，单中心与多中心研究有没有差别呢？也肯定有差别的。这与前面讨论过的药物临床试验一样，只在一个医院或一个医学中心进行的研究，即单中心研究，自然不同于同时在若干所医院或医学中心进行同种药物的经济学研究，即多中心研究。多中心研究一方面可以在较短的时间收集到足够多的样本，即病例数，另一方面可以采用不同医院的结果，消除可能存在的偏倚。这里的偏倚（bias），是指在研究过程中，因某些因素影响，使得研究结果或结论偏离真实情况。在药物经济学研究中经常会出现偏倚，主要原因是选择研究对象的方法或数据自身的问题，还有就是由于某些外部因素与正在实施的研究两者对疾病的影响发生混淆，从而改变了研究方案与疾病的内在联系，影响了正确的结论。当然，与临床试验一样，研究中如果采用了随机、匹配、严格纳入的样本标准以及减少中途脱落病例数等手段，并在后期数据处理时，又采用了多因素分析的方法等，则可以明显降低或减少偏倚。

药物经济学中还有一个概念叫作贴现（discount），贴现是指在测算成本和效益时，如果评价时限超过1年或者延续到未来某个时段，一般需要采用贴现以校正或者补偿货币投入作为生产要素所具备的时间属性及价值。由于药品治疗的效果体现为生命质量的提高或症状的改善，带来的是劳动时间和效用的改变，这两种改变也会因过程的因素具有特定的未来时间价值，这就意味着同时也应该对效果进行贴现。药物经济学评价中对成本的贴现，通常可使用社会平均投资收益率作为标准。不过与一般投资概念不同的是，如果疾病干预延迟造成患者病情进一步加重或恶化，会使未来的干预成本显著增加；反之，则会降低成本。这说明这种投资不仅有时间价值属性，不延误的药物治疗还可降低未来潜在的成本与损失，所以理论上需要提高其贴现率。而按照普通经济学的观点，实施不同方案的成本和效用之间的比较应该在相同时点进行才较为合理，所以在不同时间消耗的成本以及效用均应该进行贴现。例如在成本效用分析中的贴现，就是把未来的价值换算为现在的价值，其换算的比率含义与银行相似，被称为贴现率（discount rate）。一般贴现率是银行利率和物价指数的综合指标，当前大概在2.5%～5%，可因时间不同而有差别。在成本效用分析中，对生命质量调整年进行贴现还是很重要的，这是因为患者的生命质量并不只是某个时点的体现，而应该是某个时段里的健康状况及延续。一般治疗研究跨越的时间超过1年，就应对成本和效用进行贴现，即把未来不同时间的成本和结果指标通过选定的贴现率进行折算，换算成目前时点上的价值，这样有利于方案之间的合理比较。

就成本而言，还有两个概念，即不相关成本（non－relevant cost）和未来成本（future cost）。不相关成本也称非相关成本，本意与相关成本所对应或者区别。在药物经济学中，其指与特定药物治疗不相关的其他成本，如患者因为既往或持续使用的药物，即非研究药物发生毒副反应，或因未纳入效果效用范畴之内的其他遗传性疾病需要采取其他干预措施时，或患者生命延长后又发生了另一种疾病恶化等引起的损失。尽管最好的情形是药物治疗与效果之间的关系明确，但实际上有时候这种关系是比较难判断的，比如抗高血压联合用药时就较难确定特定的药物与血压控制效果的直接关系及强度。而且这种联合用药效果与潜在的不确定性还会带来另一个新问题，就是评价中的临床成本是否包括其他药物及其治疗的成本等。当然，对于某些不能确定是否应纳入的成本，也可通过对这些成本变量进行敏感的分析，来确认一下它们对效果的影响程度。此外，还要注意排除实施药物经济学评价本身的成本，因为它并不属于常规成本。未来成本也称预计成本或计划成本，实际上属于做成本测定时的一种假定或者预测，在这里指患者因出院之后或者疾病治疗、生理功能恢复、健康改善而延长生命之后所发生的成本。当然主要考虑的还是与治疗直接相关的未来医疗成本。例如，对通过药物与保守治疗后基本痊愈出院的骨折患者，其未来的健康训练及其相关服务成本，也可计算在未来成本中，还有经药物急救治疗存活的发生输液过敏性休克患者的未来恢复成本等。当然，这些成本是否全部计入或者如何计入总的成本测算，还有待进一步讨论。

第四节　宏观和微观的角度：如何测算

从宏观的角度讲，药物经济学在社会、医保、医疗卫生与医药产业等层面上进行测算与评价，用于合理调配医疗卫生资源，供决策参考。其涉及医药工业产值与复合增长率与总体 GDP 的合理占比、动态比率，卫生医药费用支出的占比、调节，基层医疗机构的合理布局与政策面倾斜与支持力度等，就是所谓的算“大账”。从世界主要经济体的卫生资源配置来看，据报道（未经核实），2015 年中国卫生总费用占 GDP 的比例约 6.1%，日本为 11.4%，美国为 16.6%，英国为 9.9%。而生物医药产业占比，以艾美仕（IMS）数据为例，各国生物医药产业占 GDP 的比例，英国为 11%，德国为 12%，美国为 17%，我国仅为 4%，说明国内生物医药产业还有很大的发展空间。这一方面说明中国卫生总费用未来会随着日益高涨的疾病防治与健康需求而持续增加，其与医疗卫生资源有限的矛盾也会越来越突出；另一方面，什么样的占比是相对合理的，总费用中主要的资源构成如何因地制宜并符合国情，如何以当前有限的卫生资源满足人们快速增长的健康需求，药物经济学评价将提供某些思路和方法，在研究结论与科学决策之间构建一个连接的机制通道，以利于相关部门对卫生资源进行优化配置，使其发挥最大效益。从微观上讲，主要就具体到一个或一类药物、一种或多种治疗方案等在临床应用方面的计算、比较和评价，少花钱，多办事，提高性价比，提高治愈率，让患者、医院和医护人员等都能够直接受益。这是所谓的算“小账”。

先来看看医保的要求。

随着药品价格的持续改革，政策环境逐步明朗，医保作为临床和医药市场最主要的购买者，一方面要考虑让全体参保民众从中受益，另一方面又必须保障基金能持续健康运行，并真正发挥社会性调节作用。那么，如何平衡好日益上调的医疗需求与既有的基金资源存量这对矛盾，是医保部门在制定医保用药政策和实际用药管理中都无法回避的问题，评价具体类别药品的经济性，分析具体药品的“性价比”等，可以说都需要药物经济学及其评价数据的支持。过去一度倡导的“低水平、广覆盖”，也是基于经济学评价的观点。当然，这还不能仅仅唯经济论，因为药物毕竟是特殊商品，对其社会效益的考量往往会强于经济角度。有一些药品，例如儿童用药、罕用药、抗艾滋病药、戒毒药（drug－breaking medicine）和特殊抢救药等，如果完全按照药物经济学经典的测算判断，可能的确不具有显著的经济性，但是要考虑到社会预期和公平正义，对其进行综合评价。有人在药物经济学评价中适当引入了社会学独立的自变量（Independent variable）来试着解决类似问题。

经过调整 2017 年版《国家基本医疗保险、工伤保险和生育保险药品目录》，不仅保持或引入了动态调整、谈判目录等新的机制，更为特别的是开始要求供货企业提交相关药物经济学资料。这也说明药物经济学评价内容已经渐渐为医保所倚重，而且未来还会发挥更加积极的作用。由于药物经济学的研究内容包括性价比研究和预算分析研究，或者与同类的比较研究，所以其数据说服力强。性价比就是某个药品的生产和使用的投入产出比如何，与其他类药品相比优势在哪里；预算分析研究则需要研究并证实医保为这个药会花多少钱，能否支付得起，医保能不能托底，持续下去，医保会不会出现入不敷出的情况。国家医保的准入条件里，要求必须对药品的预算进行预测，换句话讲，即要求企业测算产品进入医保后的销量是多少，单价如何制定或者打算降多少，还有多少结算的空间等，以此测算出这种药品进入医保后对医保预算与支付的可能影响有多大。地方医保也开始有不少政策探索，包括委托研究机构探索基于药物经济学的准入决策与支持方法，并说明企业需提交的药物经济学资料有哪些，哪些是不可漏项，怎么评估数据的质量和可信度，如何评分等。这些探索与经验未来也会影响国家医保政策的制定。

针对某些过度医疗的现象，如过度检查、过度用药和过度治疗等，也促进了医保支付方式的改革和调整。例如推行复合型打包支付制度，试行按人头付费、按病种付费、按床日付费或总额包干预付等支付方式。这些改革措施和动作的原理，其中就有所谓的“点数法”，即对所有医疗服务项目设定点数，根据医院实际情况，由医院上报其服务项目及其点数。年末由医保机构核查并汇集总点数，再以年度医保支出总额为分子，总点数为分母，计算出点值。医院可以从医保机构获得的医保支付金额，是点值与点数的乘积，即“医保支付金额=年度预算医保支付总额/总点数×点数”。由此可知，如果医院发生了过度医疗，总点数就会增多，分母值就会增大，点值就会明显减少。

截至目前，国内推行的城镇职工医保制度、新农合制度、城镇居民医保制度已基本上实现了全民覆盖，据公开数据，参保率一般可以稳定在95%左右。这些医保制度在为参保人员提供就医保障的同时，也分别划定了可用药品及医疗技术的报销范围。就医保管理方而言，划定与调整药物品种目录既要面对民生就诊的现实诉求，也必须要考量医疗费用快速增长背后的资金存量风险与使用风险，同时还要面临药物新技术、新产品的临床应用和市场容量迅速扩张的压力，以及相伴而来的法律、伦理和支付等风险。显然，减弱或化解这些矛盾与风险，除了需要综合平衡来自各个方面的需求与声音，研究和寻找医保药品目录调整的规则，促使国内医保制度与管理改进工作顺利推进之外，借助药物经济学研究的成果与评价，也是必不可少的重要举措。因此，2017年版《国家基本医疗保险、工伤保险和生育保险药品目录》，公布了最终进入谈判阶段的44个药品名单。纳入谈判范围的44个药品的市场价格均较高，涵盖了肺癌、胃癌、结直肠癌等常见肿瘤的治疗用药。如果这些药品被排除在医保报销范围之外，则意味着患者如需使用这些药品必须自费，将承担较大的经济压力。一旦将它们纳入医保药品目录，相关患者无疑将直接获益。然而，医保基金能否承受的问题也会凸显出来。医保的承受力与患者的需求之间始终存在一道药品价格障碍，如何评价，如何来平衡，同样需要药物经济学的帮助。

就医保的角度而言，控制药品价格仍然是降低整个医疗成本的重要环节之一。尽管国内已采取和正在采取多种措施，从定价到销售的各个环节中控制药价，减少一些不合理的上涨因素，包括正在推行的“两票制”，同时也试图建立对医疗机构的经济补偿机制，转变目前以药养医的态势，同时维持其合理收益和正常运转。因为药物的定价不仅要考虑生产成本、同类或可替代药品的价格，还要对其疗效、生命质量改善、毒性和不良反应、临床急需和用量预计、有无特殊的生产技术要求和研究费用等因素加以综合衡量与评价。事实上，医疗成本或药物成本的高低的确不是单纯由药品的单价所决定的。比如某种药品单价低，但疗效差、疗程长，毒副作用明显，总费用不一定就低。而单价高的某种药品，疗效好，疗程短，不良反应少，总费用并不一定就高。因此，单纯去追求降低药品价格，或只选择廉价药物，并不是减少医疗费用的唯一措施，也不一定就有好的效果，何况可能还会影响临床对患者疾病的治疗效果。因此，降低医疗成本还需要从多方面入手，才能有效解决类似问题。

近年来，药物经济学研究作为改革体制、制定法律和政策，合理利用卫生资源、基药和医保目录等遴选的有效手段，正逐步得到相关部门的重视。随着医药卫生事业发展和卫生资源合理利用的需要来增加，以及医改的深入，药物经济学将为医保目录评审、招标采购和投标价格谈判等国家医改提供工具、方法论和决策参考，对国家医疗体制改革产生积极的影响。同时，药物经济学评价的应用不仅可以作为医保目录的一个准入门槛，也可以用于评估医保基金自身的经济风险。

从微观的角度来看，应用药物经济学评价原理和工具的例子也很多。

成本效益分析（CBA）的常用方法[66]，可用于药物治疗方案或干预类型的选择。对于若干个治疗方案进行成本效益分析时，方案之间的相互关系一般有若干种情况，包括相互独立的方案、相互排斥的方案以及混合型的方案。在对不同相互关系的方案进行评价和决策时，所用的成本效益的具体方法常有所不同，因此，在进行成本效益分析时，应首先弄清楚方案之间的相互关系，如是否是相互独立的方案。如果对某个治疗方案的选择不影响对其他方案的选择，则这些方案就是相互独立的。成本效益分析方法通过比较各种备选方案的全部预计成本和全部预期效益的现值来进行评价，从中选出最佳方案，作为决策者进行选择和决策的依据。其特点在于方案的产出可以用统一的货币单位来衡量，还可以用于比较目标不同的方案。一般有如下两种常用方法。

（1）净现值法。净现值（net present value，NPV），是指计划期内，方案累积年效益的现值总和与成本的现值总和之差。净现值法是根据货币时间价值的原理，消除货币时间因素的影响，对治疗方案的总效益现值与总成本现值进行比较，并根据其差值，即净现值对方案做出评价和决策的方法。其计算公式如下：

$$\mathrm{NPV}=\sum_{t=1}^{n}\frac{B_t-C_t}{(1+r)^t}$$

式中，B_t 为第 t 年发生的效益，C_t 为第 t 年发生的成本，R 为贴现率，n 为治疗方案持续的年限。

为了使不同年份的货币值可以加和或比较，就要选定某一个时间点，作为基准点来计算各年效益和成本的价值。通常把方案实施的第 1 年年初作为计算现值的时间基准点。不同的方案选择同一个时间基准点，才可在方案之间进行比较。从公式来看，净现值是正数，表示治疗方案的效益大于成本；净现值是负数，表示治疗方案的效益小于成本。就一个治疗方案本身来说，只有当净现值大于零时，这个方案才可考虑采纳。

（2）效益成本比率法。效益成本比率（benefit－cost ratio）就是治疗方案的效益现值总额 B 与成本现值总额 C 之比，其计算公式如下：

$$\frac{B}{C}=\frac{\sum_{t=1}^{n}\frac{B_t}{(1+r)^t}}{\sum_{t=1}^{n}\frac{C_t}{(1+r)^t}}$$

对于一个治疗方案来说，只有当效益大于成本，换句话说，效益成本比率应大于 1，才是可以考虑接受的方案。效益成本比率法实际上就是使用有限的资源获得最大的效益的一个评价决策方法。单位成本所取得的效益越大，方案就越值得被采用。

成本效益分析的设计与步骤中，首先应当明确的是研究什么药物和治疗何种疾病。例如，要进行心血管疾病药物治疗的经济学研究，可以进行成本效益评估，药物治疗方案可能有很多种，具体见表 15－4。

表 15－4　药品与病种的选择

药　　品	心绞痛	冠心病	慢性心功能不全	高血压
钙通道阻滞剂	√	√		√
血管紧张素Ⅱ受体拮抗剂（ARB）				√
β－受体阻断剂	√		√	√
血管紧张素转化酶抑制剂（ACEI）	√			

在上述研究方案中，是选择其中一种药物如 β－受体阻断剂治疗含有慢性心功能不全在内的 3 种心血管疾病，还是选择其中 3 种药物仅用于治疗心绞痛，这是有区别的，在进行成本效益评估时所得到的结论也不相同。因此，要区分及确定药物、治疗方案目的或干预的范围，必须确定所比较的药物治疗方案的研究范围，包括适应证。在进行成本效益评价时，有时不仅要考虑药物的使用和疾病的治愈情况，还有一些相关的因素，如药物引起的不良反应、药物之间的相互作用等，也需要划入评价的范围，以作为治疗方案的一个评价指标。

对于成本效用分析而言，常用的方案之间比较的参数及其计算方式是通过成本效用比（cost utility ratio，CUR）或增量成本效用比率（incremental cost utility ratio，ICUR）来判定的。CUR 表示方案每获得一个单位的生命质量调整年所消耗的或增加的成本量，即：

$$\text{CUR}=\frac{\text{成本}}{\text{效用}}\quad(\text{单位:元 /QALY})$$

在很多情况下，如果不采用增量成本效果分析或考虑空白方案就进行决策，有时会产生误导，所以需要应用 ICUR 指标。例如，假设有 3 种药物治疗方案：①成本投入 100000 元，获得 10QALYS；②成本投入 120000 元，获得 11QALYS；③成本投入 135000 元，获得 12QALYS。如果上述三个方案是独立的备选方案，从方案的成本效用比值看，方案①被认为最优。但假设在原来有一个方案①的前提下，决策者认为只要每获得 1QALY 成本不多于 20000 元，便可以增加成本的投入。此时，考虑实施方案①或方案②，结果的比较就不同了。不考虑增量成本效用比，仅从①②两个方案独立的成本效用比看，一般会认为方案②10909 元/QALY 优于方案③11250 元/QALY；然而考虑增量成本效用比，方案②比方案①多获得 1QALY，需要多投入 20000 元，还是值得的；方案②比方案①多获得1QALY，需要多投入17500元，而且方案③比方案②多获得1QALY，也仅需要多投入15000元，同样也是值得的。因此，决策者如果能追加投资，则②③两个方案中应选择实施方案③而不是方案②。ICUR的计算公式如下：

$$\text{ICUR} = \frac{A\text{ 药物成本} - B\text{ 药物成本}}{A\text{ 药物效用} - B\text{ 药物效用}} \quad (\text{单位:元 /QALY})$$

再看一个成本效果分析的例子[67]，采用Meta分析方法比较阿司匹林和噻氯匹定预防脑卒中复发的长期药物经济学效果。该项目首先建立预防脑卒中复发长期效果的决策分析模型，对其进行Markov队列分析、成本效果分析及敏感性分析（见表15－5）。结果每1000名接受噻氯匹定治疗的患者在10年治疗期间，有387名患者避免了早死，但增加了35名残疾；阿司匹林组的成本效果比是6493元/生命年，噻氯匹定组为4630元/生命年；噻氯匹定组的增量成本效果比是950元/生命年。结论是阿司匹林和噻氯匹定均是预防脑卒中复发的良好选择。

表15－5　脑卒中的Markov成本效果分析结果

方案	成本/万元	增量成本/万元	效果/年	增量效果/年	成本效果比	增量成本效果比
阿司匹林组	2.95		4.55		6493	
噻氯匹定组	3.17	0.22	6.86	2.3	4630	950

其实，成本效果分析的目的，就是在于寻找达到某一治疗效果时成本最低的治疗方案，即在成本和效果之间找到一个最佳的平衡点。成本效果比往往采用单位效果所花费的成本表示，其比值越小越好。而当成本增加，效果也增加时，就需考虑每增长一个效果单位所增加的成本，即进行增长的成本效果分析。此数值越小，表明每增加一个单位效果所需追加的成本越少，开支越合理。增量成本效果分析就是对一系列成本增加与一系列效果增加的比值进行比较，以便从中选择一个最佳的治疗方案。上述成本效果分析结果表明，阿司匹林是常规药物，噻氯匹定是特效药物，采用噻氯匹定治疗（十年左右回顾分析），要比阿司匹林多花费0.22万元，平均延长脑卒中患者2.3年生命。但其增量成本效果比是950元/生命年，即每增加一个单位效果所需追加的成本较高，并不符合经济原则。所以分析结果提示，二者均为优选方案，都是预防脑卒中复发的良好选择。

计算平均成本效果比，是最为普遍的成本效果分析方法。如用同一种效果指标比较两种药物治疗方案的成本效果比，从中选出一个获得单位效果成本最低的方案。成本效果比的计算公式如下：

$$\text{CER}_1 = \frac{\text{成本}_1}{\text{效果}_1}$$

$$\text{CER}_2 = \frac{\text{成本}_2}{\text{效果}_2}$$

在药物学的研究中，常用一种新药来代替老药或传统的治疗方法。如果是同一类治疗药物，新药的价格往往高于老药，但效果也会优于老药。这时就出现了新问题，所增加的这些效果是不是值得花费更多的费用？这就需要使用增量成本效果分析（incremental cost－effectiveness analysis，ICER），增量成本效果比的计算公式如下：

$$\mathrm{ICER}=\frac{\text{成本}_1-\text{成本}_2}{\text{效果}_1-\text{效果}_2}$$

增量成本效果分析也可以称为边际成本效果分析（marginal cost－effectiveness analysis），即每增加 1 例治愈患者需要增加的成本或费用，增量成本效果比要比平均成本效果比的意义更大。当然，适当应用决策原则，也有助于选择成本低、效果好的治疗方案。例如决策树或者其他模型技术的运用，对其他备选方案的评价等都有更加直观的帮助。如将净成本与健康效果汇总后，可按照公式计算出成本效果比，当然也可以根据研究设计的需要计算增量成本效果比。对于较为复杂的研究设计来说，则要根据决策分析的原则，将健康效果与其发生的概率相乘，再与相应的成本进行计算，获得成本效果比之后，再进一步借助决策模型，最终寻找到相对成本最低而效果最好的治疗方案。

在实施以上临床研究的具体方案与数据采集时，还要注意采用正确的设计方法，即随机临床试验（RCT）、观察性试验（即回顾性研究）和实际临床试验（RCT）等。

对于医药企业而言，药物经济学及其评价又有什么帮助呢?

首先，从上市前的研发立项开始，应用药物经济学的研究结果可以为企业新药研发立项提供新的思路，从分析临床一线产品的现状，到挖掘现有药物资源的利用率，提高药物的有效性，降低治疗成本，提高成本疗效比值等多方面设计和发展新药。在药物仿制过程中，可以结合运用药物经济学评价方法，在保证临床属性安全有效和可替代的前提下，选择更具有经济学优势的品种进行仿制，以缩短仿制研发的周期，减小企业投入风险。其次，利于产品的成本核算。突破传统的工厂成本或仅仅是制造成本的概念，采用药物经济学成本计算方法，以综合成本核算的结果预测药品在临床与市场的未来走势。第三，可以正确制定产品上市价格。过去药品定价模式主要是以药品在研发、生产、流通环节的成本为主要定价依据。但事实上单纯依据成本所制定的药品价格并不准确，目前药品定价模式从基于成本定价向基于价值定价转移，这就需要全面考虑出厂成本和收益两方面因素进行综合评价，即药品的经济性评价。这样可以较为科学、合理地制定药品价格及相关政策。第四，确认并有助于产品的医保目录申报。药品是否被列入医疗工伤保险报销目录，是药品能否获得处方市场份额的关键条件之一。利用药物经济学研究的数据，可以为药品价格的合理性提供相关支持，特别是在描述产品具有很好的成本效果比的基础上，能表明产品被列入医保后对于医保报销目录是在一个可接受的范围内，这将对产品的医保申请并获得入选提供了很好的支持。当然，其他如促进市场营销以及帮助企业制定中长期发展规划等方面也有重要意义。

第五节　药价，还是药价：不是结语的结语

从上述讨论的内容可以知道，药物经济学的应用领域虽然比较广泛，但还是主要集中在药品的价格或者定价这个环节上，这可能是因为直观、易懂，降起价来效果也很明显，虽然比较粗糙。比如通过对新药和已上市同类药品的经济学评价研究，制药企业可以战略性地确定新药的价格范围，这是药物开发过程中很重要的战略研究。还有制定医院用药目

录及其限价，采取一系列相关政策措施来控制药价，促进各个独立的医疗服务机构，包括地方医疗行政管理部门、医院、医生等有效地利用医疗资源。因此，控制药品价格及其费用，是随着经济和人口增长、重大疾病发病率上升、常见疾病谱改变和科学技术的发展，以及人们对医疗服务的需求日益增长、医疗高新技术和新药的广泛使用等导致的药价药费增加而提出的，并日益受到越来越多国家政府的密切关注。据称，降低药物的价格已经成为联合国千年发展目标中的重要内容。

其实，药价问题从某个角度上讲，也是一个涉及基本国策的重要选项。因为这个层面上的政策方针，不仅会反映、影响和决定社会卫生医药事业的发展趋势和走向，也会反映、影响和决定基本面上国民受众的医保福利的质量与保障。这种涉及药品的价格管理、药品的补偿机制、基本药物及医疗保险药品目录的制定等的重大政策，体现了一个国家、政府的政治、经济制度，同时也规划了一个国家与行业的发展方向。这就是世界卫生组织为什么要推崇基本药物，为什么现在热衷于药品价格指南的讨论的原因。

不过，药价问题及其影响因素的确是比较复杂的，至今仍然没有更好的明确结论或解决办法。其牵涉面也比较广，可以概括为如下几个方面：①推行基本药物制度，并对其进行有限的价格管制；②如何解决药品供应链环节中成本加成问题，包括医疗机构成本加成问题；③仿制药的鼓励政策及价格管理问题；④药品价格制定中的国际上参考问题；⑤世卫组织的卫生技术评估（health technology assessment，HTA）可用于药物补偿和定价，可否成为药物定价组成的固定部分，特别是在国内的条件下；⑥药品批发或药品配置调剂过程中，价格差额应该怎么定；⑦药品要不要实行免税或减税，世界卫生组织提出来，会员国都应该考虑减免基本药物的税收，包括部分药品的进口关税；⑧国家应该持有什么样的药品定价政策，到底哪种比较好；⑨制定药品定价政策过程中的决策机制如何透明化；⑩整个药品定价政策如何保障在立法框架下进行治理、管理，而且要开展不定期评价并监测；⑪什么样的医保支付方式最好；⑫药品加成要有明确、重要的策略，如何解决药品的出厂价和最后零售价之间加成幅度过大的问题；⑬如何解决零售渠道中药品的加成和各种费用问题，药店应该怎样加价，怎样开出医生处方费的问题，包括药师需不需要调剂费；⑭可否用价格方法去鼓励特殊药品的生产；⑮卫生部门把管理医院的权力、管理保险投资和管理价格三者集中在一起好不好；⑯新药怎么决定价格；⑰定价时要不要参考 cost per QALY，包括 ICER 等数据；⑱鼓不鼓励“一品多规多产”；⑲那些所谓的孤儿药、戒烟药纳不纳入医保，如何决定其药价；⑳新药采取国际参考价，专利过期的话，一般通用名药物会用原厂药的 80%定价，依据是什么；㉑国家药物经济学的指南制定可否由独立第三方来完成；㉒价格形成机制是怎样理解的，包括价值定价，价格形成的方式、途径，价格机理，以及价格调控的目标、对象和措施；㉓药价可否用医生的临床经验作为参考来制定；㉔药价与这个药物的应用类型，即预防式、治疗式或康复式等不同性质的药品有关吗？㉕传统的药品成本核算如何与药物经济学成本对接等。

正如前面所述，药物除了其物质性外，临床性、社会性和经济性也是其主要的属性，可见，药物的确是一种很特殊的商品，其价格机制及其影响因素也会相当复杂，需要考虑的方面很多。那么，如何发现药物价格形成的客观机制及其内在规律，并在成本和效益的博弈中去寻找更合适的平衡点，不管是宏观还是微观角度，都是一个长期探索的课题。

参考文献

[1] 杨昭徐. PPI引起艰难梭状芽孢杆菌性腹泻的危险因素 [J]. 中国医院用药评价与分析，2006，6 (3)：147—150.

[2] Surawicz C M，Brandt L J，Binion D G，et al. Guidelines for Diagnosis，Treatment，and Prevention of Clostridium difficile Infections [J]. Am J Gastroenterol，2013，108 (4)：478—498.

[3] Burke K E，ThomasLamont J. Clostridium difficile infection：a world wide disease [J]. Gut and Liver，2014，8 (1)，1—6.

[4] Eiseman B，Silen W，Bascom G S，et al. Fecal enema as an adjunct in the treatment of pseudomembranous enterocolitis [J]. surgery，1958，44 (5)：854—859.

[5] Moore T，Rodriguez A，Bakken JS. Fecal microbiota transplantation：a practical update for the infectious disease specialist [J]. Clin Infect Dis，2014，58 (4)：541—545.

[6] 李宁. 肠道菌群紊乱与粪菌移植 [J]. 肠内与肠外营养，2014 (21)：193—197.

[7] Sáez，L Zhu，E Set，A Kayser，M Hsu. Dopamine modulates egalitarian behavior in humans [J]. Current Biology，2015，25 (7)：912—919.

[8] Celakil T，Muric A，Gokcen Roehlig B，et al. Effect of high—frequency bio—oxidative ozone therapy for masticatory musclepain：a double—blind randomised clinical trial [J]. Journal of Oral Rehabilitation，2017，44 (6)，442—451.

[9] Beecher. H. K. The Powerful Placebo [J]. JAMA，1955，159 (17)，1602—1606.

[10] Kitson PJ，Marie G，Francoia JP，et al. Digitization of multistep organic synthesis in reactionware for on—demand pharmaceuticals [J]. Science，2018，359 (6373)：314—319.

[11] Melendez S. These are the digital pills coming to a pharmacy near you [N]. fast company，2017—12—01.

[12] Miragoli M，Ceriotti P，Iafisco M，et al. Inhalation of peptide — loaded nanoparticles improves heart failure [J]. ScienceTranslational Medicine，2018，424 (10).

[13] 李福双. 乳香抗肿瘤活性成分研究 [D]. 长沙：中南大学，2008.

[14] Madadi P, Hildebrandt D, Lauwers AE, et al. Characteristics of opioid-users whose death was related to opioid-toxicity: a population-based study in Ontario, Canada [J]. PLoS One, 2013, 8 (4), e60600.

[15] Manglik A, Lin H, Aryal DK, et al. Structure-based discovery of opioid analgesics with reduced side effects [J]. Nature, 2016, 537 (7619), 185-190.

[16] Xu M, Lee EM, Wen Z, et al. Identification of small-molecule inhibitors of Zikavirus infection and induced neural cell death via a drug repurposing screen [J]. Nature Medicine, 2016, 22 (10), 1101-1107.

[17] Godbole M, Tiwary K, Badwe R, et al. Progesterone suppresses the invasion and migration of breast cancer cells irrespective of their progesterone receptor status - a short report [J]. Cellular Oncology. 2017, 40 (4), 411-417.

[18] Skrott Z, Mistrik M. Alcohol-abuse drug disulfiram targets cancer via p97 segregase adaptor NPL4 [J]. Nature, 2017, 552: 194-199.

[19] Zhang LY, Yang F, Shi WQ, et al. Synthesis and antigastric ulcer activity of novel 5-isoproyl-3, 8-dimethylazulene derivatives [J]. Bioorganic & Medicinal Chemistry Letters, 2011, 21 (19), 5722-5725.

[20] He QL, Minn I, Wang Q, et al. Targeted Delivery and Sustained Antitumor Activity of Triptolide through Glucose Conjugation [J]. Angew. Chem. Int. Ed. Engl, 2016, 55 (39), 12035-12039.

[21] 杨美燕，范云周，高春生. 双层片双相释药系统研究进展 [J]. 中国药学杂志，2011，46 (23)，1777-1780.

[22] Feskanich D, Bain C, Chan AT, et al. Aspirin and lung cancer risk in a cohort study of women dosage, duration and latency [J]. Br J Cancer, 2007, 97: 1295-1299.

[23] Teabert B, Ness RB, Lo-Ciganic WH, et al. Aspirin, Nonaspirin nonsteroidal anti-inflammatory drug, and acetaminophen use and risk of invasive epithelial ovarian cancer a pooled analysis in the ovarian cancer association consortium [J]. J Natl Cancer Inst, 2014; 106 (2): 431.

[24] 邓文良，余淑荣，刘宝仁，等. 小剂量阿司匹林预防妊娠高血压综合征远期效果观察 [J]. 山东医药，1997 (9): 9.

[25] Maude SL, Laetsch TW, Buechner J, et al. Tisagenlecleucel in children and young adults with b-cell lymphoblastic leukemia. [J]. The New England Journal of Medicine, 2018, 378: 439-448.

[26] Moslehi JJ, Salem JE, Sosman JA, et al. Increased reporting of fatal immune checkpoint inhibitor-associated myocarditis [J]. The lancet, 2018, 391: 933.

[27] Sagiv-Barfi I, Czerwinski D K, Levy S, et al. Eradication of spontaneous malignancy by local immunotherapy [J]. Science Translational Medicine, 2018; 10 (426): eaan4488.

[28] Janos L. Tanyi, Bobisse S, Ophi E, et al. Personalized cancer vaccine effectively mobilizes antitumor T cell immunity in ovarian cancer [J]. Science Translational Medicine, 2018, 10 (436): aao5931

[29] Downing N S, Shah N D, Aminawung J A, et al. Postmarket Safety Events Among Novel Therapeutics Approved by the US Food and Drug Administration Between 2001 and 2010 [J]. JAMA, 2017, 317 (18): 1854－1863.

[30] WuJH, Foote C, Blomster J, et al. Effects of sodium－glucose cotransporter－2 inhibitors on cardiovascular events, death, and major safety outcomes in adults with type 2 diabetes: a systematic review and meta－analysis [J]. Lancet Diabetes&Endocrinology, 2016; 4 (5): 411－419.

[31] Ying A, Arima, H, Czernichow S, et al. Effects of blood pressure lowering on cardiovascular risk according to baseline body－mass index: a meta－analysis of randomised trials [J]. The Lancet, 2015, 385 (9971): 867－874

[32] Jüni P, Nartey L, Reichenbach S, et al. Risk of cardiovascular events and rofecoxib: cumulative meta－analysis [J]. Lancet, 2004, 364: 2021－2029.

[33] Palmer SC, Mavridis D, Nicolucci A, et al. Comparison of clinical outcomes and adverse events associated with glucose－lowering drugs in patients with type 2 diabetes: a meta－analysis [J]. JAMA, 2016, 316: 313－324.

[34] Tawashi R. Gastrointestinal absorption of two polymorphic forms of aspirin [J]. J Pharm Pharmacol, 1969, 21 (10), 701－702.

[35] 程卯生，王敏伟，缪锦来，等. 法莫替丁的多晶型与生物利用度 [J]. 中国药物化学杂志，1994 (2): 110－117.

[36] 王长虹，孙殿甲. 法莫替丁溶出速率及多晶型的研究概况 [J]. 中国医药工业杂志，1998，10: 476－479

[37] 赵阳，柳晓泉，钱之玉，等. 药物代谢的性别差异 [J]. 药学进展，2001 (25) 5: 289－293.

[38] 王艳，曲文姝，黄鹤. 心理因素对降压药物疗效影响的分析 [J]. 世界最新医学信息，2013 (14): 243－243.

[39] 孙明等. 心理干预对心绞痛冠心病患者疗效的研究 [J]. 临床和实验医学杂志，2003，2 (4): 231－234.

[40] Routy B, Chatelier EL. Gut microbiome influences efficacy of PD－1－based immunotherapy against epithelial tumors [J]. Science, 2018, 359 (6371): 91－97.

[41] 韩梅. 氯丙嗪、氟哌啶醇在精神分裂症患者麻醉中的使用 [J]. Medical Information, 2015, 28 (49): 251－252.

[42] Stolberg, Sheryl G. Thalidomide Approved to Treat Leprosy, With Other Uses Seen (National Desk) [N]. The New York Times, 1998－7－17.

[43] The International Myeloma Foundation Applauds FDA Approval of THALOMID

(R) for Multiple Myeloma Patients. Once Controversial Drug Transformed Into a "Standard of Care" That Extends and Improves the Quality of Life for Myeloma Patients Physician Who Personally Experienced the Ill Effects of Thalidomide Supports Its Use in Myeloma Patients [N]. Internet Wire，2006-5-25.

[44] Ito，Takumi，Ando，Hideki，et al. Identification of a primary target of thalidomide teratogenicity [J]. Science (New York，N. Y.)，2010，327 (5971)，1345-1350.

[45] Dalgliesh CE. Optical resolution of aromatic amno acids on paper chromatograme [J]. J. Chem. Soc.，1952 (137)：3940-3942.

[46] Edon V，Smith DT，Jon T. Analysis of the Structural Diversity，Substitution Patterns，and Frequency of Nitrogen Heterocycles among U. S. FDA Approved Pharmaceuticals [J]. Med. Chem.，2014，57 (24)：10257-10274.

[47] Lipinski CA，Franco L. Experimental and computational approaches to estimate solubility and permeability in drug discovery and development settings [J]. Advanced Drug Delivery Reviews，1997，23：3-25.

[48] Kendall G C，Ekaterina I. Dantrolene enhances antisense-mediated exon skipping in human and mouse models of duchenne muscular dystrophy [J]. Science Translational Medicine，2012，4 (164)：160-164.

[49] 丁怡甜，邢艳丽，辛现良，等. 细胞膜表面糖链结构与肿瘤转移的关系 [J]. 现代生物医学进展，2007 (6)：909-912.

[50] Murphy M P. Amyloid-beta solubility in the treatment of alzheimer's disease [J]. N Engl J Med，2018，378：391-392

[51] Smietana K，Siatkowski M，Møller M. Trends in clinical success rates [J]. Nature Reviews Drug Discovery，2016，15：379-380.

[52] Kuribayashi R，Sawanobori K. Current japanese regulatory systems for generics and biosimilars [J]. Journal of Pharmaceutical Sciences，2017，107：785-787.

[53] Moiseeva O，Deschênes-Simard X，St-Germain E，et al. Metformin inhibits the senescence-associated secretory phenotype by interfering with IKK/NF-κB activation. [J]. Cell，2013，12 (3)，489-498.

[54] De Haes W，Frooninckx L，Van Assche R，et al. Metformin promotes lifespan through mitohormesis via the peroxiredoxin PRDX-2 [J]. PNAS，2014，111 (24)，E2501-E2509.

[55] Drake JC，Biela LM，Watkins MK，et al. Assessment of Mitochondrial Biogenesis and mTORC1 Signaling During ChronicRapamycinFeeding in Male and FemaleMice [J]. Biological Sciences and Medical Sciences，2013，68 (12)：1493-1501.

[56] Bitto A，Ito T K，Pineda V V，et al. Transient rapamycin treatment can increase lifespan and healthspan in middle-aged mice [J]. eLife，2016 (5).

[57] Krimpenfort，Paul；Berns，Anton. Rejuvenation by Therapeutic Elimination of

Senescent Cells [J]. Cell，2017，169 (1)，3-5.

[58] Karen C C，Schlosburg J E，et al. Methamphetamine Vaccines：Improvement through Hapten Design [J]. J Med chem. 2016 (59)：3878-3885.

[59] Philip B. Why Chemical Synthesis [J]. Nature，2016，4 (528)：327-329.

[60] Yorke Z，Jerod L. et al. A semi-synthetic organism that stores and retrieves increased genetic information [J]. Nature，2017，551：644-647.

[61] Li Y，Zhang XX，Jiang LJ，et al. Inhibition of acetylcho-linesterase (AChE)：a potential therapeutic target to treat alzheimer’s disease [J]. chem biol drug des，2015，86：776-782

[62] Rodrigues T，Reker D，Schneider P，et al. Counting on natural products for drug design [J]. Nat Chem，2016，8 (6)：531-541.

[63] Dunn PJ，Wells A，Williams MT. Green Chemistry in the pharmaceutical industry [M]. Wiley-VCH. M，2010.

[64] Peterson DH. Murray HC. microbiological oxygenation of steroids at carbon 11 [J]. (1952) J. Am. chem. Soc.，74 (7)，1871-1872.

[65] 金煜. 我国地表水含 68 种抗生素 [J]. 创新科技，2014 (9)：56-56.

[66] 蒯丽萍，张钧. 药物经济学的成本-效益分析 [J]. 药学实践杂志，2005，23 (3)：187-190.

[67] 郑敏，李晓松，朱彩蓉. 预防脑卒中复发长期效果的决策分析模型 [J]. 现代预防医学，2008，35 (12)：2209-2211.